西安交通大学学术文库

造血干细胞移植规范化应用新进展

主　编　贺鹏程　张　梅
副主编　刘　心　王晓宁
编　者　（按姓氏笔画排序）
　　　　习杰英　王晓宁　王梦昌　韦素华
　　　　刘　心　刘华胜　刘海波　吴　迪
　　　　张　梅　张海涛　李　静　陈丽梅
　　　　贺鹏程　赵　晶　郭彩利

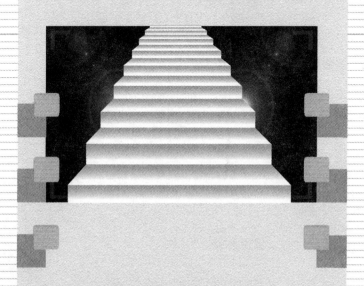

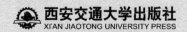

西安交通大学出版社
XI'AN JIAOTONG UNIVERSITY PRESS

图书在版编目(CIP)数据

造血干细胞移植规范化应用新进展/贺鹏程,张梅主编.
—西安:西安交通大学出版社,2013.4
ISBN 978 - 7 - 5605 - 5079 - 4

Ⅰ.①造… Ⅱ.①贺…②张… Ⅲ.①造血干细胞-干
细胞移植-规范化 Ⅳ.①R550.5 - 65

中国版本图书馆 CIP 数据核字(2013)第 049130 号

书　　名	造血干细胞移植规范化应用新进展	
主　　编	贺鹏程　张梅	
责任编辑	王坤　吴杰	

出版发行	西安交通大学出版社
	(西安市兴庆南路 10 号　邮政编码 710049)
网　　址	http://www.xjtupress.com
电　　话	(029)82668357　82667874(发行中心)
	(029)82668315　82669096(总编办)
传　　真	(029)82668280
印　　刷	陕西宝石兰印务有限责任公司

开　　本	720mm×1000mm　1/16　**印张** 23.125　**字数** 435 千字
版次印次	2013 年 4 月第 1 版　　2013 年 4 月第 1 次印刷
书　　号	ISBN 978 - 7 - 5605 - 5079 - 4/R·288
定　　价	65.00 元

读者购书、书店添货、如发现印装质量问题,请与本社发行中心联系、调换。
订购热线:(029)82665248　(029)82665249
投稿热线:(029)82668519
读者信箱:xjtumpress@163.com

序

　　《造血干细胞移植规范化应用新进展》即将盛装面世了！作为血液学领域的老一辈工作者，有幸能为本书出版作序，感慨万千。曾几何时人们"谈癌色变"，"血癌"更是不治之症。1957 年美国 E. Donnall Thomas 博士首例造血干细胞移植成功，成为血液学发展领域的一个重要里程碑。近年来，随着 HLA 配型技术、移植免疫治疗、全环境保护、成分输血、造血细胞生长因子、抗生素等支持治疗技术的不断发展和完善，骨髓库及脐血库的建立及扩大，造血干细胞移植技术在全世界范围内得到广泛应用，现已成为白血病、淋巴瘤等恶性血液病、实体瘤、免疫缺陷病及遗传性疾病的重要治疗手段之一。我国的造血干细胞移植在数量和质量上均处于国际领先水平，非血缘造血干细胞移植的 5 年以上生存率已达 $60\%\sim80\%$，亲缘间 HLA 半相合移植的成功率也达到国际先进水平，并开辟了工程体细胞和序贯免疫治疗体系。

　　随着造血干细胞移植的广泛开展及应用，广大医务工作者急需了解该领域近年来的最新进展，迫切需要对该项技术的应用进行普及和规范教育。为此，西安交通大学医学院第一附属医院血液科暨陕西省血液病质控中心、陕西省抗癌协会白血病专业委员会组织相关人员编写了本书，对造血干细胞移植的整个流程包括移植前准备、移植中注意事项、饮食及护理、移植后并发症的防治、随访等进行了详尽论述，并就自体造血干细胞移植、异基因造血干细胞移植及各种疾病的造血干细胞移植应用进行了分章阐述。作者结合了该移植中心多年来的临床经验和体会，涵盖了造血干细胞移植领域的最新进展，将造血干细胞移植术的操作规范进行了细化。该书内容新颖、资料丰富、结构严谨、文字流畅，更具有实用性、可读性及可操作性，是造血干细胞移植领域一本专业性强，极具参考和学习价值的专业书，适合各级医院从事血液病临床工作的医师、进修医师、研究生、医学生及相关专业的临床医师阅读和参考。

　　最后，感谢本书的所有编者为这本书的出版所付出的辛勤努力。相信该书的出版将对造血干细胞移植技术的规范应用及普及发挥巨大的作用，有利于广大血液病工作者进一步提高专业技术水平，为更多的患者带来福音。

第四军医大学西京医院

前　言

　　21 世纪,人类疾病谱已发生重要变化,恶性肿瘤成为威胁人类健康的重要疾病。血液病发病率亦逐年增长,其中恶性血液病患者越来越多。造血干细胞移植是现代医学发展的一个重要里程碑。随着细胞生物学、免疫学、分子生物学和药理学的飞速发展,众多学者对造血干细胞的生物学特性和体外分离技术、移植物抗宿主病的预防、移植物抗白血病效应、全环境保护、感染预防、减少移植相关毒副作用等方面进行了综合、深入的研究,使得造血干细胞移植术成为血液病领域一门新技术并得到迅速发展。近年来,无论是在干细胞来源方面,还是在移植类型、移植后并发症的防治与监测方面都有了新的突破,而且除血液病外,一些自身免疫性疾病、代谢性疾病及实体瘤亦可以使用造血干细胞移植进行治疗。造血干细胞移植者的生存率日益提高,死亡率逐渐降低。

　　西安交通大学医学院第一附属医院 2006 年被授予中华骨髓库陕西省非血缘造血干细胞移植定点医院及采集医院,拥有西北地区领先的移植中心。近年来,我们移植中心开展了 200 余例造血干细胞移植。移植的种类广泛,包括骨髓、脐带血、外周血造血干细胞移植,自体、血缘异基因、非血缘异基因移植,全相合、半相合移植等多种移植类型。移植的疾病包括血液病、实体瘤、周围血管疾病等多种类型。

　　为了向广大医务工作者介绍该领域近年来的最新进展以及我们移植中心多年来所积累的临床经验,进一步促进造血干细胞移植术的普及与规范,我们组织相关人员编写了本书。本书的主要特点是将造血干细胞移植术的操作规范进行了细化,与国内外已出版的同类书籍相比更具有实用性及可操作性。

　　全书主要分为两部分内容:一部分包括造血干细胞移植概述,造血干细胞的动员、采集、冻存、回输及移植预处理,移植后并发症的防治,移植后随访,移植患者饮食及护理等内容;另一部分则主要是按自体造血干细胞移植、异基因造血干细胞移植及各种疾病与造血干细胞移植进行分别阐述。同时附有移植常用医学图表、预处理方案等。因此非常适合各级医院从事血液病临床工作的医师、进修医师、医学生及相关专业的临床医师及医学生阅读和参考。

　　由于水平有限,书中难免有不足之处,敬请各位读者、老前辈、专家及同仁们批评指正。

编者

2013 年 4 月

目 录

第1章 造血干细胞移植概述

内容提要:本章主要对造血干细胞移植的历史及现状、造血干细胞移植的各种适应证及分类进行详细介绍。

1.1 造血干细胞移植的历史及现状

干细胞是人体的起源细胞,具有自我更新和多向分化的潜能。自我更新即细胞通过有丝分裂产生的子代细胞仍具有分裂前的增殖和发育潜力;多向分化即它们具有相同的向多种细胞发育的潜力,只是由于单个干细胞所处的微环境不同,受控于不同的调节系统才发育成不同的后代。在造血组织中,存在有血液、血管和间质三种组织的干细胞,分别称为造血干细胞(hemopoietic stem cell, HSC)、血管干细胞和间充质干细胞。HSC 又称专能干细胞,是存在于造血组织中的一群原始造血细胞,也可以说它是一切血细胞的原始细胞(HSC 定向分化、增殖为不同的血细胞系,并进一步生成血细胞)。

造血干细胞移植(hematopoietic stem cell transplantation, HSCT)是指通过大剂量放射治疗(简称放疗)和化学治疗(简称化疗)预处理,清除受者体内的肿瘤或异常细胞,再将自体或异体干细胞移植给受者,使受者重建正常造血及免疫系统。可用于 HSCT 的干细胞一般来源于骨髓、外周血、脐血和胎肝细胞(现已不采用)。目前 HSCT 已广泛应用于恶性血液病、非恶性血液病、遗传性疾病和某些实体瘤、自身免疫性疾病的治疗并获得了较好的疗效,同时试用于某些周围血管、肝脏及中枢神经系统等疾病中,也取得了一定的疗效。

1.1.1 造血干细胞移植的历史

1.1.1.1 实验血液学对造血干细胞的认识

HSC 在 19 世纪末仅仅是生理学家的一个假设,与此同时存在造血发生的二元论及多元论的学术争论。直至 20 世纪 60 年代加拿大学者 Till 和 McCulloch 首次报道发现了小鼠脾脏集落形成单位后,持续达半个多世纪的造血发生学说才统一到一元论,即所有的成熟血细胞来自共同的祖先——HSC,并由此开始了对

HSC 的研究。

1. HSC 的起源——多能干细胞

干细胞根据其来源可分为胚胎干细胞和组织干细胞；按其分化能力可分为全能干细胞和多能干细胞。一般认为胚胎干细胞为全能干细胞，而组织干细胞则多为多能干细胞，HSC 属组织干细胞。迄今已有证据表明 HSC 源于多能干细胞。

2. 血细胞与血管的共同祖先——成血-血管细胞

全能干细胞分化为体细胞干细胞后，在一些特殊条件诱导下分化成血管与血细胞共同的祖先——成血-血管细胞，该细胞的存在已经由实验所证实。

3. 造血干细胞及其生物学特性

HSC 是造血系统各细胞的起始细胞。研究发现，人类 HSC 首先出现于胚龄第 2 至 3 周的卵黄囊，然后在胚胎早期（第 2 至 3 个月）迁至肝、脾，第 5 个月又从肝、脾迁至骨髓。从胚胎末期一直到出生后，骨髓是 HSC 的主要来源。HSC 具有自身复制和分化两种功能。在胚胎和迅速再生的骨髓中，HSC 多处于增殖周期之中；而在正常骨髓中，则多数处于静止期（G_0 期），当机体需要时，其中一部分分化成熟，另一部分进行分化增殖，以维持 HSC 数量的相对稳定。HSC 进一步分化发育成不同血细胞系的定向干细胞。定向干细胞多数处于增殖周期之中，并进一步分化为各系统的血细胞系，如红细胞系、粒细胞系、单核-吞噬细胞系、巨核细胞系以及淋巴细胞系。同时，实验研究也发现 HSC 具有自我更新、多系分化潜能、可塑性及异质性等生物学特性。

（1）HSC 的自我更新　是维持 HSC 数目相对稳定最主要的因素。这个过程通过两种方式完成：①单个细胞的不对称分裂，指产生一个子代干细胞和一个迅速分化为祖细胞的子代细胞。②群体性不对称分裂，指干细胞分裂产生两个均具有成为干细胞和定向祖细胞能力的子代细胞，随后分别成为干细胞和定向祖细胞。子代细胞命运决定机制甚为复杂，调节因子尚不清楚。大多数哺乳动物的组织干细胞的自我更新属于群体性不对称分裂。在稳定状态下，每个干细胞平均产生一个干细胞和一个祖细胞。此时，这种"不对称分裂"是建立在细胞群而不是单个细胞的基础上。在有些组织中，这可能是连续细胞行为的结果。群体性不对称分裂有助于对各种生理需求作出反应，如损伤后血细胞生成的增加和表皮细胞的修复。

（2）HSC 的多系分化潜能　该类研究是实验血液学一个非常成熟的领域，体内和体外的各种实验均已证实 HSC 能分化为全部系列的造血细胞。

（3）HSC 的可塑性　成年动物体内的组织干细胞在一些特定环境下可分化为与发育上无关的细胞学类型，甚至重建一个完整的个体。这种现象打破了细胞分化发育的定向性和不可逆性这一传统观念，相关的实验成为近年来生命科学界研究的热点。研究表明 HSC 同样具有极强的可塑性。在已经发表的报道中，有

HSC 转化为脑大胶质细胞(Eglitis MA,1997)的报道,也有 HSC 转化为骨骼肌和血管内皮细胞(Asahara T,1997;Ferrari G,1998;Gussoni E,1999)的报道,还有 HSC 转化为肝细胞和肝非实质细胞(Peterson BE,1999;Alison MR,2000)的报道;相反的也有脑室管膜细胞转化为造血细胞(B-jornson CR,1999)的报道,以及肌肉卫星细胞和肌肉间叶细胞转化为造血细胞的报道(Baroffio A,1996;Gussoni E,1999;Jackson KA,1999)。

(4)HSC 的异质性 发育生物学的研究表明,随着细胞分裂次数的增加,HSC 的增殖潜能将逐渐下降。来源于不同部位的 HSC 因环境因素的影响,其生物学行为亦发生了相应改变。采用不同方法获取 HSC,其特性亦会因各种随机事件的影响而变化。不同种系甚至同一种系的不同个体亦存在较大的个体差异,以致有专家认为没有两个 HSC 是完全相同的。

1.1.1.2 造血干细胞移植的萌芽阶段

基于实验学对 HSC 的认识,科学家认识到 HSC 具有自我更新及多向分化的潜能,可用于治疗血液系统疾病。1891 年 Brown-Sequard 和 d'Arsonaral 首次应用口服骨髓来治疗贫血和白血病,其后 1896 年,Quine 报道了治疗结果,提示疗效有限。1923 年 Leake 试用红骨髓和脾脏的提取物成功治疗几例用其他方法治疗无效的贫血患者。1937 年 Schretzenmyr 首先应用新鲜自体或异体骨髓细胞,肌肉注射治疗寄生虫感染,取得一定的效果。Osgood 和 Bernard 分别于 1939 年和 1944 年试用骨髓静脉输注或髓腔内注射治疗血液疾病,也取得了一定的效果。但这些均是 HSCT 的雏形,随后 HSCT 开始了漫长的发展时期。

1.1.1.3 造血干细胞移植的发展阶段

1945 年日本广岛、长崎原子弹爆炸后,不计其数的人受到电离辐射后因造血功能衰竭而死亡。为治疗广岛长崎原子弹的核辐射和研究辐射防护,研究者开始了早期动物骨髓移植研究。1950 年 Jacobson 等报道接受致死量照射的小鼠在输注骨髓或屏蔽脾脏后可以存活。1952 年美国 Lorenz 等报道了将骨髓细胞悬液输注给受致死剂量照射动物的实验结果,发现正常同种系供者的骨髓可以重建骨髓衰竭受者的造血功能,从此出现了"骨髓移植"(bone marrow transplantation, BMT)的术语,奠定了 HSCT 的动物实验基础。法国肿瘤学家 Mathe 是早期临床 BMT 研究的先驱,他首先提出:需要大剂量放疗根除受体的恶性疾患是 BMT 的前提条件;足量的供体骨髓有利于植入以及移植过程中需要应用无菌护理措施。1958 年,前南斯拉夫的 6 名科学家意外遭受大剂量 γ 和中子混合辐射,1 名科学家因遭受严重辐射而死亡,剩余 5 名科学家中的 4 位估计遭受了 30~100cGy 辐射,Mathe 对这些放射性意外伤者进行异基因骨髓输注后,伤者均造血重建。1961 年 McFarland 等用骨髓移植治疗 20 例再生障碍性贫血,移植前未行预处理,输入单个核细胞[$(0.7\sim40)\times10^9$/kg]后,初期部分患者有效,但最终极少患者骨髓植入。自此,研究者认识到异体骨髓输入前需要对受者进行预处理。1964 年 Mathe 再次提出,移植物抗宿主病(graft versus host disease,GVHD)可能有利于去除白血病细胞,并可使白血病患者获得缓解。1968 年,Gatti 应用骨髓移植成功治疗了 1 例重症联合免疫缺陷患者。

在 20 世纪 60 年代,人类白细胞抗原(human leukocyte antigen,HLA)的发现奠定了移植免疫学的基础。Donald Thomas 率先应用 HLA 血清学配型技术,创造性地进行了 HLA 相合孪生和非孪生同胞供者骨髓移植,以治疗白血病;在 1972年,他开始应用异基因骨髓移植治疗重型再生障碍性贫血获得成功;1977 年他又报道了 100 例晚期白血病患者接受 HLA 相合骨髓移植的结果,其中 13 例患者存活超过 1 年,部分患者长期不复发并恢复正常生活,在世界上第一次揭示了白血病可以被根治的可能和事实,奠定了 HSCT 临床应用的科学基础。Thomas 终因BMT 治疗白血病的开创性研究成果而于 1992 年获得了诺贝尔奖,他也是世界上第一个因临床医学项目而获此殊荣的人。

随着多学科研究技术的深入,接受 HSCT 者的生存率日益提高,死亡率逐渐降低。但由于受到供者 HSC 来源的限制,大约只有 30% 的患者有机会找到 HLA配型相合的骨髓供者。为解决供体缺乏的问题,1986 年美国首次建立了国家骨髓库(NMDP),此后世界上相继建立了一些国际性协作研究机构,如国际骨髓移植登记处(IBMTR)、欧洲血液及骨髓移植协作组等,还建立了地区或国际性骨髓库,对推动 HSCT 的深入研究和广泛应用起到了积极作用。

除骨髓来源的 HSC 外,研究发现脐血中同样富含 HSC。1995 年美国 Broxmeyer 在基础研究中第一个发现脐血富含 HSC 后,立即和法国圣路易医院 Gluckman 合作,随后在 1997 年发表了第一例脐血临床移植报告。1988 年 Gluckman 等以人类白细胞抗原相合的同胞脐血移植(cord blood transplantation,CBT)治愈1 例范可尼贫血患儿,迄今该患儿已无病存活近 13 年。1990 年 HLA 不全相合同胞 CBT 治疗小儿急性淋巴细胞白血病又获成功,此后 CBT 得到了进一步的发展。1992 年美国纽约血液中心建立了世界上第一个脐血库,随后国际上也建立了多家脐血库,部分解决了供者缺乏的问题。

早在 20 世纪 60 年代就已证实外周血中存在 HSC。1988 年 Kessinger 曾用未动员的外周血造血干细胞移植(peripheral hematopoetic stem cell transplantation,PHSCT)来重建造血。以后随着对干细胞动力学、免疫表型的进一步研究以及细胞分离技术的改善,研究者采用细胞因子和(或)化疗药物动员骨髓内的干细胞进入外周血中,然后经血细胞分离机采集外周血干细胞。1994 年 Bensinger 等报告第一例 PHSCT 取得成功;仅两年后(1996 年)我国也报道成功实施了首例PHSCT(陆道培等)。1997 年 Collins 报道了该方案在欧洲多个骨髓移植中心的应用结果,显示异基因或自体 PHSCT 是治疗白血病及淋巴瘤等血液系统疾病的有效方法。

除了干细胞来源的拓展外,移植的类型不断增加。1998 至 1999 年 Slavin 及 Storb 在动物及部分患者中使用非清髓(又称小移植)的预处理方案进行异基因骨髓移植,获得了一定的疗效。在 2000 年,Carelle 等试用小移植方案治疗人类血液恶性疾病,也获得一定疗效;Passweg 和 Mogal 等进行 HLA 半相合 HSCT 和血缘无关 CBT 的临床研究,也取得了一定进展。

随着移植类型及患者的增加,移植后并发症的防治成为亟待解决的问题。在异基因骨髓移植过程中,发现有轻度 GVHD 的患者移植后复发率低。1979 年 Weiden 等首先提出移植物抗白血病(graft-versus-leukemia,GVL)效应。1990 年 Kolb 首先报道异基因骨髓移植后复发的慢性髓系白血病患者应用供者淋巴细胞输注(donor lymphocyte infusion,DLI)治疗后获得再次缓解。1997 年 Collins 报道了该方案在欧洲多个骨髓移植中心应用结果——通过供者淋巴细胞输注可使大部分移植后复发的慢性粒细胞白血病患者获得持久的血液学和遗传学缓解。虽然此方法(即过继免疫治疗)的确切机制尚不清楚,但移植物抗白血病的作用是确实存在的,值得进一步研究。此后学者们进一步研究将 GVHD 及 GVL 进行分离的方法,在实验及临床上取得了一定疗效。

HSCT 的种类不仅从骨髓移植发展为脐血及外周血造血干细胞移植,同时移植的类型包括了自体、异基因造血干细胞移植,HLA 全相合及半相合移植等。此外,HSCT 的适应证也已从恶性血液病、实体瘤(如乳腺癌、肾细胞癌、肺癌等)等扩展到了糖尿病足、下肢动脉闭塞、重症肌无力、晚期肝硬化等。

1.1.2 造血干细胞移植的现状

HSCT 分为自体造血干细胞移植(autologous hematopoietic stem cell transplantation,Auto - HSCT)和异体移植。异体移植又分为同基因造血干细胞移植(Syn - HSCT)和异基因造血干细胞移植(allogenic hematopoietic stem cell transplantation,Allo - HSCT)。自体移植依据供者和受者是否有亲缘关系又分为血缘及非血缘 Allo - HSCT。迄今为止,全世界进行骨髓移植和外周血造血干细胞移植的患者已超过 10 万例,其中非血缘异基因骨髓移植和 HSCT 已达数万例,移植患者无病生存最长的已超过 30 年。

1.1.2.1 造血干细胞移植的类型及病种不断增加

国际骨髓移植登记处(CIBMTR)的 2010 年报告显示,在 1990 年全球 Allo - HSCT 尚不足 5000 例,但到 2009 年已达 26 000 余例。中华医学会血液学分会 HSCT 应用学组的资料显示,全国每年移植例数逐年上升(例如,2007 年度完成 1093 例,2009 年度完成 1325 例),且移植的类型包括了骨髓、外周血、CBT,以及自体及异基因、HLA 相合及不合、清髓及非清髓等。HSCT 的病种也从最初的急、慢性白血病拓展到以急性白血病为主,综合治疗淋巴瘤、多发性骨髓瘤(multiple myeloma,MM)、再生障碍性贫血、多种遗传性疾病、实体瘤及周围血管疾病、肝脏疾病及神经系统疾病等领域。故 HSCT 的应用及范围越来越广。

1.1.2.2　造血干细胞来源多元化部分解决了供者寻找困难的问题

找到合适的 HSC 来源是进行 HSCT 的前提条件。对于 Allo - HSCT 而言,同胞间 HLA 完全相合的概率仅为 25%,且随着我国独生子女家庭的比例越来越大,HLA 全相合的同胞供者将逐年减少,其应用前景将受到一定制约。世界上许多国家包括我国已经建立了供者骨髓资料库。截至 2010 年 8 月底,中华骨髓库入库资料已达 1 149 189 份,累计捐献干细胞 1807 例,60% 的查询者初配成功。此外对于部分无相合骨髓或外周血造血干细胞的供者,脐血库的建立无疑给这些患者带来了希望。脐血主要用于儿童 HSCT,近年来随着脐血扩增及双份 CBT 的开展,CBT 也应用于成人的恶性及非恶性血液病的治疗。此外,HLA 不合/单倍体相合 HSCT 的特点是几乎所有人均可找到供者,前期报道显示其 GVHD 发生率高,免疫重建慢,总体存活率低。国外多采用体外去除 T 淋巴细胞技术,同时输注大剂量的 $CD34^+$ 细胞,虽然降低了 GVHD 的发生率,但操作复杂,需特殊仪器,并且免疫重建慢,复发率高,总体存活率并没有得到很好改善。北京大学人民医院血液病研究所采用供、受者同时诱导免疫耐受的新方法,成功地进行了非体外去除 T 淋巴细胞的单倍体相合 HSCT,患者获得良好的植入,总体存活率与 HLA 全相合同胞间 HSCT 相似,虽然急性 GVHD 发病率较全相合稍高,但重症 GVHD 并无差别,提示这一技术成功跨越了 HLA 不合的免疫屏障。HLA 不合/单倍体相合的血缘供者由于亲情关系的存在,当再次需要供者干细胞或淋巴细胞以解决植入不良及复发等并发症时,操作性更强,从而有利于总体存活率的提高。

1.1.2.3　造血干细胞移植适应证的调整

1. 恶性血液系统疾病的造血干细胞移植获得进展

近年来,随着 HSCT 技术的进展和移植相关死亡率的降低,慢性淋巴细胞白血病(chronic lymphocytic leukemia,CLL)、淋巴瘤、MM 等进展较慢的血液系统疾病广泛开展自体移植。但随着自体移植后的高复发率,自体移植也开始应用于上述疾病的治疗,且取得一定疗效。

2. 造血干细胞移植作为慢性髓细胞白血病的首选适应证受到挑战

随着以伊马替尼为代表的分子靶向药物在慢性髓细胞白血病(chronic myelocytic leukemia,CML)治疗中的临床应用,HSCT 治疗 CML 的传统地位受到了挑战。2011 年版美国国立综合癌症网络(NCCN)指南推荐伊马替尼为慢性期 CML (CML,-CP)初治患者的一线标准治疗药物。国内学者也建议 CML 治疗首选甲磺酸伊马替尼,但对于不能长期服用甲磺酸伊马替尼且有 HLA 全相合同胞供者的 CML 患者,尤其是年轻患者,也可首选 HSCT。对于加速期(AP)和急变期(BP)的 CML 患者,HSCT 优于伊马替尼,因此 HSCT 应作为首选。

3. 造血干细胞移植患者年龄限制放宽

一般认为年龄大(尤其是超过 50 岁)以及器官功能欠佳的患者不能行 HSCT。近年来,减低预处理强度 HSCT 治疗老年恶性血液系统肿瘤取得了令人鼓舞的疗效。国际骨髓移植登记处总结近 20 年的 HSCT 受者的资料显示,年龄 60 岁以上的患者占自体移植者的比例在 1988 年时不足 5%,但到 2008 年已经超过 30%。与传统移植相比,非清髓移植最主要的优势来自于预处理相关毒性的减少,可以使更多的因为年龄、器官功能欠佳等不能耐受标准预处理强度的患者接受移植。但非清髓移植的抗肿瘤作用弱,移植后复发率增加,因此对于临床进展慢的 CLL 和低度恶性淋巴瘤等具有优势。随着并发症处理以及感染治疗等技术的进步,新的 HSCT 适应证中患者的年龄有望放宽至 75 岁。

1.1.2.4　造血干细胞移植相关技术的进步进一步推动造血干细胞移植的发展

1. 感染防治技术的进步

全环境保护、预防措施以及病原学检查技术的提高,使得合理、及时的预防及抗感染治疗成为可能。目前 HSCT 患者感染死亡率较过去明显降低。

2. GVHD 防治的进步

(1)GVHD 的预防　①供者方面:GVHD 的发生及严重程度不仅与 HLA 密切相关,而且与性别、KIR 基因多态性、次要组织相容性抗原、调节性 T 细胞亚群(CD4 /CD25 /FoxP3)以及一些细胞因子的多态性有关。因此,选择供者的时候,不但要考虑 HLA 的相合程度,还应考虑上述相关因素,综合分析判断,以便找到最佳供者。移植前供者接受粒细胞集落刺激因子(granulocyte colony-stimulating factor,G－CSF)动员不仅可明显增加骨髓中 $CD34^+$ 细胞数量,而且还可通过改变采集物中 T 淋巴细胞亚群比例及功能(CD4 /CD8 比值下降,Th2 型细胞因子应答),降低 GVHD 发生率。②受者方面:多种免疫抑制剂联合应用,如环孢素 A、他克莫司(Fk506)、麦考酚吗乙酯(骁悉)、甲氨蝶呤(MTX)、抗胸腺细胞球蛋白(ATG)以及抗 CD25 单克隆抗体在移植过程中不同阶段的组合,可有效预防急性和慢性 GVHD 的发生。此外,第三方细胞的辅助回输(即移植前 12h 脐带血以及移植前间充质干细胞的辅助回输)可明显降低急性 GVHD(acute graft versus host disease, aGVHD)的发生率,且不增加复发的机会。

(2)GVHD 的治疗　①aGVHD 的治疗:目前一线治疗药物仍是甲泼尼龙,$2mg/(kg \cdot d)$,应用 3～5d 后进行评估,如果无效则需考虑二线治疗药物。用于二线治疗的药物包括单克隆抗体(抗 CD25、抗 CD3、抗 CD52)、ATG、MTX、TNF－α

阻滞剂以及间充质干细胞等。抗 CD25 单克隆抗体是 IL-2 受体阻滞剂，能够中和活化的 T 细胞，打破 GVHD 反应链，使下游免疫细胞不能活化，对难治性 GVHD 有效率为 50%～70%，是目前治疗激素耐药 GVHD 的主要药物。ATG 是用人的胸腺或 T 细胞株免疫动物所获得的多克隆抗体，治疗 aGVHD 的总有效率为 20%～50%，主要用于抗 CD25 单克隆抗体无效者。有报道认为，MTX 用于难治性 aGVHD 总有效率可达 94.7%。TNF-α 阻滞剂及间充质干细胞治疗 aGVHD 正在临床研究中。②慢性 GVHD(chronic graft versus host disease, cGVHD)的治疗：一线药物是环孢素 A 和糖皮质激素。如经一线药物系统治疗 2 个月，病情维持原状态或治疗 1 个月后病情进展，可诊断为难治性慢性 GVHD，应考虑二线治疗药物。二线治疗药物包括骁悉、Fk506、硫唑嘌呤、沙利度胺、青霉胺、MTX、西罗莫司、利妥昔单抗注射液以及胎盘提取物、间充质干细胞等。二线治疗无标准的治疗方案，疗效不一，其中疗效较为肯定的是骁悉、Fk506、硫唑嘌呤、沙利度胺及胎盘提取物。对于难治性皮肤 GVHD 可采用补骨脂素加紫外线 A 光照疗法或体外光分离置换疗法，文献报告可获得良好的效果。

3. 移植后复发防治的进步

监测白血病残留细胞是预防白血病复发的关键。随着微小残留病检测技术的发展，可对移植后白血病早期复发尽早做出诊断，及时进行治疗。目前移植后复发的预防和治疗策略包括以下几个方面：①移植前通过化疗使白血病残留细胞降至最低；②制定合适的预处理方案；③供者的选择；④移植方式的选择；⑤移植后免疫抑制强度、GVHD 的强度及持续时间；⑥白血病残留监测、预防性供者淋巴细胞输注(DLI)、细胞因子诱导的杀伤细胞(CIK)或白血病特异性细胞毒 T 细胞(白血病 CTL)治疗等。

1.2 造血干细胞移植的适应证

HSCT 已经被用于治疗多种血液系统恶性肿瘤、实体瘤、再生障碍性贫血乃至先天性疾病及各种自身免疫性疾病等。而且，随着对造血干细胞生物学特性研究的进一步深入，HSCT 的适应证也在逐渐增多。具体适应证如下：

1.2.1 异基因造血干细胞移植的适应证

1. 急性非淋巴细胞白血病(ANLL)

一般成年 ANLL 患者除 APL 外在 CR1 期应该进行 Allo-HSCT，也可考虑进行自体移植加免疫治疗。只要脏器功能可耐受移植，患者的年龄可以放宽至 70 岁。中高危患者和所有经化疗后复发或初次诱导失败的成年患者，应尽快行

Allo - HSCT。

对于儿童患者,下列情况适合进行 Allo - HSCT:①除标危(第一次诱导治疗缓解)+t(8;21)(q22;q22)(AML - ETO)或 inv16(p13;q22)或 t(16;16)(p13;q22)外的患者在 CR1 期;②所有 CR2 的患者。

2. 急性淋巴细胞白血病(acute lymphoblastic leukemia,ALL)

(1)Ph$^+$ 的所有 ALL 患者和 Ph$^-$ 的高危 ALL 患者在 CR1 期应考虑 Allo - HSCT。对于 Ph$^+$ 的所有 ALL 患者移植后早期应用格列卫可提高长期生存率。

(2)对于成人高危患者,下列情况特别适合:30 岁以下、化疗缓解后复发的、从来没有缓解的、晚期的 ALL 患者。

(3)对于儿童患者,仅有 8%～10% 高危患者 CR1 期可考虑进行移植。下列情况为血缘 Allo - HSCT 的适应证:①Ph$^+$ 的 ALL、T - ALL 和对泼尼松反应差、微小疾病残留负荷高的;②在 CR2 期,单独的骨髓复发和 CR1 期小于 30 月,CR1 的任何时期加上微小残留疾病负荷高的、T - ALL;③对于 CR2 期的儿童,如果没有相合的血缘供者,可进行无关供者移植。

3. CML

(1)对于年轻的有家族供者和高危的年轻患者、用格列卫治疗 3 个月无反应和治疗后耐药的患者,应尽早进行移植,最好在确诊后 1 年内进行。

(2)对于 45 岁及以上患者应该在用格列卫或干扰素治疗后进行,如果很敏感,应该在有耐药证据时才考虑移植。最好选择相合的同胞供者。

(3)对于 60 岁以上或合并有其他不能进行传统移植的患者,可进行减低预处理剂量的血缘 Allo - HSCT。

4. CLL

因 CLL 患者行 Allo - HSCT 死亡率高,移植前应权衡利弊。如年轻的患者不合并感染或其他疾病,或者供者是年轻人且 HLA 全相合,Allo - HSCT 可作为一线治疗方法。对于其他患者,Allo - HSCT 可作为二线或三线治疗方法。

5. 非霍奇金淋巴瘤(Non - Hodgkin lymphoma,NHL)

NHL 患者进行 Allo - HSCT 的适应证如下:①初发的难治性或复发的 IV 期患者;②低分化组织类型及淋巴母细胞组织类型的患者;③由于以前的治疗引起的干细胞耗竭或发育不良的患者;④肿瘤高密度骨髓浸润或骨髓纤维化的患者;⑤初始自体移植失败后的 NHL 患者。

6. 霍奇金淋巴瘤(Hodgkin lymphoma,HL)

HL 患者进行 Allo - HSCT 的适应证如下:①不按常规治疗的患者;②由于以前治疗引起干细胞耗竭或发育不良的患者;③肿瘤高密度骨髓浸润或骨髓纤维化

的患者;④初始自体移植失败后的患者。

7. 骨髓增生异常综合征(myelodysplastic syndrome, MDS)

RA 或 RARS 需频繁输血或血小板的患者;MDS 的其他类型伴有除预后良好核型(正常核型,-Y,5q-,20q-)以外的其他核型的患者。

8. MM

55 岁以下伴有预后不良指征的患者可考虑 Allo-HSCT,首选 HLA 相合的同胞供者。尤其是年轻的女性患者,没有经过大剂量化疗,又有同胞女性供者最合适。

9. 重型再生障碍性贫血(SAA)

40 岁以下成人,中性粒细胞低于 0.3×10^9/L 及所有儿童;中性粒细胞超过 0.3×10^9/L的 10～40 岁的患者。

10. 其他

如儿童联合免疫缺陷病及代谢性疾病、骨髓增殖性疾病、血红蛋白病以及某些自身免疫性疾病(如类风湿性关节炎、多发性硬化、系统性红斑狼疮)等。

1.2.2 自体造血干细胞移植的适应证

1. 急性非淋巴细胞白血病(ANLL)

目前自体移植适用范围扩大到 65 岁以上患者,主要是 CR1 期缺乏 HLA 相合同胞供者的中高危患者。这些中高危患者进行自体移植加免疫治疗后,长期无病生存可达 74%。

2. 急性淋巴细胞白血病(ALL)

长期维持治疗适应性差的患者;晚期骨髓复发和髓外复发的患者;对于传统化疗可能失败或已经失败的患者;CR1 期高危患者;Ph^+、白细胞计数大于(50～100)$\times 10^9$/L、化疗 30d 后不缓解的患者;缺乏同胞及相合无关供者的 CR1、CR2、CR3 的患者;大于 35 岁的患者或者 18～35 岁无相合无关供者的患者。对于不能持续的髓内或髓外缓解的,尤其是在细胞遗传学、分子的、免疫表型的检测不缓解的,或大于 CR3 的患者,即使再缓解也不适宜做 Auto-HSCT。

3. 非霍奇金淋巴瘤(NHL)

对许多恶性度高的 NHL,自体移植明显优于传统化疗,尤其是对化疗敏感复发的中高度恶性 NHL,弥漫大 B 细胞淋巴瘤,复发难治淋巴瘤,淋巴母细胞淋巴瘤自体移植效果肯定;常规治疗只得到部分缓解或复发的 NHL 应及时做自体移植,不必延迟到发生耐药时进行;首次治疗有效,但未达到缓解的中度恶性淋巴瘤、套细胞淋巴瘤、进展期低度恶性淋巴瘤如滤泡性淋巴瘤、进展期结外 NK/T 细胞淋巴瘤、Burkitt 淋巴瘤,自体移植也是有效的。初治早期Ⅰ、Ⅱ期低度恶性淋巴瘤及初治预后较好的中度恶性淋巴瘤,目前认为不适宜自体移植。

4. 霍奇金淋巴瘤(HL)

一些药物治疗后复发的,尤其是补救治疗获得完全或部分缓解的,用标准的一线治疗不能缓解的患者,应马上进行自体移植。对于初治的、疾病治疗过程中仍在进展、高危患者第一次完全缓解的、一般状况较差和 70 岁以上的患者不适合移植。

5. MM

65 岁以下患者的一线治疗选择,对一次移植后未达到 VGPR 的患者可考虑二次移植。

6. 自身免疫性疾病

理论上,Allo-HSCT 可完全或接近完全重建患者的免疫功能,是治愈干细胞或非干细胞起源风湿性疾病的最好方式,但因移植相关病死率较高并有发生GVHD 的可能,一般仅限于组织相容性白细胞抗原相合的同胞兄弟姐妹作为供者,目前用于风湿性疾病治疗的主要是自体干细胞移植,对预期存活时间为 3~10年的风湿性疾病患者施行 HSCT。系统性红斑狼疮患者有明显狼疮性肾炎、全血细胞减少、多器官进行性炎性改变、环磷酰胺治疗效果差、存在抗心磷脂抗体综合征、肺及中枢神经系统或其他生命器官受累者,可以考虑施行自体移植。目前,还有应用自体移植治疗严重难治性类风湿关节炎、伴自身免疫性贫血和血小板减少的无反应性系统性红斑狼疮、嗜酸粒细胞性筋膜炎获得成功的报道。

7. 实体瘤

除恶性淋巴瘤、MM 外应用较多的实体恶性肿瘤是乳腺癌、小细胞肺癌、恶性黑色素瘤、卵巢癌、脑胶质瘤、软组织肉瘤、睾丸恶性肿瘤、肾癌等。

8. 其他

研究表明,HSC 具有可塑性,可以转变为血管、肝脏、脂肪、神经、肌肉、软骨等组织细胞,故自体移植亦可应用于心脑血管及肝脏疾病、神经肌肉及骨关节疾病的治疗。

1.3 造血干细胞移植的分类

(1)按照采集 HSC 的来源不同分为 BMT、CBT、PHSCT 等。

(2)按照供受者的关系分为自体移植(BMT、CBT、PHSCT)和异体移植(BMT、CBT、PHSCT)。异体移植又称异基因移植,当供者是同卵双生供者时又称同基因移植。

（3）根据供者与受者 HLA 配型相合程度，异体移植分为 HLA 全相合移植、不全相合移植、单倍体相合移植。

（4）根据供者与受者是否具有血缘关系分为血缘相关移植、非血缘移植（即骨髓库来源供者）。

（5）根据移植前的预处理方案强度可分为清髓性造血干细胞移植和非清髓性造血干细胞移植（减低预处理剂量的 HSCT）。

（张梅）

参考文献

[1]Quine WE. The remedial application of bone marrow[J]. J Am Med Asso, 1896,26:1012.

[2]Schretzenmayr A. Treatment of anaemia by bone marrow injection[J]. Klinss che Wissenchaftschreiben,1937,16:1010-1012.

[3]Thomas ED,Buckner CD,Storb R,et al. Aplastic anaenmia treated by marrow transplantation[J]. Lancet,1972,1:284-289.

[4]Thomas ED,Buckner CD,Banaji M,et al. One hundred patients with acute leukemia treated by chemotherapy,total body irradiation,and allogeneic marrow transplantation[J]. Blood,1977,49:511-533.

[5]Collins RH,Shpilberg JO,Drodyski WR,et al. Donor leukocyte infusion in 140 patients with relapsed malignancy after allogeneic bone marrow transplantation[J]. J Clin Onco,1997,15:433-444.

[6]Carelle AM,Champlin R,Slavin S,et al. Mini-allografts:ongoing trials in humans[J]. Bone Marrow Transplantation,2000,25:345-350.

[7]孙爱宁. 不同来源造血干细胞移植新进展[J]. 中华临床医师杂志,2012,6(6):1387-1390.

[8]刘代红,黄晓军. 亲属 HLA 单倍体相合/部分相合造血干细胞移植进展[J].中华器官移植杂志,2010,31(2):125-130.

[9]Eapen M. Outcomes of transplantation of unrelated donor umbilical cord blood and bone marrow in children with acute leukemia:a comparison study[J]. Lancet,2007,369:1947-1954.

[10]陈育红,黄晓军. 造血干细胞移植的进展与困惑[J]. 中华医学杂志,2008,88(24):1659-1664.

[11]Barrett AJ. Understanding and harnessing the graft-versus-leukaemia effect

[J]. Br J Haematol,2008,142(6):877－888.

[12]Nishimura R,Baker J,Beilhack A,et al . In vivo trafficking and survival of cytokine-induced killer cells resulting in minimal GVHD with retention of antitumor activity [J]. Blood,2008,112(6):2563－2574.

[13]Passweg JR,Kuhne T,Gregor M,et al. Increased stem cells,as obtained u-sing currently available technology,may not be sufficient for engrafment of haploidentical stem cell transplants[J]. Bone Marrow Transplantation, 2000,26:1033－1036.

[14]Mogal MJ. Unrelated cord blood transplantation vs matched unrelated donor bone marrow transplantation:the risks and benefits of each choice[J]. Bone Marrow Transplantation,2000,25(2):58－60.

[15]Pasquini MC,Wang Z. Current use and outcome of hematopoietic stem cell transplantation:CIBMTR summary slides,2010. Available at:http://www. cibmtr. org.

[16]Lokhorst H,Einsele H,Vesole D,et al. International myeloma working group consensus statemtne regarding the current status of allogeneic stem cell transplantation for multiple myeloma[J]. J Clin Oncol,2010,28(29): 4521－4530.

[17]Delgado J,Milligan DW,Dreger P. Allogeneic hematopoietic cell transplanta-tion for chronic lymphocytic leukemia:ready for prime time[J]? Blood,2009, 114(13):2581－2588.

[18]Kindwall-Keller T,Isola LM. The evolution of hematopoietic SCT in myelo-dysplastic syndrome[J]. Bone Marrow Transplant,2009,43(8):597－609 .

[19]黄晓军. 造血干细胞移植的现状及展望[J]. 中华器官移植杂志,2011,32 (3):129－133.

[20]曹履先,陈虎. 骨髓移植学[M]. 北京:军事医学科学出版社,2008.

[21]吴德沛,孙爱宁. 临床造血干细胞移植[M]. 合肥:安徽科学技术出版社, 2010.

[22]陈运贤,孟凡义,钟雪云. 现代造血干细胞移植[M]. 广州:广东科技出版社, 2004.

第 2 章　造血干细胞移植基础

内容提要: 本章主要介绍 HSC 的来源、发育及生物学特性,HSCT 的起源以及异基因造血干细胞移植相关免疫遗传学,如 HLA 配型、GVHD、GVL 及免疫耐受等。

2.1　造血干细胞移植的起源

HSC 在 19 世纪仅是生理学家们的一个抽象推理,其后通过动物实验研究证实,HSC 确实存在,且 HSC 属于组织干细胞,是所有造血细胞和免疫细胞的起源。它不仅可以分化为红细胞、白细胞和血小板,还可以跨系统分化为各种组织器官的细胞,具有自我更新、多向分化和归巢的潜能。骨髓中富含 HSC,故而初期科学家们猜想将正常的 BMT 给血液病患者,理论上可以治疗患者的血液病,并试图应用口服、肌肉注射、髓腔内注射等方法治疗贫血及白血病患者,结果可部分改善患者的贫血症状,提升血红蛋白,考虑可能与骨髓中富含铁有关。这并非真正意义上的 HSCT。

在第二次世界大战后核辐射出现后,研究者们开始了早期的动物 BMT 研究。研究发现,动物接受致死剂量的照射后通过静脉输注正常动物的骨髓后可重建造血功能。1957 年,美国华盛顿大学 Thomas 博士发现将正常人的骨髓移植到患者体内可以治疗造血功能障碍,并在《新英格兰医学杂志》发表的"化疗和放疗患者静脉输注骨髓"一文中写道:"如果骨髓输注可能使遭受致死量辐射的鼠和猴存活,那么将来可更好地用于人类疾病的治疗。优先选择的患者是遭受辐射的白血病患者和需要肾移植的患者。"当时研究人员认识到 BMT 可能具有两种潜在的应用:其一,纠正骨髓衰竭综合征;其二,作为骨髓清除性的化疗和放疗时的保护措施。由此,研究者开始了异基因骨髓移植和自体骨髓移植的漫长研究。Thomas 也因此荣获了诺贝尔奖,并成为现代 HSCT 的奠基人。

此外,研究者发现外周血及脐血中富含 HSC,因此开始了 PHSCT 及 CBT 治疗血液病的研究。近年来,伴随着细胞生物学、免疫学、分子生物学和药理学的飞速发展,以及对 HSC 的生物学特性、体外分离技术、GVHD 的预防、GVL 效应、全环境保护、预防感染、减少移植相关毒副作用等方面的综合深入研究,HSCT 者越来越多,移植后的患者不但生存率日益提高,而且死亡率逐渐降低,移植的类型及种类不断扩大。

2.2 造血干细胞的来源、发育、生物学特性及临床应用

2.2.1 造血干细胞的来源及发育

干细胞是人体的起源细胞,具有自我更新和多向分化的潜能。干细胞由受精卵发育分化而来,最初形成原始胚胎干细胞,然后分化增殖为能形成人体各种组织的全能干细胞,并逐步分化为亚全能、多能干细胞,最终分化为具有特定功能的组织专能干细胞。故传统上将干细胞分为胚胎干细胞(embryonic stem cells,ESCs)和成体(组织特异性)干细胞(adult / tissue-specific stem cells,ASCs)。胚胎干细胞来源于胚胎胚泡的内细胞团(inner cell mass,ICM),具有无限的自我更新能力,能分化成包括生殖细胞在内的各种类型的细胞。而成体干细胞存在于分化的组织中,自我更新能力有限,通常情况下仅能分化成其所在组织的特定类型的细胞。在造血组织中,存在有血液、血管和间质三种组织的干细胞,分别称为 HSC、血管干细胞(angioblast)和间质干细胞(mesenchymal stem cell,MSC)。HSC 是造血系统细胞的鼻祖,具有向各种髓细胞和淋巴细胞发育的潜能,同时也具有一定的自我更新能力,可通过移植重建受损的造血系统和免疫系统。HSC 来自全能干细胞,又通过增殖分化逐渐减弱其自我更新和分化潜能,最终失去干细胞特征,成为没有自我更新能力和发育方向限定的造血祖细胞,其后逐渐分化发育成髓系及淋巴系的各类细胞。

HSC 的发育经历了多个过程:由受精卵经数次分裂产生的全能干细胞在分化为胚胎和胚外结构的同时就开始向 HSC 分化。多能造血干细胞首先见于胚外的卵黄囊血岛,其外层细胞分化为血管内皮细胞,它们逐渐变长,相互连接成原始的血管网,内层细胞则变圆,游离于发育中的原始血管网内,分化为最早的造血干细胞。人类胚胎发育过程中 HSC 的发育极早,以后造血系统和免疫系统的形成有赖于这些干细胞的迁移、增殖和分化。一般按先后分为三 期:①中胚叶造血期。现有研究显示 HSC 来自腹侧中胚层。中胚层是一种未分化的、自我更新的细胞,为血液、肾、肌肉和脊索等组织提供干细胞。腹侧中胚层在一定条件下,诱导增殖和分化为 HSC。PAS/AGMS[主动脉旁胚脏壁(paraaortic splanchhnopleura,PAS);主动脉-性腺-中肾区(aorata-gonad-mesonephros,AGMS)]区是 HSC 起源的最早重要位点,可以形成全部的各系造血。约于胚胎第 16～19 天,卵黄囊出现血岛,其中含中胚层间质细胞演化的最早的原始血细胞,主要分化为巨幼红样初

级原始红细胞,合成 Hb Gower-1 或 Hb Gower-2 及 portland,但卵黄囊造血是一过性的,大约胚胎第 2 个月后肝、脾取代其造血功能。②肝(脾)造血期。胚胎第 5 周出现肝窦,与卵黄静脉丛相连接,肝窦中首次出现血细胞及其前体细胞,以幼稚红系细胞为主,为初级原始红细胞,后者又分化为次级原始红细胞及成熟红细胞,主要合成 HbF 及少量 HbA1、HbA2。妊娠 4～5 个月的胎肝中含丰富的 HSC。此时粒系及淋巴细胞含量极少。胎儿第 3 个月左右脾脏参与短暂造血,主要产生粒细胞、红细胞和少量淋巴细胞,至第 5 个月后脾造血渐减退,仅生成淋巴细胞。胎肝造血具有上升期(第 15 周前)、旺盛期(第 15～23 周)和减退期(第 24 周后),至出生时停止。肝造血为第二代造血。胸腺淋巴结也是一种胚胎造血组织,从胚胎第 4 个月开始出现造血灶,卵黄囊及骨髓迁徙来的造血干细胞经胸腺素诱导分化为具免疫功能的 T 淋巴前驱细胞。淋巴结主要生成淋巴细胞及浆细胞。③骨髓造血期。胎儿各种骨骼的骨髓发育时间不一,参与造血时间也不同,大多数自妊娠第 9～12 周开始,至 7 个月时红髓充满髓腔,骨髓成为主要造血器官并保持终生。人类骨髓中造血干细胞来自肝脏,栖居骨髓微环境中增殖分化。多能干细胞经血液循环迁移,不但保证了胚胎和胎儿造血器官的形成和变更,也是出生后机体的生理现象。

HSC 进一步分化发育成不同血细胞系的造血祖细胞。造血祖细胞多数处于增殖周期之中,并进一步分化为各系统的血细胞系,如红细胞系、粒细胞系、单核-吞噬细胞系、巨核细胞系以及淋巴细胞系。由 HSC 分化出来的淋巴细胞有两个发育途径:一个受胸腺的作用,在胸腺素的催化下分化成熟为胸腺依赖性淋巴细胞,即 T 细胞;另一个不受胸腺的影响,而受腔上囊(鸟类)或类囊器官(哺乳动物)的影响,分化成熟为囊依赖性淋巴细胞或骨髓依赖性淋巴细胞,即 B 细胞。T、B 细胞分别引起细胞免疫及体液免疫。如机体内 HSC 缺陷,则可引起严重的免疫缺陷病。

2.2.2 造血干细胞的生物学特性

HSC 没有明确的形态学特征,都表现为淋巴细胞样的单个核细胞,这给干细胞的识别和检测带来了困难。1961 年 Till 和 Mc Culloch 首先通过脾的克隆形成实验(cofony-formomg-units spleen,CFU-S)证实 HSC 具备分化为多种血液细胞的能力,表明骨髓的造血前体细胞具有自我更新能力。接着 McGregor 等证实了淋巴细胞是获得性免疫的基础。Miller 等研究表明胸腺对淋巴细胞的一个亚群(即胸腺来源的细胞或 T 细胞)的发育是必需的。到 20 世纪 80 年代,随着细胞因子的发现和细胞因子基因重组产物的应用,人们利用细胞培养的方法在体外观察细胞的发育能力,从而出现了一系列检测各种造血祖细胞和干细胞的方法,其中能形成混合细胞集落的细胞(CFU-min)被认为是 HSC。但是上述观察方法检出的都不是最早的多能干细胞。Dexter 等首先报道了在小鼠骨髓长期培养方法基础上建立长期培养启动细胞(long term culture-initialing cell，LTC-IC)的检测方法，从细胞的多向分化和自我更新能力角度都证明 LTC-IC 比较接近多能造血干细胞。免疫缺陷小鼠和尚未产生免疫的胎羊为人类 HSC 特性的研究提供了动物模型。这些研究方法为近代 HSC 的调节及免疫系统发育方面的研究奠定了基础。

目前认为 HSC 主要存在于 CD34$^+$ 细胞群中，骨髓单个核细胞中的 CD34$^+$ 细胞占 0~4%，脐血中占 1%~1.6%，外周血中只占 0.5% 以下。多年前人们已认为 CD34 抗原是早期 HSC 的标志。全世界已有几千例患者接受 CD34$^+$ 细胞(CD34$^{+/high}$)的临床移植并获得成功。统计学资料表明移植物中 CD34$^+$ 细胞数是影响临床疗效的最重要的因素，但最近 Zanjani 等的研究表明，成人骨髓、脐血和小鼠骨髓中 CD34$^-$ 细胞(CD34$^{-/low}$)均具有自我更新和分化等能力，而且 CD34$^-$ HSC 功能比表达 CD34 标志的 HSC 更原始。因此，早期 HSC 的表面标志至今还是有待解决的问题。研究表明 CD34$^+$ 细胞群中少部分为 HSC，而大部分为造血祖细胞，且 HSC 是占 CD34$^+$ 细胞群体最小的一部分，因此应用 CD34$^+$CD38$^-$ 及 CD34$^+$CD38$^-$ HLA-DR$^-$ 等表面抗原的联合标记可进一步来纯化 HSC。正常造血中的细胞增殖主要靠祖细胞，而干细胞大部分处于静止状态，仅少量处于细胞增殖周期中。

细胞表面抗原及其单克隆抗体的研究为多能造血干细胞的识别和分离提供了条件。在小鼠造血系统中，首先发现骨髓干细胞表面分化抗原 Thy-1、干细胞抗原 1(Sca-1)、干细胞因子受体 c-kit 和 CD34 等可作为干细胞识别标记，用单克隆抗体分离的 Sca-1$^+$c-kit$^+$ CD34$^+$ Lin$^-$ 细胞经实验证明属多能造血干细胞。它们通常是一些静止的细胞，有很强的增殖能力和自我更新能力，并能多向分化。用单克隆抗体从早期鼠胚 AGMS 区分离的具有上述标记的干细胞是胎鼠肝造血的始祖，也带有胎肝干细胞标记 AA4，但是来自骨髓的多能干细胞没有 AA4。将人的 CD34$^+$ 造血细胞移植给免疫缺陷小鼠，证明人 HSC 表达 CD34 抗原。再用抗 CD38 单克隆抗体把 CD34$^+$CD38$^-$ 和 CD34$^+$CD38$^+$ 分为两组，分别观察其发育潜力，证明只有前者才具有多能干细胞特征，且在以 S17 基质细胞系为滋养层的长期培养体系中可向髓细胞分化，也可向淋巴细胞分化。临床 HSCT 结果也证明 CD34$^+$CD38$^-$ HSC 可重建造血功能。用流式细胞仪分离 CD34$^+$CD38$^-$ 和 CD34$^+$ CD38$^+$ 细胞群，分别观察其周期状态和增殖潜力，发现 CD38 抗原是一个重要的分化标记。把上述两组细胞分别培养于有相同基质的细胞滋养层，加生长因子 IL-3、IL-6 和干细胞因子(stem cell factor，SCF)，每 2~3 周检测细胞扩增的数量和质量，证明 CD34$^+$CD38$^-$ 细胞群的扩增潜力更大，不但产生的细胞总数和其中所含祖细胞 CFU-C 数 CD34$^+$CD38$^+$ 组，而且培养 12d 仍可检出 CFU-C，而

第 2 章 造血干细胞移植基础

$CD34^+CD38^+$ 组在培养 40d 时已全部终末分化,未见 CFU－C。$CD34^+CD38^-$ 细胞处于有丝分裂周期中者极少,随着 CD38 抗原的出现增多,细胞处于 S 期至 G_2/M 期者增多,结果支持 $CD34^+CD38^-$ 细胞的干细胞性质。1996 年 Ogawa 等报道了小鼠 $CD34^-Lin^-$ 造血细胞移植后重建造血的结果,提示 Lin 抗原也是一种干细胞分化的标记。随后有学者分别从人胎肝、人外周血、脐带血或骨髓中分离出 $CD34^-Lin^-$ HSC,然后移植给免疫缺陷(SCID)小鼠,以观察其发育潜力,证明了 $CD34^-Lin^-$ 造血细胞比 $CD34^+Lin^-$ 造血细胞更为原始,它能分化为 $CD34^+$ 细胞并进一步向髓系和淋巴系发育。$CD34^+CD38^-$ 细胞和 $CD34^+$ c－kit 低表达细胞虽然来自 $CD34^-$ 细胞,但其多能干细胞性质也得到证实,它们被移植到尚无免疫功能的羊胎后能产生人的各种造血细胞,几天后取其人源造血细胞做第二次移植,仍可完整建立人源性造血,而 $CD34^+CD38^+$ 或 $CD34^+$ c－kit 高表达细胞只有短期建立造血系统的能力。这些研究结果证明,具有长期重建造血能力的多能干细胞包括相当长的发育阶段细胞,在此范围内的细胞扩增和分化不致耗尽其自我更新和多向分化能力。

随着一些测定方法的建立以及细胞转化技术的进展,HSC 克隆形成分析已成为可能。首先,HSC 分化为多系血细胞的能力可通过脾的克隆形成试验、Dexter 培养测定(髓系和红系细胞)、Whitlock－Witte 培养(B 细胞系)和胸腺克隆生成细胞测定(T 细胞)加以证实,射线照射小鼠的长期(大于 3～6 个月)多系血细胞重建及其对小鼠的保护作用为 HSC 体内测定提供了确实的方法。其次,HSC 可依据一些表型标志通过流式细胞仪进行分选富集。在 C57BL－Thy1.1 小鼠,其骨髓 HSC 全部包含在 $c-kit^+$ Thy^{10} Sca-1$^+$ Lin$^-$(KTLS)细胞群中。血液细胞系的标志物包括 T 细胞(CD3、CD4、CD5 和 CD8)、B 细胞(CD20 和 IgG)、髓系(Macl)、粒细胞系(Grl)、红系(Terl 19)。HSC 仅占整个骨髓细胞的 0.05%,而且一个 Thy^{10} Sca-1$^+$ Lin$^-$ c－kit$^+$ 细胞便可重建小鼠的整个血液系统,包括 HSC 所有的细胞系,因为单一的 Thy^{10} Sca-1$^+$ Lin$^-$ c－kit$^+$ 细胞便可产生超过 10^5 个 Thy^{10} Sca-1$^+$ Lin$^-$ c－kit$^+$ 细胞,且具备 HSC 的活性。人的 HSC 可通过 CD34 单抗结合 CD38 或抗 KDR 单抗予以纯化。$CD34^+CD38^-$ 或 $CD34^+KDR^+$ 细胞占成年人骨髓细胞的 0.01%～0.05%,在一系列的 HSC 替代测定中证实其具备 HSC 样活性:首先,长期培养可显示长期培养启动细胞(LTC－IC)活性;其次,这些细胞可有效地对重症联合免疫缺陷小鼠进行造血重建。尽管 $CD34^+$ 细胞已成功地用于移植患者的造血重建,但尚不可能在自然宿主人体进行克隆生成测定。

用免疫学方法,特别是用流式细胞术多参数细胞表型的分析,是目前判断 HSC 的最直接方便的方法。HSC 的表面标志随着个体发育时期的不同而不同,目前已普遍认为 HSC 的标志应为 $CD34^+$、$CD38^-$、HLA－DR$^-$、Lin$^-$、HLA－DR$^-$、Thy－1^+、c－kit$^+$、LFA－1^-、CD45RA$^-$、CD71$^-$、Rhl23$^{\pm/-1}$、Hoechst3342$^{\pm/-1}$。多参数的组合可区分 HSC 的异质性,如 $CD34^+/CD38^-/$

Lin⁻ 三个参数收集的细胞群比 CD34⁺/CD38⁻ 两个参数的细胞群中所含的干细胞纯度更高、更原始。

CD34⁺ 细胞为不均质的群体,其 CD34⁺CD38⁻ 亚群为处于 G_0 至 G_1 期的相对静止干细胞,在造血因子如 IL-2、IL-3、G-CSF 等作用下可进入增殖周期。Terstappen 等报道 CD34⁺ 细胞分化到红系有高水平的 CD71 抗原表达,分化到粒系有 CD33 抗原表达,分化到 B 淋巴细胞系有 CD10 抗原表达,而表达 CD71、CD33、CD10 的同时有 CD38 表达。CD34 抗原密度减少的同时 CD38 抗原密度增加,说明 CD38 是分化较晚期阶段细胞的表面抗原。CD34⁺ 细胞往往同时表达多种表面抗原。Bender 等检测 CD34⁺ 细胞表达 CD33、CD13、CD10、CD19、CD45RA 和 CD71 的情况,结果表明:CD34⁺CD19⁺CD10⁺ 细胞为 B 淋巴细胞前体细胞,CD34⁺CD33⁺CD13⁺ 细胞、CD34⁺CD33⁺CD13⁻ 细胞、CD34⁺CD45RA⁺CD71⁺ 细胞、CD34⁺CD45RA⁺CD71⁻ 细胞均能形成 CFU-GM,CD34⁺CD13⁺CD45RA⁺ 细胞能形成 CFU-M,CD34⁺CD45RA⁻CD71⁺ 细胞能形成 BFU-E。Lansdorp 等报道 CD34⁺ 细胞表达 CD45 抗原以 CD45RO 和 CD45RA 两种亚群为主。CD34⁺CD45RO⁺ 和 CD34⁺CD45RO⁻ 细胞均可形成 CFU-GM,但 CD34⁺CD45RO⁺ 细胞集落形成率较高。认为 CD34⁺CD45RO⁻ 细胞亚群为 LTC-IC,具有自我复制和长期增殖能力,在 HSCT 所需长期稳定的造血重建主要与该亚群有关。亦有研究发现,在 CD34⁺ 细胞亚群中,CD34⁺Lin⁻ 细胞代表未成熟的多能干细胞,与血液系统长期重建有关;CD34⁺Lin⁺ 细胞代表相对成熟的 HSC,与 HSCT 的早期造血恢复有关。Thoma 等研究发现,CD34⁺HLA-DR⁻ 细胞在体外长期培养可形成爆式细胞克隆,但其细胞膜抗原表达水平低,用流式细胞仪常不易检出,需要更为敏感的检测方法。该学者还发现,T 细胞表面标志是 CD7,早期 B 淋巴细胞表面标志是 CD10、CD19,因此 CD34⁺ 细胞中不含 T 细胞。

人出生后造血组织中有 0.1%～0.5% 的 CD34⁺ 细胞表达 KDR,即血管内皮生长因子受体 2(VEGFR2)。Zieglar 等用分别来源于人类骨髓、外周血、脐带血的 CD34⁺ 细胞、CD34⁺KDR⁺ 细胞和 CD34⁺KDR⁻ 细胞对经致死量照射的 NOD-SCID 小鼠进行了 HSCT。三种细胞移植总数分别为:CD34⁺ 细胞$(0.5\sim2.5)\times10^5$/小鼠,CD34⁺KDR⁺ 细胞$(0.5\sim1.0)\times10^4$/小鼠,CD34⁺KDR⁻ 细胞$(1.0\sim2.5)\times10^5$/小鼠。结果显示,CD34⁺ 细胞与 CD34⁺KDR⁺ 细胞均成功植入,而 CD34⁺KDR⁻ 细胞未植入。限制性稀释试验表明,能长期持续植入的细胞均为 KDR⁺。由 12 周长期培养试验得出的数据显示,骨髓、外周血及脐带血中的 CD34⁺KDR⁺ 细胞有 25%～42% 为 HSC,若在 CTE 培养基中加入 VEGF,此数据上升为 53%～60%。在不加入任何生长因子的情况下,有长期培养存活能力的细胞中有 95% 为 KDR⁺。在 CD34⁺ 细胞的 CTE 中,造血祖细胞产生数量在 5～12 周之间呈下降趋势;在 KDR⁻ 的 LTC 中,造血祖细胞产生数量在 5～8 周之间下降,12 周时已检测不到;而在 $KDR^{+/\pm}$ 的 LTC 中,造血祖细胞数量在 5～8 周之间较低,在 12 周时显著上升。Zieglar 等认为 KDR 是定义 HSC 的阳性标志物,HSC 存在于 $CD34^+KDR^+$ 亚群,因而 KDR 可将干/祖细胞区别开来。

在 1997 年,一个新的 HSC 标志被发现,即 AC133。它的特点是:①表达于 20%～60% 的人 $CD34^+$ 细胞;②选择性的表达于 $CD34^{bright}$ 细胞;③表达于 $CD38^{-/dull}$ 的早期造血祖细胞;④表达于能重建长期造血的 HSC;⑤成熟的血细胞不表达;⑥表达 AC133 的细胞可来源于胎肝、胎儿骨髓、成人骨髓、脐带血及外周血。细胞表型分析提示,外周血的 $CD34^+$ 细胞中有 97.7% 的细胞表达 CD31,92.1% 的细胞表达 CD49d,骨髓中有 74.4% 为 $CD49d^+$、36.5% 为路易斯唾液酸^x (sialyl-Lewis^x,sLe^x),白细胞-内皮细胞黏附分子(leukocyte-endothelial cell adhesion molecule,LECAM)和造血细胞黏附分子(hematopoietic cell adhesion molecule,HCAM)的表达分别为 58.6% 和 88.8%。一般来说,要研究 HSC 的性能,分离 $CD34^+CD38^-$ 细胞已足够,而 $CD34^+CD38^+$ 可作为造血祖细胞来进行研究。有关 HSC 与造血祖细胞的具体区别见表 2-1。

表 2-1　人类 HSC 与造血祖细胞的特征

特征	HSC	早期/晚期造血祖细胞
自我更新能力	强	弱/无
体内造血重建能力	长期	短期/无
CD34	阳性	阳性
AC133	阳性	弱阳性
c-kit	阳性	阳性(70%～80%)
FLK-2	阳性	阳性(20%～50%)
HLA-DR	阴性	阳性
Thy-1	阳性	阳性(5%～25%)
MDR1	强阳性	弱阳性
Lin:	阴性	阴性/阳性
CD11、CD13、CD15、CD16	阴性	阴性/阳性
CD14	阴性	阴性/阳性
CD2、CD11、CD25、CD7、CD56	阴性	阴性/阳性
CD19、CD20、CD21、CD22、CD45RA	阴性	阴性/阳性
CD47、CD59、CD71	阴性	阴性/阳性
CD61、CD41	阴性	阴性/阳性
CD33、CD38、CD45RA	阴性	阳性
Rh123	弱荧光	弱荧光/强荧光
4-HC/5-Fu 抗性	强	弱/无

除用抗细胞表面分化抗原的单克隆抗体外,利用 DNA 染料 Hoechst33342 和线粒体染料 Rhodanilnel23^{low}(Rhl23^{low})对不同代谢水平的结合力不同,还可以从 HSC 群中分选出处于静止期的细胞。研究结果证明,利用细胞分化标记 CD34 和 CD38 抗原,辅助染料 Hoechst33342 或 Rhodamine123^{low}可有效地识别和分离多能干细胞以用于临床与实验研究,而观察细胞自我更新和多向分化的实验方法又是验证分离的细胞所属发育阶段不可缺少的手段。Baum 等从人造血系统中分离的 Thy-1$^+$CD34$^-$Lin$^-$Rh123^{low}细胞,在免疫缺陷小鼠体内显示多向分化。Goodell 等用 Hoechst33342 和双波长流式细胞术分离方法使 CD34$^-$造血细胞富集了 3000 倍,这些 CD34$^-$细胞与基质细胞滋养层共培育 3～5 周后才变为 CD34$^+$细胞。继干细胞因子受体 C-kit 表达被用来研究干细胞的发育阶段和功能之后,Gotze 等又利用 FLT3 受体在 HSC 的表达,将 CD34$^+$CD38$^-$细胞群再分为 CD34$^+$CD38$^-$FLT3^{low}、CD34$^+$CD38$^-$FLT3^{high}两组,结果发现前者多数处于 G$_0$期,对 FLT3 配体或加干细胞因子的刺激均无反应,这表明它们是 CD34$^+$CD38$^-$细胞群中比较早期的细胞,而 CD34$^+$CD38$^-$FLT3^{high}细胞群则多处于 G$_1$期,对 FLT3 配体的刺激有增殖反应,表明了它们较接近祖细胞阶段。FLT3 配体和干细胞因子虽然都是作用于干细胞的早期刺激因子,但是都不能刺激干细胞自我更新,推测还有新的细胞因子及其受体尚未被发现。寻找新的多能干细胞识别标记不但有重要学术价值,也有助于分离高质量的干细胞用于临床。

2.2.3　造血干细胞移植的临床应用

因为 HSC 具有自我更新及多向分化的潜能,通过 HSCT 可以重建受者的造血及免疫系统,故 HSCT 可以用于治疗各种血液病及免疫系统疾病。过去的观点认为,HSC 只能分化产生髓系和淋巴系干/祖细胞。但最新研究表明,HSC 还具有向其他组织横向分化的能力,可以演变成与其组织发育或再生来源无关的细胞,如肝细胞、神经细胞、肌细胞、内皮细胞等,即 HSC 具有可塑性,这为 HSC 应用于治疗肝病、神经及肌肉系统疾病、心血管疾病等开辟了更为广阔的空间。

2.2.3.1　造血干细胞移植治疗血液病及免疫系统疾病

1.造血干细胞移植治疗血液病

在临床上,骨髓及外周血干细胞移植除了应用于血液系统疾病(如白血病、淋巴瘤、MM、再生障碍性贫血、Waldenstrom 巨球蛋白血症、高嗜酸性粒细胞增多综合征、血栓性血小板减少性紫癜、遗传性铁粒幼细胞性贫血、重症联合免疫缺陷等)治疗外,还可应用于对放疗和(或)化疗敏感的实体瘤(如小细胞肺癌、乳腺癌、卵巢癌、生殖细胞肿瘤等)在大剂量放疗和(或)化疗后的支持治疗,以及系统性红斑狼疮、系统性硬化症等自身免疫性疾病的治疗。具体在血液病中的应用将在后续章节中详细阐述。

2. 造血干细胞移植治疗免疫系统疾病

最早在 1977 年,Baldwin 等采用同种异基因骨髓移植协同金制剂治疗类风湿性关节炎诱发的再生障碍性贫血时,发现在再生障碍性贫血治愈的同时,类风湿性关节炎的临床症状也得到缓解,显示自体骨髓移植也可能治愈自身免疫性疾病。由此,人们推测 HSCT 起着免疫摧毁和免疫重建作用,可能为治疗自身免疫性疾病带来新途径。1996 年,在瑞士召开了第一届国际 HSCT 治疗自身免疫性疾病的专题讨论会,提出了 Auto - HSCT 治疗自身免疫性疾病的 Ⅰ/Ⅱ 期临床试验方案。在 1997 年,国际上报道了第一例进行自体骨髓移植的单纯自身免疫疾病——系统性红斑狼疮,而非合并有血液疾病的病例,并应用 CD34$^+$ 细胞分选技术去除了三个对数级的 T 淋巴细胞,在造血重建后患者达到了很好的临床缓解。在国内,孙凌云等于 1998 年进行了首例系统性红斑狼疮自体骨髓干细胞移植,该患者病情反复发作 8 年,虽经大剂量激素、环磷酰胺、血浆置换等治疗,但其病情不能缓解,而且越来越严重,于是给予大剂量环磷酰胺和马法兰免疫抑制结合自体骨髓干细胞移植拯救,1 周后 ANA、ds - DNA、抗 U1RNP 抗体转阴,C4 显著上升;2 周后,造血功能逐渐恢复,狼疮皮肤改变减轻或消失。随访 8 个月,病情持续稳定。次年,作者又成功进行了第二例系统性红斑狼疮患者自体骨髓干细胞移植。此后,应用 HSCT 治疗自身免疫性疾病的研究报道日渐增多。国内外有条件的科研机构、医疗中心相继开展了此项技术,并取得了可喜成果。自欧洲抗风湿病联盟和欧洲血液及骨髓移植协作组于 1996 年在瑞士巴塞尔开始多中心研究 HSCT 治疗重症自身免疫性疾病以来,截至 2004 年 4 月,欧洲血液及骨髓移植协作组共注册了超过 700 例接受 Auto - HSCT 治疗的自身免疫性疾病患者。

2.2.3.2 造血干细胞移植治疗心血管疾病

近年来骨髓干细胞移植用于急性心肌梗死等缺血性损伤的研究已经逐渐由实验阶段进入临床研究阶段。2001 年 8 月,德国 Heinrich - Heine 大学医院成功地用自体骨髓干细胞通过导管移植治疗了一位急性前壁心肌梗死的 46 岁男性患者,结果显示梗死范围明显缩小,心脏指数和心排除量明显上升。其机制可能为干细胞所分化的心肌细胞再生和神经血管化。然而,对于心肌病的研究还相当少,为了扩大骨髓干细胞在心脏病中的应用范围,Aghulut 等将骨髓细胞导入经阿霉素诱导的心肌病鼠的心脏中,结果显示:导入两周后,这些细胞在形态上接近心肌细胞,而且可表达 MHC、纽蛋白、肌球结合蛋白 - C,预示着骨髓干细胞在心肌病的治疗方面也具有光明的前景。

2.2.3.3 造血干细胞移植治疗神经系统疾病

研究证明,存在于胚胎和成体脑内的神经干细胞及存在于骨髓和脐血的干细胞在一定的诱导因子作用下,可分化为神经细胞,表达神经干细胞、神经元、胶质细胞和少突胶质细胞的标志物,修复和替代受损的神经细胞,从而使疾病得到治疗。自 1992 年以来,国内外陆续发表了有关脐血干细胞、骨髓间充质干细胞、神经干细胞、胚胎干细胞移植治疗的报道,为目前尚无有效治疗措施的神经系统疑难疾病的治疗带来了新的希望。

1. 造血干细胞移植治疗治疗神经系统损伤性病变

Shyu 等通过 β_1 - integrin 制造慢性脑梗死小鼠模型,并进行脑内外周血干细胞(CD34$^+$)移植,结果表明大脑内的外周血干细胞移植有作为脑血管疾病治疗方法的前景。在这项研究中,接受脑内外周血干细胞(CD34$^+$)移植的慢性局部脑缺血小鼠与对照组的小鼠相比,其神经功能明显改善。研究人员通过激光扫描共焦显微镜发现,植入的外周血干细胞分化为神经胶质细胞、神经元、神经鞘膜和血管内皮细胞等,从而增强了局部缺血大脑的神经可塑性效应。同时通过质子磁共振波谱分析发现,接受脑内外周血干细胞(CD34$^+$)移植治疗的小鼠与对照组相比,其大脑皮质的活性同样有相当大的提高;另外,外周血干细胞移植促进新血管的生成,从而增加局部缺血部位的皮质血供,这些发现可以通过涉及干细胞衍生为巨噬细胞、小胶质细胞和 β_1 - integrin 的表达(这些可能增加了局部缺血的大脑血管的生成)来解释。此外,定量的反转录分析显示,与对照控制组相比,外周血干细胞(CD34$^+$)移植的小鼠脑内局部缺血部位的神经营养因子表达的量显著增加,而这里面可能存在 CD133$^+$ 的干细胞,大量研究表明 CD133$^+$ 的干细胞可被体外诱导分化为内皮细胞,从而促进了新血管的生成。Hennemann 等通过测量 10 例急性大脑中动脉梗死患者在脑梗死发生 24h 内外周血中 CD34$^+$ 细胞、克隆形成细胞和 LTC - IC 数量,结果显示 4 例接受静脉内血栓溶解剂治疗的患者其 CD34$^+$ 细胞、克隆形成细胞和 LTC - IC 数量没有明显增加,而 6 例没有接受静脉内血栓溶解剂治疗的患者其三种细胞均明显增多。颗粒细胞克隆刺激因子和中性粒细胞弹性蛋白酶的测量时间都没有改变,表明如果没有进行血栓溶解剂治疗,HSC 将从骨髓被动员到外周血中,参与神经组织的修复。

2. 造血干细胞移植治疗神经系统退行性病变

由于药物治疗帕金森疾病的效果逐渐降低和并发症的迅速发展,所以选择更加有效的治疗帕金森疾病的方案非常迫切。Shyu 等将外周血干细胞(CD34$^+$)植入由 6 -羟基多巴诱导的小鼠帕金森模型,结果显示与对照控制组小鼠相比,对帕金森小鼠模型进行脑内外周血干细胞(CD34$^+$)移植能显著地保护多巴胺能神经元,防止 6 -羟基多巴导致的神经毒性,表明该实验方案可能是临床治疗帕金森疾病一个很有用的策略。

3. 造血干细胞移植治疗重症肌无力

1995 年欧洲血液及骨髓移植协作组及抗风湿联盟正式成立。在他们提出了 HSCT 治疗重症肌无力的初步方案后，该方法才被单独用于一些药物治疗无效的重症肌无力患者。1996 年在瑞士巴塞尔召开的第一届国际 HSCT 治疗重症肌无力的专题研讨会上进一步提出了 HSCT 治疗重症肌无力的适应证及Ⅰ期/Ⅱ期临床研究方案。此后，自体外周血造血干细胞移植治疗重症肌无力成为了研究热点。

4. 造血干细胞移植治疗 Duchenne 型肌营养不良症

HSCT 是 Duchenne 型肌营养不良症目前最有希望的治疗办法。Wakitani 等和 Gusson 等分别于 1995 年和 1999 年在体内外证实了骨髓干细胞可以分化成骨骼肌细胞，这为 BMT 治疗遗传性肌病奠定了基础。2002 年张为西等证实，在移植相同剂量细胞的前提下，全骨髓细胞移植较任何单一成分的 HSC 或基质干细胞移植的 mdx 鼠体内的抗肌萎缩蛋白表达阳性率都高，故在肌病的治疗中多采用全骨髓移植。

5. 造血干细胞移植治疗多发性硬化和系统性硬化症

在 20 世纪 90 年代末，国外学者成功地将自体外周血造血干细胞移植的方法用于治疗多发性硬化，获得了良好的效果。我国学者于 2000 年 7 月成功地进行了国内首例多发性硬化的 HSCT 治疗，亦取得了满意的疗效。截至目前，全球用 HSCT 治疗多发性硬化已经超过 120 例。利用 HSCT 也可以治疗系统性硬化症，Binks 等报道了 41 例，平均随访 12 个月，有 69% 的患者皮肤评分改善＞25%，肺功能相对稳定，1 年生存率为 73%，1 年移植相关死亡率为 17%，有 10% 死于疾病进展。此项治疗在国内外报道约 100 多例。

6. 造血干细胞移植治疗多神经病、器官巨大症、内分泌病、M 蛋白和皮肤病变（综合征）

多神经病、器官巨大症、内分泌病、M 蛋白和皮肤病变（综合征）是一种罕见的由浆细胞病引起的多系统疾病。有关研究表明，高剂量化疗配合外周血干细胞自体移植是一种有效的治疗方法。在外周血干细胞自体移植后 1 个月，血清血管内皮营养因子就迅速下降。3 个月内，神经学症状开始改善，而且所有患者在这之后的 3 个月神经学症状都有实质性恢复。特别值得一提的是，3 例因于轮椅的患者在 6 个月后开始能走路。Kuwabara 等通过神经诱导表明其速度和振幅在 6 个月内都有明显提高。在这之后到随访期结束，神经症状仍然继续改善且没有出现病情复发。

7. 造血干细胞移植治疗肌萎缩侧索硬化症

肌萎缩侧索硬化症以位于大脑、脑干和脊髓的上运动神经元和下运动神经元退变为特征性改变。Martinez 等对患肌萎缩侧索硬化症的 5 例男性患者和 4 例女性患者采用粒细胞集落刺激药 filgrastim 皮下注射 300mg/d,然后用抗人 CD133 顺磁性微珠法筛选外周血干细胞,分离出来的细胞被重新悬浮于患者的脑脊液中,并移植到运动皮质,结果显示经移植治疗的患者存活期长于对照组,提示干细胞移植到运动皮质可以延缓肌萎缩侧索硬化的发展,且能够提高患者的生活质量。

2.2.3.4 造血干细胞移植治疗肝病

随着细胞分离、纯化技术的提高,人们已经能够将作为肝脏成体干细胞的卵圆细胞(hepatic ovalcells,HOC)大量分离、纯化、鉴定和体外培养,发现其表面表达有用于鉴定造血干细胞的 Thy-1 抗原。Thy-1 通常并不表达在成体肝脏细胞上,而仅表达在胎肝的造血细胞上。故而推测要么 HSC 与肝脏细胞来源于共同的干细胞,要么 HSC 可以转分化为肝脏细胞。为此 Suskind 进一步在人胎肝中寻找肝脏系细胞和 HSC 的共同干细胞,但是结果令人失望,他们筛选的角蛋白 7/8$^+$ 细胞并非是所想象的共同干细胞。因此推测 HSC 转分化为肝脏细胞的可能性更大些。虽然对于 HSC 转分化为肝细胞的具体过程尚不完全了解,但研究者已经尝试利用 HSC 治疗肝脏疾病。早在 2000 年,Lagasse 就用纯化的 HSC 通过静脉注射的方法治疗患有 I 型酪氨酸血症的大鼠,不仅维持了大鼠的生命,而且使其肝功能也得到了恢复。基于已有的认识,2005 年 Yannaki 在急慢性肝损伤大鼠模型上将异性大鼠的骨髓造血干细胞移植,然后给予粒细胞集落刺激因子(G-CSF),免疫组化结果显示经 G-CSF 处理的大鼠肝脏组织损伤程度较未经 G-CSF 处理的对照组轻,再生修复明显。Kumar 则在临床应用上迈出了第一步,2002 年他运用自身骨髓细胞移植成功地救治了 1 例原发性淀粉样变性病所致肝衰竭的患者。

2.2.3.5 造血干细胞移植治疗肾病

1.造血干细胞移植治疗急性肾小管坏死

Kale 等以接受清髓性 BMT 的缺血再灌注小鼠作为研究对象,以单纯清髓未移植者作为对照,发现前者在移植后第 2 天血尿素氮(BUN)达到峰值(48.0±12.9)mg/dl,第 7 天降至(40.6±9)mg/dl;而后者血尿素氮第 2 天为(77.5±25)mg/dl,第 7 天仍高达(75±1.8)mg/dl。血尿素氮高峰出现在移植后第 2 天提示骨髓 HSC 到达肾脏需要 2d,至第 7 天其修复作用仍然持续存在,均与相应肾穿刺结果一致。同时,他们发现对照组在外髓区部分区域有广泛坏死,而移植组虽仍有较多坏死,但相对有部分修复。

2.造血干细胞移植治疗 IgA 肾病

IgA 肾病是最常见的肾小球肾炎,特征性表现为 IgA 在系膜区沉积,骨髓干细胞异常可能是其重要发病原因。曾有 1 例慢性粒细胞性白血病患者合并 IgA 肾病,在施行 BMT 后不仅白血病得以治愈,而且系膜区 IgA 沉积也明显减少,提示骨髓干细胞异常与 IgA 肾病的发病有关。Imasawa 将具有 IgA 肾病倾向的 ddY

鼠的骨髓细胞移植给经环磷酰胺(CTX)预处理的正常 B6 鼠,结果发现移植 12 周以后 B6 鼠的系膜区出现 IgA 沉积。此外,血清 IgA 水平亦明显增加,提示骨髓水平的异常致循环中 IgA 水平的升高与 IgA 肾病发病有关。为验证这一假说,他们又将具有 IgA 肾病倾向的 HIGA 鼠分为两组,一组接受 B6 鼠的 BMT(B6→HI-GA),另一组接受 HIGA 鼠的 BMT(HIGA→HIGA),结果发现与(HIGA→HI-GA)鼠相比,(B6→HIGA)鼠系膜区 IgA 和 C3 明显减少,且血清 IgA 水平亦明显下降,进一步支持上述假说。

3.造血干细胞移植治疗肾细胞癌

Rini 等研究了 15 例难治性转移性肾细胞癌患者,以氟达拉滨和环磷酰胺进行预处理,经 GM-CSF 动员后进行同胞异基因外周血造血干细胞移植,术后给予他克莫司和麦考酚酸吗乙酯(MMF)预防 GVHD 和 HVGD(宿主抗移植物病),随访 180d 后 4 例产生了部分抗肿瘤反应,反应率为 33%。Tohru 报道了 9 例亲属减低剂量干细胞移植,采用 G-CSF 动员外周血干细胞,以氟达拉滨(或克拉屈滨)、白消安和抗人胸腺细胞兔免疫球蛋白进行预处理,以环孢素 A(CsA)预防急性 GVHD(100d 后全部停药),以甲基泼尼松治疗已发生的 GVHD,在环孢素 A 停药后仍未发生完全嵌入或疾病持续存在或进展时,则给予宿主淋巴细胞输注。结果所有患者均实现移植物稳定植入和宿主完全嵌入而无 3 至 4 级治疗相关死亡,1 例(11%)出现部分反应,1 年生存率 89%,2 年生存率 74%;与 17 例未接受非清髓移植的患者相比,生存率明显提高($P=0.016$)。

2.2.3.6　造血干细胞移植治疗骨关节疾病

将骨髓干细胞与支架材料复合之后移植到创伤部位,可以用于修复骨缺损。Connolly 等报使用人骨髓干细胞治疗胫骨骨折后的骨不连,发现能加快骨形成的速度,而且通过植入物可向成骨和软骨转化。唐福林等为 1 例顽固性类风湿性关节炎患者行 Auto-HSCT 后获得近期疗效。

2.2.3.7　造血干细胞移植治疗缺血性血管疾病

21 世纪初应用该方法治疗下肢缺血性疾病获得了肯定的结果。Shintani 等在缺血的鼠动物模型的缺血肢体注射自体骨髓细胞后,肢体缺血表现明显改善,激光 Doppler 图像分析显示血流明显增加。Kamihata 等认为:骨髓单个核细胞中存在 $CD34^+$ 和 $CD34^-$ 细胞,在这些细胞的分化过程中,由于血管内皮前体细胞的加入,可释放出某些血管再生因子,促进血管再生;而细胞因子则在 HSCT 中起重要的调节作用。2002 年 Tateish-iYuyama 等在国际上首次报道了应用自体骨髓干细胞移植治疗缺血性下肢血管疾病,取得了缓解症状、降低截肢平面,甚至避免截肢的效果。2003 年谷涌泉等在国内首先开展了自体骨髓干细胞移植治疗下肢缺血的临床研究,发现大多数患者达到了避免截肢或降低截肢平面的目的;同年他们又进行了第一例动脉腔内干细胞移植术,并对这两种不同自体骨髓干细胞移植的方法进行了对比,肌肉局部注射组患者小腿疼痛的缓解率＞90％,而血管腔内注射组的疼痛缓解改善率几乎100％。为得到充足的干细胞以取得更好的临床效果,赵志刚等进行自体骨髓干细胞和外周血造血干细胞联合移植治疗25例糖尿病足患者。在外周血造血干细胞动员后,第5天抽取自体骨髓200ml,经沉淀、离心、分离等处理后制备40ml干细胞悬浊液。第6天用血细胞分离机采集单个核细胞,总量为60～120ml。将两种干细胞悬液进行缺血肢体移植术,结果发现:移植后2～15d,45条患肢疼痛明显缓解;3～16d,42条患肢冷感有不同程度的改善;4～13周,踝压指数明显改善。近年来,我国对HSCT治疗肢体缺血性疾病的研究取得重大突破。以韩忠朝和黄平平教授为核心的研究小组在国际上首次采用自体外周血干细胞移植治疗肢体缺血性疾病,从而为Auto-HSCT治疗糖尿病足提供了可靠、成熟的治疗方法。

2.3　异基因造血干细胞移植相关免疫遗传学

2.3.1　造血干细胞移植的免疫学

HSCT的临床快速发展,丰富了移植免疫理论,移植免疫的进展又促进了HSCT的临床实践。HSCT的诸多问题,如GVHD、移植物抗白血病、免疫耐受等,均有其免疫的机制。

2.3.1.1　T细胞抗原识别和激活的分子基础

在HSCT,由于受者在移植前接受了预处理的超大剂量放化疗,受者免疫功能受到抑制,因此更多的情况是发生供者对受者的免疫反应,供者的T细胞被激活。T细胞可通过特异性和非特异性抗原两条途径被激活。在移植免疫中起重要作用的是抗原特异性激活。抗原特异性激活需要T细胞与的抗原提呈细胞(antigen presenting cell,APC)反应。T细胞的激活可人为地分为三个阶段。

1. 黏附

APC与T细胞通过细胞表面黏附分子及其配体在外周血与淋巴细胞随机接触发生反应。

2. 识别

在黏附的基础上,若APC可呈递足够量的特异性多肽分子给T细胞,则T细胞可通过T细胞受体对抗原进行识别。T细胞受体抗原的识别呈MHC限制性,内、外源性抗原肽分别通过MHCⅠ类分子和Ⅱ类分子呈递给T细胞受体(t-cell receptors,TCR)。

3. T 细胞的激活

T 细胞受体与抗原肽的结合使 T 细胞具备被其他信号激活进而分化、增殖和分泌细胞因子的能力；但若缺乏其他信号的刺激，则不能被激活或发生增殖和分泌细胞因子。

2.3.1.2 免疫耐受

宏观上讲，有三条途径可以达到免疫耐受：第一是克隆清除；第二是克隆无能；第三是免疫抑制。同其他大器官移植不同，Allo - HSCT 最终可不必使用免疫抑制剂而达到免疫耐受。虽然确切的免疫耐受机制尚未完全阐明，但临床和实验室资料支持上述三种机制并存。

2.3.1.3 移植物抗宿主病与移植物抗白血病

GVHD 与 GVL 密切相关，它们之间存在一些共同的生物学机制，但又有明显差别，两者存在部分重叠，因此它们之间既相互依存又相互独立。不具有急性移植物抗宿主病(acute graft versus host disease,aGVHD)的移植患者其存活率较高，但是同时伴有 aGVHD 和慢性移植物抗宿主病(chronic graft versus host disease, cGVHD)患者生存率最高。虽然去 T 淋巴细胞的异基因干细胞移植患者的 GVHD 发生率及严重性降低，但是白血病复发率及移植物排斥率显著增加，因此 GVL 和 GVHD 紧密相连并依赖于 T 淋巴细胞。但是，这两者又是可以相互独立的，GVHD 反应强度与 GVL 效应大小并不呈正相关，异基因外周血干细胞移植(allo-PBSCT)后复发的患者在接受供者淋巴细胞输入后可以获得缓解而不伴有 GVHD 发生，证明 GVL 效应也可分离于 GVHD 之外而独立出现。

近年来研究者在许多方面进行了尝试，以便进一步分离 GVHD 和 GVL，包括 GVHD 风险的早期预测和判断、供者移植物细胞的修饰(供者 T 细胞去除、异基因 T 细胞的延迟治疗、消除自身反应性 T 细胞、选择记忆 T 细胞、加强活化的 γδT 细胞、选择调节性 T 细胞等)及药物干预[应用组蛋白去乙酰化酶(histone deacetyl-transferase,HADC)抑制剂、优化 IL - 11 和角化细胞生长因子(keratinocyte growth factor,KGF)、肿瘤疫苗、细胞因子、减轻 IL - 17 对 GVHD 的作用、靶向次级组织相容性抗原等]。

1. GVHD 风险的早期预测及判断

GVHD 的生物学标志物是提供 GVHD 预后判断的方法，同时也是对 GVHD 发生的早期判断线索。Paczesny 等描述了 4 种生物学标志物(IL - 2Rα、TNF-R1、IL - 8 和 HGF)，它们与 aGVHD 的判断有关。在 GVHD 患者中，这些标志物在血中的水平与没有 GVHD 的患者比较，它们明显升高，这为 GVHD 的诊断提供了敏感而特异的指标，同时也为早期使用抗 GVHD 药物应用提供依据。

2. 供者移植物细胞的修饰

最初分离 GVHD 和 GVL 的方法是采用抗 T 细胞血清去除供者 T 细胞功能，但是这种方法与 T 细胞存在的情况下比较，没有发现明显的治疗优势。后期研究发现，接受 T 细胞去除供者的受体如果接受一个移植后的供者 T 淋巴细胞输注，具有更好的免疫重建效果。采用间接体内方法清除自身反应性 T 细胞及具有强烈炎症潜能的 T 细胞，分离 GVHD 和 GVL 的也许是可行的。此外还有选择记忆 T 细胞、加强活化的 $\gamma\delta$T 细胞、选择调节性 T 细胞等方法正在研究者中用于分离 GVHD 和 GVL。

3. 药物干预

(1) HDAC 抑制剂　HDAC 抑制剂 SAHA 有潜在的分离 GVHD 和 GVL 的功能。SAHA 与 HDAC 催化结合，从而引起酶的可逆性抑制。纳摩尔浓度的 SAHA 减少多种细胞因子在非恶性细胞中的数量，从而减少 GVHD 发生，但没有抑制供者 CTL 的 GVL 效应。

(2) 优化 IL-11 和角化细胞生长因子　IL-11 和角化细胞生长因子可以保护预处理所导致的组织损伤并促进损伤修复，已经用于减少预处理相关毒性的治疗中。IL-11 减少 GVHD 的严重程度是通过减轻预处理所致的肠道损伤和阻止脂多糖(lipopolysaccharide,LPS)释放入血的方式来实现的，并同时保留了穿孔素依赖的 GVL 活性。移植后，IL-11 也极化供者 T 细胞转变成 Th2/Tc2，进而通过 T 细胞和树突状细胞分泌的 IL-12 来减少 Th1/Tc1 细胞因子的生成，同时减少 TNF-α 水平和 GVHD 严重程度。角化细胞生长因子减少移植小鼠 GVHD，防止小鼠体重丢失和皮炎。在 Allo-HSCT 受体的 I 期临床试验中，角化细胞生长因子能够减少患者黏膜炎的发生及降低其严重程度，但对植入、GVHD 和存活率没有明显的作用。

(3) 肿瘤疫苗　为了加强肿瘤特异性免疫溶解活性而不诱导产生 GVHD，建立在肿瘤相关抗原基础之上的疫苗已被广泛关注。一些肿瘤特异性抗原(如蛋白酶原-3、WT-1 和 BCR/ABL)能够诱导肿瘤特异性异源反应。针对组织特异性次要组织相容性抗原(minor histocompatibility antigens,MiHA)和白血病特异性抗原的疫苗可能加强 GVL 而不会增加 GVHD。并且，由树突状细胞和肿瘤细胞通过融合而组成的疫苗可以诱导 T 细胞靶向肿瘤相关性抗原，从而保留 GVL 但无 GVHD 作用。

(4) 其他　如细胞因子的参与、减轻 IL-17 对 GVHD 的作用、靶向次级组织相容性抗原等。

2.3.2 HLA 配型

2.3.2.1 HLA 基因结构及其分布

组织相容性是指在个体与个体之间,器官组织移植时供者与受者相互接受的程度。通过对组织移植过程的研究发现,移植物赖以成活的基础由供者和受者细胞表面抗原所决定。若能接受,则被移植的组织器官在受者体内成活下来,反之则发生排斥反应。这种引起移植物排斥反应的抗原称为移植抗原,亦称组织相容性抗原。根据免疫原性强弱和诱发排斥反应程度的不同,组织相容性抗原分为主要组织相容性抗原和次要组织相容性抗原,其中能引起快而强排斥应答的抗原系统称为主要组织相容性系统(major histocompatibility system,MHS),引起慢而弱的排斥应答的抗原系统称为次要组织相容性系统(minor histocompatibiltity system,mHS),编码 MHS 的基因群称为主要组织相容性复合体(major histocompatibility complex,MHC)。

人类主要组织相容性系统又称人类白细胞抗原(human leukocyte antigens,HLA)系统。HLA 遗传区域位于第 6 号染色体短臂 21.3 区域。根据编码分子的特性不同,HLA 基因分为三类:HLA - Ⅰ类、HLA - Ⅱ类和 HLA - Ⅲ类基因。HLA - Ⅰ类基因区位于染色体的远端,依次为 A、C、B,Ⅱ类基因区位于近着丝粒处,依次为 DR、DQ、DP。

HLA - Ⅰ类抗原是经典的移植抗原,即 HLA - A、HLA - B、HLA - C,分布于所有有核细胞表面,但其表达程度不同。经 IFN - α 或 TNF 的诱导,可增强各种组织 HLA - Ⅰ类抗原的表达。此外,HLA - Ⅰ类抗原也存在于血清、尿液、初乳等液体中。HLA - Ⅱ类抗原仅表达在特定的某些细胞上。经常表达Ⅱ类抗原的有成熟 B 细胞和抗原提呈细胞(巨噬细胞、树突状细胞),且表达程度也彼此不同。另外,它在活化的 T 细胞、单核细胞上也有表达。

2.3.2.2 HLA 的命名和遗传特点

1. HLA 命名原则

(1)HLA 代表一段遗传区域。

(2)HLA - Ⅰ类基因座位以 A、B、C 等英文大写字母表示,如 HLA - A、HLA - B、HLA - C。

(3)HLA - Ⅱ类基因座位以 DR、DQ、DP 等大写字母为前缀,后接字母 A、B 表示所编码的 α 链和 β 链,如 HLA - DRA、HLA - DRB1。

(4)每一个 HLA 等位基因的名称,依次由座位名称、星号以及代表等位基因的 4～7 个数字组成。如 A * 0101、DRB1 * 0101、DQB1 * 030101。前两位数字对应于血清学特异性,后两位数字表示亚型的等位基因,并按其发现的先后顺序排列,如 A * 0201、A * 0202、A * 0258。

(5)第 5 位数字用来代表"沉默取代",即该基因中发生个别核苷酸碱基取代,但并不影响所编码的氨基酸序列。例如,A * 31011 和 A * 31012 二者的 DNA 序列不同,但编码的 A31 抗原的氨基酸序列相同。

(6)第 6、7 位数字代表相应启动子(内含子或侧翼区)序列的多态性,如 DRB4 * 0201。

(7)末尾加 N 表示无效等位基因或不表达基因,如 DRB4 * 0201N。

2. HLA 特异性命名(表 2－2)

表 2－2　血清学方法 HLA 特异性(1999)

	血清学检出的 HLA 特异性数
A 座位(28 种)	A1,A2,A203,A210,A3,A9,A10,A11,A19,A23(9),A24(9), A2403, A25(10),A26(10),A28, A29(19),A30(19),A31(19), A32(19),A33 (19),A34(10),A36,A43,A66(10),A68(28), A69(28),A74(19),A80
B 座位(53 种)	B5,B5102,B5103,B13,B17,B37,B27,B38(16),B44(12),B47, B49(21), B51(5),B52(5),B53,B57(17),B58(17),B59, B63(15),B77(15),B7, B703,B8,B14,B18,B22,B35,B39(16), B3901,B3902,B40,B4005,B41, B42,B45(12),B46,B48,B50(21),B54(22),B55(22),B56(22),B60(40), B61(40), B62(15),B64(14),B65(14),B67,B70,B71(70),B72(70), B73, B75(15),B76(15),B7801
C 座位(10 种)	Cw1,Cw2,Cw3,Cw4,Cw5,Cw6,Cw7,Cw8,Cw9(w3),Cw10(w3)
DR 座位(24 种)	DR1,DR103,DR8,DR10,DR2,DR15(2),DR16(2),DR3,DR5, DR6, DR11(5),DR12(5),DR13(6),DR14(6),DR1403,DR1404, DR17(3), DR18(3),DR4,DR7,DR9,DR51,DR52,DR53
DQ 座位(9 种)	DQ1,DQ2,DQ3,DQ4,DQ5(1),DQ6(1),DQ7(3),DQ8(3),DQ9(3)
DP 座位(6 种)	DPw1,DPw2,DPw3,DPw4,DPw5,DPw6

3. 超型和特异性分解

HLA－B 座位上的 Bw4 和 Bw6 以及 HLA－DR 抗原中的 DR52、DR53 等特异性都包含若干个其他特异性,它们被称为超型。1976 年 Ayres 等证明了 Bw4 比 Bw6 与它们所包含的 B 位上特异性是在同一个分子肽链上,如 B7 和 Bw6 是同一个分子上的不同的抗原决定簇,因此 Bw4 和 Bw6 抗血清不像是一组交叉反应抗体,而是检出 B 座位上的共同特异性。

与 Bw4 和 Bw6 关联的特异性见表 2－3,宽特异性和分解物见表 2－4,与

DR51、DR52、DR53 关联的特异性见表 2-5。

表 2-3　与 Bw4 和 Bw6 关联的特异性

分组	关联抗原
Bw4	B5，B5102，B5103，B13，B17，B37，B27，B38，B44，B47，B49，B51，B52，B53，B57，B58，B59，B63，B77 与 A9，A23，A24，A2403，A25，A32
Bw6	B7，B703，B8，Bl4，B18，B22，B35，B39，B3901，B3902，B40，B4005，B41，B42，B45，B46，B48，B50，B54，B55，B56，B60，B61，B62，B64，B65，B67，B70，B71，B72，B73，B75，B76，B7801

表 2-4　宽特异性和分解物

宽特异性	分解物	宽特异性	分解物
A2	A203，A210	B40	B60，B61
A9	A23，A24，A2403	B70	B71，B72
A10	A25，A26，A34，A66	Cw8	Cw9，Cw10
A19	A29，A30，A31，A32，A33，A74	DR1	DR103
A28	A68，A69	DR2	DR15，DR16
B5	B51，B52	DR3	DR17，DR18
B7	B703	DR5	DR11，DR12
B12	B44，B45	DR6	DR13，DR14，DR1403，DR1404
B14	B64，B65	DQ1	DQ5，DQ6
B15	B62，B63，B75，B76，B77	DQ3	DQ7，DQ8，DQ9
B16	B38，B39，B3901，B3902，B67	Dw6	Dw18，Dw19
B17	B57，B58	Dw7	Dw11，Dw17
B21	B49，B50，B4005		
B22	B54，B55，B56		

表 2-5　与 DR51、DR52、DR53 关联的特异性

分组	关联抗原
DR51	R2，DR15，DR16
DR52	DR3，DR5，DR6，DR11，DR12，DR13，DR14，DR1403，DR1404，DR17，DR18
DR53	DR4，DR7，DR9

4. HLA 的遗传特点

(1)共显性遗传 指每对等位基因所编码的抗原都表达于细胞膜上,无隐性基因,也无等位基因排斥现象。如一个体的两条 HLA 单倍型组合不同,则其每个 HLA 座位上有两种等位基因,并且全部都反映在表型上。

(2)单倍型遗传 根据家系内各成员的 HLA 表型分析表明:HLA 基因是以单倍型为单位由亲代传给子代,即具有连锁遗传的特点。子代可随机地从亲代双方各获得一个 HLA 单倍型,组成子代新的基因型。在同一家庭内的同胞兄弟姐妹中,两个单倍型完全相同的概率为 1/4;一个单倍型相同的概率为 1/2;两个单倍型完全不同的概率为 1/4。

(3)连锁不平衡 指单型基因非随机分布的现象。某些基因(如中国汉族人中的 A2 - B46,A11 - B62)总是经常在一起出现,其单型频率比理论值要显著增高,而另一些又较少出现。这种非自由组合现象称为连锁不平衡。

2.3.2.3 HLA 的分型技术

1. 血清学分型方法

主要用于 HLA - A、HLA - B、HLA - C、HLA - DR、HLA - DQ,有外周血淋巴细胞分离和微量淋巴细胞毒试验。其方法的局限性为检材需要量大,时间长(HLA 血清学分型要求采血后 16～24h 内必须检验)鉴别能力有限。

2. 细胞学分型方法

主要用于 HLA - DP(抗原表达量极低),有纯合细胞分型(HTC)和预处理淋巴细胞分型(PLT)。

3. 分子生物学分型方法

(1)以 PCR 为基础的分子生物学分型方法 如 PCR - SSP、PCR - SSO、R - PCR - SSO 和 PCR - RFLP。这里主要阐述目前最常用的 PCR - SSP。

PCR - SSP 分型是使用顺序特异性引物(SSP)特异性扩增 HLA 基因,然后通过凝胶电泳检测 PCR 产物。根据是否得到 PCR 产物以及产物片断大小来判断 HLA 基因型。因此,设计顺序特异性引物具有独一无二的顺序,只能与某一特定等位基因或某一组等位基因结合。该方法的优点是简便快速,目前已设计出的 SSP 引物,几乎可以检测所有的 HLA 等位基因,适用于临床配型要求。

(2)以测序为基础的分子生物学分型方法 如直接定序法(sequencing based typing,SBT)、单核苷酸多态性(single nucleotide polymorphisms,SNP)等。

(3)其他分型方法 有流式、脉冲等电电泳以及基因芯片分型等。

HLA 血清学与分子生物学分型比较见表 2-6。

表 2-6　HLA 血清学与分子生物学分型比较

项目	血清学	分子生物学
靶目标	HLA 抗原	HLA 基因
费用	较低	高
正确率	低	高
血常规要求	高	低
疾病指示作用	有	无

4. HLA 分型报告的判读原则

(1)子女 HLA 型别一半来自于父亲,一半来自于母亲。每个位点均应有两个特异性,但如为两特异性相同,或有一个空白,则只有一个数据。如 A * 02,—;B * 13,—;DR * 09,—。

(2)两个特异性之间无主次之分,次序不论,但习惯上从小到大。如 A * 2,24＝A * 24,02。

(3)HLA 分型报告的基本要求是:至少写出 HLA 特异性和包含的等位基因。目前国际鉴定骨髓库供者 HLA 的标准是鉴定 HLA 抗原亚型水平,或基因星号后两位数水平。

(4)血清学分型检测的是基因的产物,即细胞表面 HLA 抗原,得到的结果是 HLA 特异性。位点后直接跟表示特异性的数字,如 A1、B13、DR9。

(5)抗原有宽窄之分,即宽特异性及其分解物,分解物必属于宽特异性,反之则不然。

(6)基因分型检测基因型,位点后接星号(*),再接表示特异等位基因的数字,前两位对应血清学结果,如其为个位数,则第一位为 0,如 A * 0201,对应于血清学的 A2。在不能区分等位基因时,可取最前面的两位或四位数字表示。

(7)有个别情况,可发生基因重组,即并非整条单倍型遗传,可能获得另外一条单倍型上的基因,极罕见有突变,此时均意味着很难找寻到合适的供者。

5. HLA 分辨率

低分辨率相当于血清学分辨率;中分辨率相当于 3～5 个高分辨的组合;高分辨率能确定是某一 DNA 型别(表 2-7)。

表 2 - 7　不同分辨率的 HLA - ABDR 基因分型比较

分辨率	分型结果	鉴定的等位 基因数	临床配 型要求	国际要求	相配机会
低	A * 02, 24 B * 51, 44 DRB1 * 12, 15	约 90	达到	达到	1/1.2 万
中	A * 0202/05, 2402 B * 5101/03/05, 4402/06 DRB1 * 1201, 1501/02/03	大于 500	达到	达到	1/2.5 万
高	A * 0205, 2402 B * 5101, 4402 DRB1 * 1202, 15011	约 900	达到	达到	1/40 万

2.3.2.5　HLA 配型在造血干细胞移植中的应用

1. HLA 配型的分类和定义

在 BMTHLA 配型中使用的术语甚多,具有特定意义。一般来说,如果供受者 HLA 表型完全相同,被称为匹配,如果不完全相同,称为错配。匹配和错配只是一般的描述,在讨论具体问题时还需要具体的界定。目前在文献上使用的有关 HLA 配型的名词有 10 余种(表 2 - 8)。在血清学分型水平上的 HLA 配型,可以分为宽特异性抗原配型、窄特异性抗原(抗原分解物)配型、交叉反应组配型。在 HLA 基因配型中,根据检测的水平不同,可分为 HLA 基因低分辨配型和 HLA 等位基因基因配型。此外,如果从 BMT 效果上考虑,又可分为 HLA 结构配型和 HLA 功能配型。值得注意的是 HLA 基因配型和 HLA 抗原配型之间的关系。

表 2 - 8　HLA 配型定义及说明

HLA 配型状况	定义和说明
宽特异性抗原匹配	宽特异性相同,如供受者同为 HLA - A5
窄特异性抗原匹配	窄特异性相同,如供受者同为 HLA - A54
交叉反应组抗原匹配	供受者属于同一交叉反应组,如供受者分别为 HLA - A1, HLA - A11
HLA 基因低分辨匹配	供受者低分辨分型结果完全相同
HLA 等位基因匹配	供受者高分辨分型结果完全相同
6/6 配合	供受者 HLA - A、B、DR 座位上 6 个抗原或基因配合
5/6 配合	供受者 HLA - A、B、DR 座位上 5 个抗原或基因配合

HLA 配型状况	定义和说明
4/6 配合	供受者 HLA-A、B、DR 座位上 4 个抗原或基因配合
HLA 结构匹配	供受者带有相同的 HLA 分子
HLA 功能匹配	供者对受者的抗原无免疫反应,反之亦然
可允许错配	该错配不影响移植结果,供者对受者的错配抗原无免疫反应,反之亦然
116 位置氨基酸匹配	116 位置氨基酸匹配供受者 HLA-Ⅰ类基因编码的 116 位置氨基酸相同
HLA 单体型板块配型	与 mA 单体型紧密连锁的非 HLA 基因配合

2. 造血干细胞移植结果与 HLA 座位错配的关联

HLA 遗传区内含有 30 多个 HLA 座位,与 BMT 结果相关的只是编码 HLA-Ⅰ类抗原和 HLA-Ⅱ类抗原的基因。如果 HLA-A 座位基因错配,急性和慢性 GVHD 的发生率以及死亡率都显著升高。如果 HLA-B 和 HLA-C 座位基因错配,死亡率将显著升高。而如果 HLA-DR 座位基因错配,虽然死亡率升高,但介于显著性边缘。如果 HLA-DQ 和 HLA-DP 座位基因错配,对 HSCT 结果无显著性影响。至于 HLA-DRB3/4/5 错配与存活率的关联,还有待研究。

3. 造血干细胞移植死亡率与 HLA 等位基因错配的关联

在无关骨髓供者移植中,选择供者的一般要求是 HLA-A、HLA-B、HLA-DR 抗原配合,相当于 HLA 基因分型中的低分辨、窄特异性配合水平。由于 HLA 基因分型可以鉴定到等位基因水平,由此产生一个问题:使用等位基因匹配供者是否可以改善 BMT 结果?在迄今最完整的一份大规模调查报告中,对美国 NMDP 的 1874 例 BMT 患者和无关供者做 HLA 等位基因分型,然后比较移植结果显示:HLA-A、HLA-B、HLA-C、HLA-DRBl 基因低分辨错配,与死亡率的升高显著关联;而 HLA-A、HLA-B、HLA-C、HLA-DRBl 等位基因错配,虽然在植活机会、发生 GVHD 以及死亡率等方面有负面影响,但无统计学显著意义。

2.3.3 移植物抗宿主病

GVHD 是 Allo-HSCT 后最主要的并发症。正常个体之间组织的移植可导致宿主针对移植物的免疫反应,造成外来组织被识别和被排斥。同时,包含在移植物中的免疫活性细胞可造成移植物抗宿主方向上的免疫反应。

这种移植物抗宿主的现象首先出现在输入正常脾细胞的照射后小鼠身上。在 20 世纪 60 年代,Billingham 和 Brent 将成年小鼠的脾脏细胞注射到不同种系的新生小鼠身上并详细描述了发生的变化——一种包含有腹泻、体重减轻、皮肤改变和肝脏异常的综合征。丹麦的内科医生 Morton Simonsen 首次提出了"GVHD"概念。

Billingham 阐述了发生 GVHD 的标准条件：①移植物必须包含免疫活性细胞；②宿主具有供体移植物缺乏的同种异体抗原，因此宿主对于移植物中的免疫细胞来讲是外来的抗原；③宿主本身不能发动针对移植物的有效免疫反应，移植物有充足的时间发挥免疫功能。按照这种标准，GVHD 可发生在组织中包含免疫活性细胞的各种临床过程，如血液制品、骨髓、实体器官在不同个体间转输时（表 2-9）。

表 2-9　具有 GVHD 高危因素的临床过程

临床过程	高危因素
HSCT	无 GVHD 预防；HLA 不合；无关供体
供体淋巴细胞输注	大剂量供体淋巴细胞输注
实体器官移植	小肠移植
输血	未照射的血制品；新生儿；免疫缺陷患者；来自亲缘的血液捐赠

2.3.3.1　急性移植物抗宿主病

GVHD 在临床上按照发病的缓急分为 aGVHD 和 cGVHD。通常移植后 100d 内发生的为 aGVHD，100d 后发生的为 cGVHD，但 aGVHD 和 cGVHD 之间没有明确的间隔期。

aGVHD 通常在移植后 2～5 周发生，发生率为 10%～90%，取决于供受体的组织相容性植入的 T 细胞数目供体和受体的生物学特征以及采用的 GVHD 预防方案。皮肤、肝脏和胃肠道是 aGVHD 作用的主要靶器官，其他受累的器官包括黏膜、呼吸道、造血和免疫系统、眼睛等。

GVHD 发生在移植时供体来源的 T 细胞识别主要组织相容性复合物（MHC）蛋白和受体抗原提呈细胞（APC）表达的相关多肽，次要组织相容性抗原也参与了 GVHD 的发生。普遍认为 aGVHD 的病理生理学过程包含三个连续的阶段：①宿主的微环境损伤，导致危险信号释放（传入期）；②供体 T 细胞激活、增殖和分化（效应期）；③细胞和炎症反应对靶组织的攻击（传出期）（图 2-1）。

1. 第一阶段：宿主微环境的损伤

GVHD 发生的第一阶段开始于预处理造成的组织损伤，激活免疫系统。小鼠试验显示预处理造成炎症前因子的释放，如 TNF-α、IL-1 直接激活宿主抗原提呈细胞，导致 GVHD 的发生。宿主抗原提呈细胞失活或中和 TNF-α、IL-1 等细胞因子的作用可以预防 GVHD。Hofmeister 等用一种皮肤外植体模型研究全身

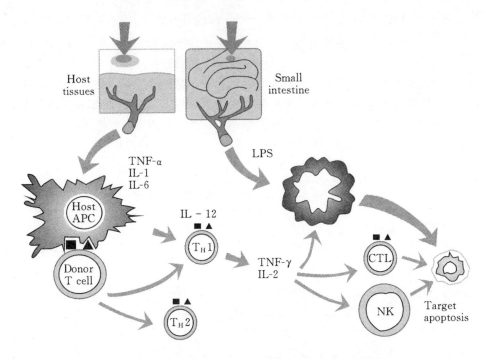

图 2-1　GVHD 的病理生理学过程

Host APC，宿主抗原提呈细胞；Host tissues，宿主组织；Small intestine，小肠；LPS，脂多糖；
TNF-α，肿瘤坏死因子 α；IL-1，白介素-1；IFN-γ，干扰素 γ；Donor T cell，供者 T 细胞；
Th1，辅助 T 细胞；CTL，细胞毒性 T 细胞；Target apoptosis，靶细胞凋亡

照射（TBI）对人类皮肤的作用，结果表明：全身照射促使皮肤基底层角化细胞成熟
前凋亡，激活局部皮肤抗原提呈细胞；全身照射对胃肠道的影响更强大，不仅导致
内皮细胞凋亡，胃肠道黏膜屏障损伤，还促使具有免疫刺激作用的脂多糖等微生物
产物进入循环系统。GVHD 在范围和程度上的个体差异可能与炎症损伤反应涉
及的重要基因的多态性有关。

2. 第二阶段：供体 T 细胞激活、增殖和分化

同种异体免疫应答开始于供体 T 细胞的受体结合到宿主抗原提呈细胞的主
要组织相容性抗原多肽复合物上。在适当共刺激信号如 CTLA-4/B7、CD28/B7
存在的情况下，T 细胞的一些基因转录被激活，如 NP-κB 和激活 T 细胞核因子。
激活的供体 T 细胞开始增殖和分化，分泌一些以 IL-2 为代表的细胞因子。在一
项 HLA 相合同胞异基因移植的研究中，产生 IL-2 的细胞比例预示 GVHD 的发
生。但是，一些同种异体反应性供体 T 细胞能通过诱导免疫耐受的途径被清除，
从而来调节免疫应答的强度。CD4$^+$/CD25$^+$ Treg 能抑制同种异体反应性供体 T

细胞扩增,是调节 GVHD 反应的另一重要途径。

3. 第三阶段:细胞和炎症效应阶段

活化的 T 细胞分化形成效应细胞,通过直接细胞毒作用或产生炎症因子造成器官损伤。aGVHD 的效应细胞主要是细胞毒 T 淋巴细胞,在激活后进行扩增,然后迁徙到靶组织。NK 细胞也参与 GVHD 的过程。

2.3.3.2 慢性移植物抗宿主病

cGVHD 是 Allo-HSCT 后期的主要并发症,严重影响了患者的生活质量,并成为导致移植后非复发相关死亡的主要原因。随着目前移植方式的改变,HSCT 越来越多用于年龄偏大的患者,非亲缘、HLA 不完全相合及异基因外周血干细胞移植的患者,以及非清髓移植后或复发后供者淋巴输注者,使得 cGVHD 发生也不断增加。大量研究表明,cGVHD 仍然是移植后两年非复发性死亡的主要原因。

cGVHD 是多系统的疾病,临床表现多样化,具有自身免疫性疾病的特征,如表现为类风湿关节炎、干燥综合征、系统性硬化、系统性红斑狼疮。cGVHD 几乎影响到所有的组织器官及组织,最常见累及的组织器官包括皮肤、口腔、肝脏、眼和上呼吸道,还可累及小肠、肺、肌肉骨骼系统、浆膜等。

cGVHD 的发病机制目前并不完全清楚,异体反应性和自体反应性在 cGVHD 的发病机制中的作用仍存在争论。一些学者考虑 cGVHD 是 aGVHD 的后期表现,是由于次要组织相容性抗原识别所致。然而更多学者则认为自体反应性在 cGVHD 发病机制中更为重要,这表现在 cGVHD 的临床表现往往与自身免疫性疾病相似,并常能在 cGVHD 患者体内检出自身抗体。

1. cGVHD 的靶抗原

通常认为,诱导 cGVHD 发生的靶抗原主要是次要组织相容性抗原(miHC)。此抗原是由一系列具有多态性的等位基因编码,结合于主要组织相容性复合物(MHC)抗原结合槽的蛋白多肽。miHC 等位基因的差别、是否被转录、RNA 编辑及转录后加工、mRNA 的运输及翻译等过程,均可影响 miHC 的表达,导致其多态性。人的 miHC 可被常染色体及性染色体编码,后者编码的 DBY 等抗原在女性不存在,而在女性→男性移植后,受者血清中可检测到多种抗 H-Y 抗体,抗体的出现与 cGVHD 高度相关,也与原发病的缓解状态相关。女性→男性移植时,cGVHD 发病率较高也与此有关。aGVHD 至少在 MHC 相合移植中也主要由 miHC 引发。但并不是所有 cGVHD 均有前驱的 aGVHD 发生。为什么这些 miHC 最终引发了 cGVHD 而没有发生 aGVHD? 其确切机制尚不清楚。

2. cGVHD 的效应细胞

(1)T 细胞　CD8[+] T 细胞是 aGVHD 的主要效应细胞,在 cGVHD 中,CD4[+]

T 细胞及 B 细胞的作用更加重要。而 CD4$^+$ CD25$^+$ 调节性 T 细胞（Tregs）对 cGVHD 是否具有保护功能，研究结果并不一致。

1）初始 T 细胞和记忆 T 细胞：Anderson 等研究发现，输入受者体内的供者初始 T 细胞对 cGVHD 的发生起关键作用。在 B10.D2(H-2^d)→BALB/c(H-2^d)小鼠移植模型中，供者 CD4$^+$ 初始 T 细胞（CD62L$^+$CD44$^-$）＋去除 T 细胞的骨髓（TCD-BM）、CD4$^+$ 记忆 T 细胞（CD62L$^-$CD44$^+$）＋TCD-BM 被分别输注给照射后的 BALB/c 小鼠，结果后一组临床及组织学均无 GVHD 表现，前一组则表现为显著的 cGVHD。Zhang 等应用次要组织相容性抗原不相合的 B6(H-2^b)→BALB/b(H-2^b)小鼠移植模型进行研究，发现移植后受者体内有异基因反应性效应记忆 T 细胞（CD4$^+$ CD44^{high} CD62L^{low} CD122^{high}，CD4$_{EM}$）生成，这种细胞是移植 28d 后进展性 aGVHD 小鼠体内的主要 T 细胞亚群。将其分离后与 B6TCD→BM 一同输注给另外的 BALB/b 小鼠，可诱发严重的 GVHD，且皮肤主要表现为苔藓样炎性病变（cGVHD 的典型皮肤表现）。大约 65％ 的 cGVHD 患者有前驱 aGVHD 发生。cGVHD 可直接由 aGVHD 进展而来，也可在 aGVHD 缓解后发生。有研究者认为这些在 aGVHD 中生成的记忆 T 细胞有可能在 cGVHD 发生中起一定作用。已有报道人类在接受 Allo-HSCT 后，其 CD4EM/CD4$^+$ 细胞比例与 cGVHD 的发生及严重程度有关。需注意的是，在上述两个研究中，记忆 T 细胞并不相同：前者来源于正常供者，是初始 T 细胞受周围环境抗原的刺激分化产生的；后者来源于移植后 aGVHD 患者，特异针对 miHC。

2）Tregs：系一群特殊的 T 细胞，可以抑制其他免疫细胞的活性，从而维持机体免疫稳态、自身免疫耐受及抑制对外源性抗原的过度应答。Tregs 最初被定义为 CD25$^+$CD4$^+$ T 细胞。但 CD25 亦是活化 T 细胞的标志。根据 CD25 的表达水平，CD4$^+$T 细胞可以分为 CD25$^-$、CD25^{int} 及 CD25^{hi} 三个亚群，CD25^{hi} 一群被定义为 Tregs。迄今为止，Foxp3(Tregs 特异性转录因子)被认为是 Tregs 的最特异表面标志。Zhang 等通过输注 DBA/2(H-2^d)小鼠脾细胞给 BALB/c(H-2^d)小鼠来诱发 cGVHD，发现移植物中 CD4$^+$CD25$^-$ T 细胞及 B 细胞为诱发 GVHD 所必需，CD8$^+$ T 细胞则非必需。移植时同时输注 CT4$^+$CD25$^+$ T 细胞可以避免 cGVHD 的发生，其机制可能是通过抑制 CD4$^+$CD25$^-$ T 细胞扩增分化及减少 IFN-γ 的分泌，并减少自身抗体的产生。但在另一个系统性红斑狼疮表现的小鼠 cGVHD 模型中，给未照射的 DBF1 小鼠分别输未处理及去除 CD25$^+$ T 细胞的 DBA/2 小鼠脾细胞，显示 Treg 细胞对 CD8$^+$ 细胞的功能具有明显抑制作用。接受去除 Tregs 移植物的小鼠，其 B 细胞及抗 DNA IgG1(cGVHD 的重要 Ig 同种型)水平明显降低。研究者认为可能是活性 CD8$^+$ 细胞清除了受者 B 细胞，减少了自身抗体的产生。而 CD8$^+$ 细胞功能上调会导致 cGVHD 向 aGVHD 转化。

关于 Tregs 在人类 cGVHD 中的作用，各研究结果也不一致。在 Zorn 等的研究中，cGVHD 患者的 Tregs 细胞数较无 cGVHD 患者及健康对照明显下降，且 Foxp3 表达降低。Meignin 等则发现，在接受 Allo－HSCT 后很长时间内，受者的 CD4$^+$T 细胞显著减少，但其中 CD25^{hi}细胞比例及 Foxp3 的表达与健康供者无显著差别；并且，CD4$^+$ CD25^{hi} Foxp3$^+$ 细胞绝对数及其与 CD4$^+$ T 细胞比例在 cGVHD 患者及无 cGVHD 患者中亦无显著差异。Arimoto 等应用定量 RT－PCR 检测 Foxp3 来分析 Tregs 恢复的动力，发现移植后早期 Tregs 即迅速恢复，外周血 Tregs 细胞数与急、慢性 GVHD 均无显著关联。而 Clark 等发现，移植 100d 后，cGVHD 患者的 CD4$^+$ CD25^{hi}细胞数及 CD4$^+$ CD25^{hih}/CD4$^+$ T 细胞比例较对照组（无 cGVHD 及健康对照）更高。以上各实验结果的差别可能与使用的参数不同（如 CD4$^+$ CD25^{hi}细胞数与 Foxp3 定量 RT－PCR 分析）、采取标本的时间与 GVHD 发生时间的相对关系不同以及当时使用的药物各异等有关。

（2）B 细胞　在 DBA/2（H－2^d）→BALB/c（H－2^d）小鼠移植模型中，移植后受者体内 IgG 及抗双链 DNA 抗体效价明显增高，且抗体来源于供者 B 细胞。小鼠接受去除 B 细胞的移植物后，其血清抗体及 GVHD 表现均显著减少。在人类，女性→男性移植后，受者体内可检测到抗 H－Y 抗体，而抗体的出现与 cGVHD 高度相关。在接受 Allo－HSCT 后，多数受者血清中可检测到自身抗体，其中抗核抗体出现的频率在 cGVHD 患者中明显增高；与自身抗体阴性者相比，抗体阳性的患者 CD20$^+$ 细胞数更高。CD20 单克隆抗体对难治性 cGVHD 有效。可见，B 细胞在 cGVHD 中病理机制中扮演重要的角色。

（3）抗原提呈细胞　抗原提呈是所有免疫反应的中心环节。在炎性环境中，APC 也是重要的免疫原。在接受 Allo－HSCT 后，受者抗原由受者 APC 直接提呈给供者 T 细胞，也可以由供者 APC 交叉提呈，以启动同种异基因免疫反应。在小鼠异基因移植物中不含有供者 T 细胞时，移植后皮肤郎格罕细胞（Langerhans' cells，LCs）可长时间保持受者来源。aGVHD 有利于受者 LCs 的清除。人类 Allo－HSCT 清髓性预处理后受者皮肤 LCs 消失更快，移植后 100d，100％的清髓患者及 97％的非清髓移植患者 LCs 可达到完全供者型嵌合。Anderson 等在对小鼠的研究中发现，供受者 APC 均能启动 cGVHD 的发生，受者 APC 并非 cGVHD 发生所必需；供受者来源的 APC 均足以引发皮肤 cGVHD，但在受者 APC 存在时，皮肤 cGVHD 能获得最大外显率；但仅供者来源的 APC 在肠道 cGVHD 发生中起决定作用。

（4）单核细胞　近期有报道，Allo－HSCT 后，外周血 CX3CR1$^+$ 单核细胞在严重的 cGVHD 患者中明显减少。免疫组化染色显示，同外观正常及色素沉着的皮肤不同，cGVHD 活动性受累皮肤 fractalkine（一种 CX3C 类趋化因子，有膜结合与可溶性两种表达形式）高表达，并且有广泛的单核细胞浸润，cGVHD fractalkine$^+$ 的表皮细胞周围的单核细胞浸润较 aGVHD 更加显著。研究者认为，移植后

CX3CR1$^+$ 单核细胞可能被从外周血募集到 fractalkine$^+$ 的皮肤组织,从而参与 cGVHD 的病理生理。

3. 黏附因子与细胞因子在 cGVHD 中的作用

由 CD28：CD80/86 作用产生的共刺激信号为初始 CD4$^+$ T 细胞活化所必需。Anderson 等在 cGVHD 研究中应用不同的 CD80/6-/-供受者组合,发现供受者 APC 均表达 CD80、86 时,cGVHD 才能得到最大化;当供者及受者均缺乏 CD80/86 时,不能诱导 cGVHD 发生。

CD137 是肿瘤坏死因子受体超家族的成员,也是 T 细胞活化的重要共刺激分子。Kim 等发现应用 CD137 单克隆抗体可以抑制 B 细胞的扩增,减少自身抗体的生成,并通过活化诱导的细胞凋亡清除供者来源的 CD4$^+$ T 细胞,从而减少 cGVHD 发生和减低 cCVHD 严重程度。

移植前供者应用 G－CSF 动员可减少 aGVHD 的发生,但会增加 cGVHD 的发生率及严重程度。在这一移植模式中,Banovic 等发现,移植后早期转化生长因子-β(TGF-β)主要来源于供者 T 细胞,供者 T 细胞通过依赖 TGF-β 的方式减弱 aGVHD 并介导最佳的移植物抗白血病作用;移植后晚期 TGF-β 主要由单核细胞生成,可能与 cGVHD 靶器官的广泛纤维化有关。

2.3.4 移植物抗肿瘤/白血病作用

由于在 Allo－HSCT 中观察到混于干细胞或由干细胞生成的免疫细胞能够产生有力的移植物抗肿瘤(graft-versus-tumor,GVT)效应,人们开始对这种现象进行研究,并逐渐将 HSCT 作为一种免疫治疗的手段。

Barnes 等在 1956 年发现移植了骨髓的小鼠能消灭照射残存的宿主白血病细胞,称之为移植物抗白血病(graft-versus-leukemia,GVL)作用。在 20 世纪 80 年代,人们在接受异基因骨髓移植的淋巴瘤患者中也发现了类似作用,称之为移植物抗淋巴瘤作用。目前 GVL 作用已从过去主要是指移植物抗血液系统肿瘤性疾病作用的描述扩展到其他器官和系统的恶性肿瘤性疾病,称为 GVT 作用。

GVL 作用特指对恶性血液疾病进行异基因干细胞移植后所产生的一种重要的免疫介导现象。这种反应能有效清除微小残留病灶,从而大大减少肿瘤的复发率,使患者得以持续缓解甚至完全治愈。自从开展 BMT 治疗恶性血液病以来,研究者逐渐观察到以下现象:与自体或同基因骨髓移植相比,异基因骨髓移植后白血病复发的危险性明显减少,但 GVHD 发生率相应增高;自体或同基因干细胞移植不发生 GVHD,但移植后肿瘤复发率高,而供体淋巴细胞输注则能使异基因移植后复发的慢性髓细胞白血病再缓解。这些现象说明异基因干细胞移植对白血病治疗效果优于自体骨髓移植的主要原因是因为能产生 GVL 作用。

GVL 效应是一个复杂的、多步骤的过程,包括功能正常的抗原提呈细胞呈递抗原来刺激活化供者 T 细胞,使活化的 T 细胞扩增并分化成辅助性或杀伤性 T 细胞,从而发挥抗白血病作用。CTL 通过穿孔素、Fas/FasL、粒酶等途径杀伤肿瘤细胞。细胞毒 $CD4^+$ T 细胞可直接抑制白血病克隆形成,但 $CD4^+$ T 细胞更多发挥辅助作用,通过释放细胞因子(如 IL-2、IFN-γ 等)激活单核-巨噬细胞、B 细胞,并诱导扩增白血病相关抗原或次要组织相容性抗原特异性细胞毒性 CD8 T 淋巴细胞($CD8^+$CTL),杀伤白血病细胞。

在缺少杀伤性免疫球蛋白样受体(KIR)配体(即 HLA-Ⅰ类分子)的情况下,同种反应性 NK 细胞被活化,主要通过脱颗粒机制和 Fas-FasL 诱导凋亡机制直接杀伤靶细胞,另外还能通过 CD16(FcγyRⅢA)介导的抗体依赖细胞的细胞毒(ADCC)作用和分泌细胞因子(IFN-γ、TNF-α 等)发挥自然杀伤作用。

1. 效应细胞

从移植物中除去 T 细胞会使 GVL 效应减低。另外,在对接受除 T 细胞 BMT 的 CML 病例中,GVHD 发生者与不发生者的白血病复发率没有差别,可见移植物中的 T 细胞与 GVL 效应相关。相继有人报告可以从 GVHD 中将 GVL 效应分开。Sykes 在鼠异基因移植的试验(A/ K → B10)中发现 $CD4^+$ T 细胞介导 GVHD,$CD8^+$ T 细胞则介导 GVL 效应,进一步研究发现,在移植后早期短时间小剂量给予 IL-2 可以抑制 GVHD 却可保持 GVL 效应,其主要原因是 $CD4^+$ T 细胞被特异地抑制。Truit 报告,在移植前用受者抗原免疫供者的情况下,可以诱导有 GVL 效应的 CTL 却不使 GVHD 增强。

NK 细胞具有 GVL 作用。在 20 例 KIR 表型不合的异基因骨髓移植患者中发现,供者的 NK 细胞可杀伤异基因白血病细胞,证明了 NK 细胞具有 GVL 作用;而且其 KIR 分子参与的 GVL 效应不依赖 T 细胞介导的 GVHD 途径,提示了 KIR 分子可能是区别 GVHD 和 GVL 的重要分子。进一步研究发现,在 KIR 不合的半相合 HSCT 中,NK 细胞的 GVL 作用很强,白血病复发率和 GVHD 发生率明显降低,而且完全治愈的可能性大大增加。异基因的 NK 细胞比同基因的 NK 细胞具有更强的抗肿瘤效应。NK 细胞与 GVL 效应的关系在动物试验中也得到了支持。Ruggeri 等报道在 AML 的小鼠模型中,输注人类 AML 细胞 5～6 周疾病进展,接着将小鼠分为三组,包括对照组、输注无异源反应性 NK 细胞组和输注异源反应性 NK 细胞组,结果接受无异源反应性 NK 细胞治疗组的 AML 小鼠均可存活至 120d,而另两组小鼠都在 3 周内死亡,表明 NK 细胞与 GVL 效应关系密切。NK 细胞的这种细胞毒作用须与靶细胞的共刺激分子如淋巴细胞功能相关抗原-1(LFA-1)相互作用,急性髓细胞白血病和慢性粒细胞白血病细胞 LFA-1 表达较急性淋巴细胞白血病高,这是髓细胞白血病细胞对同种反应性 NK 细胞较敏感的原因之一。

NKT 是同时表达 Va24TCR 和 CD161 的一群 CD3$^+$ T 细胞,可以通过穿孔素、Fas/FasL 等途径杀伤肿瘤细胞;经 IFN 和 CD3 单抗活化后,NKT 也可分泌 IFN - γ 杀伤白血病细胞。有很多小鼠实验证明,Vctl4 NKT 细胞在体内具有抗肿瘤效应,而且还有实验发现这种作用是 Vctl4 NKT 细胞通过活化 NK 细胞和(或)CD8 T 细胞间接实现的。

淋巴因子激活的杀伤细胞称为 LAK 细胞(lymphocytokine activated killer cells),具有比 NK 细胞更高效、更特异的杀瘤效应。Morecki 等进一步发现,异基因 LAK 细胞比同基因 LAK 细胞具有更强的 GVL 作用,不过更强的 GVL 作用需要定期的重复注射才能实现,这也许是因为 LAK 细胞不能植活,作用时间短暂的缘故。CD4$^+$CD8$^+$Treg 细胞不仅能够抑制 GVHD,另外也具有诱导 GVL 并促进免疫重建的作用。

2. 标志分子

GVL 的效应细胞(T 细胞)把提呈在 MHC 或 MiHC 上的宿主来源的肽作为同种抗原识别,这类抗原有仅表达在白血病细胞的抗原(如 HA - 3、HA - 4),也有以白血病细胞为主在正常组织也有表达抗原(如 HA - 1、HA - 2)。作为 MHC 相关分子,Ⅱ类 Ii 链相关肽(class Ⅱ -associated Ii peptide,CLIP)属于后者类型的标志抗原。通过来源于 proteinase - 3 的 9mer 肽可诱导出 HLA21 限制性的白血病细胞特异性的 CTL,也证明此肽为 GVL 效应的标志抗原分。

3. 抗原提呈

以树突状细胞为主的 APC 在抗肿瘤免疫的诱导上起着重要作用。Huang 用放射线及抗 NK1.1 抗体处理 F1(C57BL/6 BALB/C,H - 2$^{b×d}$)后,将来源于 C57BL/6 或 BALB/C 的去 T 细胞 BMT 给 F1,再把导入有流感病毒核蛋白基因的 CT26NP 细胞(H - 2^d)作为疫苗接种 F1,以接受过抗原肽 NP(147 - 155)或者 NP(366 - 374)的脾细胞为效应细胞,以 P815(H - 2^d)+ NP(147 - 155)或 MC57G(H - 2^b)+ NP(366 - 374)为靶细胞进行 CTL 杀伤作用研究,证明来源于供者骨髓 APC 细胞可诱导 CTL 抗肿瘤。

2.3.5 免疫耐受

T 细胞的活化和分化是一个非常复杂且有多种调节因子参与的有序过程,移植免疫的最终目标是诱导抗原特异性耐受,即抑制特异性移植物免疫反应而保留对炎症和肿瘤抗原的免疫反应。免疫耐受是指机体免疫系统在接触特定抗原后,产生的对该抗原的特异性无反应状态,或称为负免疫应答。免疫耐受主要包括 T 细胞耐受和 B 细胞耐受。移植免疫耐受主要与 T 细胞耐受有关。

2.3.5.1 克隆清除

克隆清除可分为中央型清除和周围型清除。中央型清除或胸腺清除与混合嵌合体的产生最为相关,通过免疫抑制或去髓性预处理后,灌注供者特异性 HSC,同种异体反应性 T 细胞通过胸腺的阴性选择而被清除,由于胸腺的功能持续终生,这种机制有望获得持久的耐受。周围型清除则是在移植期间使用全 T 细胞免疫毒素或其他清除抗体(如抗 CD3、抗 CD4、抗 CD8 单克隆抗体)清除循环中的成熟 T 细胞,在移植物植入和再灌注时淋巴细胞活化、增殖最强烈的时候阻止免疫反应,使移植物和免疫系统在移植后更为静止的时期"相遇",可导致免疫应答的转化,结合其他的周围克隆无能机制,进入免疫耐受的维持。

T 细胞活化需要双信号刺激:第一信号来自 APC 表面抗原肽-MHC Ⅱ类分子与 CD4⁺ T 细胞表面 TCR-CD3 复合物结合产生的信号,此即特异性抗原识别信号;第二信号来自协同刺激分子,即抗原提呈细胞上的协同刺激分子与 T 细胞表面的相应配体结合(图 2-2)。TCR 识别抗原表位所产生的第一信号在 T 细胞耐受与 T 细胞激活中起重要的作用。有关 CD3 信号通路所介导的 T 细胞免疫耐受的研究较多,Szegezd 等对正常小鼠应用 CD3 单克隆抗体可使 nur77 和 bcl-2 蛋白家族 BH3 唯一成员—bim 在胸腺细胞中的表达上调,介导胸腺细胞死亡,进而产生 T 细胞耐受。

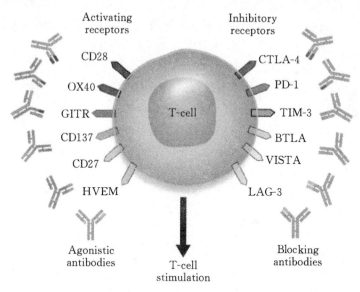

图 2-2　T 细胞和抗原提呈细胞之间的促进和抑制信号

Activating receptors,激活受体;Inhibitory receptors,抑制受体;Agonistic antibodies,激活抗体;Blocking antibodies,封闭抗体;T-cell stimulation,T 细胞激活。

2.3.5.2　阻断共刺激通路诱导免疫耐受

如只有第一信号而无第二信号,则 T 细胞不能充分活化,呈克隆无能状态,多数无能细胞易发生凋亡而被清除,故通过阻断第二信号可诱导免疫耐受。重要的协同刺激分子有 B7/CD28、CD40/CD154(CD40L),是参与 T 细胞活化最重要的共刺激通路,所以最常用阻断剂抗 CD154 抗体(阻断 CD40/CD40L 途径)和 CTLA - 4Ig(阻断 CD28/B7 途径)来诱导免疫耐受。

1. CD40/CD154 共刺激通路

近年来对 CD40/CD154 共刺激通路的研究成为一个新的热点。Phillips 等发现阻断 CD40 所介导的信号通路或用抗 CD40L 的单克隆抗体可诱导 T 细胞耐受,从而阻止同种移植物的排斥反应、GVHD,能够改变自身免疫的进程,阻止激活的巨噬细胞和内皮细胞介导的炎性反应。CD40 与其配体结合后诱导激活磷脂酰肌醇第二信号系统,激活丝氨酸/苏氨酸蛋白激酶和分裂素活性蛋白激酶,然后激活转录因子如 NF - κB 和 c - Jun,因此增加了 APC 的功能。CD40 的结合可促进 B7 和 MHC 分子的表达,因此增加了第一信号和第二信号作用。阻断该通路可以阻止抗原的有效提呈并能导致 T 细胞无能。

2. CD28/B7 共刺激通路

多年来的研究表明,最重要的一组共同刺激分子是 CD28/B7,如果阻断 B7 与受体相结合,抑制第二信号的产生,将可能导致 T 细胞的克隆失活或克隆无反应,从而诱导免疫耐受。CD152 又称细胞毒 T 细胞抗原 4(CTLA - 4),为同源二聚体,主要表达于活化 T 细胞。CD152 的配体也是 B7 - 1 和 B7 - 2,但二者结合能抑制活化 T 细胞增殖,对 T 细胞应答起负调节作用。CTLA - 4Ig 是由 CTLA - 4 的细胞外功能区及人 IgG1 Fc 段融合形成的重组融合蛋白,与 APC 表面的 B7 分子 CD80(B7 - 1)和 CD86(B7 - 2)的亲和力高于 CD28 与 B7 的亲和力,能与 B7 分子紧密结合,从而干扰 B7 与 CD28 结合,进而阻断共刺激信号的传递,最终诱导免疫耐受。一些研究单位设计了特异性 CTLA - 4 单链抗体,在膜上与 CTLA - 4 结合,以抑制 T 细胞应答。

3. 其他信号通路

另外还有一些与 T 细胞耐受有关的信号通路,如阻断 CD137 信号通路有助于 CD8+CTL 无能的建立,LIGHT 介导胸腺细胞清除,transferrin 信号通路有利于阻断 Th1 细胞反应。

2.3.5.3 免疫调节

免疫调节是一个活动过程,多种细胞在固有性免疫应答和适应性免疫应答中具有对同种异体抗原刺激免疫反应的调控能力,这些细胞包括树突状细胞和调节性 T 细胞(CD4+CD25+ Treg 细胞、Th1 细胞和 NKT 细胞等)。例如,Kubsch 等用 hIL - 10 处理的树突状细胞能诱导 CD4+T 细胞抗原特异性无能。这种无能 T 细胞增殖受到抑制,使 IL - 2 分泌减少,并且抗原特异性活性降低。

1. CD4$^+$CD25$^+$Treg 细胞

目前研究较多的是 CD4$^+$CD25$^+$Treg 细胞。虽然仅占外周 CD4$^+$T 细胞的 5%～10%，但却具有强大的免疫调节作用。CD4$^+$CD25$^+$调节性 T 细胞通过 IL-2 调控免疫耐受。在调节性 T 细胞介导的自身免疫耐受过程中，STAT5、JAK3 信号通路及转录因子 Foxp3 都发挥着重要作用，同时 IL-2 也起着举足轻重的作用。调节性 T 细胞表达高亲和性的 IL-2R(IL-2Rα、IL-2Rβ 和 IL-2Rγ)，虽然 CD4$^+$CD25$^+$调节性 T 细胞不分泌 IL-2，但是在体内 IL-2 信号通过 IL-2Rαβγ 三聚体来发挥对调节性 T 细胞的调节功能。IL-2 是 T 细胞的生长因子，能在体外扩增并维持 T 细胞生长，它对体内 CD4$^+$CD25$^+$调节性 T 细胞的调控作用是一个崭新的研究领域。将 CD4$^+$CD25$^+$调节性 T 细胞转移到 IL-2Rα 或 IL-2Rβ 的小鼠中，可使调节性 T 细胞存活并能够抑制自身免疫性疾病。IL-2 在 T 细胞的稳态平衡中起着非常重要的作用。CD4$^+$T 细胞产生的 IL-2 对外周调节性 T 细胞的植入及存活起重要的作用。反应性 T 细胞分泌 IL-2 可以上调 CD4$^+$CD25$^+$调节性 T 细胞 IL-2Rα 的表达，同时下调反应性 T 细胞 IL-2R。活化的 CD4$^+$CD25$^+$T 细胞可通过抑制 CD4$^+$和 CD8$^+$T 细胞的 IL-2 的基因转录和表达来抑制 T 细胞的活化增殖，并能控制由树突状细胞诱导的 Th1 和 Th2 细胞分化；CD4$^+$CD25$^+$T 细胞维持的移植免疫耐受中，除了细胞间直接接触的作用机制外，还有细胞因子 TGF-β、IL-10 的参与，且其自身也能分泌 IL-10；CTLA-4 在 CD4$^+$CD25$^+$T 细胞活化后表达持续增加，且和 IL-10 一起参与移植耐受。CD4$^+$CD25$^+$T 细胞自身也可通过 TLR4 发生不依赖 APC 的增殖，抑制效应性 T 细胞效能增加，使机体避免产生过度的炎症反应。尽管细胞间作用确切的分子学机制仍存在争论，但 CTLA-4 和糖皮质激素诱导的肿瘤坏死因子受体家族相关基因(GITR)在调节性 T 细胞中的作用已被证实。同时刺激 TCR 及 CTLA-4 能增强调节性 T 细胞的抑制活性，而同时刺激 TCR 和 CD28、GITR 或 IL-2 受体则抑制调节性 T 细胞活性。调节性 T 细胞能下调 APC 的 CD80、CD86 等协同刺激分子的表达，使它们更不易活化 T 细胞，从而间接地影响其他 T 细胞的作用。一些药物，如未活化 CD3 特异性抗体、霉酚酸酯、维生素 D$_3$ 的激活型、IL-10 等，可用于促进调节性 T 细胞的诱导，显示了其潜在的临床应用价值。Ermann 等在同种 BMT 时用未经预处理的供体 CD62L$^+$ 的 CD4$^+$CD25$^+$T 细胞输入受体 BALB/c，能明显降低 GVHD 的死亡率，而且主要的效应细胞是 CD62L$^+$CD4$^+$CD25$^+$T 细胞。

2. 树突状细胞

正常的免疫反应需要 APC 提供第一和第二信号。表达在 APC 表面的 MHC 限制性多肽分子与童贞 T 细胞表面 TCR 结合为第一信号，而表达在树突状细胞表面的共刺激分子(如 CD40、CD80、CD86)与 T 细胞膜的 CD40L、CD28 结合作为第二信号。非成熟的树突状细胞缺乏共刺激分子,因此在 T 细胞共刺激(第二信号)缺乏或很弱的情况下将导致供者特异性 T 细胞无反应或发生凋亡。一般认为,树突状细胞增强免疫应答及诱导免疫耐受的作用与其成熟状态密切相关。在未成熟的树突状细胞表面,MHC-Ⅱ抗原及协同刺激分子表达较低,从而导致 T 细胞耐受。在成熟的树突状细胞表面,这些分子的表达水平要高得多,从而增强 T 细胞免疫应答。有研究者在异基因心脏移植前 7d 给小鼠输注未成熟的供者树突状细胞,发现移植物存活时间明显长,并呈现供者特异性免疫低反应。共刺激分子拮抗剂可使未成熟树突状细胞诱导耐受的作用更加显著。还有一类"调节性"树突状细胞,共刺激分子的表达也很低,可有效逆转小鼠的致死性 GVHD。另有类似研究表明,在大鼠异基因心脏移植前 1d 给受者大鼠输注同基因的未成熟树突状细胞,移植物存活时间明显延长。

2.3.5.4 细胞凋亡与免疫耐受

细胞凋亡是移植排斥反应中细胞死亡的主要方式,其中主要是 CTL 介导的靶细胞的凋亡。Fas/FasL 通路是 CTL 介导凋亡的主要途径,另一主要途径是穿孔索·颗粒酶途径。Fas 广泛存在于多种组织细胞,但主要表达于免疫细胞。各亚群胸腺细胞均可表达 Fas,其中 $CD4^+$、$CD8^+$ 细胞表达量明显高于其他亚群。人外周血淋巴细胞 Fas 表达的多少依次为 $CD4^+$ T 淋巴细胞、$CD8^+$ T 淋巴细胞和 $CD20^+$ B 淋巴细胞。FasL 主要表达于活化的 T 淋巴细胞,且 Th1 克隆的表达比 Th2 克隆更高。FasL 是死亡因子,Fas 则是它的受体,FasL 激活 Fas 后导致表达 Fas 的细胞凋亡。利用 Fas 途径来诱导同种异体耐受是受到某些免疫赦免组织表达 FasL 的启发。Jerzak 和 Bischof 阐明了人体胎盘前三个月的细胞凋亡在维持母体-胎儿之间和滋养细胞改型中免疫赦免中的保护机制。Carroll 等认为加速诱导 Fas 介导的 T 细胞凋亡是一种建立移植耐受的策略。

(贺鹏程　赵晶)

参考文献

[1]曹履先,陈虎.骨髓移植学[M].北京:军事医学科学出版社,2008.

[2]吴德沛,孙爱宁.临床造血干细胞移植[M].合肥:安徽科学技术出版社,2010.

[3]陈运贤,孟凡义,钟雪云.现代造血干细胞移植[M].广州:广东科技出版社,2004.

[4]李续建,楼方定.造血干细胞移植术发展史[J].中华医史杂志,2001,31(2):96-100.

[5]王建,林戈,赵惠萍,等.人类胚胎干细胞向造血细胞的自发分化[J].南方医科

大学学报,2009,29(4):202-207.

[6]王英,赵亚清,高洪泉,等. 脐带血间质干细胞生物学特性研究[J]. 中国实用医药,2012,31(1):247-248.

[7]王跃春,张洹,段阿林,等. 人胎儿造血组织来源间充质干细胞基本生物学特性的比较[J]. 现代生物医学进展,2010,10(8):1420-1425.

[8]Strauer BE,Brelun M,Zeus T,et al. Introcoronory human autologous stem cells transpalntation for myocargial regeneration following myocardial infarction[J]. Dtsch Med Wochenschr,2001,126(34-35):932-938.

[9]Agbulut O,Menot ML,Li Z,et al. Temporal patterns of bone marrow cell differentialtion following transplantation in doxorubicin-induced cardiomyo- pathy[J]. Cardiovasc Res,2003,58(2):451-459.

[10]Shyu WC, Lin SZ, Chiang MF,et al. Intracerebral peripheral blood stem cell(CD34[+]) implantation induces neuroplasticity by enhancing β-integrin-mediated angiogenesis in chronic stroke rats [J]. J Neuro science,2006,26(13):3444-3453.

[11]Hennemann B,Ickenstein G,Sauerbruch S,et al. Mobilization of CD34[+] hematopoietic cells, colony-forming cells and long-term culture-initiating cells into the peripheral blood of patients with an acute cerebral ischemic insult [J]. Cytotherapy,2008,10(3):303-311.

[12]Shyu WC,Li KW,Peng HF,et al. Induction of GAP-43 modulates neuroplasticity in PBSC(CD34[+]) implanted-Parkinson's model [J]. J Neurosci Res,2009,87(9):2020-2033.

[13]Martinez HR,Gonzalez-Garza MT,Moreno-Cuevas JE,et al. Stem cell transplantation into the frontal motor cortex in amyotrophic lateral sclerosis patients [J]. Cytotherapy,2009,11(1):26-34.

[14]Suskind DL,Muench MO. Searching for common stem cells of the hepatic and hematopoietic systems in the human fetal Liver:CD34[+] cytokeratin 7/8[+] cells express markers for stellate cells[J]. J Hepatol,2004,40(2):261-268.

[15]Lagasse E,Connors H,A1-Dhalimy M,et al. Purified hematopoietic stem cells can differentiate into hepatocytes in vivo[J]. Nat Med,2000,6(11):1229-1234.

[16]Yannaki E,Athanasiou E,Xagorari A,et al. G-CSF primed hematopoietic stem cells or G-CSF perse accelerate recovery and improve survival after liver injury,predominantly by promoting endogenous repair programs[J]. Exp Hematol,2005,33(1):108-119.

[17]Cao J,Chen C,Zeng L,et al. Engineered regulatory T cells pre-vent graft-versus-host disease while sparing the graft-versus-leu-kemia effect after bone marrow transplantation [J]. Leuk Res,2010,34 (10) :1374－1382 .

[18]H Kolb. Graft-versus-leukemia effects of transplantation and donor lympho-cytes [J]. Blood, 2008,112 (12):4371－4383 .

[19]Matte-Martone C,Liu J,Jain D,et al. CD8$^+$ but not CD4$^+$ T cells require cognate interactions with target tissues tomediate GVHD across only minor H antigens,whereas bothCD4$^+$ and CD8$^+$ T cells require direct leukemic con-tact tomediate GVL [J]. Blood,2008,111(7) :3884－3892 .

[20]H Zheng,C Matte-Martone,H Li. Effector memory CD4$^+$ T cells mediate graft-versus-leukemia without inducing graft-versus-host disease [J]. Blood, 2008,111 :2476－2484 .

[21]Peche H,Trinite B,Martinet B,et al. Prolongation of heart allograft survival by immature dendritic cells generated from recipient type bone Marrow pro-genitors[J]. Am J Transplant,2005,5:255－259.

[22]任瑞瑞,马梁明,牛燕燕,等. CD4$^+$ CD^{High25}调节性 T 细胞及负调控因子白细胞介素－10 与异基因造血干细胞移植后移植物抗宿主病的关系研究[J]. 白血病·淋巴瘤,2010,19(9):536－541.

[23]Sivula J,Turpeinen H,Volin L,et al. Associalion of IL-10 and IL－10 Rebta gene polymorphisms with graft-versus-host disease after hematopoietic stem cell transplantation from an HLA-identical sibling donor [J]. BMC Immu-nol,2009,10:24.

[24]Bensinger SJ,Walsh PT,Zhang MJ,et al. Distinct IL－2 receptor signaling pattern in CD4 CD25 regulatory T cells [J]. J Immunol,2004,172(9):5287－5296.

第3章 造血干细胞移植前的处理与准备

内容提要：HSCT 前的相关处理和准备是 HSCT 的重要环节之一，其准备的充足与否决定了移植的成功率和后期的相关免疫并发症。本章重点叙述进行HSCT 前所需的一系列准备和检查，包括移植前需完成的图表、供受者的准备和移植常用药物等三部分内容。

  HSCT 是通过 HSC 重建受者造血和免疫功能以达到治疗目的的一种现代治疗技术。其基本原理是：患者在移植前接受超大剂量的放、化疗预处理，以摧毁、消除体内的恶性细胞及免疫细胞，使 HSC 容易植活；HSC 植入后可重建造血及免疫功能。近年来，随着现代科学的飞速发展，特别是分子生物学、免疫学的迅猛发展，HSC 的研究在移植物的动员与采集、干细胞的分离与纯化、HLA 的分型技术、移植物中残留肿瘤细胞的检测与净化、预处理方案的完善、GVHD 的防治、细胞因子的应用、移植后支持治疗以及近远期并发症的防治等各个环节上均取得了相当大的进展，从而使更多的患者受益。据统计，1997 年全世界范围内约进行 Allo - HSCT 4.25 万例，Auto - HSCT 6 万余例，且每年在以 15％～20％的高速率发展。不仅如此，HSCT 的范围也在不断拓宽，安全性和有效性都有所提高。目前正日益广泛应用于治疗各种疾病，包括血液恶性肿瘤（如白血病、淋巴瘤、骨髓增生异常综合征、MM 等）和非恶性难治性血液病（如重症再生障碍性贫血、地中海贫血、阵发性睡眠血红蛋白尿等），以及某些免疫异常性疾病、遗传性疾病、代谢性疾病，尤其某些实体瘤和放射病。虽然 HSCT 技术的进步使上述疾病的无病生存率上升，移植相关死亡率下降，但它依然是一种高风险的治疗方法，且迄今为止各种形式的移植都避免不了复发。这就要求我们对整个移植的总体规划和精细步骤进行充足的分析和准备，而移植前期的供受者准备和检查，特别是供者的选择等都对整个移植至关重要，因为其可直接影响移植的成功率和复发率。那么，在进行移植前都要做好哪些方面的准备？如何根据受者疾病和状况进行供者的选择呢？

  HSCT 理论和经验是一项不断完善和更新的知识实体，故不可能毕其功于一役。我们在翻阅相关书籍及总结前人经验的基础上，根据自身临床经历与体会，将可能的、必要的关于 HSCT 前的相关准备整理如下，希望能为血液病移植治疗提供借鉴，为移植学的发展贡献一份力量。

3.1 移植前需完成的图表

在准备进行 HSCT 前,经治医师都需要和患者签署一系列的知情同意书,把移植的原因、移植的过程、移植方案、可能发生的不良后果和疾病预后告知患者。在双方达到共识后,方可进行下一步的移植准备。通常需要签署的相关知情同意书包括以下几种。

1. 自体或异体造血干细胞移植知情同意书

移植医师就目前患者疾病所处的阶段、拟实施的 HSCT(外周血、骨髓、脐带血)向患者及家属进行告知和解释。特别是对一些移植相关合并症,如移植前预处理所致的造血免疫抑制、严重感染或出血、间质性肺炎(IP)、出血性膀胱炎、肝静脉闭塞症(VOD)、输注血制品相关合并症、GVHD 等,需要患者全面地了解,并同意签字。家属则做好配合工作,提供全面的支持。

2. 外周血造血干细胞采集知情同意书

这是针对供者的知情同意书。干细胞采集是移植的必备过程,是在采用集落刺激因子进行动员后应用血细胞分离机采集外周血干细胞。关于采集过程中可能出现的并发症和意外需在知情同意书中向供者说明,以取得供者的同意并签字。

3. 中心静脉置管知情同意书

中心静脉置管包括穿刺和插管两个基本过程,是移植患者移植前的必需准备可以为及时用药提供方便。但是,它也是一种创伤性操作,相对于浅静脉用药,其危险性更高,因此必须将可能引起的置管失败、感染、栓塞、损伤等风险告知患者并获得患者同意。

4. 放射治疗知情同意书

放射治疗是恶性肿瘤的主要治疗手段之一。通过放疗,部分患者可获得长期无病生存的良好效果,晚期患者也可达到延长生存期及提高生活质量的目的。血液科放疗则主要应用于移植前预处理方案,通常联合化疗杀伤白血病细胞或肿瘤细胞,为正常 HSC 的植入提供空间。但放疗引起的副反应和并发症较多,患者和家属须仔细阅读知情同意书,并对相关的各种反应和并发症有详细了解,在知情同意书上签字同意后才能进行下一步治疗。

5. 其他

以上是主要的相关知情同意书。在治疗过程中也可根据具体情况同患者及其家属签署不同的知情同意书,如应用特殊药物 ATG、脐带血采集等同意书。但必须指出的是,相关知情同意书的内容必须详细地告知患者,在其了解和理解后再签字同意,这不仅是医生行使医疗过程的必备凭证,也可对患者的态度、承受能力有初步的判断,以便更好地进行后期治疗。

附:中心静脉置管知情同意书式样

患者	病区	床号	病案号

因疾病治疗需要,需进行锁骨下中心静脉置管。中心静脉置管是一创伤性操作。

一、于穿刺过程中可能会出现如下危险:

1.穿刺部位局部血肿。

2.纵膈损伤,大血管、心脏壁穿破。胸腔、纵膈积液,气胸、血气胸,甚至心包填塞。

3.心悸、心律失常,甚至心跳骤停。

4.其他损伤:如淋巴管(胸导管)、神经损伤、皮下气肿等。

5.穿刺失败。届时可能需要进行多次穿刺。

二、于中心静脉插管的使用过程中可能出现:

1.静脉炎,血栓形成,栓塞。

2.空气栓塞,导管堵塞。

3.导管脱落。

4.继发于导管的感染等。

5.届时需拔出导管。但为进一步治疗需要,可能需要更换导管再次置管。

患者意见:

患者家属意见:

患者签字:

患者家属签字:

主管医师签字:

3.2 供受者的准备

移植前除签署相关知情同意书外,主要是进行受者和供者身体状况方面的准备,特别是供者的选择,因为几乎所有的研究资料结果都表明,供者 HLA 的配型相合程度与 GVHD、复发以及移植预后关系密切。

3.2.1 移植受者的准备

1. 受者应具备的条件

(1)年龄小于 55 岁,自体移植年龄可超过 60 岁。

(2)全身一般情况好。

(3)无心、肺、肝、肾等重要脏器损害;具体要求左心室射血指数>5.0,用力肺活量(forced vital capatity)≥60%,一氧化碳弥散能力(DLCO)≥50%,血肌酐<

$110\mu mol/L(2mg/dl)$，总胆红素$<18\mu mol/L(<2mg/dl)$等。

（4）无严重或未控制的感染。

（5）无严重的精神障碍史。

（6）选择合适的移植时机。例如，急性淋巴细胞白血病高危组和急性非淋巴细胞白血病在第一次完全缓解（CR1）后；低危组急性淋巴细胞白血病则在第二次完全缓解（CR2）后；慢性粒细胞性白血病在慢性期的早期（发病一年以内）；重型再生障碍性贫血应尽早移植；其他恶性肿瘤主张在肿瘤负荷最小时进行，如在手术切除肿瘤组织、化疗缓解后或放疗后。

2. 受者移植前准备（表 3-1）

（1）心理准备：针对移植受者存在的各种疑虑，如治疗效果、高昂的费用、移植后无病生存率等问题，应选择适当的时机和方式进行科学、客观的解答和交流，以减轻受者及家属的心理承受压力，并获得他们在治疗上的配合。

（2）再次核实诊断，详细询问病史、病程、治疗情况、是否接受过放疗等，复诊确诊时的病理及骨髓标本，同时也要了解受者相关药物过敏史、输血史以及有无手术后重大脏器功能损伤史等，以拟定移植整体计划。

（3）受者全身系统的检查：包括心、肝、肾、肺等重要脏器功能检查和评估；应排除眼、耳、口、鼻、外阴部潜在感染灶，如有感染灶则应积极控制感染；若受者为女性，应常规进行妇科会诊。

（4）实验室检查：①进行骨髓穿刺及活检、染色体检查、白血病免疫分型及分子标记物等，以明确移植前原发病的状态；②如为 Allo-HSCT，则须进行供受者 HLA 配型；③进行血、尿、粪常规（重型再障患者要求血红蛋白应在 90g/L 以上）、出凝血时间，以及 ABO 和 Rh 血型检查；④进行心、肝、肾、免疫功能方面的生化检查；⑤进行肝炎及 CMV 等病毒检查；⑥进行微生物检查；⑦脑脊液生化常规和涂片查找白血病细胞，以及鞘内注射预防可能的中枢神经系统白血病；⑧留取移植前遗传标志如短串联重复序列（short tandem repeat，STR）、血型、外周血和骨髓细胞染色体核型分析等标本，以备移植后植活检测及残留病灶检测所用。

（5）移植指标：应用 PCR 进行 HLA-A、HLA-B、HLA-C、HLA-DR 抗原分型，对 HLA 相同供受者进行混合淋巴细胞培养和淋巴细胞毒交叉试验，并进行 ABO 血型、血象、骨髓、脑脊液常规和生化等检查，以及涂片找幼稚细胞等。

（6）全环境保护（total emironment protection，TEP）：因为 HSCT 前的预处理常导致骨髓造血和免疫功能严重抑制，白细胞可降至很低，极易引起危及患者生命的严重感染，故其主要是提供一个相对于完全无菌的环境，以有效地防止感染，减少患者致死率，从而提高 HSCT 的成功率。全环境保护包括患者生活空间和人体环境两方面的保护，具体要求为：①入层流室当天剪指甲，剃尽全身毛发，清洁淋浴后用 1:2000 的洗必泰液药浴 20～30min，穿无菌衣，戴无菌帽和口罩，用无菌单包裹后送入无菌层流室。②移植前一周，口服肠道不吸收抗生素，进行肠道消毒。一般使用氟哌酸与复方新诺明以及抗真菌药物氟康唑3～5d即可。③皮肤清洁消毒和眼、耳、口、鼻、阴道等部位的全面消毒：每天用1：2000氯已定擦浴和坐浴各1次。用0.02％氯已定擦外耳道，用1％氯已定乳剂滴入鼻腔，用0.5％卡那霉素和1％利福平眼药水滴眼，均为每天3次。口腔护理每天3次，可用0.02％氯已定溶液、3％硼酸水、3％碳酸氢钠溶液交替含漱。便后用1％氯已定擦洗肛周或坐浴。女性患者每天用0.02％氯已定冲洗会阴一次。④无菌饮食：饭菜、汤食等需微波炉中高火加热5min以上消毒后食用，水果类用1：5000高锰酸钾浸泡30min后去皮食用，口服药片须紫外线照射，每面15min后服用。⑤住空气层流病房(LAFR)。LAFR在控制感染中的作用已被广泛认可。它的空气是通过高效过滤的，能清除直径在0.3μm以上的细菌、真菌和尘埃，可以降低因空气传播的感染几率。

(7)感染的预防：目的是尽量减少患者体内致病菌的负荷，使移植中的感染发生率降至最低。例如，联合应用抗革兰阴性菌和革兰阳性菌的抗生素；应用制霉菌素预防霉菌感染；应用更昔洛韦等预防病毒感染；应用复方新诺明预防卡氏肺囊虫；预防性应用抗结核病药物。在异基因移植者中，对于那些并无活动CMV感染、血尿PP65检测均为阴性但CMV IgG抗体阳性的患者，常规预防性全身用药7～10d，多使用更昔洛韦[5～10mg/(kg·d)，分1～2次静脉滴注]，但对Auto-HSCT患者无此必要。如有活动性CMV感染，即PP65检测是阳性者，或CMV IgM抗体阳性者，则必须先给予更昔洛韦治疗，待上述检查结果转阴后方可再考虑进行移植。

(8)移植前3～5d进行中心静脉(颈外静脉或锁骨下静脉)置管，以保证静脉通道顺畅。

(9)根据患者要求预留及冻存精液或卵细胞。

表3-1　移植前受者有关的检查准备

常规	血、尿、粪常规，ABO血型全套
血液	生化全套，血凝常规，溶血检查，STR
骨髓	涂片，骨髓活检(CML)，染色体，融合基因，微小残留病变
腰穿	腰穿＋鞘注，预防清除髓外病变
脏器功能评价	ECG，心脏超声，腹腔B超，胸部CT，肺功能，甲功全套
HLA配型	高分辨配型，KIR配型，细胞因子多态性检测
病原体检查	肝炎病毒，输血四项，CMV-PP65，EBV-IgM，TOXO，TB
全环境保护	LAFR，无菌饮食，清除局部病灶和消毒，肠道消毒等
免疫功能	免疫全套
排除潜在感染	各科会诊：眼科，口腔科，五官科，普通外科，妇产科
深静脉置管	锁骨下或颈内静脉置管术，建立静脉通道
心理准备	心理评估，告知知情准备

3.2.2　移植供者的准备

在 Allo - HSCT 中,由于干细胞来自正常供者,不仅具有良好的造血重建能力,而且供者来源的移植物具有抗白血病或抗肿瘤作用,可以杀伤残留的白血病或肿瘤细胞。

Allo - HSCT 供者大多是患者的同胞兄弟姐妹,但随着现在我国独生子女生育政策的实施,多数家庭只有一个孩子,因此移植供者的选择便扩展至 HLA 不完全相合的亲属以及 HLA 相合或不完全相合的无关供者。在考虑患者接受异基因 HSCT 而受益的同时,移植医师需对供者所可能承受的损伤和风险进行评估,也需要向移植供者及亲属告知相关的详细情况。

1. 供者的心理评估

作为亲属供者,在道义上大多不会拒绝做供者以挽救亲人的生命,但就供者而言,贡献 HSC 对其自身的确无任何益处,当然也无大的坏处,只是在进行采髓过程中可能因为操作的原因而发生感染。因此,移植医师需就供者提出的有关疑问进行详细专业解释,对可能出现的反应和问题以及处理方法逐一进行讨论,并使供者(无论是亲属供者还是无关供者)了解提供 HSC 本身对受者的重要意义。就供者能否承受提供 HSC 所带来的压力进行评估,对供者如何使自己胜任这一角色进行心理帮助,因为供者的确定和供者的承诺在对患者进行移植预处理前就需明确。

2. 供者的健康状况

HSCT 供者以年龄在 8～60 岁为宜,一般要求身体健康,精神状态正常,无严重心、肺、肝、肾疾病及血液传播性疾病,无遗传性、先天性疾病,无严重或未控制的感染,骨髓造血能力良好。对有活动性感染,尤其是活动性 CMV 感染或活动性病毒性肝炎者,一般不宜作为供者,但经过适当治疗后可考虑再供髓。另外,病毒携带状态不是供髓的禁忌证。

3. 移植前供者传染性及遗传性疾病的筛查

移植供者需进行 HIV、HBV、HCV 检查,如有活动性肝炎或 HIV 感染者不做供者。如供者乙肝表面抗体或核心抗体阳性,但表面抗原阴性,仍可作为移植供者,对患者无害。事实上,对乙型肝炎有免疫力的供者对于乙肝表面抗原阳性的受者而言可能具有抗病毒的活性。

HCV 抗体阳性的供者需进行 HCV RNA 检查,如果结果阳性则作为移植供者是有争议的,移植 HCV RNA 阳性的细胞会使受者感染。对于移植前已有 HCV 感染的患者,接受 Allo - HSCT 之后的最初 100d 发生严重肝炎的危险性很低,但发生慢性肝炎或肝硬化多见。接受 HCV 阳性骨髓的移植受者可出现短期的病毒血症,但长期随访结果尚缺乏。

巨细胞(CMV)阳性供者,可将病毒传染给 CMV 阴性受者,为此有可能引起致死性合并症。如果受者移植前即为 CMV 阳性,CMV 阳性供者可传染其他类型的 CMV 给受者。其他有可能通过供者 HSC 输注传播的疾病有:弓形体病、疟疾、鼠疫、利什曼原虫病、淋病、梅毒等。供者有 EB 病毒感染、腺病毒以及呼吸道合胞病毒感染的症状期不宜作为供者,以避免麻醉合并症以及疾病传播。

有些无临床表现的疾病如重症肌无力、自身免疫性血小板减少性紫癜也有可能通过移植使受者致病。有遗传病家族史的供者,如范可尼贫血以及 7 号染色体单体白血病前期综合征者,需进行细胞遗传学及骨髓象检查,如有证据提示有受累,均不可作为移植供者。镰状红细胞贫血或地中海贫血的杂合子家族成员,可考虑选择作为移植供者。

4. 供者的 HLA 配型选择

HSCT 中供者的选择极为重要,其直接关系到移植时应使用的方法、预处理方案的选择、移植后的不同处理及预后。

HSCT 时除了上述对供者健康的一般要求外,还有一项最主要的要求,即供受者之间 HLA 的配型。在 HSCT 过程中,HLA 7 个位点的抗原对移植中免疫排斥和 GVHD 发生的影响大小有所不同,其中以 A、B、DR 位点最重要,其次是 C、DP、DQ 位点。此外,这种位点的相同是血清学相同还是 DNA 分型相同,如果是 DNA 分型相同,那么是高分辨率结果相同还是低、中分辨率相同,这都可以是不同层次上的相同,而国际上对无关供受者间的配型多要求尽量达到 A、B、DRB1 的 DNA 高分辨分型相同的相合程度。

根据 2000 年 EBMT 推荐的程序,寻找相关供者和无关供者的步骤如下:①HLA I 类的 HLA - A 和 HLA - B 采用血清学方法,II 类的 HLA - DRB1 和 HLA - DQB1 采用低分辨率的 DNA 分型技术对患者、同胞兄弟姐妹及双亲进行 HLA 分型,确定其单倍型的构成。②如果同胞兄弟姐妹的上述检验证实为 HLA 各位点成分完全相同,则认为系 HLA 完全相同,即可进行移植,无须再做进一步配型检验。③如果一个同胞兄弟姐妹为同卵孪生,则可进行同基因移植,但移植后可能没有 GVL 作用。④如果双亲间有一条单倍型完全相同,则患者与双亲之一有可能有表现型完全相同的 HLA 配型,如以其做移植,则为表现型相合的移植。⑤如果家庭中发现有一位与患者仅有一个抗原不合的成员,可以以其作为供者,但移植中移植物排斥和 GVHD 的发生危险性增高。⑥在家庭中如果双亲和某些同胞兄弟姐妹与患者有一条相同的单倍型,以此类供者进行移植,则属于半相合移植,其移植物排斥及 GVHD 的发生危险性会相当高。⑦如果家庭成员中找不到理想的 HLA 完全相合的供者,则应着手进行无关供者的寻找。如今世界范围内建立了多家骨髓库或脐血库,可在其中进行寻找。目前在我国大陆的中国造血干细胞捐献者资料库(亦称"中华骨髓库")中,已登记入库的捐赠者信息达148万份,成功为2700多人实施了HSC捐献,是全球第四大骨髓库。

Allo-HSCT供者的选择顺序如下:首选HLA相合的同胞兄弟姐妹供者(HLA matched sibling donor)。如有两个以上供者,应选择与患者ABO血型或性别相同者。但在同胞中,HLA完全相合仅为25%,所以对无适合HLA相合同胞的患者,可选择HLA相合的非同胞亲缘供者(HLA matched nonsibling family donor),然后是HLA相合的非亲缘供者(HLA matched unrelated donor,MUD),包括非亲缘志愿供者骨髓和脐带血,在同等条件下优选骨髓供者。如果无HLA相合供者,一般优先选择单一位点不合同胞供者骨髓或外周血干细胞或细胞数$\geqslant$ 2.0×10^7/kg且$\leqslant$2位点不合的非亲缘脐带血,然后是单一位点(高分辨)不相合的非亲缘供者骨髓,最后的选择是半相合亲缘供者,其选择先后依次是母子间、父子间、同胞间。

BMT供者年龄一般并无限制。年轻供者明显的优势在于干细胞丰富,可能降低GVHD的发生率。同胞供者无年龄限制,无关供者规定18~55岁。自20世纪70年代开始,已很少选择同卵双胎的供者进行移植,原因是同卵双胎时基因的缺陷或弱势可能共有,而且无移植物抗肿瘤细胞和移植物抗白血病作用,不利于原发病的根治。在条件相当的条件下应首选男性供者、未怀孕女性以及预先未输过血的供者。如果供者在移植前就曾给受者献过血,也视为致敏因素。

5.供者移植前准备

(1)选择好供者后,就要对供者下一步采髓过程做准备,首先应向供者详细说明采髓过程及麻醉的潜在危险。术前供者应签署知情同意书。

(2)采髓前应充分了解供者病史,包括接种史、输血史、过敏史、感染性疾病、自身免疫病、肿瘤病史及高发因素,女性供者还应了解孕产史,以判断有无影响供髓的因素。

(3)特殊检查:核实HLA配型检查;如ABO血型和Rh血型,若为同性供者,还应查红细胞同工酶和血型亚型,以此作为移植后骨髓是否植入的依据,此外还应检查血清巨细胞病毒等病毒抗体滴度和华康氏反应,还应注意肝炎病毒的检查;骨髓检查包括常规分类、粒-单集落形成测定(GM-CFU)、染色体分析。血研所对供者还常规进行骨髓片形态学、骨髓干祖细胞培养、VNTR(可变数目的串联重复短序列)等检查,这都是用于移植后判断植入和存活的标记。

(4)全面体检:对心、肝、肾、免疫功能等进行检查,以了解全身各系统器官功能状态。

(5)循环采血:于采髓前2~3周开始,还应分次采集供者自身外周血共800~1200ml,以备采髓术中回输给供者。于献髓前后给予供者高营养食物,同时补铁及复合维生素至献髓后1个月,以促进造血恢复。同时,可适当加用口服抗生素

3~5d预防感染。

3.2.3 其他相关准备

(1)移植相关人员培训。

(2)移植室的消毒。

(3)移植前药物的^{60}Co照射,且保证移植过程中所输血制品全部经^{60}Co 2500rad照射。

(4)所有与移植相关的物品和药物必须在预处理前3d准备完毕。

3.3 移植常用药物

HSCT的本质是将正常的干细胞输入到患者体内,使其代替患者已经病变的干细胞从而发挥作用,故在移植过程中有三个阶段要用到药物:一是HSC动员时;二是预处理时;三是维持患者免疫抑制和耐受时。HSCT中常用药物的作用机制、适应证、用法与用量、副作用等介绍如下。

3.3.1 细胞毒性药物

如环磷酰胺、阿糖胞苷、柔红霉素、马法兰、6-硫苷鸟嘌呤、米托蒽醌、氟达拉滨等,这些药物可单独或联合用于HSC的动员和移植前预处理。但自从20世纪80年代以来,人们发现许多造血细胞刺激因子具有更强的HSC动员作用,且毒副作用低、动员效率高,故目前临床上已很少使用细胞毒性药物进行动员,只有自体移植主要用化疗和细胞因子联合动员。当然,移植前预处理主要还是应用细胞毒性药物,且用量都比较大,因为这样可尽最大可能地消除肿瘤细胞,以降低移植后复发率。

1.环磷酰胺

环磷酰胺是最常用的代谢活化烷化剂类抗肿瘤药。本类药依赖于肝细胞微粒体酶系统,即混合功能氧化酶系,在细胞色素P450的存在下,先经氧化产生4-羟环磷酸胺或醛磷酰胺,它们分解释放出对肿瘤细胞具有很强细胞毒作用的氯乙基磷酸氨。环磷酰胺类具有较高的抗癌选择性,在敏感肿瘤细胞中发生毒化作用较强;而在肝、肾等组织中,4-羟环磷酸胺或醛磷酰胺分别转变为化学活动性较低的降解产物4-酮基环磷酰胺或羟基磷酸铵,这些产物随后被排出体外,故对正常组织损害较轻。

环磷酰胺是双功能烷化剂及细胞周期非特异性药物,可干扰DNA及RNA功能,尤以对前者的影响更大。它与DNA发生交叉联结,抑制DNA合成,对S期作用最明显。此外,环磷酰胺还有显著免疫作用,主要抑制T淋巴细胞的活性,并使其分解、数目减少,尚可阻断免疫母细胞的生成与减少抗体形成,从而降低机体的免疫功能,故有利于 HSC 的植活。

(1)适应证 临床用于恶性淋巴瘤、白血病、乳腺癌、前列腺癌、支气管癌等多种疾病的抗肿瘤治疗,也可用于类风湿关节炎、肾病综合征以及自身免疫疾病的治疗。针对 HSCT 而言,主要用于移植前预处理方案。

(2)用法与用量 ①抗癌作用:0.1~0.2g/d,口服,疗程量 10~15g。②抑制免疫作用:50~150mg/d,分 2 次口服,连用 4~6 周或静脉注射 4mg/kg,1 次/日,最多用到总剂量 8~10g。③移植前预处理:通常于移植−6d、−5d(以移植日为0d),60mg/kg×2d,静脉滴注。但对于不同疾病,其移植前预处理方案和剂量有所差异,白血病预处理多用 60mg/kg×2d,而重型再生障碍性贫血预处理方案为50mg/kg×4d,静脉滴注。并且移植前预处理都是联合全身照射或其他化疗药,很少用单一药物预处理。关于移植前各种疾病的预处理方案将在第 4.5 节中提及,在此不做赘述。

(3)副反应 ①骨髓抑制,主要为白细胞减少;②泌尿道症状,主要来自化学性膀胱炎,如尿频、尿急、血尿甚至排尿困难,应多饮水,增加尿量以减轻症状;③消化系统症状,有恶心、呕吐及厌食,静脉注射或口服均可发生;④皮肤症状,常见的有脱发,但停药后可再生细小新发;⑤偶可影响肝功能,出现黄疸和凝血酶原减少,因此肝功能障碍者慎用。

2. 白消安

白消安为人工合成的甲烷磺酸类烷化剂,属于周期非特异抗癌药,临床主要用于治疗慢性粒细胞白血病、真性红细胞增多症和骨髓纤维化等。其和环磷酰胺合用是经典的移植前预处理的单纯化疗方案,用法为:在移植−7~−4d,给予 4mg/kg×4d,静脉滴注。主要不良反应亦是骨髓抑制和胃肠道反应。

3. 氟达拉滨

氟达拉滨是阿糖腺苷的氟化核苷酸衍生物,某些药理作用与阿糖胞苷相似,对B 细胞慢性淋巴细胞白血病(CLL)疗效显著,特别是对常规治疗方案失效的患者有效。近几年开始用于非清髓性预处理方案,该预处理方案特别适合于因年龄大、器官功能不全而不能耐受清除性移植者,是新兴起的一种新的预处理理论和方法。其用法与用量如下。

(1)治疗 CLL 成人常规静脉滴注 25mg/(m² · d),持续 30min,连用 5d,然后停药 23d(即 28d 为一个疗程)。疗程取决于疗效及患者对药物的耐受性(一般至少需 6 个疗程)。

(2)非清髓性预处理 移植−10~−5d 或−6~−2d,30mg/(m² · d),静脉注射。主要不良反应为剂量依赖性的骨髓抑制,如中性粒细胞减少、贫血等。其他副作用有恶心、呕吐、腹泻、厌食、药疹、咳嗽、肺炎等。严重的还可引起失明、死亡等。

3.3.2　细胞因子

细胞因子包括集落刺激因子(如 G - CSF、GM - CSF、M - CSF)及 IL - 3、IL - 6、IL - 8、造血干细胞因子(stem cell factor, SCF)等, 是目前临床上不可缺少的 HSC 动员药物。在异体 HSCT 中, 广泛应用 G - CSF 或 GM - CSF 或二者联合动员, 也可用于移植后期骨髓抑制阶段对症处理和支持治疗, 其中以 G - CSF 最为常用。

粒细胞集落刺激因子(G - CSF)是一种糖蛋白, 含有 174 个氨基酸, 分子量约为 2000, 主要作用于中性粒细胞系造血细胞, 能够促进定向祖细胞的成熟, 延长粒细胞在成熟池中的寿命, 活化中性粒细胞的功能——引发呼吸爆发, 增强趋化, 促进吞噬。且上述效应对于病理性的中性粒细胞如骨髓增生异常综合征等同样有效。另一种集落刺激因子——重组人粒细胞巨噬细胞集落刺激因子(rhGM - CSF)——是一个分子量为 14 500～32 000 的糖蛋白, 作用于造血祖细胞, 促进其增殖和分化, 其重要作用是刺激粒、单核巨噬细胞成熟, 促进成熟细胞向外周血释放, 并能促进巨噬细胞及嗜酸性细胞的多种功能。

G - CSF 和 rhGM - CSF 临床主要用于 HSCT 中干细胞动员、预防和治疗肿瘤放疗或化疗后引起的白细胞减少症、治疗骨髓造血功能障碍及骨髓增生异常综合征、预防白细胞减少可能潜在的感染并发症以及加快感染引起的中性粒细胞减少的恢复。

临床实验发现 G - CSF 可以减轻粒细胞减少的程度, 减少化疗后发热的发生, 目前推荐 G - CSF 的剂量为 $5\mu g/(kg \cdot d)$, 在化疗结束后 24h 开始使用, 如迟于 24h 则临床价值不大。在 HSC 动员时, 通常在供者移植前 5d 开始皮下注射 G - CSF 或 GM - CSF $5～10\mu g/(kg \cdot d)$, 一般 $300\mu g/d$, 国外剂量较之大。第 5、6、7 天开始采集干细胞。用于骨髓造血机能障碍所致白细胞减少时, 根据白细胞减低程度, 给予皮下注射 $100\mu g/d$ 或 $200\mu g/d$, 待白细胞恢复正常并稳定后停药。rhGM - CSF 通常用量为 $60～1000\mu g/(m^2 \cdot d)$, 静脉维持 2h, 使外周血粒细胞数在 $500～1500/\mu l$。

G - CSF 的副作用是骨痛(与骨髓膨胀、渗透压改变有关), 中性粒细胞碱性磷酸酶、乳酸脱氢酶增高, 激发某些皮肤病如银屑病、Sweet 综合征的发作, 长期应用可出现脾脏肿大及脱发。部分患者应用 rhGM - CSF 时可能出现首剂效应, 如呼吸困难、面红、心动过速、低血压等。

3.3.3　免疫抑制剂

免疫抑制剂主要用于移植合并症, 如 GVHD, 包括的药物有甲氨蝶呤、环孢素 A、肾上腺糖皮质激素、丙种球蛋白、霉酚酸酯(MMF)、抗胸腺细胞球蛋白(ATG)

等。免疫抑制剂可阻断免疫活性细胞的效应环节,干扰细胞活化,抑制细胞介导的免疫反应。因此,免疫抑制剂除了抑制受者 T 淋巴细胞克服排斥反应,有助于 HSC 的植入和存活,还可抑制供者 T 细胞以防治 GVHD。

1. 糖皮质激素

糖皮质激素是临床上应用最广泛的抗 GVHD 治疗药物,其代表药物甲泼尼龙(MP)是一种合成的糖类肾上腺皮质激素,具有强大的抗炎、免疫抑制和抗过敏作用。

(1)药理作用 其可扩散透过细胞膜,与特异的细胞内受体结合。结合体再进入细胞核后与 DNA 结合引起 mRNA 的转录和翻译,从而进行不同类型酶类及蛋白的合成。与 HSCT 免疫移植有关的药理作用是减少炎症部位细胞浸润、减轻血管扩张、稳定细胞溶酶体、抑制细胞吞噬以及减少前列腺素生成。

(2)适应证 糖皮质激素仍然是单药治疗新诊断的 Ⅱ～Ⅳ度 aGVHD 的最有效药物。有关研究表明,其治疗 aGVHD 的总治疗反应率为 55%。当然,其也是治疗 cGVHD 的首选药物。

(3)用法用量 aGVHD 时,甲泼尼龙 2mg/(kg·d),分 3 次静脉给药,如治疗有效,每 5～7d 逐渐减量 25%,直至给予一定的维持量维持。cGVHD 时,剂量为 1mg/(kg·d),分 3 次口服给药,症状改善后逐步停药。如在两个月内无改善,可联合其他免疫抑制剂,如环孢素 A,临床观察发现其联合疗效优于单用疗效。

(4)副作用 ①类库欣综合征。如向心性肥胖、满月脸、痤疮、多毛、低血钾、水肿、高血压、高血脂、高血糖等。②诱发和加重感染。③骨关节无菌性骨坏死和骨质疏松。④胃肠道反应。使胃酸分泌过多,诱发胃十二指肠溃疡出血或穿孔。⑤早期妊娠妇女易致胎儿畸形等。故在应用糖皮质激素时应同时给予抗胃酸药和钙片,以预防不良反应。孕妇慎用。

2. 环孢素 A

环孢素 A(cyclosporineA,CsA)是临床应用的高效 T 细胞抑制型免疫抑制剂,对多种器官移植(如肾脏、肝脏和 BMT)术后的抗排斥反应起着主要作用。环孢素 A 是一种高度亲脂性药物,由 11 个氨基酸组成环状多肽,是土壤中一种真菌的活性代谢物。

(1)药理作用 环孢素 A 可抑制细胞免疫反应的发生,这些反应包括同种异体免疫、迟发型皮肤过敏、实验性过敏性脑脊髓炎、GVHD 及 T 细胞依赖抗体的产生。环孢素 A 主要抑制淋巴细胞对丝裂原及异体抗原的增殖反应,但不是通过直接杀伤淋巴细胞起作用的,而是通过抑制免疫细胞产生的 IL-2 发挥作用。

(2)作用机制 Ca^{2+}/CAM/Calcineurin/NFAT 通路是 T 细胞接受抗原刺激并活化的一条最基本途径,其过程包括:T 细胞表面抗原受体 TCR 被抗原激活,胞

内 Ca^{2+} 水平升高并与钙调素结合,从而使神经钙调磷酸酶 Calcineurin 活化,活化的 Calcineurin 使转录因子 NFAT 脱磷酸化并转移至核内。NFAT 作为一种转录调节蛋白,作用于 IL-2 基因的增强子,导致 IL-2 基因的表达。

环孢素 A 特异性识别胞质中的嗜环蛋白-A(CyP-A)并与其结合形成复合物,CsA-CyP 复合物可以和上述信号转导途径中的 Calcineurin 的催化亚单位结合,使其不能脱去底物 NF-ATp 分子上的磷酸根,造成 NFAT 的激活和转移失败,从而影响 IL-2、IL-3、GM-CSF、TGF-β 等多种基因的转录,妨碍 T 细胞活化扩增及其免疫应答的产生。

环孢素 A 可特异而可逆性地作用于淋巴细胞,但不抑制造血,对吞噬细胞的功能也无影响。因此,接受环孢素 A 治疗的患者较接受其他免疫抑制剂产生感染的机会少,便于门诊和基层使用。

(3)适应证　如多种器官(心、肝、肾、肺、胰脏等)异体移植后的排斥反应、其他免疫抑制剂耐受者的移植排斥、Allo-HSCT 排斥反应的预防和治疗等。近年来临床上还用于重型再生障碍性贫血、难治性特发性血小板减少性紫癜、骨髓增生异常综合征等的治疗。

(4)用法与用量　环孢素 A 与短程甲氨蝶呤联合使用是目前广泛使用的预防 aGVHD 方法。①甲氨蝶呤:$15mg/m^2$,+1d,静脉滴注;$10mg/m^2$,+3d、+6d、+11d,静脉滴注。②环孢素 A:1.25mg/kg,每 12h 一次,静脉滴注,分次给药,能口服时改为 5~6mg/(kg·d),将血药浓度维持在 200~400ng/ml 之间,如无明显 GVHD,则第 40d 开始逐步减量,每周递减 5%,当血肌酐大于 $226.4\mu mol/L$ 时必须完全停药,总用药时间半年左右。有些患者停用环孢素 A 后发生 GVHD,重新使用常可立即见效。轻度 cGVHD 时也可单纯环孢素 A 小剂量应用,具体根据个体治疗效果调整用药。

(5)副作用　①肾毒性:较常见,毒副作用和用药剂量成正相关,长期应用最终可致慢性肾功能衰竭。为减轻肾脏毒性,应监测血肌酐、尿素氮,用药过程中将其控制在基础浓度 1.5 倍以下。②肝毒性:常发生于用药早期,与剂量有关,表现为胆汁淤积,高胆红素血症,转氨酶、乳酸脱氢酶和碱性磷酸酶升高,以及低蛋白血症等,部分患者可并发胆结石、胰腺炎、肠穿孔。有肝损伤患者多数在减或停药后改善,且有自限性,用药期间应定期查肝功能。③血栓形成:环孢素 A 能促进血小板聚集,增加凝血因子和凝血酶活性,减少前列腺素产生,诱发血栓形成。④诱发感染:因其免疫抑制作用,尤其和糖皮质激素联用时可发生严重的感染,此时应暂停药物,积极抗感染。⑤其他:可引起震颤、惊厥、手脚麻木、胃肠反应、牙龈增生、多毛症、皮肤色素沉着、高血压等,通常减量后可消失。

(6)血药浓度监测　环孢素 A 和甲氨蝶呤两种药物的毒副作用都与用药剂量和血药浓度相关,因此应适量用药,定期监测血药浓度,使其不产生严重的不良反应。两种药物均采取外周全血进行检测，其常用检测方法有放射免疫法、荧光偏振免疫法、高效液相色谱法等。

（7）其他　与环孢素 A 作用机制相似的其他 T 细胞抑制剂还有他克莫司（tacrolimus），又名 FK506，商品名为普乐可复，目前常与霉酚酸酯、泼尼松、类固醇等联合应用于肝、肾、心、小肠等器官的移植术后抗排斥反应。另一种还有雷帕霉素。这两种药物和环孢素 A 作用机制及代谢都基本一致，但因费用高昂，现在临床还是多用环孢素 A。

3. 甲氨蝶呤

甲氨蝶呤是抗代谢药物，具有很强的免疫抑制作用，目前临床主要和环孢素 A 联合用于降低 Allo - HSCT 后急、慢性移植物抗宿主病，亦可用于其他免疫性血液病。

（1）作用机制　主要机制是竞争性与二氢叶酸还原酶结合，影响四氢叶酸生成，阻止核苷酸和核酸合成，叶酸还原受阻影响细胞内一碳单位的转移，引起叶酸和嘌呤合成障碍，阻碍 DNA 和 RNA 合成。动物实验显示，甲氨蝶呤可减轻移植后 GVHD 的严重度和降低发生率，显著改善移植后生存率。

（2）适应证　甲氨蝶呤最常用于肿瘤或结缔组织病的化疗，是抗代谢药的代表。HSCT 中则主要作为免疫抑制剂应用，用于预防和治疗急、慢性 GVHD。

（3）用法与用量　作为预防用药多和环孢素 A 联用，是经典的 aGVHD 预防方案，具体用法已在上述中介绍。治疗 GVHD 时，根据患者白细胞和血小板计数的高低，每隔 5～7d 予以甲氨蝶呤 5mg 或 10mg 静脉滴注，直至 GVHD 症状消失或缓解。有部分患者应用甲氨蝶呤后无效或不能耐受，则可更换同类其他药品或其他类免疫抑制剂。

（4）副作用　甲氨蝶呤的主要毒副作用是骨髓受抑制、黏膜炎及肝毒性。给药期间，药物的血浆浓度水平高于临界值并超过 24h 就可能出现毒副作用，同时，其治疗作用也并行存在。甲氨蝶呤的抗叶酸代谢作用可致叶酸缺乏，导致抗体合成障碍，并出现维生素缺乏的其他征象。丙磺舒、水杨酸、保泰松等与甲氨蝶呤联用时会增加甲氨蝶呤的毒性，因此在使用时应注意。

（5）血药浓度监测　甲氨蝶呤的毒副作用和药物剂量、时间长短均有关，在长期应用过程中必须监测血药浓度，将甲氨蝶呤浓度控制在 10^{-6} mol/L 以下，如浓度过大用甲酰四氢叶酸钙解救并减少药物用量。

（6）其他　抗代谢类免疫抑制剂还包括霉酚酸酯（mycophenolate mofetil, MMF）、硫唑嘌呤、喷司他丁等。

4. 抗胸腺细胞免疫球蛋白

抗胸腺细胞免疫球蛋白为一种生物制剂。它通过特异性的抗原-抗体反应，选择性地破坏 T 淋巴细胞（如 CD2、CD3、CD4 等），使其活性降低，以达到免疫抑制治疗作用。

（1）适应证　移植后诱导免疫耐受或用于 GVHD 的预防和治疗。还可用于重型再生障碍性贫血、严重硬皮病等其他 T 淋巴细胞介导的免疫性疾病治疗。

（2）用法与用量　①预防用法：每天 12mg/kg，于移植前 8d、6d、4d 皮下注射或肌肉注射。②治疗用法：主要用于肾上腺糖皮质激素耐药的 GVHD 治疗，10～15mg/kg，隔日应用，疗程 7～14d。在每次使用抗胸腺细胞免疫球蛋白之前应做过敏试验（用试剂做皮下试验或结膜试验均可）。在开始注射前 3d，要对患者进行密切监控，以便发现迟发的过敏反应，如出现低血压、胸闷、发热等，应及时处理。

（3）副作用　静脉注入抗胸腺细胞免疫球蛋白不久会出现不相容反应，如发热和恶心，这些症状通常出现于第一次使用时，是对外源蛋白的正常反应，继续输入后就会消失。发热或发生皮疹时，只需对症处理即可。寒战、血压降低或胸闷不常发生，如出现可通过减慢输入速度或暂停输入、给予氢化可的松或组胺阻滞剂控制症状。可有短期反应性白细胞、红细胞下降，对症治疗后可恢复，但血小板下降明显或低于 $40 \times 10^9/L$ 时应停止用药。使用抗胸腺细胞免疫球蛋白 8～14d 可能出现血清病，应给予对症治疗。此外，抗胸腺细胞免疫球蛋白还易引起真菌、病毒和分支菌感染。

（4）其他　如抗 CD3 单克隆抗体莫罗单抗、抗 CD25 单克隆抗体达利珠单抗、巴利昔单抗、利妥昔单抗等，都是人工合成的抗 T 细胞抗体，其作用和抗胸腺细胞免疫球蛋白相似，但副反应更轻，都为二线药物治疗 GVHD。

5.沙利度胺

沙利度胺原（反应停）在 20 世纪 60 年代被应用于妊娠呕吐的治疗，后发现有对胎儿的致畸作用而停用。到 20 世纪 80 年代后期，该药的免疫抑制效果则逐渐得到人们关注。

（1）作用机制　通过 bFGF/VEGF 通路抑制血管生成。抑制中性粒细胞化学趋化作用，降低单核细胞吞噬能力。促进 TNF - α mRNA 降解，从而使肿瘤坏死因子生成减少 50%～80%。通过抑制 IκB 信号转导途径，抑制 NF-KB 的激活，具有一系列免疫调节作用。

（2）适应证　主要治疗高危和肾上腺皮质激素耐药的慢性 GVHD，通常作为二线或三线用药。还可用于治疗风湿性关节炎、系统性红斑狼疮、艾滋病口腔溃疡。

（3）用法与用量　用于 GVHD 时，儿童口服 3mg/kg。成人 100～160mg/d，初始剂量为 200mg/d，可连续用药。通常将血浆浓度维持在 5～8μg/ml，但在较低的血药浓度（0.5～1.5μg/ml）下也有治疗作用。

（4）副作用　如窦性心动过速、头疼、易激动、发热、水肿、脱发、恶心、呕吐、便秘、感觉神经异常、白细胞减少等。

随着对造血生理和发病机制的深入研究、相关技术的迅速发展以及移植例数和临床经验的不断积累，HSCT 技术必将得到迅速发展和广泛应用，并且随着这项技术的不断成熟和进步，将会给患者带来更大的福音。

（陈丽梅）

参考文献

[1]Brunstern CG，Carter S，Fuchs EJ，et al. Phase Ⅱ trial of non-myeloablative conditioning（NST）double umbilical cord blood transplantation（DUCBT）from unrelated donors in patients with hematologic malignancies：results of blood and marrow transplant clinical trials network（BMTCTN）protocol 0604 [J]. Biol Blood Marrow Transplant，2011，17（Suppl 2）：S151.

[2]Fuch EJ，Wu J，Carter S，et al. Phase Ⅱ trial of non-myeloablative conditioning and partially HLA-mismatched（HLA-haploidentical）bone marrow transplantation （BMT） for patients with hematologic malignancies：results of blood and marrow transplant clinical trials network（BMTCTN）protocol 0603[J]. Biol Blood Marrow Transplant，2011，17（Suppl 2）：S151.

[3]Xiao H，Luo Y，Shi J，et al. T-cell costimulatry molecule genotypes are associated with the risk of early cytomegalovirus infection after allogeneic hematopoietic stem cell transplantation [J]. Biol Blood Marrow Transplant，2011，17 （Suppl 2）：S156.

[4]Luo Y，Hu Y，Tan Y，et al. Virologic and clinical outcomes of hepatitis B virus infection in recipients undergoing unrelated-donor hematopoietic stem cell transplantatian[J]. Biol Blood Marrow Transplant，2011，17（Suppl 2）：S303.

[5]王承艳，丁明孝，等. 骨髓移植与造血干细胞研究[J]. 生物学通报，2009，44（1）：6-10.

[6]董陆佳，叶根耀. 现代造血干细胞移植治疗学[M]. 北京：人民军医出版社，2001：125-126.

[7]张之南，李家增. 血液病治疗学[M]. 北京：科学技术文献出版社，2005：520.

第4章　造血干细胞移植

内容提要:该章主要介绍 HSC 的动员、采集、保存、回输,移植中常用的预处理方案,移植后常见并发症及其治疗,同时介绍 ABO 血型不合时的输血问题以及集落刺激因子在 HSCT 移植中的应用。

4.1　外周血造血干细胞的动员、采集与保存

正常外周血中 CD34$^+$ 细胞占外周血单个核细胞的 0.01%~0.1%,相当于骨髓的 1%~10%。为了获得足够的 CD34$^+$ 细胞,同时减少 HSC 采集的次数,必须对 HSC 进行动员后采集,同时应用保存技术可对 HSC 进行冻存,以备后续移植需要。

4.1.1　外周血造血干细胞动员

1. 外周血造血干细胞的动员及其机制

正常情况下,人外周血中干细胞集落形成单位含量很低,远不能满足移植的要求。利用一些化疗药物和(或)造血生长因子等可以增加外周血中造血干/祖细胞的数量,这一过程被称为 HSC 动员。目前认为 HSC 动员的机制为:①改变或阻断造血干/祖细胞黏附分子的表达。多项研究表明,动员的造血干/祖细胞表面黏附分子的表达降低。②骨髓基质或窦内皮细胞的功能完整性发生改变,这可能导致细胞跨血液骨髓屏障的迁移失去控制。③增加细胞的增殖或抑制其凋亡,从而干扰造血干/祖细胞的群体动力学,使得造血干/祖细胞溢出到外周血。

2. 外周血造血干细胞动员的方法

目前在临床上外周血干细胞动员的方案有三种,即大剂量化疗、单用造血生长因子(HGF)和前二者联合。异体供者单用造血生长因子动员,肿瘤患者则采用大剂量化疗加造血生长因子。常用的动员剂按动员机制不同可分为化疗药物、造血生长因子、聚阴离子化合物、受体拮抗剂和信号转导抑制剂(如 AMD3100)、趋化因子及其类似物(如 Groβ)。有研究发现"化疗联合 G‑SCF、IL‑11"的效果最好。

这可能是由于 IL-11 具有促进刺激骨髓造血的作用且靶点与 G-CSF 不同,可能产生协同作用,此外 IL-11 还具有治疗化疗后血小板降低的作用。

(1)化疗药物 其动员机制是在杀伤肿瘤细胞的同时损伤正常 HSC,使 HSC 反馈性增生。动员时应选择高效低毒的化疗方案。常用的化疗药物有环磷酰胺、足叶乙甙、阿糖胞苷、长春新碱、柔红霉素等。其中最常用的是环磷酰胺(CTX),国外单用 CTX 推荐剂量为 $4\sim7g/m^2$,但动员效率不高。近年发现以米托蒽醌为主的动员方案优于 CTX,90% 以上患者一次采集即可获得足量的 HSC 数。目前多主张应用疾病特异性动员方案,它有低毒、动员效果好及杀瘤效果明显等优点。地塞米松既有动员作用,又可减轻造血生长因子所致的高热等不良反应,可于采集前 2h 肌肉注射 5mg(体重≤40kg)或 10mg(体重>40kg)。自体外周血干细胞动员多是化疗与 G-CSF 联合应用,使这两种不同动员机制的药物产生协同作用,既增加了外周血干细胞的数量,又使骨髓受抑期缩短,从而减少严重感染等并发症的发生。G-CSF 动员后 $CD34^+$ 细胞高峰出现在第 5、6 天,而化疗后 $CD34^+$ 细胞高峰出现在骨髓恢复期,故可在外周血白细胞下降达最低值开始回升时用 G-CSF,使两者达峰时间相重叠,以获得最佳的动员效果。

(2)造血生长因子 以 G-CSF 为主的 HSC 动员是通过影响 HSC 和骨髓基质微环境的黏附分子表达或功能状态,降低 HSC 与骨髓基质等的黏附作用,使外周血干细胞迁离骨髓进入外周血循环。异体外周血干细胞动员以单用 G-CSF 最常见,剂量大多为 $5\sim10\mu g/(kg\cdot d)$。G-CSF 动员 $CD34^+$ 细胞高峰出现在第 $4\sim$ 6 天,所以一般连用 $4\sim6d$。实验结果表明,G-CSF $5\mu g/kg$ 一日两次的动员方案比 $10\mu g/kg$ 一日一次的动员方案更优越,所获 $CD34^+$ 细胞更多。新近证明两个或两个以上的造血生长因子联合应用较单一者动员效果更好,如 G-CSF+GM-CSF、G-CSF+SCF 及 GM-CSF+IL-11 等。

(3)聚阴离子化合物 可用于患者及健康人,其中具有代表性的是硫酸葡聚糖(dextransulfate,DS)。其作用机制是破坏储存池与周围微环境的稳定与平衡,使 HSC 释放入外周血。基本上不改变机体造血功能状态,也不损伤造血细胞,使用方便,价格低廉,动员迅速,用药后 $1\sim2h$ 后即可进行外周血干细胞采集。它可和另两类动员剂合用。

(4)AMD3100 为趋化因子受体 4(Chemokine receptor 4,CXCR4)的特效阻断剂,通过抑制细胞内基质细胞衍生因子 1(stromal cell derived factor-1,SDF-1)引起的细胞内钙信息改变和趋化反应,可逆性竞争和抑制 SDF-1 与 CXCR4 的相互作用,是一种特效动员剂,副反应小。有报道称其联合 G-CSF 在用于 MM,非霍奇金淋巴瘤患者干细胞动员时效果优于单用 G-CSF 动员。其采集的 $CD34^+$ 外周血祖细胞表面促植入基因的表达显著增多。动员后绝对淋巴细胞计数更高,且在 $4\sim24$ 个月的随访期中发现联合用药组无复发。AMD3100 可能影响非霍奇金淋巴瘤自体移植动员后绝对淋巴细胞计数和自体移植的临床效果。有研究报道连续皮下注射 G－CSF 16μg/（kg·d）共 4d，第 5 天采集，采集前 9～10h 皮下注射 AMD3100 240μg/kg，其 CD34$^+$ 细胞采集数超过单用 G－CSF 采集的 2.5 倍，而淋巴瘤细胞数量并未增高。

（5）Groβ－SB251353　Groβ 通过结合趋化因子受体 2（Chemokine receptor 2，CXCR2）而发挥其炎症趋化作用。SB251353 为自然 Grop N 端被切除部分肽段后的剩余部分，比天然 Groβ 的 CXCR2 结合能力更强。在小鼠体内证实，G－CSF＋单次注射 SB251353 可使 CD34$^+$ 细胞增加 5 倍，但目前尚无临床研究报告。

3. 外周血造血干细胞动员的相关毒副作用

各化疗方案因使用的化疗药物不同毒副作用亦不同。造血生长因子的副作用如下：近期最常见的副反应为骨痛。骨痛的发生与 G－CSF 的剂量有密切关系，剂量越大，骨痛发生率越高。其他副作用还有发热、疲乏、头痛、失眠、食欲减退、恶心、呕吐、白细胞过多等。GM－CSF 骨痛及发热的副作用较 G－CSF 明显为重。绝大多数正常供者可耐受 G－CSF 的短期副反应，但是正常供者使用 G－CSF 是否增加患白血病和其他恶性肿瘤的危险性，目前尚不清楚。而且对于急性非淋巴细胞白血病患者用 GM－CSF 动员是否引起白血病复发还有疑问。

4.1.2　外周血造血干细胞采集

目前常用的血细胞分离机有美国 Baxter 公司的 CS－3000Plus、美国 Cobe 公司的 Spectra 和德国 Fresenius 公司的 AS104。

1. 外周血造血干细胞采集时机

经动员后外周血干细胞高浓度持续的时间很短，所以一定要准确判断达到峰值的时间。国内外常用的选择采集时机的参数如下。

（1）外周血 CD34$^+$ 细胞　CD34$^+$ 为造血干/祖细胞表面共同表达的抗原。流式细胞仪计量 CD34$^+$ 细胞是目前计数造血干/祖细胞的标准方法。流式细胞仪 CD34$^+$ 细胞计数与粒细胞巨噬细胞集落生成单位（colony-forming unit-granulocyte macrophage，CFU－GM）之间呈正相关。Kurata 认为，循环中 CD34$^+$ 细胞的百分比＜0.10％时很难动员到足够的 CFU－GM（＞1×10^5/kg），应避免采集。

（2）白细胞　白细胞计数与 CD34$^+$ 细胞呈显著正相关，所以白细胞可以作为确定采集干细胞时机的指标之一。在化疗后造血恢复早期白细胞开始上升时，CD34$^+$ 细胞水平亦开始上升。对于单采的时机尚有争议，但多以白细胞＞5.0×10^9/L 为标准。

（3）单个核细胞　也与 CD34$^+$ 细胞呈显著正相关。CD34$^+$ 细胞与单个核细胞同步增加，所以单个核细胞也可以用来估计 CD34$^+$ 细胞水平。单个核细胞＞

1.5×10^9/L是采集外周血造血干细胞的理想时机。

(4)幼稚细胞 近年来用 Sysmex 血细胞分析仪的不成熟细胞信息(immaturecells information,IMI)通道间接检测造血祖细胞(hematopoietic progenitor cell,HPC)。实验表明,不成熟细胞与 CD34$^+$ 细胞和 CFU－GM 存在良好的线性关系。造血祖细胞为 50×10^6/L 时采集到 CD34$^+$ 细胞≥1×10^6/kg 的灵敏度是 75%,阴性预测值 59.7%,阳性预测值 81.1%。造血祖细胞检测简便、快速、经济,同时获得白细胞、血红蛋白、血小板和网织红细胞等多项数据;可以避免技术操作因素导致的系统误差。它是动员过程实时监测的良好指标。然而,不成熟细胞信息通道检测 HSC 是间接的、非特异的,其结果的准确性与流式细胞仪相比仍有一定差距,因此不能完全取代流式细胞仪。

(5)网织红细胞高荧光率(reticulocyte high fluorescence ratio,HFR) 可以预测干细胞采集时机。HFR 恢复时间与 CD34$^+$ 恢复时间同步或更早。在多数病例里,HFR 增加伴随 CFU－GM 的峰值出现。HFR 日相对增长量可用来确定采集干细胞的时机。

2.外周血造血干细胞采集准备过程

采集前应对被采者进行宣教,以减轻其对采集的恐惧感。采集前一周常规口服钙剂,以减少采集中低钙症状的发生。对于贫血患者,输注经射线照射的红细胞悬液,将红细胞压积(hematocrit,HCT)提高到 30% 以上再进行采集。

3.外周血造血干细胞采集过程

(1)血管的选择及导管的使用 采集前应选择血管弹性好、损伤较小的四肢大血管。如血管受损严重或儿童年龄小、血管细、不配合,则根据患者的情况行锁骨下静脉、股静脉或颈内静脉穿刺,以建立良好的血管通路。

(2)初始化 预先运转 CS－3000Plus 血细胞分离机,体外血量为 200ml 左右。对于小儿(特别是体重<20kg 的小儿),若体外血量超过全身血量(75ml/kg)的10%～15%,可能出现低血容量综合征,所以在采集前应给予 100～200ml 红细胞悬液以充盈分离管路。输入的红细胞悬液需经照射以预防输血相关移植物抗宿主病(transfusion associated graft versus host disease,TA－GVHD)的发生。

(3)分离槽、收集槽及程序的选择 根据患者年龄,分别采用成人和儿童的采集程序。在采集儿童外周血干细胞时,应使用小体积分离槽(small volume separation chamber,SVSC)和小体积收集槽(small volume collection chamber,SVCC),以减少体外循环量。

(4)循环血量 一个多中心的研究表明,处理血量与采集效率密切相关,采集过程至少要处理两倍的循环血量。大容量白细胞单采(large volume leukapheresis,LVL)是指采集时的循环血量大于三倍的体循环量或者是不小于 15L。它是近年来提高干细胞产率、减少采集次数的重要手段。对于多数供者,单采两次就可获得 4×10^6/kg。

(5)血液流速　对于成人,血液流速为 $50 \sim 70$ml/min。儿童的血液流速应据年龄确定,< 2 岁为 $20 \sim 30$ml/mim,$2 \sim 5$ 岁为 $30 \sim 40$ml/min,> 5 岁为 $40 \sim 60$ml/min。

(6)ACD/全血的比率　①成人:(酸性)柠檬酸葡萄糖溶液 B(ACD)与全血的比率控制在 $1 : (9 \sim 11)$。②儿童:对抗凝剂较为敏感,故易发生枸橼酸钠中毒,ACD/全血的比例应保持在 $1 : 13 \sim 1 : 11$ 之间。

(7)界面探测补偿值(interface detector offset,IDO)　用来检测机器所收集细胞的密度水平,以确定单个核细胞层的位置。设定时应依据细胞分类,按白细胞和淋巴细胞、单核细胞的比来确定 IDO 值。

(8)采集效率　以往临床上多采用 CD34$^+$ 细胞百分比来评价外周血干细胞的动员效果,判断 HSC 的最佳采集时机。由于相对百分数量受到外周血白细胞总数的影响,常常难以准确估计外周血中 HSC 的准确数量。研究发现,无论移植物中的 CD34$^+$ 细胞量/kg、CD34$^+$ 细胞总量,还是 CD34$^+$ 细胞含量或 CD34$^+$ 细胞百分比,均只与外周血 CD34$^+$ 细胞绝对计数相关,而与外周血 CD34$^+$ 细胞百分比无关。另外,外周血 CD34$^+$ 细胞绝对计数与移植物中红系集落形成单位(colony forming unit-erythroid,CFU－E)相关,而与 CFU－GM 无关。因此而应用 Pro-COUNT 方法进行 CD34$^+$ 细胞绝对计数能够可靠预示自体外周血干细胞的采集效果。

4. 影响动员采集效果的因素

影响动员采集效果的因素较多,各家观点不一。除与动员方案、采集方法和采集最佳时间等因素密切相关外,年龄、既往的放化疗、骨髓侵犯等也是影响干细胞采集效果的重要因素。

5. 外周血造血干细胞采集副作用的观察和处理

(1)枸橼酸钠中毒　最常见。主要表现为口周和指尖麻木、恶心、腹部不适、面色苍白、心率下降等。应立即静注葡萄糖酸钙 10ml,对反应较重的患者暂停分离。

(2)低血容量反应　采集过程中血液进入分离夹(granulo)、小体积收集槽及分离管路等,体外总血量为 343ml,采用双针法,被采集者血容量比较稳定,很少引起低血容量反应。当处理血量大,为了避免将小体积收集槽内容物移入转输袋(腾空)的次数过多,可用 A－35 大收集夹,此时的体外总血量增至 486ml,需注意低血容量反应,尤其是对于未成年患者和老年患者。

(3)发热反应　采集干细胞所用的管路、ACD 液、盐水等,若有热原或细菌污染,可能发生发热反应甚至中毒性休克。虽然发生几率很小,但对开放式管路,应在超净工作台内连接抗凝剂和生理盐水袋,注意无菌技术操作。

(4)对血液成分的影响 许多患者采集前存在不同程度的贫血及血小板减少,加上采集过程中红细胞及血小板的丢失,所以采集后贫血及血小板减少比较常见,需及时输注经 25Gy 射线照射的红细胞或(和)血小板。采集过程中白细胞一直呈上升趋势,可能与 G－CSF 的应用有关。

(5)血栓形成 对于儿童,采集前要用红细胞悬液充盈分离管道。连接血液袋与入机管道的连接管长约 20cm,此管道内无 ACD 液混合,极易凝血,所以初始化结束后应予以拔除。临床上偶见静脉内留置导管引起的静脉血栓。

6.外周血造血干细胞移植阈值

多数学者认为外周血干细胞移植的阈值为:CD34$^+$ 细胞＞2×10^6/kg,CFU－GM＞2×10^5/kg,单个核细胞＞$2 \sim 4 \times 10^8$/kg(自体＞2×10^8/kg,异体＞4×10^8/kg)。近年多认为 CD34$^+$ 细胞≥5.0×10^6/kg 为理想剂量,移植后可使粒细胞和血小板迅速恢复。

4.1.3 外周血造血干细胞保存

外周血 HSC 的保存主要有非冷冻保存($4℃$下保存)、程控降温、液氮保存及$-80℃$低温冻存几种方法。细胞的冷冻保存适用于产物在输注前储存的时间超过48h,最常用防冻剂是 10%的二甲基亚砜和蛋白添加剂(如人血清清蛋白)。

1.非冷冻保存

非冷冻保存是保存外周血干细胞最简便的方法,可免去冷冻保存的复杂程序和昂贵的设备,但能否有效地保证外周血干细胞的活力,一直受到人们的关注。Cuellar-Ambrosi 等将 47 例患者的自体外周血干细胞在$4℃$条件下保存 144h 后回输,结果患者成功获得造血功能重建。钟卫一等$4℃$保存外周血干细胞于 3d 后台盼蓝拒染率、CD34$^+$ 细胞和 CFU－GM 回收率分别达到(93.6 ± 3.1)%、(90.1 ± 23.6)%和(81.1 ±18.2)%;保存 4d 后,上述三个指标均在 70%以上;保存 5d 后,上述三个指标仍在 50%以上,表明在$4℃$条件下保存外周血干细胞只能用于短期保存,可以在 4d 内安全地保存外周血干细胞的活力。因此,于$4℃$下保存外周血干细胞并在短期内进行移植是简便、经济、可靠、实用的方法。

2.程控降温、液氮保存

程控降温、液氮保存干细胞已采用多年,是目前国内外最常用的长期保存外周血干细胞的方法。Lecchi 等用 10%二甲基亚砜和 4%汉斯(HAS)作为保护剂,采用二步降温法进行程序降温保存外周血干细胞:以 $1℃$/ min 的速率从$4℃$降温至$-45℃$,然后以 $5℃$/min 的速率从$-45℃$降温至$-110℃$,转入液氮中保存,复苏后细胞存活率在 81.4%～94.8%之间,CFU－GM 回收率为 66.1%。方健等将 26

份外周血干细胞用程序降温的方法冷冻保存,复苏后有核细胞和 CFU - GM 回收率分别为(80.64 ± 11.51)%和(94.01 ± 25.42)%,拒染率为(84.69 ± 8.72)%,26例患者除 1 例死亡外,其余均快速获得造血重建。

程控降温、液氮保存的降温速率由电脑精密控制,保证了细胞在冻存过程中不会因为降温速度波动而引起细胞不稳定,降低了降温对细胞的损伤。这种方法适合于 HSC 的长期保存。但是该方法有程控设备价格高、液氮消耗大、制冷时间长等不足之处。

3. -80℃冰箱深低温冻存

近年来,-80℃冰箱深低温冻存的应用越来越多,但仍存在很多的争议。Montanari 等比较了程序降温法和-80℃冰箱深低温冻存法,发现-80℃冻存组在中性粒细胞$>0.5\times10^9/L$ 的中位时间和血小板$>50\times10^9/L$ 的中位时间都比程序降温组要略长,但是在长期恢复效果上两组没有明显差别,于是认为-80℃冰箱深低温冻存可以在不增加移植风险的基础上维持长期缓解。Iannalfi 等比较了程序降温法与-80℃低温冻存儿童患者外周血干细胞的效果:-80℃组细胞活力为 93.5%,中性粒细胞$>0.5\times10^9/L$ 的中位时间为 11d,血小板$>50\times10^9/L$ 的中位时间为 19d,而程序降温组分别为 90.7%、12d 和 21d,两组没有明显统计学差异,而且两组均未发生严重的不良反应。因此-80℃低温冻存外周血干细胞用于儿童是安全有效的。从目前的研究来看,-80℃冰箱深低温冻存用于冻存外周血干细胞有很多优点:不需要程序降温仪,省力,省时,易于操作。但是这种方法保存的细胞容易受温度的影响。

4.2　骨髓干细胞采集

4.2.1　供者采髓术

1. 住院

骨髓供者如无明确健康问题,可在采髓当天早晨入院,在手术室进行采髓术。手术人员包括麻醉医师、2 位术者、2~3 位护士、2 位助手和 1 位技术员(负责细胞计数)。根据 1549 例次采髓术资料统计,整个手术历时 1h 左右,每 15min 大约采集 750ml 骨髓液。术后供者如无特殊合并症,仅需住院 1d,在采髓术后 4~36h 出院。

2. 麻醉

国外一些移植中心采用多部位骨髓穿刺,穿刺点可多达上百个,手术损伤较大,因此选择全身麻醉。而国内一些移植中心则采用多层面、多方向采髓,穿刺点数目可显著减少(小于 10 个),因此选用硬膜外麻醉或基础麻醉+局部麻醉。

3. 穿刺部位

常用双侧髂后上棘,次选双侧髂前上棘,极个别选用胸骨。此外,在外科切除的骨片中也可得到骨髓,但此法的实际应用多限于尸体骨髓采集。

4. 骨髓采集、处理以及回输

首先由 Thomas 和 Storb 等于 1970 年报道,至今已有相当的改良和发展。如经皮采集骨髓,选择髂后时,穿刺点仅 6～8 个;而选择整个髂后上棘时,则穿刺点达到 200～300 个,但此时在每个穿刺点抽吸量应低于 10ml,以最大限度地防止血液稀释骨髓。全部注射器用前均须抽好肝素稀释液。采集后骨髓需经 200～300μm 滤网滤过。采集的体积因受者的体重而有所不同,但是一般以供者体重计算为 10～15ml/kg。有核细胞数的最低剂量以受者体重计算为 2×10^8/kg。骨髓含有成熟红细胞、白细胞、血小板、肥大细胞、脂肪细胞、浆细胞、所有系统的定向祖细胞以及 HSC,这些产物在输注前通常处理过,但有时也未经处理就输注。

5. 输血

多数移植中心对供者采用循环采血术。在采髓前 1～3 周采集供者自身血保存,以在采髓过程中回输,而体重不足 30kg 的供者例外。一些中心将采集后骨髓进行离心去浆,去除大部分红细胞,然后将收集的血浆和红细胞回输给供者。在采髓前后 2～3 周给予口服铁剂有助于补充红细胞损失。

4.2.2 异基因骨髓移植供者在采髓术前和术中的输血问题

1. 输血指征及合理性

一般而言,健康供髓者一次能够捐献达 10ml/kg(供者体重)(最大量为 500ml)的骨髓而无须补充血容量。当预计采髓量超过上述限制时,应预先保存自体血液供采髓术中或术后即刻回输,以部分地补充所损失的血容量。

如果无自体血液或同种异基因血液可用,采髓量不应超过 15ml/kg(供者体重)(尤其对于儿童供者)。如果自体备血量有限,那么除自体血量以外,采髓量不得超过 15ml/kg,该限制是根据现行外科输血实践得出的。该措施可以支持术中失血 20ml/kg,而且将软组织血肿的可能性考虑在内,因为采髓术中的软组织血肿会引起额外的血容量丢失。在受者体重明显高于供者的情况下,计划安排术前自体血液保存程序时,需要相应安排一个单位以上的自体血液保存。

同基因(异基因)血液可以取代自体血液,但仅限于该措施对供者健康的益处大于可能造成的血液传播性疾病和输血反应的危险时。非自体血液必须经 2500cGy 照射后方可使用。

2. 特殊情况

(1)术前有医学问题、不能耐受贫血或血容量丢失的供者应咨询麻醉师,得到有关术中血细胞支持的专业建议。

（2）一些儿童供者可能不能进行术前自体血液采集和保存，如果需要采集 15～20ml/kg（供者体重）的骨髓，可以预见术后供者的红细胞压积可能很低。一般而言，可以接受的采髓后最低红细胞压积为 23%。在这种情况下，为达到计划采髓量以及合理避免输注同种异基因血液，应将此项内容作为知情同意书的一部分与供者的父母讨论，可以考虑术前给予红细胞生成素。

3. 自体血液保存

目前，血库允许供者捐献 10ml/kg 的全血，最高限量为 500ml。儿童供者实施静脉切开术必须在采集干细胞前 1d 实施，确保有熟悉儿童静脉切开术的医护人员在场。需要进行自体血液采集和保存的儿童供者必须能够合作，并且必须由父母陪同前往血液采集中心。一般情况下，接受自体血液采集保存的儿童年龄应当≥12 岁，体重应当≥45kg。但要对每个儿童供者进行个体化的评估。

具备以下三个条件的儿童供者（年龄≤12 岁），在采髓术前可以开始重组人红细胞生成素治疗：①体重＜45kg 或体重低于受者；②需要捐献 10～20ml/kg 骨髓；③血清铁、TIBC、铁蛋白均正常。重组人红细胞生成素治疗方法为：100U/kg，皮下注射，10～14d；或 600U/kg，皮下注射，每周一次，采髓前共使用三周。同时给予铁剂。如果采髓术后 HCT＜30% 或供者有自觉症状，可以继续使用一周。

儿童供者满足上述三个条件但伴有缺铁时，应当检查评估缺铁病因，并给予 2mg/（kg·d）离子铁（最大剂量 15mg/d）以纠正缺铁。

自体血液采集必须在采髓术前至少 7d 完成。个别情况下，需要采集 1 个单位以上的自体血液，最后一次采集至少在采髓术前 72h 完成。正常成人供者应当在首次采集自体血液时即开始服用铁剂。

4. 采髓术前的备血

儿童供者需要捐献＞10ml/kg 的骨髓时，需备血 1 个单位（自体血液或者同种异基因血液）。成人供者预计采髓量超过 500ml 或 10ml/kg 时，应当备血 1 个单位（自体血液或同种异基因血液）；预计采髓量＜500ml 时，不必备血。

4.3　脐血干细胞的采集

人类胎盘/脐带血含有丰富的 HSC。自从 1988 年成功进行 CBT 后，1993 年美国纽约血液中心建立了第一个脐血库，以后世界各地相继开展建立这方面的工作。我国目前已有政府批准成立的 7 个脐血库。脐血和骨髓相比，具有以下优点：来源丰富，可以实物形式保存，查寻过程迅速，HLA 配型不完全相符亦可利用；采集方法简便安全，供者无任何痛苦和不适；使用过程安全可靠，感染率和输血反应发生率低。但是每份脐血量少,而且脐血 HSC 对物理化学变化比较敏感,洗涤、分离或运用传统方法去除红细胞的方法均会导致 HSC 的严重丢失。因此,能否收集到量多和富含 HSC 的胎盘/脐带血对 CBT 的成功与否至关重要。

4.3.1 脐血采集的对象

脐血采集应符合以下条件。

(1)产妇方面　小于 35 岁,分娩过程顺利;妊娠 36~42 周;发育、营养正常;无恶性肿瘤及各种遗传性疾病;经化验检查无乙型肝炎、丙型肝炎、梅毒、艾滋病等传染性疾病;妊娠期内无严重合并症;父母无家族遗传性疾病史;无性病史。

(2)胎儿方面　体重超过 2500g;无畸形。

有下列情况者脐血不宜采用:产妇有输血史;孕期少于 37 周或多于 42 周;胎盘剥离超过 12h,胎膜早破超过 24h;羊水检查发现染色体异常;产妇有感染、发热;胎儿呼吸窘迫;羊水内有胎粪。

4.3.2 脐血采集的方式

脐血采集方法有五种以上,如按采血时机不同可分为胎盘娩出前采集与胎盘娩出后采集两大类。如按采集方式又可分为静脉采集法、自然滴流法和动脉采集法三种。

1. Broxmeyer 法(自然滴流法)

在胎儿娩出后至胎盘未免出前,利用胎盘的收缩力使脐带/胎盘血自然滴入采血瓶。

2. Tumer 法(动脉灌注静脉采血法)

在胎盘娩出后,从脐动脉灌注生理盐水和枸橼酸-葡萄糖(ACD)抗凝剂,然后从脐静脉采血。

3. 杉本法(静脉采血法或血袋采血法)

直接从脐静脉穿刺采血。脐带的脐动脉较细,不充盈,穿刺难度较脐静脉大,且脐血流出的通畅度也比不上脐静脉。脐动脉灌注生理盐水后,再从脐静脉采血,并不增加脐血的采集量。因此,大多数医疗单位采用自然流滴法或脐静脉穿刺法采集脐血。

4.3.3 脐血采集的影响因素

影响脐血采集的因素除了技术熟练,保证断脐后迅速穿刺脐静脉外,胎儿体重、胎盘大小等均影响到脐血的采集量。因此,采集脐血前无法确定脐血的采集量。

1. 采集时机

胎儿娩出5min内脐带/胎盘的血流较为丰富,此时采集可增加采血量,故在不影响新生儿、产妇健康情况下应尽早采集。罗志云等对70名新生儿在正常条件下断脐后30s内采集脐血和断脐后90s内采集脐血进行比较,发现早期采集单份脐血量明显多于晚期,而对新生儿各项指标无影响。剖宫产较顺产采集量高,可能是因为剖宫产婴儿的位置通常比胎盘高,以致婴儿娩出后存留在脐带血中的脐血较多。

2. 分娩方式

分娩方式也是影响脐血采集质量的重要因素。脐血采集过程中存在污染问题,顺产的污染率较高。

3. 血管的选择

选择粗大、充盈的脐静脉有助于增加采血量。

4. 保持采集袋内负压及注意采时采集袋的高度

一般的静脉采血可通过使用止血带增加静脉充盈度,并通过对注射器的抽吸作用达到目标采血量。脐血采集时不能挤压胎盘,故要收集到理想的脐血量就需保持采血袋内有足够的负压。脐静脉穿刺前采血管用止血钳夹紧,穿刺成功后再松开止血钳,这样才能保持采血袋的负压,让脐血流出来。使采血袋低于产妇外阴,以利用其虹吸作用,亦可增加采集量。

4.3.4　脐血采集的注意事项

(1)脐血采集应由受过专门脐血采集培训且合格并持有上岗证,富有经验的医师、助产士或护士执行。

(2)严格执行母婴筛选标准,注意采集脐血的禁忌证,掌握脐血的采集时机。

(3)采集脐血过程中,防止脐血污染十分重要。应严格执行无菌操作,严密消毒脐带。

(4)脐静脉穿刺法采血时,应选择粗大而显露的脐静脉进行穿刺。穿刺时勿距钳夹脐带处过远,以免影响采血量;采血针头刺入脐静脉后,方可打开采血管处的止血钳;穿刺时,注意勿让穿刺针斜面贴住血管壁,否则影响采血量。

(5)自然滴流法采血时如胎盘很快娩出,此时若无异常情况发生(如子宫出血),则可高举胎盘,使脐血继续流出。

(6)如是双胎,第一胎娩出后不得采血,待第二胎娩出后方可采血,且两条脐带的血不可采在同一血袋内。

(7)采集脐血完毕后,采集管内必须充满血液并用止血钳及时夹住采血管,以防止空气进入血液而污染血液。

(8)填写标签时,字迹要清楚,项目要齐全,粘贴要牢固。

4.3.5　脐血采集后的处理

(1)接到产房送来的血袋后,马上在止血钳、血袋中间热合采血管;取下止血钳,在采血袋和导管上分别写上相同的编号;另剪下一段导管用来做血液化验。

(2)初定血型,在血袋上贴好血型标签,按编号登记。

(3)如果采集的脐血是用于临床输注,则将其放置于4℃冰箱内,待实验室检查合格后方可发出使用。

(4)如果采集的脐血是用于分离脐血 HSC,则要求放置于室温,24h 内进行脐血 HSC 的分离、冻存。来自一个供者的脐血定为一个脐血单位,经离心 12min 去掉血浆及红细胞后,分装为 25ml 的袋装,经程序降温后保存于液氮中。

(5)脐血细胞量依据受者的每千克体重而受到限制。有核细胞数须达$(1.7\sim3.5)\times10^7/\text{kg}$。成年人(体重大于 40kg)移植一份脐带血容易发生植入延迟,双份脐带血似乎可加速植活,但是会增加 aGVHD 的发病率。

4.4　造血干细胞的检测与纯化

HSC 群体存在着不同发育阶段的细胞,但血液干/祖细胞与其后续阶段的血细胞相比缺乏直接的形态学特征,所以对 HSC 表面抗原的表达规律的研究将为 HSC 的检测及纯化奠定基础。

4.4.1　造血干细胞的表面标记

迄今为止,真正的 HSC 表型尚难以确定,其原因可能在于这些 HSC 是最为原始的细胞,大多抗原为阴性表达;同时,HSC 的数量极为稀少,难以分离到足够的 HSC 进行研究。在小鼠的 HSC 上不存在 T 细胞、B 细胞、单核系、粒细胞系及幼红细胞系等的分化抗原,如 Mac - 1、CD4、CD8、TER119 等,这些抗原可作为小鼠 HSC 的阴性标志。而 T 细胞相关抗原 Thy - 1 在小鼠 HSC 有弱表达,现已将 Thy - 1 弱阳性做为小鼠 HSC 的标志。此外,也常以干细胞因子的受体 c - kit 等作为小鼠 HSC 的阳性标志。小鼠的 HSC 与人不同,常不表达或微弱表达 CD34 抗原。而在人类,通过异种移植等大量研究已经证实,$CD34^+$细胞群具有长期造血重建能力,推测绝大部分 HSC 应为 $CD34^+$。由于 CD34 抗原在造血祖细胞上也有表达,故常以一些在干细胞为阴性表达的抗原(如 HLA - DR、CD38、CD33 等)对 $CD34^+$细胞群进行再分类,以识别出其中的 HSC。有报道认为 CD45RO、c - kit 等也可作为 HSC 的阳性标志。目前,普遍认为人 HSC 的表型为 $CD34^+$、$CD38^-$、Lin^-、$HLA - DR^-$、$Thy - 1^+$、$c - kit^+$、$LFA - 1^-$、$CD45RA^-$、$CD71^-$、Rho^{dull},这可能是人类认识到的最为早期的造血细胞。不过,近年也有报道认为,CD34⁻细胞可能为更为原始的 HSC,因为在 CD34⁻细胞群中也发现具有重建长期造血能力的细胞,因此人类真正 HSC 的表型在目前阶段尚无定论。

4.4.2　造血干细胞的检测方法

1. 脾克隆形成法

该方法是人类认识 HSC 最早的方法,主要用于评估小鼠的 HSC:将小鼠的骨髓或脾细胞注射到经放射线照射过的小鼠体内,通过观察 CFU－S 的数量和种类来推知 HSC。这种方法不能用于测量人类 HSC,仅适合于有关小鼠造血调控的实验研究。

2. 外克隆形成法

将造血细胞注入到半固体培养基中,在一定条件下培养一段时间后,根据克隆形成的数量、克隆细胞的构成来分析克隆的起源和克隆形成细胞的性质,即称为体外克隆形成法。向培养基中加入各种造血生长因子,不论在人还是在小鼠均可培养出含有各类血液细胞的混合集落(如 CFU－MIX、CFU－GEMM),常常以其数量代表 HSC 的多少。但现在认为,形成混合集落的细胞大部分为多潜能造血祖细胞而不是 HSC。HSCT 时常用 CFU－GM 计数作为植入干细胞数的一个标准,它代表的是粒-单祖细胞的数量。因此,现将它作为造血祖细胞的一种检测方法。

原始细胞集落形成细胞(CFU－blast)是目前在体外所能鉴别出的最未分化的克隆形成细胞。这种集落由未分化的原始细胞组成。二次集落试验证实它可形成较多的原始细胞集落和混合集落,同时这种细胞还具有向淋巴细胞分化的能力,因此人们推测这种细胞非常接近于 HSC。人类的这种集落培养条件相当苛刻,一般多用于小鼠的造血细胞研究。

3. 长期培养启动细胞检测法

将造血细胞放在骨髓基质上培养,在最初 1～2 周可发现有克隆形成细胞(CFC)的增殖,其后逐渐消失,这些细胞一般认为其来源于造血祖细胞。但培养 5 周以后,在培养细胞中仍有克隆形成细胞的存在,它们则来源于更为早期的未分化造血细胞,被称为长期培养启动细胞(long-term cultureinitiaing cell, LTC－IC)。LTC－IC 的定量可以采用极限稀释培养法来测定,此法常用于测定人类的 HSC。据报道,在 105 个骨髓单个核细胞中,以 LTC－IC 分析法所示的原始干细胞约为10 个左右。

4. 造血干细胞的移植实验法

这是一种体内 HSC 测量方法。该方法虽不能像体外实验可以进行定量研究,但在评估造血细胞的长期造血重建能力方面具有较高的应用价值,是目前检测

HSC 自我更新和多向分化能力的主要方法。研究人的 HSC 只能做异种移植,而为克服异种移植间的免疫排斥问题,实际应用中多是选择羊胎儿(羊子宫内胎羊移植系)或具有免疫功能不全的小鼠(如 SCID/ HU 小鼠、NOD/ SCID 小鼠等)作为移植对象。

5. 造血干细胞的流式细胞测量法

流式细胞测量术具有快速、准确、能够大量处理细胞等优点,结合荧光标记的单克隆抗体,可以对造血细胞群中的干/祖细胞进行较为理想的识别及分选。但如前所述,在造血细胞的特征性表型未确定之前,难以通过表面标记识别及分选真正的 HSC。临床上常以 CD34$^+$ 做为造血干/祖细胞的标记。进行 HSCT 时,既往多以 CFU-GM 产率作为评估输入干细胞数量的指标,现已有由 CD34$^+$ 细胞计数取代 CFU-GM 测定的趋势。

4.4.3 造血干细胞的纯化

CD34 是目前较为公认的干细胞的表面标志,故一般将 CD34 抗原作为干细胞分离纯化的主要标志。

1. 骨髓及外周血 CD34$^+$ 细胞的阳性富集

利用各种方法分选出 CD34$^+$ 细胞,具体方法见表 4-1。

表 4-1　用于 CD34 阳性细胞分选的方法

A. 荧光激活细胞分选(FASC)
B. 免疫吸附分离
单抗铺层贴壁
生物素-抗生素系统免疫亲和层析柱吸附
免疫磁珠吸附
较大型磁珠(相当于细胞大小)
非特异性抗体解离
酶消化解离
中等大小磁珠
免疫磁珠(MACS)
C. 利用细胞物理学特性分离
密度梯度离心
淘洗离心

在上述分离方法中,FACS 及 MACS 分离出的 CD34$^+$ 细胞纯度最高。

2. 骨髓及外周血 CD34$^+$ 细胞的阴性富集

利用各种方法去除成熟的血细胞及免疫活性细胞,从而达到造血干/祖细胞的富集,即为阴性富集。由于骨髓、外周血中各种细胞成分的密度及比重不同,使用密度梯度分离可将其分成不同组分,在低密度层中含有富集的造血干/祖细胞。

3. 脐血干细胞的纯化

目前常用的脐血造血干/祖细胞的分离纯化方法概括起来有以下几种:①FicoH、peroll 密度梯度离心法。脐血干/祖细胞主要集中于低密度组分中,但此方法操作开放,易污染。②三联袋离心法。此法可去除 59% 红细胞,体积减少 56%,CD34$^+$ 细胞回收率为 87%。③甲基纤维素、明腔、淀粉等方法。Mahman 等发现明胶对造血祖细胞回收率最高,集落形成细胞(CFC)、CD34$^+$ 细胞的回收率分别为92% 和 86%。④流式细胞技术分选法。该法分选的 CD34$^+$ 细胞及其亚群细胞的纯度可高达 95%～99%,是目前分选 CD34$^+$ 细胞纯度最高的方法,但费用昂贵,产率并不高,很难保持无菌。⑤免疫磁珠法。是用包被有单克隆抗体的磁性微粒特异性地与靶物质结合,通过外加磁场的作用使结合有靶物质的磁球被滞留,从而达到对靶细胞纯化分离的作用。其 CD34$^+$ 细胞含量及回收率,分别为 90%～99% 及65%～75%。

4.5　预处理方案

移植前的预处理是指移植前受者采用放疗和(或)化疗等方案进一步清除体内的恶性肿瘤细胞,为正常 HSC 植入提供足够的生长空间;同时,通过预处理抑制受者的免疫系统,降低宿主对移植物的排斥,促进移植成功。预处理是 HSCT 中的重要环节。按照预处理方案中对肿瘤细胞杀伤程度划分为清髓性及非清髓性预处理,按照是否含有全身照射分为含 TBI 的方案及不含 TBI 的预处理方案。

4.5.1　国内常用预处理方案

说明:回输干细胞第一天定义为 0 天,其前用"-"几天,其后用"+"几天表示。

1. 含 TBI 方案(表 4-2)

表 4-2　含 TBI 的国内常用预处理方案

预处理方案		使用剂量	时间
全身照射＋环磷酰胺（CTX）	环磷酰胺	60mg/(kg·d)	-7d,-6d
	全身照射	2Gy	-5～0d

预处理方案		使用剂量	时间
全身照射＋环磷酰胺＋依托泊苷(VP-16)	环磷酰胺	60mg/(kg·d)	-3d,-2d
	依托泊苷	125mg/m²,每12h一次	-6d,-5d,-4d
	全身照射	8～14Gy,多次或一次照射	-1d
全身照射＋环磷酰胺＋阿糖胞苷(Ara-C)	环磷酰胺	45mg/(kg·d)	-7～-6d
	阿糖胞苷	3g/(m²·d)	-8～-6d
	全身照射	2Gy/d	-3～-1d
全身照射＋马法兰(Mel)	马法兰	140mg/m²	-1d
	全身照射	10Gy,马法兰6h后1次照射	-1d
全身照射＋依托泊苷	依托泊苷	60mg/kg	-3d
	全身照射	每次1.0Gy,每日3次	-7～-6d

2. 不含 TBI 的方案(表 4-3)

表 4-3　不含 TBI 的国内常用预处理方案

预处理方案		使用剂量	时间
CBV方案:环磷酰胺＋卡莫司汀(BCNU)＋依托泊苷	环磷酰胺	60mg/(kg·d)	-6～-3d
	卡莫司汀	300mg/m²	-6d
	依托泊苷	120～150mg/m²,每12h一次	-6d,-5d,-4d
BEAM方案:卡莫司汀＋依托泊苷＋阿糖胞苷＋马法兰	卡莫司汀	300mg/m²	-6d
	依托泊苷	75mg/m²,每12h一次	-5～-2d
	阿糖胞苷	100mg/m²,每12h一次	-5～-2d
	马法兰	140mg/m²	-1d
BEAC方案:卡莫司汀＋环磷酰胺＋阿糖胞苷＋依托泊苷	卡莫司汀	300mg/m²	-6d
	环磷酰胺	35mg/kg	-5～-2d
	阿糖胞苷	100mg/m²,每12h一次	-5～-2d
	依托泊苷	100mg/m²,每12h一次	-5～-2d
BuCy方案:白舒非(BU)＋环磷酰胺	白舒非	0.8mg/kg,每6h一次	-8～-5d
	环磷酰胺	60mg/(kg·d)	-8～-5d

预处理方案		使用剂量	时间
BuCy2方案:白舒非+环磷酰胺+阿糖胞苷+司莫司汀(Me-CCNU)	白舒非	3.2mg/(kg·d)	-7~-5d
	环磷酰胺	1.8g/(m²·d)	-4~-3d
	阿糖胞苷	2g/m²	-8d
	司莫司汀	250mg/m²	-3d
马法兰方案	马法兰	200mg/m²	-2d

3. 非清髓性预处理方案(表 4 - 4)

表 4 - 4 非清髓性预处理方案

预处理方案		使用剂量	时间
氟达拉滨+白消安+抗人胸腺细胞免疫球蛋白(ATG),第一种方案	氟达拉滨	30mg/m²	6d
	白消安	4mg/(kg·d)	2d
	ATG	5~10mg/kg	4d
氟达拉滨+白消安+ATG,第二种方案	氟达拉滨	30mg/m²	5d
	白消安	3.3mg/(kg·d)	2d
	ATG	2.5mg/kg	4d
氟达拉滨+马法兰	氟达拉滨	30mg/m²	4d
	马法兰	140mg/m²	1d
氟达拉滨+全身照射	氟达拉滨	30mg/m²	4d
	全身照射	200cGy	1d
白舒非+环磷酰胺+ATG	白舒非	4mg/kg	3d
	环磷酰胺	60mg/(kg·d)	2d
	ATG	2mg/kg	3d

4.5.2 预处理中的全身照射

全身照射(TBI)不仅可大量杀伤体内的肿瘤细胞,而且可强烈清除受体的造血系统和免疫系统。这两种作用均随 TBI 剂量的增加而逐渐增强。最初使用的是单次 TBI 方案,但由于其毒性反应过大,目前多采用分次 TBI。(注意:成人接受分次照射的最大剂量为 1200cGy。)

1. 清髓性预处理的 TBI

(1)准备 必须在照射前去除所有随身金属物和紧身衣物,避免使用以及清除所有的乳膏、粉剂、防臭剂、香水和唇膏。

（2）TBI 的时间顺序　清髓性预处理方案中，应当在化疗前安排 TBI。

（3）照射区　全身包括头和脚都在同一个照射区域，保证光束等量递减（而不是在光束的半影区内）。

（4）照射剂量　由直线加速器传递最小 6MV 的光子。根据不同方案，剂量有所不同。

（5）TBI 技术　①在 UWMC 标准设备中，患者取坐位或直立位，经前后位/后前位照射，通过加权计算平行对穿野，每次照射包括前后和后前区域。②如果患者不能保持坐位，可以在治疗床上采取侧卧位，加权计算平行对穿野。③不鼓励在照射中改变体位，若无法避免时（如开始坐位，因体弱需要改为卧位），要适当改变屏肺的剂量，并重新计算照射量以保证总剂量和屏肺剂量。

（6）屏肺　所有 TBI 必须屏肺。TBI 剂量和具体方案不同，屏肺的剂量也各不相同。在照射前应拍片以明确屏肺的位置。在照射开始时屏肺，具体如下：

1）TBI 1320cGY，每次 165cGy，每日 2 次（<18 岁的患者）。前 660cGy（前 4 次）用 2 个 HVL 厚度（1 个 HVL 定义为：10cm 厚度可以遮挡 50% 的射线量）的遮挡物屏肺。如果不进行校正，该方案的肺部总剂量为 825cGy（660×0.25＋165×4＝825）。

TBI 1200cGy，每次 200cGy，每日 2 次。前 600cGy（前 3 次）用 2 个 HVL 厚度的遮挡物屏肺。如果不进行校正，该方案的肺部总剂量为 750cGy（600×0.25＋600＝750）。

TBI 1200cGy，每次 150cGy，每日 2 次。后 900cGy（后 6 次）用 1 个 HVL 厚度的遮挡物屏肺。如果不进行校正，该方案的肺部总剂量为 750cGy（150×2＋900×0.5＝750）。

TBI 1320cGy，每次 120cGy，每日 3 次（<18 岁的患者）。前 720cGy（前 6 次）用 2 个 HVL 厚度的遮挡物屏肺。如果不进行校正，该方案的肺部总剂量为 780cGy（720×0.25＋5×120＝780）。

2）设计肺遮挡物。根据以下几点设计：外侧距肋骨内缘 1.0～1.5cm，下边缘距膈顶 1.0～1.5cm，上边缘在锁骨下 1.0～1.5cm，内侧缘距胸椎锥体 1.0～1.5cm。围绕肺门修整时，如果肺门位置有异常的腺体增生，围绕肺门肿物边缘 1.0～1.5cm 修整。

3）肺部遮挡需要从第一次遮挡开始连续几次完成，如果屏肺照射过程中患者虚弱不能保持直立位而改为不屏肺的侧卧位时，应顺延到下次照射时再屏肺。

4）屏肺照射不需补照胸壁。

（7）照射量　投照点以肚脐为中线的纵轴分布（见以下 5 点），计算照射点的剂量时无须根据组织不均一值再作校正。从头到脚的轴线（冠状面与矢状面的交叉线)的吸收总剂量应不超过规定剂量的10%,要计算选择的解剖点照射剂量,以作为质控的一部分。应在模拟肺屏蔽的同时测量患者的照射野范围以计算处方剂量。每次照射需要测量、计算照射量,包括直立位和侧卧位(如果患者无法保持直立位,则根据侧卧位计算)。

1)头(1点):该点定位于头颅正中线的长轴上(高于鼻梁),照射深度应定位于相反方向的照射束出入的中间点位置。

2)颈(2点):该点定位于长轴的C3/C4水平(选择颈中部最薄的部位),在照射线出入的中间点上。

3)胸骨上端(3点):位于长轴与胸骨角相交的水平线上,在照射线出入的中间点上。

4)胸骨下端(4点):位于长轴与剑突相交的水平线上,在相向照射线出入的中间点上。

5)肚脐(5点):位于长轴与肚脐相交的水平线上,在照射线出入的中间点上。

6)膝盖(6点):位于膝盖骨的正中线上。

7)踝(7点):位于中线的外踝水平面上。

8)屏肺剂量(8点):其参照点位于紧贴肺遮挡物的胸壁上,以患者肺遮挡物下的皮肤投射点为中心(从中心至外侧,由上而下),其深度设定在照射线对穿束出入点的中心,该点的剂量测定应当在屏肺的分次照射期间进行。

9)未屏肺剂量(9点):位置同8点,未屏肺时测量该点的剂量,其深度设定在照射线对穿束出入点的中心。

(8)剂量均匀标准 上述1～7点的照射剂量均匀,保证其波动值(差值)控制在所给剂量的10%之内,8、9点的剂量偏离可以超过10%(9点会增加,8点会减少)。测定8点和9点剂量的目的是评估肺剂量和肺毒性的相关性,不需校正8、9点的剂量。

1)如果需要保证均匀一致,可以通过组织补偿调整照射技术。如果使用组织补偿,要完整描述补偿照射、作用和剂量分布,并记录汇报。

2)使用光线扰流板调整体表剂量以满足均匀性,体表剂量的测定应以皮表2～3min深度为准。

3)第一次照射时用双极管或者热释光剂量仪检测1～8点的剂量,对1～7点的剂量偏差要小于10%,未屏肺时在照射野测定第9点剂量(在第6次或此后的分次照射时)。

(9)中心轴剂量

1)TBI应在适宜的延伸源皮距(照射源距皮肤表面的距离,SSD)条件下进行全部剂量的测定。质量控制报告应当包括有关TBI剂量计算方法的完整描述(如屏肺的AP—PA)以及确定的输出剂量(每分钟cGy或监控单位);在TBI时应用大范围照射野以及延展性 SSD 时应当描述深部剂量百分比（TAR）。结果也应包括计算和测量以上解剖参照点剂量的方法描述。

2）应提供证据证明在目前的治疗性照射条件下皮肤受照剂量（厚度为 2～3mm）波动在处方剂量的 10％之内。光束扰流板作用业已计算在内。

2. 追加睾丸照射

按照方案，患有以下疾病的男性患者要追加睾丸照射：急性淋巴细胞白血病、Burkitt 淋巴瘤、Burkitt 样淋巴瘤、淋巴母细胞淋巴瘤、免疫母细胞（大细胞）淋巴瘤和慢性粒细胞白血病急变期。

在接受 TBI 的患者，睾丸照射剂量应为 400cGy。非 TBI 的住院患者，除非方案中有详细的照射剂量，一般由放疗肿瘤科医生决定照射量。患者仰卧，接受百万电子伏特放射源射线照射。直接照射阴囊的前侧包括整个阴囊及睾丸组织，应以双侧阴囊后部的深度进行电子线剂量计算（睾丸照射剂量以阴囊后部受照剂量为准）。

3. 追加颅脑照射和脑脊髓照射

对于具有中枢神经系统病变的患者，有些需要补照颅脑或脑脊髓，由主治医生和放疗肿瘤科医生讨论后决定。

4. TBI 之前和 TBI 期间静脉水化

高剂量及分次 TBI 的水化治疗可以按照常规 TPN 或者水化治疗给予，在照射期间给予 1～1.5 倍于常规维持液量的输液量，在实施照射时停止水化。对于分次 TBI 的患者，推荐在每天的照射治疗后傍晚给予 1000ml 液体静脉输注水化。如果患者伴有较高的肿瘤负荷，可能需要增加静脉水化液量。

5. 抗呕吐治疗

全身照射期间常规给予抗呕吐治疗，包括应用 5 -羟色胺受体拮抗剂、糖皮质激素、多巴胺受体拮抗剂、抗胆碱能/抗组胺药物以及镇静药物等。

6. 副作用

（1）恶心　常发生于照射后的最初两个小时，继续照射时症状会加剧。

（2）发热　常发生于分次或高分次 TBI 并不常见。

（3）脱发　2 周内逐渐出现暂时性的脱发。

（4）腮腺炎和胰腺炎　患者在单次剂量 10Gy 照射后 4～24h 全部出现症状性腮腺炎，症状性胰腺炎的发生率不足 10％。这些并发症在分次或高分次 TBI 中少见，24～72h 两种并发症可以缓解。冰袋冷敷腮腺、给予对乙酰氨基酚或更强效的止痛药有助于缓解症状。

（5）腹泻　照射后一周内几乎所有患者均出现腹泻，可用洛哌丁胺、地芬诺酯阿托品或其他药物治疗,体重≤20kg 的儿童可给予复方樟脑酊,应该进行便培养检查除外肠道感染。

(6)皮肤反应　照射后 2～3 周,患者可以出现可逆的色素沉着。

(7)严重的黏膜炎　多数患者会出现严重的黏膜炎,粒细胞减少和甲氨蝶呤治疗时可使该病加重。可用生理盐水漱口、局部涂布剂治疗,必要时给予羟嗪类麻醉药。伴有出血和炎症时可以影响呼吸,出现喘鸣时提示气道阻塞,应作为急症立即处理,可选择气管插管。

(8)远期并发症　可能出现白内障、生长迟缓、肺损伤、不孕不育、肾功能不全、甲状腺功能不全、继发肿瘤以及其他并发症。

4.5.3　预处理常用药物及用药注意事项

1. 环磷酰胺

当剂量≥5000mg 时,静脉输注时间不能低于 2h,小剂量时不能少于 1h。因环磷酰胺代谢产物中有几种具有毒性作用,比如丙烯醛的膀胱毒性作用,当给予大剂量环磷酰胺时,主要的副作用是引起出血性膀胱炎。此外,环磷酰胺还有水潴留、心脏毒性等副作用。

药物美司钠的自由巯基在膀胱中和丙烯醛结合后可形成无活性的化合物而经尿液排出。静脉给药后 2～4h,美司钠几乎可以全部从尿中排出。故使用环磷酰胺时应给予水化、碱化尿液以及应用美司钠预防出血性膀胱炎。根据环磷酰胺的剂量给予美司钠,所有环磷酰胺>2g/m² 的患者必须给予美司钠,总剂量和环磷酰胺的每日剂量 100% 相同,美司钠每日剂量在环磷酰胺给药后的 0h、4h、8h 分次给予。应用环磷酰胺后需要监测的项目如表 4-5 所示。

表 4-5　环磷酰胺给药后的监测

监测	儿童	成人
体重	每日 2 次	每日 2 次
膀胱排空	2h 一次	4h 一次
尿 pH 值	维持尿液 pH 大于 7.0	维持尿液 pH 大于 7.0
尿红细胞	给药前及给药后 24h	给药前及给药后 24h

2. 白消安

白消安属于周期非特异抗癌药,其和环磷酰胺合用是经典的移植前预处理的单纯化疗方案,用法为移植-7～-4d,4mg/kg×4d,静脉滴注。主要不良反应亦是骨髓抑制、胃肠道反应和癫痫。

对于 10 岁及以上患者,需给予苯妥英钠预防:先给"负荷"量,而后用维持量;

应当在首剂白消安之前 6h 完成负荷量的给予。①负荷量：10～15mg/kg。为减轻消化系统出血症状，推荐上述剂量在 9h 以上的时间里分次口服。例如，对于 70kg 的患者，1000mg 的口服剂量应当分为 300mg、300mg 和 400mg，3h 一次，间隔服用。如有必要，也可以按 2h 的间隔分次口服。②维持剂量：在负荷量后第 2 日开始给予维持剂量，在最后一剂白消安后仍须维持给药 24h。

3.足叶乙甙

足叶乙甙（VP-16）是细胞毒性药物，主要有以下副作用。

（1）尿酸性肾病和出血性膀胱炎　应增加尿量、给予别嘌醇并碱化尿液。

（2）急性皮肤毒性　可出现皮肤水疱和充血发红。甲泼尼龙在特殊方案中用于预防该毒性作用，需用适当的止痛药物。

（3）恶心、呕吐　常见于中大剂量。计划性地给予止吐药物，首剂前 30～60min 开始，末次后 24h 停止。

（4）低血压　应严密监测血压，在发生低血压时停药并输入生理盐水至血压正常，然后减慢足叶乙甙的输入速度。

（5）脱发　中大剂量时的常见并发症，发生于用药后 2 周内，治疗前要告知患者。

（6）色素沉着　2～3 周内发生，2～3 个月缓解。

（7）黏膜炎　中大剂量均可发生，程度随剂量的增加而加重。在清髓性移植方案中，大剂量的使用足叶乙甙会引起严重的黏膜炎。

（8）其他毒性作用　其他少见的毒性作用包括超敏反应（血管舒缩变化、尿酸血症、胃肠道症状和肺部症状）、皮肤放疗反应再发、胃炎、外周神经病变、腹泻、便秘、嗜睡伴有或不伴有意识混乱以及罕见代谢性酸中毒。另外，在接受包含足叶乙甙的方案治疗后，出现治疗相关的急性非淋巴细胞白血病的病例已有报道。

4.抗人胸腺细胞球蛋白

抗人胸腺细胞球蛋白（ATG）的功能主要是免疫抑制，可以改变 T 细胞和 NK 细胞功能，或者消除 T 细胞和 NK 细胞。用于 HSCT 的预处理或再生障碍性贫血和骨髓增生异常综合征患者的免疫治疗，以及治疗 GVHD。

应用 ATG 主要的副作用是过敏反应，表现为寒战、高热、瘙痒症、呼吸困难、低血压、血清病等。

（1）寒战、发热　常见，轻微者可以对症处理并减慢输入速度。如果输入过程中症状逐渐加重或者寒战、发热均出现，需要静脉给予苯海拉明 25～50mg（儿童 lmg/kg），退热药如扑热息痛每 4h 口服 325～650mg（儿童，每岁增加 60mg，至 10 岁），严重者静脉给予度冷丁 25～50mg（儿童 lmg/kg），每 4～6h 可重复一次。

（2）瘙痒症　瘙痒和皮疹有时发生，有全身症状时可用苯海拉明控制。

（3）呼吸困难　可能是过敏反应的表现，应停止药物输入。如果反应持续，需要给予苯海拉明加肾上腺素或者氢化可的松。

（4）低血压　少见，可能是过敏反应的表现。应停止ATG输入并进行相应的处理。

（5）血清病　综合表现包括发热、关节痛、皮疹，通常是迟发性反应，可给予激素治疗。

（6）白细胞减少及血小板减少　初期可能出现白细胞减少以及血小板减少，而白细胞减少是ATG输入的预期后果。

（7）其他　胸背部、腹侧部疼痛可能是过敏反应或溶血的表现，应停止ATG输入。进一步治疗根据临床情况决定。

4.6　造血干细胞回输

4.6.1　骨髓造血干细胞的回输

1. 输注时间

预处理结束后输入，一般输注开始时间应与末次化疗后间隔36h，除非方案中特别声明。新鲜骨髓造血细胞（HPC - M）应尽可能快地输入。对于新鲜的骨髓液，在输液前应先倒挂放置于4℃冰箱内。冷藏的骨髓液保存期不超过48h。冷冻保存的骨髓液需先在40℃～42℃温水中快速摆动使之迅速溶化后输注。输注前禁止震荡骨髓袋。应采用不带滤网的输血器，以免大量干细胞被滤网黏附而影响移植效果。输前给予预防过敏反应的药物。要另开一路静脉通道同时静脉输注适量鱼精蛋白以中和骨髓液中的肝素。输注速度开始宜慢，20min后如无过敏反应，要快速滴注达每分钟70～80滴。在输注过程中，护士应在床旁观察，严密观察患者生命体征及有无过敏反应的发生。在输至余下约10ml时，应弃去含脂肪颗粒的骨髓液，以免输入体内后引起脂肪栓塞。若供受者血型相同，可直接输注，若血型不合，则应使用血细胞分离机，选择骨髓淘洗程序，去除红细胞后再输注。

2. 输入量

未经处理的HPC - M为每千克患者体重10～15ml/；去红细胞的骨髓量为150～400ml。

3. 不良反应

（1）细胞量输入过多　如果成人受者预计所接受的骨髓量超过20ml/kg，儿童超过15ml/kg，或者根据临床判断存在液量负荷过多，应减少输入量，与细胞治疗实验室联系并要求减少细胞容量。

（2）输血反应　受者有针对供者红细胞表面 ABO 抗原（血型主要不合）或者其他的抗原的抗体时，可破坏供者的红细胞而发生急性溶血的可能性（血型主要不合），因而需要进行供者骨髓的红细胞去除（或者受者接受血浆置换）（如下所述）。由于所输骨髓含有受损的红细胞，患者也可能出现血红蛋白尿。迟发性的溶血反应可能由于供受者血型主要不合或者受者血浆置换后抗体的反弹所致。血型次要不合的患者（如供者抗体抗受者的红细胞抗原）出现急性或者迟发性的溶血反应，迟发性反应发生于输注后 5～14d，可能是供者淋巴细胞产生抗体与患者红细胞或者所输入的不相合的红细胞抗原结合发生反应所致。

（3）变态反应　患者可出现针对血浆蛋白或者其他成分的变态反应（如寒战、发热、荨麻疹），治疗同血小板输注反应的处理（苯海拉明、度冷丁、氢化可的松）。

（4）肺静脉微栓塞　脂肪颗粒能导致肺静脉微栓塞，患者主诉胸痛、呼吸困难、咳嗽。可通过医疗主任与细胞治疗实验室商量，经离心法去除过量的脂肪。输注过程中可以通过减慢输注速率以及吸氧缓解轻微的呼吸困难。

（5）抗凝过度　HPC－M 一般使用肝素和（或）枸橼酸盐抗凝。使用肝素时，如果快速或者大量输入细胞，可以导致患者短暂的抗凝过度。

4. 成人血型不相合骨髓红细胞的处理

见表 4－6。

表 4－6　成人血型不相合骨髓红细胞的处理

需要进一步处理的情况	处理措施
红细胞主要不合：患者有针对供者的红细胞的抗体	
患者的抗体滴度＞1：16	去除红细胞
红细胞次要不合：供者有针对受者的红细胞抗体	
供者抗体滴度≥1：256	如果血浆＞200ml，去除血浆
主次均不合：供受者均有抗对方红细胞抗原的抗体	
受者滴度＞16，供者滴度≤128	去除红细胞
受者滴度＞16，供者滴度≤256	去除红细胞，去除血浆（如果血浆＞200ml）
受者滴度≤16，供者滴度≥256	去除血浆（如果血浆＞200ml）
受者滴度≤16，供者滴度≤128	无须处理

4.6.2　自体外周血造血干细胞的回输

干细胞从－80℃的冰箱取出后，在 41℃的恒温水箱中快速溶解，用无滤网的输血器回输。因为在 4℃情况下，体外放置 5min 将使 HSC 损失 15％，放置 30min

则可造成干细胞损失75%,因此为确保患者能回输到高质量冷冻保存的HSC,减少干细胞损失,回输前15～20min应用抗过敏药物并静脉注射地塞米松10mg,一旦HSC复温,立即用无滤网的输液器从中心静脉导管输入,并根据患者年龄、身体状况调整滴数,一般5～10min输完。最后用50ml生理盐水冲洗回输袋,以减少HSC损失。解冻后的HSC除了数量较多的HSC外,还有受损的细胞、细胞溶解的产物及二甲基亚砜,这些因素均能造成患者诸多的不良反应,如面色潮红、恶心、呕吐、腹痛、腹泻、胸闷、头痛、呼吸困难、浓茶色尿等,一旦发生,应减慢输注速度或停止输注,待症状缓解后继续输注。

4.6.3 异体外周血造血干细胞的回输

选用无滤网的输血器回输。在输注过程中,先缓慢输注,严密观察有无过敏反应,15min后若无不适,可加快输注速度,一般为每分钟60～70滴,并严密观察生命体征的变化。15min左右协助患者排尿一次,观察有无排尿异常以及尿量、尿色的变化。

4.6.4 脐血造血干细胞的回输

1. 经中心静脉导管输注

回输前置管处无菌换药,更换输液装置,输液器去除过滤网,接三通连接管,所有连接处无菌纱布包保护。开通两路静脉通路,均予以生理盐水冲管,一路通道输注脐血,另一路通道生理盐水维持以备急救用药,关闭其余输液,避免药物配伍禁忌。复温后的脐血用不带过滤网装置的输液器由中心静脉导管主管输注,三通连接管接20ml生理盐水注射器,输注过程间断冲管以保证回输顺畅。边输边轻揉血袋和抖动输液管道,以防干细胞聚集和干细胞黏附于输液管道。输毕的血袋用生理盐水充分冲洗后回输给患者。如同时输注不同供者的脐血,两袋脐血输注时间应间隔30min以上,并且待患者无不适时再准备输第二份脐血。通常每袋脐血量不超过50ml,输注不超过10min。脐血输毕后立即更换普通输液装置,予以水化、碱化利尿处理,血袋保存。

2. 经中心静脉导管推注

导管准备与输注相同,去除中心静脉导管末端肝素帽,消毒后无菌保护,脐血袋口插12号注射针头,用20ml注射器抽取脐血,通过中心静脉导管末端直接推注。推注速度根据患者反应进行调节,输完后的血袋用生理盐水冲洗后均回输给患者。每份脐血也在10min左右输完,输毕对导管末端进行消毒后连接肝素帽密封,进行水化、碱化、利尿处理。

3.经骨髓腔注射

注射部位多选双侧髂后上棘,进行多点穿刺,多取俯卧位,胸前、腹部各垫一软枕,头偏向一侧,保持呼吸畅通,保证静脉输液通畅。输注前除常规补液、预防过敏、吸氧、心电监护外,保证患者的血小板在 $20\times10^9/L$ 以上,评估患者的耐受性,在注射同时予以缓慢输注地西泮 10mg,以降低患者不适感受。严格无菌操作,用 5ml 注射器抽取脐血,多点同时注射,每个位点最多注射 10ml 脐血,注射速度以患者能耐受为宜。输注过程密切观察患者呼吸及主诉。注射结束后穿刺部位加压止血,无菌换药,禁止潮湿。输完的血袋均予生理盐水冲洗后由中心静脉回输。每份脐血在 15min 左右注射完毕。注射完毕后处理同静脉回输。

(刘华胜　王晓宁　刘海波)

4.7　造血干细胞移植后的并发症

4.7.1　口腔黏膜炎

口腔黏膜炎(oral mucositis,OM)是 HSCT 患者常见而严重的并发症,也是最令患者感到痛苦的毒副作用之一。它不仅给患者带来疼痛、咀嚼吞咽困难以及味觉改变而影响进食,更有可能并发全身严重感染,危及生命。

4.7.1.1　发生机制

大剂量放化疗主要损伤快速分裂增殖的细胞,如消化道尤其是口咽部的黏膜上皮细胞。同时,放化疗可使唾液分泌减少或溃烂面分泌物增多,加重病情,所以大剂量放化疗后易于出现严重的 OM。免疫反应、毒性细胞因子及长时间的中性粒细胞缺乏等均加重了病状。Sonis S 等确定黏膜炎由以下五个期组成:初期细胞直接损伤;产生化学信号;NF-KB、TNF-α、IL-1b、IL-6 等传递并放大信号;溃疡形成伴随炎症;最终溃疡愈合。

4.7.1.2　临床表现

OM 常见的症状有口腔黏膜潮红、水肿、红斑、水疱、溃疡和感觉麻木等。症状自初始阶段到溃疡形成阶段通常始于放化疗开始后 5~8d,并持续至放化疗结束后 7~14d。上述症状常常令患者难以忍受,需麻醉止痛来缓解。参照世界卫生组织标准将 OM 分为 Ⅰ~Ⅳ 级:①Ⅰ级。黏膜疼痛,红斑。②Ⅱ级。红斑、溃疡,仍能进食固体食物。③Ⅲ级。溃疡,进食流质。④Ⅳ级。不能进食。OM 可造成患者口腔、咽喉疼痛,进食困难,营养状态变差。有研究显示,移植后 25%~75% 的患者由于 OM 发生而导致菌血症。Vera-Llonch 等认为:OM 的严重性与全胃肠外营养天数、胃肠外麻醉剂使用天数、发热天数、严重感染天数、住院时间以及总住院费用密切相关。

4.7.1.3 治疗

1. 局部处理

(1)漱口液　用生理盐水或碳酸氢钠漱口,每 30～60min 一次。联合使用漱口液:抗酸剂、苯海拉明和利多卡因;氯己定液,各种抗生素如两性霉素、制霉菌素、过氧化氢等。

(2)黏膜保护剂　抗酸剂、纤维素膜形成剂和凝胶。

(3)局部麻醉　利多卡因、苯佐卡因和苯海拉明。

(4)冰片、冰袋减轻疼痛和肿胀　每 2h 敷 15～20min。

2. 口腔冷疗法

HSCT 的 MM 和淀粉样变的患者,单次大剂量的马法兰 $140mg/m^2$ 预处理可以导致严重的黏膜炎,对于接受马法兰大于 $140mg/m^2$ 的患者当在给药前 15～30min 开始含入冰块,并持续在给药期间以及给药后至少 4～6h。

3.其他

(1)注意饮食因素　减少对口腔黏膜的创伤和刺激。

(2)抗病毒　抗病毒制剂,尤其是抗疱疹病毒药物,对防治 OM 有效。

(3)维生素类　维生素 C 和 B 族维生素对口腔溃疡的防治有效。

4.7.2 感染

感染是 HSCT 最常见的合并症。至今感染仍是关系到移植成败的主要因素之一,尤其是导致 Allo‐HSCT 后死亡的主要原因。虽然自体移植后感染造成的死亡率较低,但仍较传统化疗高。当 HSC 植活延迟或排斥,及 Allo‐HSCT 发生 GVHD 时,患者感染的危险会更大。感染与多种因素相关,如患者移植前的基础疾病类型及健康状态、预处理方案的选择等。严重的感染不仅可诱发或加重其他移植并发症(如 GVHD 等),甚至可直接导致移植患者的死亡。虽然细菌感染的风险贯穿于整个移植过程,但在移植的不同时期,感染的风险有所不同,因此需要区别对待及处理,尽量减少感染所导致的移植失败。

1.病因及发病机制

免疫系统损伤是感染的首要原因。干细胞移植后患者存在许多易感因素:①预处理所致的全血细胞减少以及对胃肠和呼吸道上皮的损伤;②中心静脉置管等相关操作所致的皮肤、黏膜的损害和静脉高营养;③免疫功能受损;④大量免疫抑制剂的应用;⑤GVHD 加重免疫功能损害。在 HSCT 的过程中,患者经历了三个阶段。

(1)移植早期(0～30d)　国内文献报道,移植早期感染发生率为 60.0％～80.0％,严重感染发生率为 12.8％。患者在预处理前开始中心静脉置管,皮肤的完整性受到破坏,皮肤表面的表皮葡萄球菌及链球菌等可沿插管进入体内;患者移植时接受超大剂量化疗及放疗预处理,免疫功能受到严重破坏,以及口腔、肠道黏膜屏障损害,使消化道内的厌氧与需氧菌亦可乘虚而入;粒细胞缺乏,同时巨噬细胞、T 细胞、NK 细胞的功能抑制,极易发生严重感染,死亡率很高。此期主要是细菌感染,可引起中性粒细胞缺乏症和继发性黏膜炎;真菌感染也较常见,多为曲霉菌感染;而病毒感染主要是单纯疱疹病毒(HSV)感染。此期感染相关性死亡主要是由于菌血症、肺炎及真菌感染所致。

1)中性粒细胞缺乏:多种因素可以影响中性粒细胞缺乏状态的持续时间,如 HSC 的来源(骨髓或外周血)和数量、是否合并病毒感染(尤其是巨细胞病毒)、GVHD 预防方案、升白细胞药物的使用等。另外,Auto‐HSCT 前 HSC 体外净化与否及方法、Allo‐HSCT 供受者 HLA 相合程度及移植物是否去除 T 细胞等因素都可影响造血重建的时间。

2)黏膜屏障的破坏:不同预处理方案对黏膜损伤的程度不同。化疗药物及全身照射可引起消化道黏膜损伤,继发病毒感染,进一步加重黏膜损伤。移植后,单纯疱疹病毒(HSV)的激活可引起口腔、食管、泌尿道、肛周等多处黏膜溃疡,极易继发细菌感染。预防 GVHD 的药物甲氨喋呤(MTX)及环孢素 A 可使黏膜炎加重并出现愈合延迟。中心静脉置管也是一个常见的感染因素。

(2)移植中期(30～90d)　造血已基本重建,中性粒细胞数目恢复正常。病毒感染在此时期最为重要,其中主要为活动性巨细胞病毒(CMV)感染。它可起源于患者自身潜在病毒的再活化,亦可来自献血员或 HSCT 供者。若早期能够诊断,通过预防性治疗可降低其死亡率。腺病毒感染亦时有发生,易导致出血性膀胱炎。细菌及真菌感染主要见于因移植排斥而持续粒细胞缺乏或合并 aGVHD 的患者,其他患者并不多见。aGVHD 对感染的影响尚有争议,一般认为 aGVHD 可引起皮肤、肠道等屏障的损伤,导致病原菌通过受损部位进入体内,而为治疗 GVHD 使用免疫抑制剂又可能诱发或加重感染,因此早期预防 GVHD 的发生尤为重要。HLA 配型相合的亲缘性 HSCT 一般较少发生 GVHD,而非亲缘性的 HSCT 易发生 aGVHD,可延长至数月。在此之后,患者仍有细胞及体液免疫的缺损,免疫缺损程度与下列因素相关:移植的类型,HLA 的相合程度,是否去除 T 细胞,GVHD 预防方案的选择,aGVHD 的程度,有无病毒感染(尤其是巨细胞病毒)。

(3)移植后期(90d 后)　cGVHD 是此期影响免疫恢复的重要因素。患者常有 T 细胞、B 细胞功能异常。大部分患者有免疫球蛋白缺陷,尤其 IgG2,它能够降低对多糖抗原的反应性。细胞及体液免疫恢复时间在不同类型的移植患者是有差异的。通常自体移植者早于异基因移植,前者基本上在半年后恢复正常。HLA 相合同胞间移植早于 HLA 不全相合及无关供者间移植。移植 1 年后,如无严重 GVHD,前者免疫功能也可大体恢复,细菌感染危险性明显减少。但后两种移植免疫功能恢复较慢,导致各种感染尤其是呼吸道感染的反复发生。本阶段感染的发生率及严重程度与 cGVHD 密切相关。由于 cGVHD 患者持续存在细胞与体液免疫缺损,感染可反复发作,有时甚至是致命的。而未合并 cGVHD 的患者感染已明显减少。

以上每一个阶段的感染的特征不同,应区别情况进行处理。GVHD 的有无及程度是移植后期影响免疫功能恢复的主要因素,而免疫恢复的状况又直接与感染的发生、程度及控制的难易密切相关。

2. 感染的特征

HSCT 患者合并感染的临床表现常不典型。有以下几方面的特点:①来势凶猛,进展迅速。以移植后早期阶段最为突出。②感染易扩散,败血症、肺炎等严重感染发生率高。③缺乏相应的症状与体征,不易形成局部的化脓灶,影像检查亦可阴性。④混合感染多,常规抗菌治疗效果差。⑤病原培养的普通标本其阳性率低,有时不得不进行特殊的甚至有创性的检查,如体腔或组织穿刺、支气管肺泡灌洗或开胸肺活检等。⑥由于抗体不易形成,血清学检测对诊断常失去意义。发热和肺炎是感染的两大特征,尤其是发热普遍存在,有时竟成为诊断感染的唯一指征。

4.7.2.1　细菌感染

因患者免疫缺损程度不同,移植后感染的种类在移植后不同阶段是有差异的。在干细胞移植后任何时期均可出现细菌感染,但最易发生于移植早期中性粒细胞缺乏期。明确感染发生的时间与造血重建的关系对临床诊断具有重要的意义。随着造血重建,免疫功能逐渐恢复,细菌感染的风险相应下降。

1. 病原学特点

在移植早期粒细胞缺乏阶段的初发感染中,90％以上为细菌感染。感染病菌以革兰阴性杆菌最常见,主要为大肠埃希菌、克雷伯杆菌、绿脓杆菌及其他肠科杆菌,近年来不动杆菌感染率有所上升。感染进展快,很快可引起感染性休克而致患者死亡,这是以往移植后患者的主要死因。

近年来由于预防性使用抗生素、中心静脉导管的广泛使用导致革兰阳性菌感染率上升。最常见为革兰阳性菌包括表皮葡萄球菌、金黄色葡萄球菌、α-溶血链球菌和棒状杆菌等,粪肠球菌和屎肠球菌的的感染也有所上升。

在移植中后期,中性粒细胞恢复正常,细菌感染减少。此时期细菌感染以革兰阳性球菌多见,尤其是肺炎双球菌。除引起肺炎外尚可发生副鼻窦炎及败血症。并发 cGVHD 的患者,可反复发生革兰阳性菌(如葡萄球菌、肺炎球菌、链球菌、嗜血流感杆菌等)感染。此外,患者对结核感染存在多种易感因素,如预处理的放疗、化疗及 GVHD 防治中大剂量免疫抑制剂的应用等,均可促使原有陈旧性结核的复发或新近感染的发生。

2. 临床表现

细菌感染的症状及体征在粒细胞缺乏期均不明显,寒战及发热是大多数患者早期仅有的表现,但局部化脓灶不易形成,故感染的其他症状及体征往往不明显。败血症、肺炎、中心静脉导管部位感染、肠道及尿路感染、蜂窝织炎等比较常见。一旦造血重建后,早期仍以肺部感染、败血症、肠道感染常见;后期,如伴随 cGVHD,则以呼吸道感染、鼻窦感染多见,严重者可发生败血症。

3. 诊断及鉴别诊断

HSCT 患者中性粒细胞缺乏期初次发热绝大部分由细菌感染所致,应仔细对患者进行体检,口腔、肛周及中心静脉导管是重点检查的部位。尽管仅有 30% 的发热可以找到生物学证据,病原学检查仍是必须的,包括血培养及其他部位的细菌培养(痰、尿、粪等)、咽拭子。此外还需要摄床旁胸片。中华医学会对血培养的标准是:每日至少 2 次,连续 2～3d,每次 10ml。由于常规血及体液的培养耗时较长,干细胞移植后感染及其病原体确诊非常困难。而且细菌培养阳性率低,难以快速、准确地检出真正致病细菌。阳性的细菌培养结果有助于指导治疗,但不具有绝对意义,有时培养的结果并不是导致感染的真正主要的病原菌,特别是咽痰培养的结果。

由于在中性粒细胞缺乏期常常缺乏感染的症状及体征,在肺部感染早期,当床旁胸片尚无明显异常而经验性抗生素治疗又无效时,在病情允许的情况下,可进行胸部高分辨 CT 检查,以尽快明确诊断。

对怀疑中心静脉导管源性感染者,应抽取两份血培养标本:其中一份通过外周静脉抽取;另一份通过导管抽取,根据培养的结果判断感染是否源于导管。另外,还应密切观察伤口部位有无红肿及渗液,并行伤口部位的拭子培养。

由于 HSCT 患者感染的临床表现不典型,往往发热是唯一的症状,所以鉴别感染性和非感染性发热是关键。HSCT 感染的病原体种类(如细菌、真菌、病毒、结核等)与移植后时间有很密切的关系。非感染性合并症(如 GVHD)的其他表现也是鉴别感染性发热或非感染性发热的重要依据。需仔细观察鉴别,尤其在抗菌治疗无效时常需根据经验进行试验性治疗,并根据治疗反应判断发热原因并调整治疗方案。

4. 治疗

(1)中性粒细胞缺乏期发热的治疗 当中性粒细胞小于 $0.5 \times 10^9 /L$ 时是 HSCT 患者发生各种严重感染及相关并发症的高危因素。在此期初次发热绝大部分由于细菌感染所致,且进展快,如未得到及时、有效的控制,很快可危及生命。

由于大于50％的发热患者都不能找到感染灶及感染细菌的种类,因此一旦怀疑感染性发热,在积极寻找治病因素的同时应该立即开始经验性抗感染治疗,其后可根据检测结果调整治疗方案。

在经验性治疗的抗生素选择上,应首选广谱抗生素,尤其不能忽视革兰阴性杆菌。最初主张联合用药,经典方案有抗绿脓杆菌的β-内酰胺类加氨基糖苷类,如头孢他啶加丁胺卡那霉素,两者在抗革兰阴性杆菌方面有协同作用,缺点是易致肾及神经毒性,且对革兰阳性菌作用不强。亦可用β-内酰胺类加喹诺酮类,如环丙沙星或左氧氟沙星,此方案克服了氨基糖苷类的肾毒性,并加强了对球菌尤其是肠球菌的作用,但亦有一定的神经及血液毒性。由于粒细胞减少伴发热的患者球菌感染有上升趋势,在上述方案基础上再加用糖肽类药物如万古霉素,以使其对耐药金黄色葡萄球菌及表皮葡萄球菌发挥最佳效应。但考虑到万古霉素亦有一定的肾毒性,且可诱导耐万古霉素肠球菌菌株的产生,故其应用仅限于高度怀疑球菌感染或处于抗甲氧苯青霉素金黄色葡萄球菌(MRSA)高发区的患者,不主张常规使用。随着第四代头孢菌素及其他新型广谱抗生素的问世,近年来主张选用广谱且强效的单一抗生素作为经验性治疗。目前适合于单一用药的抗生素为第四代头孢类与碳青霉烯类,如伊米配能(imipenem)或美罗培南(meropenem)。其中碳青霉烯类抗生素应用更广,且对厌氧菌亦有效。诸多报道已证明,单一用药的疗效至少不亚于联合用药,并可避免氨基糖苷类等抗生素所致不良反应。但除造血与免疫功能极度低下阶段发生的感染外,一般主张采用二线用药。

在无并发症的粒细胞缺乏伴发热患者中,单药治疗和其他联合用药总有效率相似。单药治疗可选择的种类有头孢他啶、头孢吡肟、亚胺培南、美罗培南,但对多数革兰阳性菌(特别是耐甲氧西林的葡萄球菌及耐万古霉素的肠球菌)无效。如果要兼顾产超广谱β-内酰胺酶(ESBLs)的耐药菌株,则建议尽可能不用三代头孢菌素单药治疗。

联合治疗的优点是抗菌谱更广、对革兰阴性菌具有潜在的协同作用并具有抗厌氧菌活性,很少出现耐药菌株。联合方案为:一种氨基糖苷类与头孢他啶、头孢吡肟、碳青霉烯中的任一品种组合或与呱拉西林/他唑巴坦及头孢哌酮/舒巴坦两种酶抑制剂联合制剂中的一种组合应用。缺点是有一定程度的肾毒性和耳毒性,且对大多数革兰阳性菌无作用。

万古霉素可与单药或联合治疗组合应用,这种组合覆盖面广,对革兰阴性菌及革兰阳性菌感染均非常有效。但对此方案意见尚有分歧。一种意见认为,由于大多数革兰阳性菌毒力相对较弱,在开始用抗生素治疗48h后未见效果或培养分离到革兰阳性菌时,再加用万古霉素,这可限制万古霉素的使用,避免万古霉素的副作用和滥用万古霉素导致耐药菌的产生,并节省治疗费用。第二种意见则认为,开始就使用万古霉素对革兰阳性菌感染进行早期有效的治疗,可缩短疗程,减少感染导致的其他并发症。

以上两种方案均有其合理性及不足之处,应根据具体情况区别对待:对病情危重者、高度怀疑革兰阳性菌感染者、导管感染者或革兰阳性菌感染率较高的移植中心,首次治疗应考虑使用万古霉素。

应针对最初抗生素治疗的反应决定其后的治疗。如果患者 24～48h 退热,应继续最初的治疗方案不变,直至中性粒细胞恢复至 $0.5 \times 10^9/L$。如中性粒细胞恢复较慢,患者已退热 5～7d,也未证实有感染存在,抗生素治疗可否在中性粒细胞恢复前停用需根据患者情况区别对待。如患者仍有较严重的黏膜炎及黏膜溃疡,抗生素应继续使用。如黏膜损伤已基本愈合,患者一般情况良好,可在密切监视下停用抗生素。但如再次发热应及时治疗。

(2)发热持续未退及再次发热的治疗　在抗生素治疗 18h 后发热仍持续未退者应再次进行评估,仔细寻找潜在的感染灶,分析致热原因并改变最初治疗方案。如果找到病原学依据,则针对病原菌进行治疗。如未发现感染部位或致病微生物,可针对最初方案未涉及的可疑病原菌进行治疗,通常选用抗菌谱更广的碳青霉烯类抗生素联合万古霉素,这样可以覆盖包括产超广谱 β-内酰胺酶的耐药菌株及耐甲氧西林葡萄球菌(MRSA)在内的院内感染耐药菌。

针对 HSCT 患者粒细胞缺乏期细菌感染的抗生素治疗必须严格按照各类不同抗生素的药代动力学和(或)药效学特性并足量使用才能保证疗效。时间依赖性的 β-内酰胺类抗生素应采用分次给药,每次间隔 6～8h;而浓度依赖性的氨基糖苷类抗生素及氟喹诺酮类抗生素则应每日给药一次;改变给药方式将使疗效下降。

在调整抗生素后治疗 48～72h,发热仍持续未退或退热后尚未停用抗生素又再次发热者高度怀疑真菌感染,应立即进行相关检查及经验性抗真菌治疗。

怀疑中心静脉导管感染时,除对伤口局部进行处理外,应立即使用包括万古霉素的联合治疗方案并密切观察治疗反应,如感染迅速控制,可继续保留导管,否则应拔除导管。如需重新留置导管,应在拔除导管并继续抗生素治疗 24h 后再考虑于其他合适部位重新插入导管。

(3)移植中后期细菌感染的治疗　移植中后期中性粒细胞数目已恢复正常,如未出现严重并发症,细菌感染率较前明显下降,与 cGVHD 及免疫球蛋白低下相关的反复鼻窦及呼吸道感染可使用口服抗生素预防及治疗。如感染较重,处理原则同粒细胞缺乏期细菌感染的治疗。

5. 预防

(1)环境保护及无菌护理　对移植患者进行的全环境保护对于减少移植后感染具有重要的意义。它包括:高效空气层流(LAF)系统(层流病房)和规范的操作及护理。层流病房能够从空气途径最大限度地减少微生物的传播。工作人员进入层流病房时应严格清洗消毒双手、更换洁净衣裤和拖鞋、戴无菌帽和口罩,接触患者前再穿消毒隔离衣并戴无菌手套。操作时应站在患者的下风向;严格规范地进行中心静脉导管插管及护理(锁骨下静脉置管处皮肤每日消毒及更换敷料一次);食物处理(需经微波炉消毒),不食用新鲜的水果和蔬菜;口腔护理;肛周护理:移植时及移植后每日定时及排便后用洗必泰坐浴;移植前常规口腔检查。此外移植前应对患者仔细查体,排除潜在的感染灶:如拔除龋齿,治疗牙周疾病;阑尾炎、痔疮的治疗等。

(2)预防性使用抗生素　主要针对内源性感染。患者常规口服非吸收性抗生素进行肠道消毒。口服复方新诺明预防卡氏肺囊虫病。对于肠道菌群的控制在不同国家及不同的移植中心的标准也不尽相同。欧洲大量使用非可吸收的抗生素,尽管部分临床观察显示可减少细菌感染率,但胃肠道副作用大,患者依从性差,广泛使用后可导致耐药菌株产生。氟喹诺酮类抗生素具有广谱抗革兰阴性菌活性。新一代氟喹诺酮类如加替沙星、左旋氧氟沙星等对革兰阳性菌也有较好作用,并且具有胃肠道副作用小、可保留肠道厌氧菌群、耐受性好等优点,被广泛用于肿瘤化疗后粒细胞缺乏及 HSCT 患者的感染预防。但广泛使用所带来的耐药菌,尤其是MRSA 感染率上升应引起足够的重视。因此,建议根据患者的不同情况区别对待。

除了口服抗生素预防外,也有使用静脉抗生素(通常使用氨基糖苷类及半合成青霉素、万古霉素等)对高危患者进行预防治疗,虽然有些研究结果显示感染率及菌血症发生率有所下降,但感染相关死亡率无明显减少。

(3)造血因子和静脉免疫球蛋白　DNA 重组造血细胞因子 G - CSF 与 GM - CSF 的应用加速了移植后造血功能的恢复,免疫功能也随之获得了一定的恢复,从而减低了患者发生感染的危险性。对于使用静脉免疫球蛋白能否降低 HSCT患者细菌感染及总体感染率,学术界有不同意见。我国首创在临床 BMT 中应用静脉注射免疫球蛋白。它对细菌及某些病毒(如 CMV)感染有一定的预防作用。高效价免疫球蛋白的预防作用自然更强,但不适于长期应用。

4.7.2.2　侵袭性真菌感染

侵袭性真菌感染(invasive fungal infection,IFI)又称深部真菌感染或系统性真菌感染,是指疾病一开始即侵犯深部组织器官或病变从局部开始进一步发展,侵犯深部脏器、组织形成感染灶,甚至引起真菌性败血症。由于 T 细胞功能障碍、低丙种球蛋白血症、长期应用糖皮质激素和抗生素、化疗或 BMT 后粒细胞减少等因素,更易患侵袭性真菌感染。侵袭性真菌感染是 HSCT 后常见的严重并发症,其发病率有逐渐增高的趋势,已成为移植后最重要的死亡原因之一。尽早诊断和治疗深部真菌感染,将会明显减少患者的死亡率。但侵袭性真菌感染的临床特征缺乏特异性,早期诊断困难,一旦发生,其预后较差。

造血干细胞移植规范化应用新进展

1. 造血干细胞移植患者侵袭性真菌感染的流行病学特点

近年来恶性血液病患者侵袭性真菌感染的流行病学特征发生了显著的变化。氟康唑的预防应用显著减少了念珠菌的感染率，但是克柔念珠菌和光滑念珠菌等耐氟康唑的念珠菌感染逐渐增加。曲霉菌已成为 HSCT 受者侵袭性真菌感染最常见的致病真菌，致死率较高的霉菌如接合菌和镰刀菌等感染亦逐年增多。目前念珠菌和曲霉菌仍然是最常见的致病真菌。曲霉属以烟曲霉、黄曲霉、黑曲霉和土曲霉较为常见，其中烟曲霉检出率最高，近年报道提示非烟曲霉菌也有上升趋势。美国移植相关感染监控网络对 2001 年 3 月至 2005 年 9 月美国 23 个移植中心登记的 983 例侵袭性真菌感染的监控结果显示，曲霉菌占 43%，念珠菌占 28%，接合菌占 8%；曲霉菌中烟曲霉最常见（44%），念珠菌中以光滑念珠菌最常见（33%），其次是白色念珠菌（20%）和近平滑念珠菌（14%）；异基因移植受者侵袭性真菌感染的发生率明显高于自体移植者。

对 HSCT 受者侵袭性真菌感染病原体在移植后不同时相的动态分析结果显示，曲霉菌的发生率均超过念珠菌。移植后患者发生侵袭性真菌感染主要出现在两个阶段：①移植早期（移植后 0～30d）。中性粒细胞减少、黏膜屏障受损和广谱抗生素的使用是该期发生侵袭性真菌感染的主要危险因素。曲霉菌和念珠菌最常见。②移植中期（移植后第 2～3 月）。该期发生侵袭性真菌感染的主要危险因素是糖皮质激素、GVHD 和 CMV 感染，曲霉菌感染为主，比例可达 7.1%。氟康唑预防使得念珠菌感染明显减少。随着非血缘、半相合及脐带血等移植的开展，为了防治 GVHD，免疫抑制剂的应用更加强大，从而导致造血重建后侵袭性真菌感染的发生率显著上升。多数非清髓移植的受者的侵袭性真菌感染均发生于造血重建后，主要危险因素为累及肠道的 GVHD 以及接受大剂量糖皮质激素治疗或合并呼吸道病毒感染。如果自体移植患者在移植前有侵袭性真菌感染病史，则移植过程中出现侵袭性真菌感染的风险明显增加。

2. 侵袭性真菌感染的诊断

（1）临床表现　深部真菌感染以呼吸系统真菌病最常见，其次是中枢神经系统和消化系统。血液病并发真菌感染的临床特点主要有：①发热。血液病本身及细菌感染会导致发热，因此往往容易忽略了真菌感染。在某些应用大剂量激素治疗的患者，潜在真菌感染引起的发热也往往被激素治疗所掩盖。②呼吸道症状。有发热、咳嗽、咳痰等，与细菌感染表现无明显区别。但在特殊人群中，如 HSCT 患者，可能会出现一些少见的症状，如弥漫性肺损伤、肺纤维化，影像学常表现为间质性肺炎，严重者可危及生命。其他器官组织感染还可表现为鼻塞、鼻腔分泌物增多、流涕、头痛、腹痛、腹泻等。

（2）实验室检查　侵袭性真菌感染的实验室诊断方法包括传统真菌检测和非

培养诊断方法。传统真菌检测方法包括显微镜涂片镜检、培养和组织病理学检查，此类方法敏感性较差，检出时间滞后，难以满足临床早期诊断的需要。近年来，侵袭性真菌感染的非培养诊断方法进展较快，主要包括针对真菌抗体及抗原或代谢产物的血清学检测(如半乳甘露聚糖检测和 $1,3-\beta-D-$葡聚糖检测等)、检测真菌DNA 的分子生物学方法和影像学检查。这些非传统方法的应用特别是联合应用，明显提高了侵袭性真菌感染诊断的敏感性和特异性。

1)涂片检查:取痰标本等做涂片检查可发现真菌。其操作简便，结果快速，但阳性检出率低。若在无菌体液中发现真菌成分一般可确立深部真菌感染的诊断，而在有菌部位则需要发现大量真菌菌丝才具有诊断意义。此方法常受寄生菌及污染的影响。

2)培养鉴定:一般取痰液、支气管肺泡灌洗液、血液等做培养。有意义的痰标本应来自支气管黏膜和肺实质，一般连续三次培养阳性且为同一种菌时方可作出诊断。

3)组织病理学检查:是诊断深部真菌感染的金标准。传统的组织病理学方法往往只能提示真菌感染而不能鉴定其菌种，且其是有创性的，取材不易，尤其是对于血液病患者，其免疫力低下，行有创性操作存在较高的危险性，患者不易配合。

4)半乳甘露聚糖检测(GM 试验):半乳甘露聚糖是曲霉菌的多糖类细胞壁成分，在侵袭性曲霉菌(IA)的早期释放入血。美国 FDA2003 年批准 GM 试验用于临床侵袭性曲霉菌的辅助诊断。Pereira 等报道 GM 检测有助于 HSCT 患者侵袭性曲霉菌的早期诊断，动态监测半乳甘露聚糖变化亦有利于病情评估。一项荟萃分析显示动态监测 GM 试验对侵袭性曲霉菌诊断的敏感性为 71%，特异性为89%。Meersseman 等研究显示支气管肺泡灌洗液(BALF)GM 检测诊断侵袭性曲霉菌的灵敏度和特异度较高，分别是 88% 和 87%，优于血清 GM 检测和 BALF培养。2008 年美国 IDSA 曲霉病治疗指南提出联合 GM 试验及肺部 CT 检查有助于侵袭性曲霉菌的早期诊断，并可提示开始抗真菌治疗的时机。GM 试验可也以出现假阳性，如儿童及 β-内酰胺类抗生素(如哌拉西林-他唑巴坦)使用者等。

5)$1,3-\beta-D-$葡聚糖检测(G 试验):$1,3-\beta-D-$葡聚糖是多种真菌的细胞壁成分，具有高度的特异性和敏感性。G 试验对诊断侵袭性真菌感染的敏感性是62%，特异性是 94%。该试验是广谱的真菌检查，结果只能提示有无侵袭性真菌感染而不能确定为何种菌属。有报道每周两次检查血清标本可准确诊断真菌感染，并早于目前的常规诊断方法。采用 G 试验测定葡聚糖可用于早期诊断深部真菌感染，其缺点是不能定性诊断，且不能检测出隐球菌感染。输注白蛋白或球蛋白、行血液透析、使用抗肿瘤的多糖类药物等可能出现假阳性。

6)影像学检查:患者胸部 CT 检查可见结节影、片状影，若出现晕轮征、新月形空气征或在实变区域内出现空腔等则高度怀疑真菌感染。例如，肺念珠菌病是弥散性微结节样损害;肺曲霉病呈晕环征,后期特征为病灶增大,部分出现新月形或偏心的镰刀状空泡征及靠胸膜的楔形阴影,但临床上不易见到上述典型改变,且其特异性不高,易与肺栓塞、肺出血及肺部白血病浸润等混淆。由于出现典型的 CT 征象往往已处于病程中后期,结合其他生物标志物检查方可提高早期诊断的准确性,虽然缺乏特异性,但典型征象对开始抢先治疗有重要价值。在治疗侵袭性真菌感染过程中,影像学的改善往往滞后于临床症状的改善。

7)分子生物学方法:应用分子生物学技术从分子水平上诊断真菌感染,其特异性强、敏感性高、快速、便捷,并能够迅速鉴定菌种。对于免疫功能低下的患者,PCR 是诊断真菌感染的一种有效的方法,但检测的阳性结果不能区分感染与定殖,故 PCR 的应用受到限制。

(3)诊断标准　侵袭性真菌感染的定义是由宿主因素、临床表现及微生物依据所组成的。诊断分三个级别:确诊、临床诊断或拟诊。确诊除要有宿主、临床表现外,还要在组织病理中找到微生物依据;临床诊断需要具备至少一项宿主因素,一项主要临床表现或两项次要临床表现,以及一项微生物依据;拟诊为具备至少一项宿主因素,一项主要临床表现或两项次要临床表现或一项微生物依据。其中组织病理学是诊断的"金标准"。

3. 侵袭性真菌感染的治疗

(1)侵袭性真菌感染的治疗药物

1)两性霉素 B 及其不同剂型:两性霉素 B 为抗生素类抗真菌药物,抗菌谱广,可与真菌细胞膜上的甾醇结合而损伤膜的通透性,导致真菌细胞内钾离子、核苷酸、氨基酸等外漏,破坏真菌细胞的正常代谢,从而起到抑菌作用,临床用于各种真菌感染引起的内脏及全身感染。但由于两性霉素 B 副作用大,有发热、寒战、头痛,对肾脏有损害,尚有毒性,此外还有白细胞下降、血压下降或升高、心率加快、低钾血症等,所以限制了其临床应用。脂类制剂包括三种剂型:两性霉素 B 脂质体剂型(AMB isome)、两性霉素 B 脂质体复合物(ABLC)和两性霉素胶样分散体(ABCD)。当脂类制剂的剂量为常规制剂的 3~5 倍时,治疗念珠菌菌血症和隐球菌脑膜炎的疗效与常规制剂相仿。脂类制剂可减轻药物不良反应,且有与两性霉素 B 相等的临床疗效,输注相关的毒性反应和肾毒性明显减少。在提高抗真菌疗效的同时显著地减轻了毒副反应,增加对真菌细胞麦角固醇的亲和力,降低对宿主细胞膜胆固醇的亲和力,提高抗真菌的活性,使患者耐受性提高,主要用于不能耐受普通两性霉素 B 的侵袭性真菌感染患者。

2)三唑类抗真菌药:作用机制为抑制真菌细胞膜麦角固醇的生物合成。目前已上市者包括氟康唑、伊曲康唑、伏立康唑和泊沙康唑。①第一代三唑类抗真菌药:包括氟康唑和伊曲康唑。氟康唑安全性好,是治疗白色念珠菌的首选药物,但克柔念珠菌和都柏林念珠菌对氟康唑天然耐药,光滑念珠菌对氟康唑的敏感性呈剂量依赖性,对曲霉菌无效。对于未采用唑类药物预防、无曲霉菌病的症状和体征且属发生曲霉菌病的低危患者,氟康唑仍然是一个理想的选择。伊曲康唑在肺、肾及上皮组织中浓度较高,对白色念珠菌、其他念珠菌、新生隐球菌、芽生菌和曲霉菌有效,对耐氟康唑的克柔念珠菌、光滑念珠菌也可使用本药,适应证为口咽部及食管念珠菌病、粒细胞减少发热患者的经验治疗和侵袭性真菌感染的预防性治疗。②第二代三唑类抗真菌药:包括伏立康唑、泊沙康唑和 Ravaconazole。伏立康唑属第二代合成的氟康唑衍生物,对所有曲霉菌、隐球菌、各种酵母菌以及对氟康唑耐药的克柔念珠菌和光滑念珠菌均有杀菌活性,并且对耐伊曲康唑和耐两性霉素 B 的曲霉真菌也有体外活性。伏立康唑还对一些少见的真菌(如足分支霉属和链孢霉属)亦有杀菌活性。伏立康唑口服吸收迅速,给药后广泛分布在机体各组织和体液中,适用于治疗侵袭性曲霉菌、不能耐受其他药物或其他药物无效的尖端足分支霉和镰孢菌,亦可用于对氟康唑耐药的严重侵袭性念珠菌、克柔念珠菌的感染。伏立康唑可透过血脑屏障,在脑脊液中的药物浓度约为血浓度的 50%,远高于其他广谱抗真菌药,适用于中枢神经系统感染。此外,伏立康唑可与多种药物发生相互作用,可使环孢素 A 和他克莫司的血药浓度升高,用药时需监测血药浓度。

2006 年泊沙康唑获得美国 FDA 批准上市。它在结构上和伊曲康唑同源,但是较伊曲康唑有更广的抗菌谱、更好的生物利用度以及更少的药物相互作用。泊沙康唑对大部分的真菌都有抑菌作用,对新生隐球菌、毛孢子菌以及对氟康唑耐受的克柔念珠菌和近平滑念珠菌在内的念珠菌都有杀菌作用。泊沙康唑是首个发现对接合孢子菌有抑制作用的唑类药物。有研究发现泊沙康唑对某些霉菌(如拟青霉菌、镰刀菌、青霉菌等)亦有一定的抑制作用。研究发现,空腹情况下泊沙康唑的生物利用度为 8%~47% 不等,若同脂性食物或蛋白质同服,其生物利用度可提高4 倍。但目前该药还只有口服剂型,在治疗病情严重的患者过程中缺乏静脉给药途径阻碍了其在临床上的广泛应用。目前,泊沙康唑除了用于中性粒细胞低下患者和 BMT 患者等高危人群的预防性抗真菌感染治疗外,还获批用于侵袭性曲霉感染的二线治疗以及临床上某些真菌(如毛霉、足放线菌等)感染的抢救性治疗。

3)棘白菌素类:为真菌细胞壁 $1,3-\beta-D$ 葡聚糖合成酶抑制剂,抑制真菌细胞壁的合成。哺乳类细胞无细胞壁,故该类药物对人体的毒性较低。棘白菌素类药物对于念珠菌是良好的杀菌药物,对曲霉菌则只显出抑制作用。和三唑类药物不同的是,棘白菌素类药物不通过 CYP450 系统发挥其抗真菌作用,因此较之唑类药物有更少的和其他药物的相互作用,具有耐受性良好和不良反应少的特性。该类药物包括卡泊芬净、米卡芬净和阿尼芬净。泊芬净为第一个上市的棘白菌素类药物,对曲霉菌、念珠菌和肺孢子菌有抗菌作用,但对隐球菌属、镰刀菌属、毛孢子菌和接合菌等无效。适应证为念珠菌口咽炎或食管炎、念珠菌血症、粒细胞减少发热患者的经验性抗真菌治疗和其他抗真菌药治疗无效或不能耐受的侵袭性曲霉感染。米卡芬净和阿尼芬净的抗真菌谱及作用机制与卡泊芬净相同。2005年3月，FDA批准米卡芬净用于HSCT受者念珠菌感染的预防以及治疗食管念珠菌感染。2006年，FDA批准阿尼芬净用于念珠菌病的治疗。

(2)抗真菌治疗　与分级诊断相对应，HSCT后侵袭性真菌感染的治疗分为预防治疗、经验治疗、抢先治疗和确诊后治疗。

1)预防治疗：是指对具有高危因素的患者使用抗真菌药物以预防侵袭性真菌感染的发生。从预处理开始口服氟康唑至少持续到异基因移植后75d，可明显减少侵袭性念珠菌感染的发生。但由于其抗菌谱窄，不能覆盖光滑、克柔等念珠菌及霉菌，氟康唑在预防异基因移植后侵袭性真菌感染中的地位已有所下降。一项随机双盲试验比较氟康唑（400mg，1次/日）和伏立康唑（200mg，2次/日）预防异基因移植后侵袭性真菌感染的效果，两组总生存率无明显差别。由于棘白菌素类药物具有相对较低的毒性，目前也有研究用于HSCT后侵袭性真菌感染的预防。

对既往有侵袭性真菌感染病史的患者，在真菌感染达到完全或部分缓解后若接受进一步的免疫抑制剂治疗（如再次化疗）或HSCT时，给予抗真菌药物预防真菌感染复发，即侵袭性真菌感染的二级预防（SAP）。卡泊芬净或伊曲康唑作为二级预防药物均能有效预防异基因移植后侵袭性真菌感染的复发。

2)经验性治疗：是指侵袭性真菌感染高危因素患者在病程中出现3d以上不明原因的发热，或广谱抗生素治疗后体温降至正常3～7d后再次出现发热，或广谱抗生素治疗5d无效，在寻找病因的同时可经验性抗真菌治疗。经验治疗应选择抗菌谱广、能覆盖念珠菌和曲霉菌、毒性反应较少及费用较低的药物。由于对曲霉菌和非白色念珠菌等不敏感，氟康唑不推荐用于HSCT后经验性抗真菌治疗。

3)抢先治疗：对HSCT后有发生侵袭性真菌感染高危因素的患者，动态监测肺部影像学，进行真菌培养、GM试验和G试验等，如果有阳性发现应立即行抢先治疗。结合GM试验与肺部高分辨CT结果及早开始抢先治疗，可明显减少过度经验治疗的费用及潜在的药物毒性。临床抢先治疗与经验性治疗的区别在于患者的微生物学检测（包括血液真菌抗原及其他血清免疫学）阳性，但无组织病理学确诊依据。

4)确诊治疗：指针对确诊侵袭性真菌感染的患者进行的治疗。对于已确诊的侵袭性真菌感染，首先应该仔细评估患者的临床状况和感染出现的危险因素。持续存在的免疫抑制会阻碍致病真菌的完全清除，因此推荐逐渐减少免疫抑制剂的用量。伏立康唑和两性霉素B是推荐的治疗侵袭性曲霉菌的一线用药。有报道卡泊芬净作为异基因移植患者侵袭性曲霉菌的一线治疗有效，同时有很好的耐受性。泊沙康唑仅抑制CYP3A4酶而较少发生药物相互作用，其抗菌谱广，对包括镰刀菌和接合菌等多种侵袭性真菌感染的挽救治疗有效。

5)联合治疗：由于联合治疗侵袭性真菌感染多基于体外或动物实验或小样本

临床回顾性资料,尚缺乏大样本前瞻性随机研究结果证实,故目前对联合治疗的应用存在争议。对于难治性侵袭性真菌感染患者,联合治疗可能是一个有价值的选择。

（3）外科治疗　侵袭性曲菌病的治疗效果差,死亡率高。对于药物治疗效果不佳的肺曲菌病患者,尤其是伴有大咯血或有大咯血的危险时,应考虑手术切除。多项报道显示手术联合药物治疗可减少后续化疗或 HSCT 治疗过程中侵袭性曲菌病的复发。

4.7.2.3　病毒感染

病毒感染是 HSCT 患者常见并且可能致命的合并症,也是导致患者非疾病复发死亡的主要原因之一。病毒感染病原体及感染灶常不明确,临床表现常不典型,病原体培养检出率低,而且常使用免疫抑制剂和合并 GVHD,机体免疫力低,常规治疗效果差,且病情进展快、死亡率高,需迅速控制。

在 HSCT 的不同时期,病毒感染的种类略有差异。例如,在移植早期(0～30d)存在粒细胞缺乏、黏膜炎和 aGVHD,此期以单纯疱疹病毒(herpes simplex virus,HSV)、疹病毒 6 型(HHV－6)以及各种类型的社区呼吸道病毒常见;植入后期(30～100d)存在以细胞免疫为主的 aGVHD,这个阶段常见感染的病毒为人类巨细胞病毒(cytomegalovirus,CMV)、EB 病毒(epstein-barr virus,EBV)以及各种社区获得性呼吸道病毒;移植后期(100d 后)体液免疫逐渐恢复,以水痘-带状疱疹病毒(varicella-zoster virus,VZV)、CMV、EBV 和各种社区获得性呼吸道病毒为主。

1. 单纯疱疹病毒(HSV)

单纯疱疹病毒潜伏在神经元内,常表现为口周疼痛、泌尿生殖器水疱形成或黏膜炎,其他少见表现包括急性食管炎、肺炎、肝炎、脑炎、脑膜炎及全身播散性病变。早期主要为黏膜损害,且与化疗后引起的带有黏液的无病毒性黏膜损害不同,这种黏膜炎疼痛异常且病毒能由肠道通过肝门入肝。血清变态反应阳性[sero(＋)]患者 HSV 感染非常普遍。

由于阿昔洛韦治疗 HSV 感染复发率高,临床常静脉或口服阿昔洛韦以预防 HSV 活化。大规模的研究显示阿昔洛韦预防可将 HSV 复发率由 68％降至 21％。目前推荐对所有 HSV IgG 阳性的受者均应用阿昔洛韦预防至移植物植入。

当 HSV 感染后静脉用阿昔洛韦有效,HSCT 患者出现阿昔洛韦耐药的少见。由于胸腺嘧啶脱氧核苷激酶作用,对阿昔洛韦耐药的几乎也对更昔洛韦(ganciclovir)、泛西洛维(famciclovir)耐药,此时最好选择磷甲酸钠(foscarnet)。

2. 巨细胞病毒(CMV)

CMV 是 HSCT 后感染常见的病毒之一,并且是致命性感染的最常见的病原。

CMV 属于疱疹病毒 5 型,在人群中感染非常普遍,在我国 90％以上成人曾经感染 CMV,大多为潜伏感染。和所有疱疹病毒一样,一经感染,除少数出现临床症状外,大多呈隐性感染。CMV 可长期潜伏于人体的唾液腺、乳腺、肾脏等器官和造血系统的 CD34$^+$ 和外周血 CD13$^+$/CD14$^+$ 的单个核细胞中。HSCT 受者由于免疫功能严重受损,CMV 重新激活,从而对 HSCT 后的患者造成严重的威胁。CMV 血清学阳性也是移植相关死亡的一个高危因素。CMV 激活后可以引起多个器官的 CMV 疾病,如 CMV 肺炎、CMV 肠炎、CMV 肝炎和 CMV 脑炎等。其中 CMV 肺炎最常见,发病率在 10％～30％,缺氧是最早和主要的临床表现,X 线显示为间质性改变,其死亡率达 80％,肺泡灌洗液(BAL)检测是主要的确诊手段。

HSCT 受者发生 CMV 病的危险因素包括异基因移植、CMV 抗体阳性、GVHD、淋巴细胞减少及应用阿仑珠单抗、病毒负荷量,与是否发生有临床症状的 CMV 病是相关的。移植患者持续的病毒血症与 CMV 复发风险升高及对更昔洛韦耐药相关。CMV PP65 检测法以 CMV 表面的 PP65 抗原为观察对象,应用免疫组化的方法进行检测,是活动性 CMV 感染诊断的早期指标之一,并可对 CMV 血症进行定量分析。常用的 CMV 检测方法包括 CMV 特异的 IgG、IgM 检查,文献报道其对于 CMV 疾病的诊断作用甚微,但对于 CMV 病的进展有一定的提示作用。有条件的中心可采用定量 PCR 方法检测 CMV DNA 来指导临床治疗。

CMV 病的预防有两个方案:一个是规律地给予一种抗病毒药预防 CMV 复发;另一个是对高危人群进行监测,一旦有病毒活动的迹象立即开始抢先抗病毒治疗。所有供者或受者为 CMV 血清学阳性的异基因移植患者在移植后都是 CMV 病的危险人群,需要进行 CMV 病的预防或抢先治疗。

更昔洛韦预防可以作为有效的策略来防止 CMV 病的发生。阿昔洛韦或者 Valganciclovir(更昔洛韦的前体)也可用于进行 CMV 的预防,但应该结合 CMV DNA 的监测。免疫球蛋白一般不推荐作为抗病毒预防。CMV 的预防还包括使用血制品的管理,特别是供受者均为 CMVsero(－),这些受者输血时为 CMVsero (－)白细胞去除的血源。这一原则也适用于自体移植患者。

尽管一线抢先治疗主要为更昔洛韦,但 EBMT 的一项对照实验发现膦甲酸钠在控制 CMV 上比更昔洛韦效果更好、毒性更小。膦甲酸钠用于预防及抢先治疗 CMV 与更昔洛韦疗效相当,较少引起中性粒细胞减少。所以在治疗的第 1、2 周可用更昔洛韦或膦甲酸钠作为一线用药;如治疗 2 周后无效可继续治疗 2 周。由于毒性太大,目前西多福韦(cidofovir)使用不多,它可致不可逆的肾损害而使临床应用受限,但它可作为二线用药。

3. 水痘-带状疱疹病毒(VZV)

VZV 感染在自体移植与异基因移植后均可发生。VZV 病通常发生于 HSCT 后期,移植后 5 个月左右最常见。HSCT 患者较正常人明显易感,且病程迁延,病情较重,后遗症如神经痛也较突出。直接的免疫荧光方法可以在 3h 内得到结果。定量 PCR 检测 VZV DNA 也得到了广泛的应用。

VZV 治疗药物主要是阿昔洛韦,合并症少,用于预防 VZV 活化效果亦较好。多器官累及的 VZV 感染则需给予高剂量阿昔洛韦(10mg/kg,每 8h 一次),疗程为 2~3 周。泛昔洛韦、万乃洛韦以及 brivudine(溴夫定)对于 VZV 的治疗也有相当的疗效。膦甲酸钠或者西多福韦可以作为二线治疗。

4. 人疱疹病毒 6(HHV6)

40%~65% 的 HSCT 受者有 HHV6 的感染或再激活,感染发生的时间一般在移植后 2~4 周,早于巨细胞病毒激活的时间。HSCT 受者感染 HHV6 后的主要临床表现有 aGVHD、中枢神经系统受累和血小板延迟植入。此外间质性肺炎、血栓性微血管病、肝炎也有报道。

HSCT 受者感染 HHV6 的危险因素还未完全明确。但有资料表明,异基因 HSCT 受者 HHV6 病毒血症的发生率明显高于自体 HSCT 受者。受者年龄小,接受类固醇治疗及供受者间性别的错配都是 HSCT 后感染 HHV6 的独立危险因素。一项回顾性研究表明,用抗 CD3 单克隆抗体预防 aGVHD 也会增加 HHV6 和脑炎的感染率。

移植前受者或供者外周血单个核细胞检测到 HHV26 DNA 可以作为预测移植后病毒感染的有价值的指标。目前常用的方法是 PCR 检测,通过定量 PCR 检测全血或者血浆中 HHV6 DNA 的拷贝,从而进行诊断和治疗。

HHV6 感染的主要治疗药物为更昔洛韦、膦甲酸钠以及西多福韦。对于合并 CMV 感染的患者,膦甲酸钠更加有效。

5. EB 病毒(EBV)

EB 病毒潜伏在 B 细胞内。HSCT 受者 EB 病毒感染后最重要的合并症是移植后淋巴增殖性疾病(PTLD),85% 的移植后 PTLD 为 EB 病毒阳性。移植后 PTLD 通常发生于移植后 6~9 个月,可表现为局灶淋巴结病、结外病变或不明原因的发热。通过定量 PCR 监测 EBV 负荷可早期发现 PTLD。HSCT 后 EB 病毒感染的危险因素包括无关供者、不相合供者、T 细胞去除、应用胸腺细胞球蛋白、非清髓移植、缺乏 EB 病毒特异性的记忆性 T 细胞及 cGVHD。国内外普遍采用的检测方法为全血中 EBV DNA 定量检测。移植后前三个月进行每周一次的定量检测,推荐对 GVHD 治疗中的患者以及半相合移植的患者进行长期的监测。用利妥昔单抗对 EBV 进行抢先治疗有效。另外减轻免疫抑制剂的剂量、供体 EBV 特异的 CTL 的输注、供者淋巴细胞输注(donor lymphocyte infusion,DLI)及化疗也有一定的疗效。目前尚没有明确报道针对 EBV 负荷进行的抢先治疗能否预防 PTLD 的发生。

6. 呼吸道病毒感染

呼吸道病毒包括呼吸道合胞体病毒（RSV）、副流感病毒、鼻病毒、流感病毒，其出现频率远高于 CMV 肺炎。其中呼吸道合胞病毒是移植患者最常见的社区获得性呼吸道病毒，其次是副流感毒和流感病毒。由于移植后存活时间与免疫抑制的程度不同，导致的死亡率也不同，但 RSV 肺炎的死亡率高达 80%。可通过鼻咽部分泌物、咽拭子及支气管灌洗液进行免疫荧光抗原检测病毒或者是病毒的直接分离以及定量 RT - PCR 检测病毒核酸等方法进行病原学检测。口服或静脉用利巴韦林联合静脉丙种球蛋白通常用来治疗 RSV 病毒感染。近年来 palivizumab（RsV -特异性的单抗）也得到了初步的应用。抗流感病毒治疗药物主要为金刚烷胺和奥司他韦。完善的流感病毒疫苗的接种可以帮助 HSCT 人群降低流感病毒感染的几率，其安全性以及接种方式、接种时间等需要更多研究来进一步优化。

7. 腺病毒感染

腺病毒可通过特异性免疫引起自限性的感染，也可潜伏或引起无症状感染，可发生肺部、胃肠道、泌尿系、中枢神经系统或全身播散性感染，导致出血性膀胱炎、坏死性小管间质性肾炎及爆发性肝炎。行无血缘关系或 HLA 不相合的 HSCT、发生严重 aGVHD、局部或全身病毒感染的患者均是腺病毒感染的高发人群。定量 PCR 方法具有可操作性及优越性，可以为抢先治疗争取有利的时间。到目前为止腺病毒感染无特效药物，只能利用病毒的自限性使之自愈，推荐减少免疫抑制剂的应用，但对于移植患者尤其是伴 GVHD 时常常无法做到。国外一项回顾性分析表明西多福韦对 10/16 个侵袭性腺病毒感染患者有效。还有一些关于利巴韦林的报道，但疗效各异。西多福伟与利巴韦林用于抢先治疗可能有效。

4.7.3　移植物抗宿主病

GVHD 是 Allo - HSCT 后的一个重要的并发症。一般认为，在 BMT 后 100d 内发生的 GVHD 称为 aGVHD，在 BMT 后 100d 以后发生的 GVHD 称为 cGVHD，但 cGVHD 亦可发生在 100d 以内。随着减低剂量预处理和供体淋巴细胞输注的广泛开展，aGVHD 也可迟至移植后 4~6 个月发生。aGVHD 可直接演化为 cGVHD，没有明确的间隔期，亦可在 aGVHD 完全缓解一段时间后出现 cGVHD；没有 aGVHD，也可单独出现 cGVHD。aGVHD 和 cGVHD 不能用绝对时间区分。相关文献报告，在减低预处理剂量 BMT（reduced intensity conditioning BMT，RIC - BMT）后数月或数年可出现迟发型 aGVHD（late onset acute GVHD）。

4.7.3.1 急性移植物抗宿主病

1. 发生机制

1966 年 Billingham 提出了发生 GVHD 的基本条件:①移植物中具有免疫活性细胞;②移植物与宿主具有不同的同种抗原;③宿主不对移植物产生有效的免疫破坏作用。

由免疫遗传性所决定的供受者间的组织相容性抗原的差异是触发 GVHD 的根本原因。aGVHD 分为三个阶段:①HSCT 的预处理(化疗和 TBI)以及感染造成受者组织的上皮细胞损伤和炎症环境(IL-1、TNF-α、IL-6 等);②受者抗原提呈细胞黏附分子、共刺激分子和抗原表达增加,呈递抗原(MHC 或 miHA)导致受者 T 细胞激活,增殖、产生 Th1 型细胞因子(如 IL-2、IFN-γ);③细胞毒性 T 细胞、细胞因子(如 IL-1、TNF-α)和先天性免疫细胞引起靶细胞死亡,出现多器官 GVHD 效应。其中,炎症因子在 aGVHD 的发生中有重要作用:CD4$^+$ T 细胞介导的 GVHD 效应不依赖上皮细胞Ⅱ类 MHC 分子表达,中和炎症因子能显著降低 aGVHD 发生;CD8$^+$T 细胞介导的 GVHD 模型中,尽管缺乏Ⅰ类 MHC 分子明显推迟 aGVHD 导致的死亡,但最终仍产生靶器官严重损伤,而阻断炎症因子作用同样可以防止出现 aGVHD;TNF-α 不仅激活受者树突状细胞和供者 T 细胞,还通过凋亡和坏死机制直接损伤靶细胞和器官;此外,通过诱导黏附分子和趋化因子表达,TNF-α 募集更多的效应细胞和单核细胞到靶器官。

2. 危险因素

2004 年 Kolb 等报道:根据移植种类、GVHD 的预防方案以及疾病本身等因素的不同,aGVHD 的发生率介于 35%～70%之间。目前的研究资料显示,无关供体 BMT 和同胞供体 BMT 的Ⅱ～Ⅳ度 aGVHD 发生率没有区别,而减低剂量预处理的移植较清髓性移植的 aGVHD 的发生率要低。常见的危险因素分为供者因素和受者因素。

(1)供者因素

1)HLA 的相容性:HLA 差异是引发 aGVHD 的主要因素。HLA 抗原不和程度越大,GVHD 反应越重。

2)性别不合:特别是当女性供给男性后,男性受者易发生 aGVHD。

3)异基因免疫性:多由妊娠或输血造成,使供者致敏,受者易发生 aGVHD。

4)干细胞的来源:脐血来源的 HSC 发生 GVHD 比骨髓及外周血干细胞低,外周血干细胞易发生 cGVHD,而 aGVHD 的发生并不多。

5)年龄:供者的年龄越大,发生 GVHD 的可能性越大

6)有学者提出,有核细胞输入得越多,发生 aGVHD 的机会越大。

7)NK 细胞的同种异体反应:在 HLA 半相合的移植中,供者对受者的 NK 细

胞的异基因反应可以减轻 GVHD,并能增强 GVL 效应。

8)临床资料证实,在半相合和无关供者异基因移植过程中,供者 NK 细胞 KIR 与受者 KIR 配体之间不匹配移植组 GVHD 发生率显著下降。

(2)受者因素

1)预处理:应用的化疗和放疗剂量越大,aGVHD 越重。

2)GVHD 的预防:方案不同,发生 GVHD 的几率不同。

3)年龄:受者年龄越大,aGVHD 的发生越多、越重。

4)病毒与细菌感染:巨细胞病毒感染、肠道的细菌感染易发生 aGVHD。

5)遗传素质:有学者提出有色人种比高加索人种易发生 aGVHD。

6)移植后针对疾病残留和复发而早期撤除免疫抑制剂和应用供者淋巴细胞输注(DLI),可促使 GVHD 发生率增加。

3. 临床表现

移植 10d 内发生的 GVHD 称为超急性 GVHD,病情凶险。aGVHD 发生在移植后 100d 内,其发生早则提示预后差。临床表现是多样的,全身的组织和器官都可受到侵害,而最主要的靶器官表现在皮肤、胃肠道和肝脏。

(1)皮肤　为最先出现和最常累及的组织,表现为手掌、脚心发红、充血。皮疹多从耳后开始,为斑丘疹,可以侵及前后胸及腹部皮肤,亦可扩散或融合成片,累及全身。严重者皮肤显著充血,类似日光灼伤性皮炎样改变,皮肤疼痛,甚至发生表皮坏死、皮肤剥脱及水泡形成。最为严重者可发生皮肤广泛性大疱性表皮松懈坏死。也有少部分患者,皮疹面积少,无须治疗可自行消退。

(2)胃肠道　肠道 aGVHD 常在皮肤 aGVHD 出现后一周至数周内发生,最常见的表现是腹泻,一般为褐绿色水样便,严重时为血水样便,伴有腹部绞痛、恶心、呕吐、厌食,严重者可造成大量的体液丢失,口服止泻药无效。严重程度以每日腹泻的液量及有无血便来衡量。肠道 aGVHD 的诊断常依靠肠镜检查和活检。

(3)肝脏　常表现为胆汁淤积性改变,伴有或不伴有黄疸,氨基转移酶的升高是非特异性改变。肝脏活检显示肝胆管损害,是 aGVHD 的特征性改变,但对移植的危重患者是有一定风险的。

(4)其他表现　发热可出现在严重 aGVHD 的早期,需与感染相鉴别。aGVHD 也可伴有出血性膀胱炎,重度 aGVHD 亦可影响造血系统,发生贫血、血小板减少及白细胞降低等。眼睛受损可发生在移植后 50d 内,包括畏光、结膜出血、伪膜相成和兔眼。aGVHD 也可出现严重的低丙种球蛋白血症。

4. 诊断标准

(1)西雅图 aGVHD 分级诊断标准　目前 aGVHD 的诊断和分级标准多采用西雅图(表 4-7 和表 4-8)。基本诊断原则是:首先分别对皮肤、胃肠、肝脏等受损器官进行分级,然后依据各个器官受损分级程度及患者的整体状态对 aGVHD 进行总体分级。

表 4-7　aGVHD 的临床分期标准

分期	皮肤	肝脏胆红素	肠道
1	斑丘疹<25%体表面积	2~3mg/dl	腹泻,500~1000ml/d,或持续恶心
2	斑丘疹 25%~50%体表面积	3~6mg/dl	腹泻,1000~1500ml/d
3	全身红皮病	6~15mg/dl	腹泻,>1500ml/d
4	脱皮和大疱	>15mg/dl	腹痛和(或)肠梗阻

注:①持续恶心需胃镜检查病理证实为 GVHD 所致。②采用烧伤表去评估皮疹面积。

表 4-8　aGVHD 的临床分级

分级	皮肤	肝脏	肠道	功能丧失
0(无)	0	0	0	0
Ⅰ(轻度)	+~++	0	0	0
Ⅱ(中度)	+~+++	+	+	+
Ⅲ(重度)	++~+++	++~+++	++~+++	++
Ⅳ(威胁生命)	+~++++	++~++++	++~++++	+++

(2)aGVHD 的 IBMTR 分级诊断标准　国际骨髓移植登记组(IBMTR)根据脏器受累严重指数也制定了 aGVHD 分级诊断标准,具体如表 4-9;IBMTR 的积分法如表 4-10。

表 4-9　IBMTR 严重指数 aGVHD 分级诊断标准

严重度	皮肤受损		肝脏受损		胃肠受损	
	程度	皮疹面积	程度	总胆红素(nmol/L)	程度	腹泻量(mg/d)
A	1	<25%	0	<34	0	<500
B	2	25%~50%	或1~2	34~102	或1~2	550~1500
C	3	>50%	或3	103~225	或3	>1500
D	4	水疱	或4	>225	或4	腹痛伴肠梗阻

表 4-10　aGVHD 的临床积分诊断法

临床表现	积　分					
	轻度(2～5分)		中度(6～12分)		重度(>12分)	
腹泻	偶发	1分	反复、间断	2分	持续	4分
皮炎	一过性皮疹	1分	皮疹+结痂	2分	严重持续皮炎、结痂、皮肤松懈	4分
肝功能异常	轻微、一过性	1分	迁移、不规则	2分	严重、持久	4分
黄疸			一过性	2分	持久	2分
肝肿大			一过性	1分	持久	2分
发热	低热、数天	0.5分	高热,一周	1分	周期性或持续性高热	2分
体重减轻	轻微	0.5分	逐渐减轻或波动	1分	进行性消瘦	2分
淋巴细胞减少	一过性	0.5分	严重	1分	严重	1分
嗜酸粒细胞增多	一过性	0.5分	出现	1分	出现	1分

(3)修改后的 aGVHD 分级标准　除 IBMTR 分级法以外,Martin 等于 1988 年在对 100 例 HLA 相结合同胞兄弟姐妹移植并接受 CSA+MTX 预防的病例进行的基础上,提出修改后的 aGVHD 的评估分级标准(表 4-11)。新的标准比旧的标准重复性好,临床使用较易掌握。

表 4-11　修改后 aGVHD 分级标准

分级	标准
Ⅰ	移植后 100d 内无 GVHD 证据; 皮肤、肝脏和肠道异常属 GVHD 以外其他原因所致; 除 GVHD 预防方案外未作任何免疫移植治疗。
Ⅱ	皮肤特征性改变的临床表现和发生时间(有或无内脏 GVHD)符合 aGVHD 诊断;或活检/尸检证实内脏 GVHD 而无皮疹。 无须治疗可自行改善,或在开始 GVHD 治疗后 2～3 周内全面或至少一个器官的 GVHD 逐步改善且无进一步恶化。 在适当的一线全身治疗逐步减量过程中勿需二线药物治疗。

分级	标准
	临床征象同以上Ⅱ度,但对初始治疗无任何效果,需要多次药物循环治疗或延长住院时间;
Ⅲ	移植后 100d 内对于适宜的一线治疗无反应,疾病无法控制或在一线药物减量过程中需要反复药物治疗;
	但无致死性 GVHD。
Ⅳ	临床征象同Ⅱ度 aGVHD,且伴有 aGVHD 相关的致死性并发症。

(4)aGVHD 的病理组织学分度　aGVHD 的病理改变与其严重程度可以不一致,但可以为 aGVHD 的诊断和程度的判定提供帮助。aGVHD 的病理组织学分度见表 4-12。

表 4-12　aGVHD 的病理组织学分度

分度	皮肤	肝脏	肠道
+	基底层细胞空泡变形或坏死	叶间胆小管变性和、或坏死<25%	隐窝腺体扩张,个别上皮细胞坏死
++	同+病变,伴海绵层水肿和上皮细胞坏死	25%~50%	同+病变,伴肠腺坏死或脱落
+++	同++病变,伴灶性上皮和真皮分离	50%~75%	同++病变,伴灶性黏膜裸露
++++	上皮明显缺失	>75%	弥漫性黏膜裸露

5. 预防

由于 aGVHD 是 HSCT 早期死亡原因之一,所以有效的预防措施非常重要。目前主要表现为以下几个方面。

(1)选择合适的供者　aGVHD 与 HLA 不相合程度直接相关(供受者相合者 GVHD 发生率约为 40%,而无关供者或 1 个 HLA 抗原不合者升至 60%~80%),所以选择 HLA 相合的亲属供者可以降低 aGVHD 的发生。此外,CMV 抗体阴性供者、男性供者、年轻的供者等均可降低 aGVHD 的发生。

(2)抗生素及全环境保护　预防性地应用抗生素可以降低肠道 GVHD 的发生。全环境保护包括层流病房、无菌饮食、皮肤清洗消毒、口服不吸收抗生素等。

(3)免疫抑制剂的应用　在移植前后,通过临床药物抑制受者体内供者 T 淋巴细胞激活是目前预防 GVHD 的主要方法。

第 4 章　造血干细胞移植

1)甲氨蝶呤(MTX)和环孢素 A。西雅图提出的环孢素 A 与甲氨蝶呤联合应用被认为是 Allo - HSCT 移植后 aGVHD 预防的金标准方案。其方案如下:第 1 天给予 MTX $15mg/m^2$,以后＋3d、＋6d、＋11d 各给 $10mg/m^2$,同时给 CsA $3mg/(kg \cdot d)$,0d～＋30d,随后口服 CSA 至第 180 天。血缘 HLA 相合 HSCT 的患者使用 CsA＋MTX 预防 GVHD 后,Ⅱ～Ⅳ度 aGVHD 和广泛 cGVHD 发生率分别为 40％和 50％,HLA 相合无关供者移植时 GVHD 发生率分别增加到 75％和 55％。在应用 CSA 的过程中,应监测该药血药浓度并根据结果调整剂量。CSA 的副作用主要是肾毒性,其他还表现为高血压、胆汁淤积、震颤、多毛和中枢神经系统失调。

2)对于有 GVHD 高危因素的移植患者,如非血缘移植、非清髓移植和半相合移植,使用新型免疫抑制剂[如麦考霉酚酸酯(mycophenolate,MMF)、他克莫司(tacrolimus,FK506)、或雷帕霉素(ripamycin)]能有效地降低 GVHD 发生率,减少 aGVHD 组织毒性作用,延长生存时间。①他克莫司:FK506 与其体内结合蛋白 12 形成复合物,阻断丝氨酸-苏氨酸钙调磷酸酶活性,抑制 IL-2 产生和 T 细胞激活。此药与 CSA 相似,但免疫抑制作用明显强于 CSA。推荐起始剂量为 $0.03mg/kg$,静脉输注,监测血药浓度维持在 $10～20\mu g/L$。研究显示 FK506＋MTX 预防 aGVHD 疗效优于 CSA＋MTX。②雷帕霉素:是一种大环内酯类免疫抑制剂,在化学结构上有一半与他可莫司相似,半衰期很长($60～72h$),无肾毒性和神经毒性,可以与其他药物联合使用。不良反应有血栓性微血管病变、高脂血症、肾功能不全、血细胞减少和感染。③麦考霉酚酸酯:口服后代谢产物霉酚酸(MPA)是次黄嘌呤单核苷酸脱氢酶选择性、非竞争性强效抑制剂,抑制活化 T 细胞、B 细胞的 DNA 合成。接受 CsA＋MMF 预防组较 CsA＋MTX 组,严重黏膜炎发生显著减少(21％VS 65％),植入加快,但 aGVHD 发生和 100d 生存率无差别。

(4)T 细胞去除 供者 T 淋巴细胞在 GVHD 病理过程多个阶段中占据主导地位,去除 T 细胞将有效避免 GVHD 的发生。

1)在体内通过抗体去除 T 细胞:①围输注期使用多克隆抗胸腺淋巴细胞球蛋白(ATG)可以显著降低急、慢性 GVHD 发生率和严重程度。②单克隆抗 CD3 抗体、抗 CD25 抗体、抗 CD52 抗体能有效抑制淋巴细胞活性,已用于非血缘移植、非清髓移植或半相合移植的临床研究中。

2)从移植物中选择性去除 2～3 个数量级的 T 细胞,保留一定的 T 细胞数量,有助于在移植物植入、降低 GVHD、减少复发之间保持相对平衡。分选 $CD62L^-$ $CD4^+$ T 细胞,在保留机体获得性免疫能力的同时能降低 GVHD 的发生。

6. 治疗

Ⅰ度 aGVHD 无须治疗。Ⅱ度有全身表现的 aGVHD 视病情进展可以开始治疗,需要结合 GVHD 的高危因素和白血病复发的危险因素综合评判。发生Ⅲ～Ⅳ

度严重 aGVHD 的患者长期生存率不到 25%,需要立即治疗。

（1）一线治疗 甲泼尼龙是 aGVHD 治疗首选药物,常用剂量为 2mg/(kg·d),单用激素治疗有效为 50%,提高剂量并不能改善疗效,48h 可评估早期治疗反应,5d 足以辨别激素难治性病例。移植相关死亡率和长期生存率与 aGVHD 经肾上腺皮质激素治疗 5d 内是否获得明显改善有关。有效者 1～2 周后开始减量,减量过程不宜过快,每 5d 减 10%,以免病情出现反复。一线治疗失败(激素难治性 GVHD)是指治疗 3d 后病情仍进展、治疗 7d 后病情无改变、治疗 14d 后病情未完全消退。

（2）二线治疗 对于激素难治性 GVHD,目前没有统一的治疗标准。既往曾使用更高剂量的皮质激素(10mg/kg 的甲基泼尼松龙),但疗效有限,且毒副作用更明显。目前倾向于联合用药,选择免疫抑制作用更强的新型药物作为二线治疗,如换用或加用 FK506、雷帕霉素、MMF。其他的治疗还有使用单克隆抗体,如 OKT3、抗 IL-2 受体、抗 TNF-α 受体、CD25 单抗以及 ATG 等。

体外光化学治疗(ECP)是基于自细胞去除的免疫调节方法。将淋巴细胞与 8-氧代补骨脂素混合后,后者会插入 DNA,若暴露于紫外光照射下,淋巴细胞即可发生凋亡,随后再回输体内。Greinix 等进行的 II 期临床研究显示,59 例激素难治性 aGVHD 患者中,皮肤、肝脏、肠道完全缓解率分别达到 82%、61%、61%。完全缓解患者的长期存活率为 59%,未达到完全缓解患者的长期生存率仅为 11%。

（3）支持治疗 在 aGVHD 的治疗过程中应大力加强支持治疗,包括胃肠外高营养、感染的防治、水电解质的平衡等。

4.7.3.2 慢性移植物抗宿主病

cGVHD 是 Allo-HSCT 后长期存活患者的主要并发症,也是导致移植后非复发死亡的主要原因。在 Allo-HSCT 后 40%～70% 的患者可发生不同程度的 cGVHD。cGVHD 一旦发生,相当多的患者需要长期使用激素和免疫抑制剂来治疗。患者不但生活质量差,而且易合并感染。

1. 发生机制

对于 cGVHD 的确切发病机制还在研究之中。目前相关研究报道显示主要机制有以下几方面:胸腺损害和移植后源于骨髓的 T 细胞阴性选择的缺陷;转换生长因子-β(TGF-β)异常生成;自身抗体的产生;调节性 T 细胞的缺乏。

aGVHD 是预测 cGVHD 发病率及严重程度的重要危险因素。cGVHD 源自 aGVHD 对胸腺的损伤,导致机体不能通过阴性选择去除能识别供者及受者自身抗原的 T 细胞。aGVHD 可严重损伤胸腺组织,包括对髓质上皮细胞的损害,导致皮髓交界处细胞和胸腺小体的消失,并可清空 CD4$^+$ CD8$^+$ 双阳性 T 细胞。GVHD 小鼠体内 T 细胞的阴性选择过程被破坏,这种未经正常阴性选择的 T 细胞是致病的。

有研究表明,CD4$^+$细胞可引发皮肤的 cGVHD,且 T 细胞、单核细胞及巨噬细胞也浸润皮肤。皮肤中的 T 细胞和巨噬细胞表达 TGF - β1 mRNA,但不表达 TGF - β2 mRNA,也不表达 TGF - β3 mRNA。被激活的供者 NK 细胞通过 TGF - β 依赖机制能够减轻 aGVHD 的严重程度。TGF - β 在限制 T 细胞及 NK 细胞增殖方面发挥重要作用,缺乏 TGF - β 的小鼠在早期出现致命性的自身免疫性疾病。

自身免疫反应在 cGVHD 的发生中可能起着重要作用,在部分 cGVHD 患者体内发现自身抗体有力地支持了这一假说。B 细胞在人类 cGVHD 中发挥重大作用。首先,一些 cGVHD 患者应用 CD20 单抗后病情改善;其次,生物标记研究显示 cGVHD 患者的 B 细胞受 TLR9 刺激后比对照组表达更多的 CD86 分子。同种异体抗体及血浆内高水平的 B 细胞活化因子(BAFF)的存在,说明 B 细胞在 cGVHD 的发病中发挥重要作用。高水平的 BAFF 可促进残存的 B 细胞生长及刺激有活性的 B 细胞分化。Stefanie 等对 HSCT 后后人的外周 B 细胞的表型和功能进行详细的分析,发现 cGVHD 患者体内含有的 BAFF/B 细胞明显高于无 cGVHD 者及健康供者。

aGVHD 不仅损伤胸腺 T 细胞的阴性选择,还阻碍调节性 T 细胞的生长发育。相关研究显示:Allo - HSCT 后输注 CD4$^+$ CD25$^+$ Foxp3$^+$、CD4$^+$ CD25$^+$ Foxp3$^+$ CD62L$^+$ 调节性 T 细胞可明显减少 cGVHD 发病率及提高患者生存率。Li 等研究发现 HSCT 后免疫重建早期并发 cGVHD 患者的外周血 CD4$^+$ CD25$^+$ 调节 T 细胞的含量比健康人含有的细胞明显减少,而且 CD4$^+$ CD25$^+$ 调节 T 的减少与 GVHD 的严重性密切相关。

2. 危险因素

在异基因移植后 150d,同胞 HLA 全相合移植、HLA 部分相合亲缘间移植和相合无关供者移植的患者 cGVHD 发生率分别是 33%、49% 和 64%。下列因素预示患者易发生 cGVHD。

(1)曾经发生过 aGVHD,这是最重要的危险因素。

(2)易诱发 aGVHD 的因素如:无关供者或供受者之间 HLA 不相合;女性供者,男性患者;患者年龄较大。

(3)cGVHD 的发生多见于外周血干细胞移植。

(4)原发病为再生障碍性贫血或慢性粒细胞白血病。

(5)供者淋巴细胞输注。

3. 临床表现与诊断标准

cGVHD 的症状可以出现在全身各个系统,皮肤、口腔、肝脏和眼睛是最容易受累的器官。1980 年美国西雅图依据受累器官和广泛程度,提出了将 cGVHD 分为局限性和广泛性的分类方法。局限性 GVHD 可兼有局限的皮肤损害和本病所致的肝损害,或仅有其中一项。广泛性 GVHD 则有下述两者之一:①皮肤广泛受损;②除上述局限性 GVHD 表现外,尚有肝脏病理呈慢性重症肝炎或肝硬化,或眼部受损(Schirmer 试验湿度≤5mm),或唾液腺或口腔黏膜有本病病理,或任何其他靶器官受损。

2003 年西雅图又重新进行了修订,分为临床局限型和临床广泛型。

(1)临床局限型　指有下述之一者:

1)与 cGVHD 一致的口腔异常,皮肤或唇黏膜活检阳性,无其他 cGVHD 的表现;

2)轻度肝功能损害(碱性磷酸酶≤正常上限 2 倍,谷草转氨酶或谷丙转氨酶≤正常上限 3 倍,总胆红素≤1.6),皮肤或唇黏膜活检阳性,无其他 cGVHD 表现;

3)丘疹鳞屑斑、斑丘疹或苔藓样皮疹少于 6 处,少于 20% 的体表面积,色素脱失少于 20% 的体表面积,或红斑少于 50% 的体表面积,皮肤活检阳性,无其他 cGVHD 表现;

4)眼干(Schirmer 试验≤5mm,仅有轻微眼部症状),皮肤或唇黏膜活性阳性,无其他 cGVHD 表现;

5)阴道或外阴异常,活检阳性,无其他 cGVHD 表现。

(2)临床广泛型　指有下述之一者:

1)两个或两个以上器官受累表现,并有任一器官活检证实 cGVHD;

2)Karnofsky 或 Lansky 临床积分<60%,体重减轻≥15%,以及非其他因素导致的反复感染,并有任一器官活检证实 cGVHD;

3)皮肤受累多于局限型 cGVHD 定义范围,并被活检证实;

4)硬皮病或硬斑病;

5)脱甲或甲营养不良能代表 cGVHD,并有任一器官活检证实 cGVHD;

6)cGVHD 筋膜炎引起腕或踝关节活动度下降;

7)cGVHD 导致的挛缩;

8)阻塞性细支气管炎,非其他原因引起;

9)肝活检阳性,或肝功能异常非其他因素引起(碱性磷酸酶>正常上限 2 倍,谷草转氨酶或谷丙转氨酶>正常上限 3 倍,总胆红素>1.6),并有任一器官活检证实 cGVHD;

10)胃肠活检阳性;

11)cGVHD 引起的筋膜炎或浆膜炎。

2005 年 NIH 的 cGVHD 共识中的主要临床表现如表 4-13。

表 4 - 13　cGVHD 的主要临床表现

器官/部位	诊断性征象	典型征象	其他征象	共有征象
皮肤	皮肤异色病 扁平苔藓样特征 硬化特征 硬斑病样特征 苔藓硬化样特征	褪色	汗腺损伤 鱼鳞藓 毛发角化症 色素减退/沉着	红斑 斑丘疹 皮疹瘙痒症
指甲		异位 纵向隆起、裂开或易脆 甲藓 翼状胬肉 指甲缺失（常为对称性大部分受累）		
头皮/头发		新出现瘢痕秃头症 丘疹鳞屑样损害	头发稀疏,典型斑秃 粗糙无光泽 早灰白头	
口腔	苔藓样特 角化过度征 硬化致张口困难	口腔干燥 黏液囊肿 黏膜萎缩 白膜、溃疡		牙龈炎 黏膜炎 红斑 疼痛
眼睛		眼干、沙眼或疼痛 瘢痕性结膜炎 角膜膜炎/干燥 点状角膜病融合期	畏光 眼周色素沉着 眼睑炎（睑浮肿区红斑）	
阴道	扁平苔藓样特征 干燥/狭窄	糜烂 裂开、溃疡		
胃肠道	食管蹼 食管上 1/3 狭窄或变窄	胰腺分泌不足		厌食、恶心、呕吐、腹泻、体重下降、生长缓慢（儿童）
肝脏				胆红素、AKP ＞2×正常值,ALT、ASTP＞2×正常值

器官/部位	诊断性征象	典型征象	其他征象	共有征象
肺	闭塞性细支气管炎 结合活检诊断	闭塞性细支气管炎结合肺功能和放射诊断		闭塞性细支气管炎 肺炎
肌肉韧带	筋膜炎	肌炎或多肌炎	浮肿	
关节	关节僵化或由硬化 所致痉挛		肌肉抽搐 关节痛/关节炎。	
造血和免疫系统			血小板减少症、 红细胞增多症、 淋巴细胞减少症、 丙种球蛋白增多/减少、 自身抗体(AIHA 和 ITP)	
其他		心包或胸膜腔积液、腹水、周围神经病、肾病综合征、肌无力、心脏传导异常或心肌病		

IBMTR 严重指数 cGVHD 诊断标准见表 4 - 14。

表 4 - 14 **IBMTR 严重指数 cGVHD 诊断标准**

诊断时 KPS	轻微(低危)	中等(中危)	严重(高危)
≥80	无体重减轻,无腹泻	体重减轻或腹泻	体重减轻和腹泻
<80	无体重减轻,无皮肤受累或有其中 1~2 项及口腔受累	腹泻,体重减轻和(或)皮肤受累(1~2 项)	腹泻,体重减轻和皮肤受累或有其中 1~2 项无口腔受累

注:KPS,Karnofsky 积分。

4. 预防

cGVHD 发病原因与 aGVHD 相似。aGVHD 是 cGVHD 的主要危险因素。

5. 治疗

亚临床型和局限型 cGVHD 一般不需要治疗,或仅给予局部对症治疗即可。

而对于广泛型、无自发缓解倾向的患者,需要接受系统治疗。

常用的一线治疗方案是环孢素 A 联合泼尼松,起始剂量是泼尼松 1mg/(kg·d),环孢素 A 10mg/(kg·d)。对于环孢素 A,需监测血药浓度和肾功并根据结果及时进行调整。治疗两周后如病情无进展,泼尼松每周减 25% 直至隔天 1mg/kg,完成泼尼松减量后再开始环孢素 A 的减量。

对于激素耐药型 cGVHD 的治疗,需要二线方案。可选用的药物有 FK506、雷帕霉素、MMF、沙利度胺、单克隆抗体(如 TNF-α、CD20 单抗、抗 IL-2 受体单抗等),以及采用体外光照疗法等。

2009 年在德国雷根斯堡(Regensburg)会议中就 cGVHD 的主要治疗原则和方案专家们达成了一些共识:

(1)cGVHD 的一线治疗是泼尼松,起始剂量为 1mg/(kg·d),常联合钙调磷酸酶抑制剂(calcineurin inhibitor,CNI)治疗。激素难治性 cGVHD 的诊断和既往的标准相同,即免疫抑制剂联合泼尼松[1mg/(kg·d)]治疗 2 周后疾病进展,或泼尼松剂量 ≥ 0.5mg/(kg·d)治疗 4 或 8 周后病情无改善,或泼尼松无法减量至 0.5mg/(kg·d)以下。

(2)轻度 cGVHD 患者采用局部免疫抑制剂或单纯激素系统治疗。若应用局部免疫抑制方案,必须密切随访和筛选患者,以尽早发现治疗过程中疾病全身进展的潜在临床表现。而潜在良性疾病的患者由于无法从移植物抗白血病效应中获益,因此提倡尽早进行外用治疗。因为是对症治疗,所以只要症状存在,治疗就应继续;症状减退,则可逐步减药。

(3)中度 cGVHD 患者的治疗采用泼尼松[起始剂量 1mg/(kg·d)]或者等效剂量的甲泼尼龙进行全身免疫抑制治疗。外用治疗虽可提高疗效,但不能替代全身免疫抑制剂。目前,多数移植中心采用的具体方案是维持起始剂量 2 周,然后减药至隔天 1mg/kg,如此持续 6～8 周后,如果症状稳定或改善,则继续维持相同剂量 2～3 个月或者继续减量,每月减量 10%～20%。在治疗 3 个月后,应重新评估患者情况以指导日后用药:完全缓解的患者可以每月减量 10%～20%;正在缓解中的患者需要维持 1mg/kg 的剂量 3 个月后再逐步减量;若减量过程中 cGVHD 症状再次出现,可增加激素剂量;若 3 个月后临床症状无任何缓解,需要寻找其他治疗手段。对于易发生糖皮质激素相关并发症的中度 cGVHD 患者,除激素外,可以考虑使用环孢素 A 或其他钙调磷酸酶抑制剂,但应密切监测患者钙调磷酸酶抑制剂血药浓度和肌酐水平等指标。

(4)重度 cGVHD 患者的治疗一般相似于中度 cGVHD 的治疗原则。由于重度 cGVHD 患者的免疫抑制剂使用时间更长,激素联合钙调磷酸酶抑制剂治疗可能更具优势。此外,也没有证据支持三联疗法作为 cGVHD 的一线治疗可更好地缓解重度 cGVHD。而泼尼松联合非钙调磷酸酶抑制剂如吗替麦考酚酯、雷帕霉素靶蛋白抑制剂、体外光分离置换法(extracorporeal photopherasis)等的二联疗法能否提高疗效的临床证据也还缺乏。但目前没有研究证实体外光分离置换法与高感染发生率和死亡率有关,因此体外光分离置换法是一种非常有前景的可以与激素联用的方法,尤其是对于那些存在钙调磷酸酶抑制剂使用禁忌证或者出现激素不良反应的患者。

(5)在 aGVHD 治疗过程中,一些患者的症状会进展为 cGVHD 的症状,出现这样的情况往往提示预后不良。而这类患者在症状发作时大部分已采用了激素联合钙调磷酸酶抑制剂治疗。针对此点,绝大部分移植中心的措施是提高激素用量并加入吗替麦考酚酯或体外光分离置换法治疗。但是钙调磷酸酶抑制剂、吗替麦考酚酯、激素三联疗法可能增加死亡率,而体外光分离置换法后很少出现感染并发症,可能成为以后一种效果良好的治疗选择。另外可供选择的治疗方案还有用雷帕霉素靶蛋白抑制剂代替钙调磷酸酶抑制剂。

4.7.4　巨细胞病毒感染和间质性肺炎

巨细胞病毒(cytomegalovirus,CMV)感染是 HSCT 后最严重的并发症之一,可以引起多脏器的损害和疾病。早期报道 CMV 感染所致的病死率高达25%。临床上最常见的是 CMV 感染引起的间质性肺炎,病死率高达90%。

1. CMV 感染的流行病学

人巨细胞病毒(human cytomegalovirus,HCMV)属于疱疹病毒科,是引起人类感染性疾病最常见的病毒之一。其感染遍布全球,且多数人是在幼年或青年时期获得感染,随着年龄的增长,抗体的阳性率亦增高,男、女性无明显差异,提示HCMV 的感染甚为普遍,且常引起多系统疾病。我国人群感染率高达90%以上,大多呈隐匿性感染。CMV 病毒可以长期潜伏于人体的唾液腺、乳腺、肾脏等器官和造血系统的 $CD34^+$ 和外周血 $CD13^+/14^+$ 的单个核细胞中。当机体免疫力下降的时候,如 HSCT、器官移植、ARDS 等,病毒可以被激活,从而发病。

2. 造血干细胞移植 CMV 感染的危险因素

供受者血清学状态对 CMV 的影响在已知引起 CMV 感染的危险因素中,最重要的是移植供者 CMV 的血清状态。CMV 血清学均为阴性的供受者,只要移植后 CMV 血清学检测结果为阴性或采用 T 淋巴细胞清除移植,发生原发性 CMV感染或 CMV 病的概率很低。80%移植前 CMV 血清学阳性的患者会在移植后出现巨细胞病毒的激活。未采取特异性预防措施者,20%～35%血清学阳性的患者会出现巨细胞病毒病。

CMV 感染的高危人群包括大剂量激素的患者、应用 MMF(骁悉)治疗的患者、采用 T 淋巴细胞清除移植的患者(如纯 CD34 细胞移植)和使用特异性抗 T 细胞药物(如抗胸腺细胞球蛋白等)治疗的患者。其他影响发生率的易感因素还包括异基因移植尤其是半相合、GVHD 尤其是 aGVHD、化疗次数、强免疫抑制剂的应用、移植时身体状态欠佳者、女性供者、预防 GVHD 的预处理、高剂量 TBI 等。

3. CMV 感染的临床表现

根据 CMV 感染后是否出现症状分为 CMV 感染和 CMV 疾病。CMV 感染一般仅表现为持续低热。CMV 疾病可表现为肺炎、胃肠炎、肝炎、视网膜炎和脑膜炎等。临床最常见的是肺炎和胃肠炎。其中 CMV 肺炎最常见,发病率在 $10\% \sim 30\%$,是最严重的并发症,感染者大多死亡。无论 CMV 肺炎发生在移植 100d 内还是 100d 以后,缺氧是最早和主要的临床表现,X 线显示为间质性改变。但是并没有特异性的临床和 X 射线表现可以将 CMV 肺炎和其他条件病原体肺炎区别开来。只有从下呼吸道支气管灌注液、支气管镜活检或肺组织活检标本中检出巨细胞病毒,结合相应的临床表现才可以诊断 CMV 肺炎。在免疫缺陷的患者中,肺组织活检是诊断 CMV 肺炎的金标准,但是肺组织活检可能增加患者的病死率。CMV 肠炎也很常见,CMV 引起的胃肠道疾病可以发生在从食管到结肠的各个部位,表现为腹痛、呕吐、腹泻等,内镜检查可见溃疡形成;常伴随肠道的 aGVHD,使临床上对胃肠道症状真正病因的判断存在一定的困难。

4. CMV 感染的防治

移植前 CMV 血清学阴性的受者应该接受阴性供者的供体,最好使用巨细胞病毒阴性血制品或使用清除白细胞的血制品。

抗病毒药物可能会减少原发性 CMV 感染的发生。阿昔洛韦可以明显减少 CMV 感染的发生率,延缓术后 CMV 感染的起病时间,各组 CMV 肺炎和 CMV 病的发生率没有明显差异。一项应用阿昔洛韦进行 CMV 预防的前瞻性研究显示,$500\mathrm{mg/m^2}$ 静脉滴注,每 8h 一次,从移植前 5d 到移植后 30d,结果高剂量的阿昔洛韦减少了 CMV 感染和 CMV 疾病的风险。静脉使用大剂量阿昔洛韦再更换为口服阿昔洛韦治疗组移植后生存率明显高于口服低剂量阿昔洛韦组。更昔洛韦是抗 CMV 感染最有效的药物,但是相关研究显示,虽然它可以降低移植 100d 内的 CMV 感染或疾病,但生存率没有差异,接受更昔洛韦治疗的患者均出现严重的粒细胞减少,合并或继发真菌和细菌感染的风险增高。膦甲酸钠也具有抗 CMV 病毒的作用,但肾毒性大,一定程度上限制了用于 CMV 预防性治疗。

有两项研究使用静脉注射免疫球蛋白作为预防治疗措施,结果提示可以降低巨细胞病毒病的发生率,但对 CMV 感染无效。

新的预防和治疗措施还有免疫方法、化疗方法等。免疫措施是在移植后输注供者来源的 CTL 预防巨细胞病毒感染,还可以通过给供者接种疫苗以提高供者的免疫力,此项研究尚需进一步深入。

4.7.5　肝静脉闭塞病

肝静脉闭塞病(hepatic venoocclusive disease，HVOD)是 HSCT 后出现的一种以黄疸、肝大并肝区疼痛、体重增加和腹水为特征的临床综合征，严重时可出现多器官功能衰竭。HVOD 是 HSCT 后一种较为常见的严重的并发症。HVOD 更常见于 Allo - HSCT，发生率为 20%～40%，死亡率 50%～70%，为移植后前两个月的主要死亡原因之一。

4.7.5.1　发病机制和危险因素

1. 发病机制

放化疗和细胞因子对窦状隙及肝小静脉内皮和肝细胞的损害被认为是 HVOD 发病过程中的关键初始因素。窦状隙内皮细胞比肝细胞对放化疗敏感，而缺氧更容易损伤肝细胞。内皮细胞损伤后，多种凝血因子被激活(尤其是Ⅷ因子、vWF 因子和纤维蛋白原)，血小板因子活化，出现高凝状态，导致纤维蛋白原(FIB)及凝血因子等在血管内皮和肝细胞内沉积，使肝小静脉纤维性闭塞，肝静脉窦血流受阻，肝细胞坏死，继而出现一系列临床表现。HSCT 中许多细胞毒药物是在肝脏谷光甘肽(GST)的介导代谢、降解的，由于肝腺泡小叶Ⅲ区的 GST 相对缺乏，使肝细胞和肝血管内皮细胞(SEC)对预处理药物的毒性损伤更为敏感。在临床出现 HVOD 早期即进行肝活检，能见到Ⅲ区肝细胞坏死，而此时在相应的腺泡区还未见到肝小静脉闭塞。临床严重型 HVOD 患者的Ⅲ区肝细胞坏死比肝小静脉闭塞更广泛。

HVOD 后期的特征包括肝血窦内大量的胶原沉积、小静脉管壁的硬化和胶原的沉积，小静脉的闭塞也能加重肝细胞的坏死。进展期的 HVOD 组织病理学表现为广泛的组织坏死和纤维化。

2. 危险因素

(1)移植前的危险因素　移植前肝脏损害(如活动性肝炎、肝硬化、过度酒精摄入、低蛋白血症)、腹部放疗史、年老体弱、再次移植、可疑遗传性蛋白 C 和蛋白 S 低水平、谷胱甘肽 S 转移酶(GST)基因的多态性和血清 CMV(＋)、CD33 单抗治疗史、可疑 HCV 感染、使用过呋诺酮类药物、有形成静脉血栓的倾向、移植前有过发热或使用了长时间的广谱抗生素，尤其是用过两性霉素 B、万古霉素或阿昔洛韦治疗等，均使 HVOD 发生的风险提高。

(2)移植相关因素　预处理相关的因素主要有马利兰(Bu)、环磷酰胺(CTX)、环孢素 A(CSA)等药物，以及全身照射(TBI)和 HSCT 时应用的抗生素等，这些均可损伤肝细胞，促进 HVOD 的形成。CTX 代谢产生的毒性代谢产物丙烯醛和羧乙基磷酰胺甘露莫司汀(CEPM)可损伤内皮细胞。Bu 通过诱导氧化过渡和影响

第 4 章　造血干细胞移植

还原型谷胱甘肽水平损伤肝细胞。在 HVOD 发生过程中,Bu 与 CTX 还可能存在协同作用,这可能是两者的代谢过程都需要谷胱甘肽参与。Bu 显著改变 CTX 的代谢,使 4-羟基 CTX 及 CEPM 的浓度增加,从而提高肝毒性。

组织相容性程度是 HVOD 发生的重要因素之一。无关供体及 HLA 配型不完全相合的移植,可疑 CMV 感染,应用甲氨蝶呤预防 GVHD 的患者 HVOD 发生率较高。

(3)其他　年龄>20 岁;移植 d0 至移植后 5d 血清 C 反应蛋白(CRP)水平>50mg/L,移植后 6～10d CRP 水平>100mg/L。

4.7.5.2　诊断

1.临床诊断标准

HVOD 多在移植预处理后一个月内发生,主要表现为肝肿大和(或)右上腹疼痛、黄疸和液体潴留。但需要进一步排除其他可以引起肝肿大、黄疸和体重增加的原因。目前较为公认的是西雅图标准和巴马的摩(Baltimore)标准(表 4-12),其中巴马的摩(Baltimore)标准被多数学者推荐。

(1)西雅图标准　HSCT 后 20d 内至少有以下两项以上表现:胆红素超过 2mg/dl;右上腹肝脏肿大或肝区疼痛;体重增加(>2%基础体重)。

(2)巴马的摩标准　HSCT 后 21d 内胆红素超过 2mg/dl＋以下两项:肝脏疼痛;腹水;体重增加(>5%基础体重)。

上述症状和体征在临床上较易掌握,但早期 HVOD 确诊有困难,这两套标准与组织学的一致性比较研究表明,它们对诊断 HVOD 的敏感性为 91%;但其特异性较差,仅为 56%。因此,必须注意与其他移植早期出现的药物性肝损害、aGVHD 等并发症相鉴别。

2.分型和分度

HVOD 可以分为急性型、亚急性型和慢性型,以病情严重程度回顾性地分为轻度、中度和重度,见表 4-15 和表 4-16。

表 4-15　HVOD 分型标准

型别	标准
急性型	突发腹痛伴肝大、腹水,可有恶心、呕吐、发热,常因肝功能衰竭合并感染而死亡
亚急性型	腹水和肝脏肿大逐渐发生,此型患者可完全恢复或转化为慢性
慢性型	表现为非门脉性肝硬化,常因食管静脉曲张破裂出血死亡

表 4 – 16　HVOD 严重性分级标准（根据结果回顾性确定）

级别	标准
轻度	符合 HVOD 标准，不治疗，自限性
中度	HVOD 治疗后痊愈（如有利尿剂治疗水钠潴留，肝区疼痛用麻醉药品止痛等）
重度	死于 HVOD 或移植后 100d HVOD 仍为痊愈

3. 实验室辅助检查

肝组织活检和肝静脉压的测定被公认为 HVOD 诊断的金标准。典型的肝病理改变是在早期肝腺泡中央小叶区的肝细胞苍白坏死，肝小静脉管腔向心性狭窄，内膜下有破碎红细胞和纤维物质沉积；晚期则表现为肝小静脉纤维阻塞，肝静脉窦血流受阻，相关肝束萎缩。近年来主张经肝静脉进行活检，肝静脉压力梯度（HVPG）大于 10mmHg 时诊断 HVOD 有 91% 的特异性和 52% 的敏感性。但以上两种检查均为侵袭性，特别是肝活检，如血小板减少时易引起严重出血，且敏感性不高，难以重复进行。近年来逐渐被超声、彩色多普勒 B 超（DUS）、螺旋 CT、核磁共振（MRI）和血液学方面等无创性检查替代。

（1）影像学检查　一般超声和 CT 可以识别肝肿大，明确腹水的存在，但是不能直接显示门静脉血流情况，故特异性较低。彩色多普勒 B 超具有较强的特异性，不仅观察到肝脏的体积变化，还可以使血管显影，测量动脉或静脉的血液动力学变化，有利于观察 HVOD 引起的形态学和血液动力学改变以及门静脉高压相关的变化，在判断 HVOD 的发生和严重程度上比血清胆红素的水平和 HVPG 更敏感，可用于 HVOD 的早期诊断。而且由于费用低，也可用于 HVOD 治疗过程的监控。MRI 中胆囊壁的增厚引起 T2 相的改变可以作为另一项 HVOD 的诊断指标，但价格昂贵，适用性不如彩色多普勒 B 超。

（2）血液学检查　对移植后患者的各项血液学指标进行早期监测，有利于早期诊断和判断 HVOD 的严重程度以指导治疗。HVOD 是 HSCT 患者出现的最主要的血栓性并发症，所以应该及早对移植后患者进行各项出凝血指标的动态监测。

1）纤溶系统：纤溶酶原激活物抑制剂–1（PAI–1）是由肝脏窦状细胞和星形细胞所产生的具有纤溶系统抑制作用的因子。在 HVOD 患者中，PAI–1 抗原水平升高同血清胆红素一样，可作为 HSCT 后早期诊断和评估 HVOD 的严重程度的一个独立而有意义的指标。用 PAI–1 来评价 HVOD 发生率的敏感性和特异性是 29.2% 和 95.4%，重度 HVOD 是 66.7% 和 89.7%。PAI–1 还可用于鉴别 HVOD 或 GVHD 所引起的血清胆红素水平升高。纤维蛋白原和 D–二聚体的水平在 HVOD 患者中也可以升高，但缺乏特异性，故不适于 HVOD 的确诊。

2）固有凝血因子：部分固有凝血因子水平的降低和纤溶蛋白溶解活性的改变与 HVOD 的发生亦有很大的相关性。HVOD 患者蛋白 C 和抗凝血酶Ⅲ（AT –

Ⅲ)是明显降低的,且随着时间推移继续降低,甚至在早于临床症状出现之前已发现降低,因此对这两项指标进行动态观察也有助于 HVOD 的早期诊断。

3)其他:凝血酶调节蛋白(TM)和 vWF 是内皮细胞损伤的重要标志;内皮素-1(ET-1)在细胞毒药物治疗时分泌增多;Ⅲ型前胶原肽(P-Ⅲ-P)是肝纤维化的标志。以上四项指标其水平增高对 HVOD 的发生有预测价值,升高的水平和病情的严重性相关。透明质酸(HA)是一种普遍存在的高分子多糖,几乎全部由窦状隙内皮细胞清除,可以通过检测其血清水平判定肝窦状隙内皮细胞的损伤程度。透明质酸在发生 HVOD 时明显升高,故可作为早期 HVOD 的诊断指标之一。有研究表明,VOD 患者血浆中肿瘤坏死因子-α(TNF-α)和白细胞介素-1β(IL-1β)等炎症细胞因子水平明显增高,二者在 HVOD 的发生中起重要作用,但对该病诊断的特异性不高。

4.7.5.3 预防

HVOD 是 HSCT 后常见的严重的并发症。轻度 HVOD 有自限性;中度则需要积极支持对症治疗,能治愈或活过移植后 100d;而重症患者却有极高的病死率,总体治疗效果并不理想。因此,为了降低 HVOD 的发生率和严重程度,预防更为重要。避免主要的危险因素是预防 HVOD 最有效的方法,包括:有活动性肝炎者,应推迟移植时间,尽可能降低细胞毒药物的剂量;延长 BuCy 联合用药的间隔时间,分次全身照射(TBI),降低剂量率;优选同基因和 HLA 配型完全相合无关供者移植,等等。高危患者可以通过选择性的预防用药降低 HVOD 发生率,但预防效果尚有争议。唯一肯定的预防 HVOD 的有效方法是预处理方案中避免应用肝脏毒性药物,尤其对于 HVOD 高危患者。此外也需要更好地限定危险因素,包括识别遗传易感性特点以及确定特定药物和细胞因子。

1. 肝素

现在公认对 HSCT 患者预防性地应用低分子肝素(LMWH)能够安全有效地降低 HVOD 的发生率。LMWH 是由普通肝素裂解或分离出的低分子碎片,具有很强的抗血栓形成作用且出血并发症少,较少引起血小板减少及功能障碍。至于预防性应用小剂量普通肝素对 HVOD 有无益处,目前仍有争议,大多数学者认为并不能减少 HVOD 的发生,而且会增加出血的风险,临床上已被低分子肝素逐渐替代。

2. 前列腺素 E_1

前列腺素 E_1(PGE₁)是由内皮组织释放的具有细胞保护作用的血管舒张剂,能抑制血小板聚集及激活血栓溶解,扩张血管,改善肝小静脉及血窦的血流,也曾被应用于预防 HVOD,但传统的 PGE₁ 制剂不良反应较大。最近开发的前列腺素 E_1 脂质微球体(Lipo-PGE1)具有高效性,其剂量仅为 PGE₁ 的十分之一,对血管的刺激及炎症反应少,在临床上得到普遍推广应用。目前 LMWH 联合 Lipo - PGE$_1$ 和(或)低分子右旋糖酐被公认为对 HVOD 有效的预防方案之一,即从移植前第 7 天开始联合应用 LMWH 5000IU/d,皮下注射,Lipo - PGE$_1$(凯时或保达新) 20μg/d,直至 30d,该方案无明显副作用。

3. 熊去氧胆酸

熊去氧胆酸是一种自然存在于体内的亲水性胆汁酸盐,在治疗肝脏代谢紊乱方面具有很好的效果。最近有研究表明,预防性地使用熊去氧胆酸能够有效地降低 HVOD 的发生率而不会引起一些主要的副作用。吴学东等观察熊去氧胆酸联合小剂量肝素及前列腺素 E 脂质微球预防重型 β-地中海贫血 HSCT 后 HVOD 的效果,研究组给予口服熊去氧胆酸[12mg/(kg·d)],对照组则不给熊去氧胆酸,两组均用肝素及前列腺素 E 脂质微球至移植后第 20 天以预防 HVOD。结果显示:研究组 3 例发生 HVOD(3/33,8.8%),对照组 10 例发生 HVOD(10/28,37.0%)。两种预防方案在使用过程中均未出现明显的药物毒副反应。

4. 其他

国内尚有报道复方丹参预防 HVOD 有一定疗效,但大多数人认为单用疗效不确切,可在上述联合方案基础上适时加用。

4.7.5.4 治疗

HVOD 目前尚无特效的治疗方法,重症者死亡率为 50%～70%。临床上主要采取强有力的支持和对症治疗,包括血浆、白蛋白及成分血的输注,以维持最适宜血流量,改善肾脏血流灌注,调节电解质平衡;适当应用利尿剂,以减少水钠体内潴留;防治肝性脑病,有感染时应用足量、有效抗生素治疗等。

重组的人组织纤溶酶原激活物(rh - tPA)和去纤苷(DF)主要用于已经确诊的重度 HVOD 患者。鉴于 HVOD 患者移植后处于高凝状态,用 rh - tPA 和低剂量未分化肝素联合治疗也有一定的疗效。但对于出现多器官功能衰竭的患者效果较差,也提示了早期诊断治疗的重要性。DF 是从哺乳动物中提取出来的一种多聚脱氧核苷酸,是腺苷受体的激动剂,具有抗血栓形成、抗局部缺血、抗炎症和溶栓的特性。它能够提高血栓调节蛋白的表达,能够增加 HVOD 的治愈率而没有明显的毒性。单独使用 DF 在高危人群中的完全有效率可达 36% ,但是有时单独使用 DF 治疗药物毒性作用所引起的 HVOD 也是不够的。

经颈静脉肝内门脉系统分流术(TIPS)可有助于增加肝脏的灌注,防止肝细胞进一步坏死,改善腹部症状,但不改善肝外并发症和总体生存率,且设备昂贵,要求技术高,同肝移植一样未能推广应用。血液透析、灌流、滤过等技术较成熟,对抢救危及生命的肝肾功能衰竭、降低重症 HVOD 的死亡率有明显疗效。

4.7.6　出血性膀胱炎

出血性膀胱炎(hemorrhagic cystitis，HC)是 HSCT 术后常见的并发症之一，发生率为 7%～68%。即使近些年针对于出血性膀胱炎的预防措施逐渐加强，仍有 10.9%～40.0% 的患者发生出血性膀胱炎。由此导致的尿道刺激症状增加了患者痛苦，延长了住院的时间。其中重度 HC 发生率仅为 5% 或更低，但可出现尿道梗阻、肾功能衰竭而危及生命。

4.7.6.1　病因和发病机制

按 HC 发生的时间可分为急性 HC 和迟发型 HC，其发生的原因也是由各种因素相互作用引起。前者多与血小板减少以及药物毒性有关，而后者多与病毒感染和 GVHD 有关。

1.预处理

急性 HC 常与 HSCT 前进行大剂量放/化疗有关：环磷酰胺(CTX)、马利兰和骨盆区放疗。

环磷酰胺的代谢产物丙烯醛可与膀胱黏膜上皮结合引起黏膜损伤，给药 4h 后膀胱黏膜的上皮细胞即可发生组织学变化，并且可以持续至 36h。膀胱镜检可见黏膜充血水肿，进而黏膜出血，上皮坏死，从而形成溃疡。如溃疡面积较大，则可引起膀胱大量出血。溃疡面的修复包括上皮细胞的分化及肉芽组织的形成。肉芽组织形成后逐渐发生纤维化，可形成瘢痕组织而使膀胱缩小。CTX 的毒性与剂量呈正相关。

如患者在应用 CTX 的同时加以放疗和马利兰预处理，则会提高出血性膀胱炎的发病率。马利兰无论是口服还是静脉应用后，未经任何修饰以原形从尿液中排出，可直接对膀胱黏膜造成损害；另一方面，存在于血液中的马利兰可以间接作用于膀胱局部。放射线可造成膀胱黏膜急性损伤，发生局部缺血、溃疡、出血，同时可造成超氧自由基的形成，损伤膀胱。

2.病毒感染

HSCT 移植患者由于大剂量的放/化疗预处理，免疫机能明显低下，易致病毒入侵或体内潜伏的病毒激活，通过病毒血症或尿道逆行感染，或由胃肠道局部淋巴播散途径等损伤膀胱黏膜。目前研究发现，与 HC 发生有关的病毒可能包括 BK 病毒、JC 病毒、腺病毒、CMV 病毒、单纯疱疹病毒、流感病毒等。病毒感染主要与迟发型 HC 相关。

(1)多瘤病毒(PV)　主要是 BK 病毒(BKV)和 JC 病毒(JCV)。BK 病毒是一种双链 DNA 病毒，属乳头状多瘤空泡病毒中 PV 亚株，约 90% 的成人携带该病毒。在儿童时期 BKV 的感染率高达 60%～100%，以后直至成年，BKV 主要潜伏于尿道上皮细胞内,当宿主免疫力下降时可再度活化。JVC 则在进行性多灶性脑白质病变患者的寡突神经胶质细胞中发现。多瘤病毒引起的 BMT 后 HC 为 5.7%~7.7%。众多的临床研究从以下几个方面提供了更翔实的依据,表明 BKV 是 HSCT 患者迟发性、慢性或迁延性血尿的原因之一:①尿 BKV 阳性患者中 25%~50% 发生血尿,阴性患者和仅一次阳性的患者 HC 发病率分别为 0(0/45) 和 8.3%(1/12);②HSCT 前血清学阳性的患者更易出现血尿;③血尿患者 BKV 尿检出率为 89%~100%,且血清为 JCV 阳性的患者尿中未检出 JCV 而是 BKV,说明 BKV 不是由尿中的血细胞带来的;④JCV 与移植后血尿的关系远不如 BKV 密切,在 HC 患者中两种病毒的检出率分别为 7% 和 55%;⑤膀胱镜下见到重症 HC 的出血灶是典型的病毒感染病理改变——局限的丘疹样肿胀而不是炎症水肿。

(2)腺病毒　是另一个与出血性膀胱炎密切相关的病毒,同时也是器官移植或免疫功能低下患者的常见致病原之一。据目前多数文献报道,HSCT 患者尿中腺病毒的检出率为 0.01%~3%。在 HC 的患者中腺病毒的阳性率明显高于未发病者。

(3)CMV　其感染所致并发症是 HSCT 患者常见致死病因之一,尿中检出率为 1%~26%。但在并发 HC 患者的尿中 CMV 的检出率远不如多瘤病毒和腺病毒,甚至可以说是罕见的。

3. 移植物抗宿主病(GVHD)

既往研究表明,HC 的独立危险因素是 GVHD。GVHD 程度越重,并发 HC 也越重。aGVHD 的发生与迟发型 HC 的关系极为密切。有研究认为,HC 可能是 GVHD 的一种特殊表现,受者膀胱被认为是 GVHD 的靶器官。

4.7.6.2　临床表现

根据 HC 的轻重不同,临床表现可以从轻微血尿、尿急、尿频、尿痛,到无法控制的大量血尿、尿路阻塞甚至急性肾功能衰竭。其分度依据 Droller 标准:Ⅰ度——镜下血尿;Ⅱ度——肉眼血尿;Ⅲ度——肉眼血尿伴小血凝块;Ⅳ度——肉眼血尿伴血凝块阻塞尿道,需用仪器进行血块清除。

按 HC 发生的时间可分为急性 HC 和迟发型 HC,至今尚无明确的时间界限(不同文献给出的时间定义有差别),不过大多数的观点认为,急性 HC 发生在预处理开始后不久,尤其是应用了 CTX 后;而迟发型 HC 多出现在移植后 3~4 周。

4.7.6.3　实验室检查

为明确诊断,在出现膀胱刺激症状时,多进行以下辅助检查。

(1)尿常规　可见镜下血尿或肉眼血尿,排除细菌感染。

(2)血、尿病毒学检查　如血巨细胞病毒、微小病毒等,以及尿巨细胞病毒、单疱病毒等。

（3）膀胱镜及活检　是最可靠的方法，可看到膀胱内炎症改变或出血部位等。但属有创检查，需慎重选择。

（4）膀胱 B 超检查　属无创性检查，可见膀胱壁增厚、血凝块等。

第 3、4 项多在出现严重的难治性的并且原因不清的 HC 时才可考虑进行。

4.7.6.4　诊断

如患者在 HSCT 过程中出现持续性镜下或肉眼血尿和下泌尿道症状（如排尿困难、尿频、尿急），而能排除其他疾病（如阴道出血、全身出血体质、细菌或真菌泌尿道感染、泌尿系统结石等引起的泌尿系出血），即可诊断为 HC。

4.7.6.5　预防

目前普遍采用的预防措施是水化、强迫利尿联合 2-巯基乙磺酸钠。

由于 CTX 对膀胱黏膜的毒性作用可以持续 36h，所以在 CTX 用前 4h 及用后 48h 之内应该水化，补液量大于 $3000ml/(m^2 \cdot d)$。同时应碱化尿液（5% 碳酸氢钠），使尿 pH 值大于 8。大量补液的同时使用利尿剂强迫利尿，期间监测尿量、电解质、尿常规。

2-硫基乙基磺酸钠（2-mercaptoethane sodium sulfonate，MESNA，美司钠）作为膀胱黏膜保护性药物，在体内首先被转化为无活性的二聚体形式，之后又在肾脏内重新变为活性物质，随尿液排入膀胱后利用其分子结构中所含的一个巯基与环磷酰胺的代谢产物丙烯醛特异性结合，形成不具毒性的复合物，同时它也可以降低 4-羟基环磷酰胺的降解速度，减少 CTX 的毒性，而不影响其生物学效应。虽然人们曾对应用美司钠是否会影响移植物的植入成功加以质疑，但研究证实两者之间并无相关性。由于美司钠具有使用方便、副作用小的优点，目前多数移植治疗中心均将美司钠列为预处理方案的常规用药之一。

美司钠使用总量可为 CTX 的 60%～160%，但研究显示美司钠的用量与 HC 的发生率无关，100%～120% 的用量即可。美司钠的半衰期仅 1.5h，而 CTX 却为 6h，因此重复给药非常重要，多在 CTX 应用的同时及 CTX 后 3h、6h、9h 分次静脉滴注，或 24h 持续应用。有报道用美司钠加水化、碱化的联合方案较单用美司钠，急性 HC 的发生率低。因此以上两种方法多同时应用。

4.7.6.6　治疗

包括急性 HC 的治疗和迟发型 HC 的治疗。

1. 常规治疗

对于Ⅰ至Ⅲ度的 HC 首先给予加强水化、强迫利尿、止痛和解痉挛治疗。然而血尿加重或血凝块滞留时，需行侵入性的干预措施，如留置导尿、用生理盐水持续冲洗膀胱。保持局部清洁，预防感染。

2. 抗病毒治疗

病毒性 HC 的主要诱发原因是放、化疗后机体免疫功能受到严重的损害,因此提高患者机体的免疫力是治疗该病的重要措施。如在病情允许的情况下停用或减量免疫抑制药物,临床显示出良好的效果。如果在患者的尿液中检测到病毒,可进行抗病毒治疗。常用的抗病毒药物有阿糖胞苷(对因腺病毒感染导致的 HC 有一定作用)、利巴韦林(腺病毒相关的 HC)、更昔洛韦(对 CMV 有很强的作用)和西多福韦(能有效抑制 BK 病毒和 CMV 病毒)。

3. 膀胱灌注

以往曾有报道以碳酸锉、硝酸银、福尔马林、明矾等膀胱内灌注局部治疗 HC,虽有一定的有效率,但这些药物毒副作用较大,可导致尿道狭窄、膀胱阴道瘘、腹膜炎等严重并发症,未再继续应用。近年来则多采用前列腺素 E_2(PGE_2)或 GM - CSF 等药物进行局部治疗,在获得较好疗效的同时,出现不能耐受的局部或全身副作用者也比较少。其中 PGE_2 除具有直接抗炎的作用外,还可引起黏膜及黏膜下层血管收缩,使血小板聚集而达到止血的目的,且无明显全身不良反应。而 GM - CSF 是通过刺激粒细胞增生、趋化性加强、增强单核-巨噬细胞功能及刺激上皮生长等作用机制来加快膀胱黏膜炎症的控制及促进溃疡的愈合。

4. 膀胱切除血块及电疗法

相对于非侵入性操作,膀胱切除血凝块及电疗为一线治疗。膀胱清除赘生物(在儿童相对不常见)是必要的。由于很难明确看到是否已经移除所有血凝块,膀胱 B 超也是检验治疗是否有效的手段之一。也有研究利用激光的热凝固效应,通过内窥镜激光凝固出血的黏膜,治疗效果不确切,而且可能会影响上皮细胞再生而导致溃疡形成。

5. 高压氧治疗

高压氧是一种非创伤性治疗 HC 的手段。多数研究认为高压氧治疗难治性 HC 有效,但目前其机制尚不清楚,可能与高浓度的氧离子对膀胱黏膜的保护作用有关,多在放疗诱导的 HC 中应用,有个案报道用于药物诱导的 HC,而且儿童也可应用。

6. 外科手术治疗

通过耻骨弓上尿道膀胱镜将纤维黏胶和二氧化碳混合予以封闭的方法成为一种新的、侵入性操作少的治疗难治性 HC 的方法。另外的外科手段还包括尿道改流或膀胱动脉栓塞和膀胱切除。

7. 支持治疗

当 HC 患者在短期时间内出血量大,导致血红蛋白下降,需输注红细胞悬液。如果伴有血小板减少,小于 20×10^9/L 或出血量大时,可以输注血小板悬液。

4.7.7　植入综合征

造血干细胞植入综合征(engraftment syndrome,ES)是 HSCT 后中性粒细胞恢复初期发生的一种临床综合征。其特点包括发热、皮疹、毛细血管渗漏综合征(CLS)、肺实质浸润及体重增加,严重者可以出现多器官功能衰竭(MODS)。主要见于接受 Auto-HSCT 的患者,也可以发生于 Allo-HSCT 的患者。由于缺乏统一的诊断标准,各家报道的发病率差别也较大(6.9%~50%以上)。

4.7.7.1　发病机制

1. 细胞因子释放

在细胞毒化疗或 HSCT 后的中性粒细胞恢复过程中,细胞因子风暴和中性粒细胞脱颗粒及氧化代谢引起局部(如中性粒细胞最初滞留的肺脏)和系统性组织损伤(如发热、毛细血管通透性增加)。多种细胞因子参与了 ES 的发生,包括那些对 GVHD、MODS、CLS 的因子(如 IL-2、TNF-α 和 IFN-γ 等)和中性粒细胞再生及发挥功能所必需的 IL-8。

2. 细胞刺激因子的应用

移植后使用 G-CSF 能明显缩短粒细胞缺乏(粒缺)期,促进造血恢复,但是在一定程度上也促进 ES 的发生。已知 G-CSF 促进粒系祖细胞扩增和分化,但同样也能促使粒细胞发生"呼吸爆发",产生组织损伤,尤其是内皮细胞、上皮组织等,这与 ES 的主要损伤部位也一致。与 G-CSF 不同,GM-CSF 除了能促进粒系增生,还能激活树突状细胞并使其增生,后者与 CLS 有关。

3. 供植入细胞的数量

一些回顾性诊断提示 ES 的发生与大剂量 $CD34^+$ 细胞回输及中性粒细胞恢复的速度共同被认为是 ES 的可能病因。回输高剂量的 $CD34^+/CD33^+$,然后用 G-CSF 促进中性粒细胞恢复,内外源细胞因子共同作用,引起粒细胞氧化爆发在组织损伤部位放大这些反应,造成组织损伤并产生临床症状。

4. 预处理

预处理过程中的大剂量放化疗对肺黏膜和内皮的毒性作用也可能是 ES 的致病原因之一。在一些病例表现出肺水肿或肺泡出血。

5. 其他

在 Allo-HSCT 中复杂的异体反应机制,如激活 T 细胞和炎性细胞因子,上调黏附分子和组织相容性抗原,通过细胞因子和效应细胞产生组织损伤,可能都是引起植入综合征的原因。在自体移植后的植入综合征患者中观察到的皮肤组织学特点支持自体移植也有类似的移植物抗宿主现象的假说。Edenfield 等分析认为,使用细胞生长因子动员的 PBSCT 者,其 ES 发生率高于其他干细胞来源。

4.7.7.2　临床表现

ES 的主要临床症状是中性粒细胞植入(中性粒细胞$>0.5\times10^9$/L,至少连续 2d 以上)早期的非感染性发热、GVHD 样皮疹、CLS、非心源性肺水肿、肺浸润及低氧等症状。发生时间在移植后 7d(4～22d)到 10d(7～13d)。一般在白细胞升高后 5d 内发生。

(1)发热　体温>38℃,无感染证据,可以是最早出现的症状。

(2)皮疹　一般在发热后 1～2d 内出现,多为全身或者局部红斑或斑丘疹(上半身多见),色暗红,略高出皮面,严重者可出现水疱、表皮剥脱、松懈等。活检病理与 aGVHD 相似,表现为血管周围 $CD2^+$、$CD3^+$、$CD4^+$、$CD5^+$ 淋巴细胞浸润。

(3)液体潴留及 CLS　表现为低白蛋白血症,全身皮肤、黏膜进行性水肿,尤以眼睑和双下肢为甚。可有胸、腹腔渗液,尿量减少,速尿治疗无效,体重在 24h 内增加 3％以上等。

(4)肺部症状　表现为气促、呼吸困难、发绀,吸氧无效,常伴有烦躁焦虑表情、出汗等。不能用原发的心肺疾病(如心力衰竭)解释。胸部 CT 提示双肺弥漫性网结节状阴影和(或)间质水肿,或可并发胸腔积液。支气管肺泡灌洗无阳性病原学发现。严重者可发生急性呼吸窘迫综合征、血流动力学不稳定和多脏器功能衰竭(multipleorgan failure,MOF),死亡率高。

另外,嗜酸性粒细胞增加、腹泻、自身免疫性血小板减少或溶血性贫血、中枢神经系统功能障碍和肝肾功能障碍等症状也有报道。

4.7.7.3　诊断标准

spitzer 于 2001 年提出了以下临床标准。

1. 主要标准

(1)体温$\geqslant38.3$℃而无病原学感染依据。

(2)皮疹大于 25％体表面积,排除药物因素引起。

(3)非心源性肺水肿,表现为弥漫性肺部浸润和低氧血症。

2. 次要标准

(1)肝功能异常,总胆红素$\geqslant2$mg/dl 或者转氨酶$\geqslant$两倍正常水平。

(2)肾功能不全,血清肌酐$\geqslant$两倍基准水平。

(3)体重增加$\geqslant$原体重的 25％。

(4)不能用其他原因解释的一过性脑病。

发生于植入后(即中性粒细胞连续两天$\geqslant0.5\times10^9$/L)96h 内,符合三条主要诊断标准或两条主要标准连同一条及一条以上次要标准者,即可诊断为植入综合征。在 Allo-HSCT 中，早期尚需排除 GVHD 的临床表现。

4.7.7.4　预防与治疗

预防移植相关性 ES 比较困难，因为放射/化学治疗、细胞因子及免疫抑制剂的应用不可避免。由于 ES 的发生发展常迅速，早期症状不具特异性，因此早期识别本病并积极处理尤为重要。事实上对任何发生浮肿、低蛋白血症、低氧血症的患者均应排除 ES 可能。

自体移植后发生轻度植入综合征患者，如表现为短期低热，少量皮疹，血液系统完全恢复及停用生长因子和抗生素后，大多数症状可自行消失，因此可能不需要治疗。

肾上腺皮质激素对于包括累及肺部的各类 ES 患者多有很好的疗效可能是通过其抗炎效应和免疫抑制作用实现的。Lee 等报道，使用甲基强的松龙可使植入综合征的平均病程由 11d 缩短至 7d；约 90% 的患者 1d 后退热；37 例有缺氧表现的患者经甲基强的松龙治疗平均 3d 后恢复。而未接受甲基强的松龙治疗的 4 例患者中有 3 例死于 ARDS。患者在接受皮质类固醇治疗后感染的危险性增大，同时感染的临床表现可能被掩盖，因此应该给予预防性的抗感染治疗。

液体治疗是 ES 治疗中一个关键环节。发生 ES 后，适当的液体治疗对于改善组织器官灌注、维持血流动力学稳定至关重要。在保证循环的前提下应控制补液量，掌握"量出为入"的原则。严格维持液体平衡，控制每日液体的入量<2L。直接补充晶体溶液可能加重组织水肿，选择胶体液扩容更合适。新鲜冰冻血浆可以等渗地扩充血容量，还能纠正凝血因子缺乏。白蛋白、右旋糖酐-40 由于相对分子质量较小，在 ES 时非常容易渗漏到组织间隙。汉斯液是一种非离子型淀粉改性产物，平均相对分子质量为 $(130 \sim 200) \times 10^3$，输入体内后就不易被降解，在血液循环中能停留较长时间，扩容效果好，可以提供长达 6h 的稳定容量作用，平台效应长达 4~6h。由于汉斯实际是由多种分子量大小各不相同的分子组成的混合物，在发生 ES 时使用汉斯便于覆盖毛细血管内皮，封堵血管裂隙。除了物理效应之外，汉斯还可以抑制内皮细胞对血浆白蛋白的胞饮作用，抑制白细胞与内皮细胞相互黏附，减少促炎介质释放，从而减少内皮损伤。陈新传报道，在发生 ES 时应用汉斯[20ml/(kg·d)]安全有效，未发生过敏及凝血功能紊乱。但在恢复期，毛细血管通透性改善，血浆外渗减少，同时大量液体自组织间隙回渗到毛细血管内，有效循环血量增加时，需警惕大量液体回渗引发肺水肿。当血容量恢复时，即应停止补入人工胶体，限制水入量，并配合使用利尿剂。

ES 患者一旦发生呼吸衰竭，往往需要机械通气支持，死亡率很高。对弥漫性肺泡出血的患者使用大剂量皮质激素可能有特殊的治疗效果。在异基因移植中进一步减少血容量可增加环孢素 A、他克罗姆的肾毒性，可以试用多巴胺等增加肾脏灌注。

（李静）

4.7.8 移植相关性血栓性微血管病

移植相关血栓性微血管病(transplantation associated thrombotic microangi-opathy,TA-TMA)是以微血管性溶血性贫血(MAHA)、血小板减少、微血管血栓形成和多器官功能衰竭为主要表现的临床综合征,是 HSCT 后罕见的严重并发症之一,可发生在移植后早期,也可发生晚至移植后 8 个月。溶血性尿毒综合征(HUS)和血栓性血小板减少性紫癜(TTP)均属于这一范畴。

1. 发病机制

TA-TMA 发病机制与特发性血栓性血小板减少性紫癜(TTP)不同,TTP 发生多与抑制性抗体产生、导致裂解血管性血友病因子(vwF)多聚体的金属蛋白酶 ADAMTS-13 活性缺乏(<正常 5%)有关。相关研究表明部分 TA-TMA 患者的 ADAMTS-13 活性正常,因此 ADAMTS-13 缺乏不是 TA-TMA 主要发病机制。目前普遍认为内皮细胞损伤是 TA-TMA 发病的中心环节。在 HSCT 中强烈预处理、放疗、免疫抑制治疗、感染、GVHD 等因素均可造成内皮细胞损伤进而释放微颗粒,导致血小板激活,引起微血栓形成,最终出现相关临床症状。

2. 危险因素

(1)免疫抑制治疗 最早发现钙调素抑制剂(环孢素、他克莫司)、雷帕霉素靶蛋白抑制剂(西罗莫司)用于预防和治疗 aGVHD 是 TA-TMA 发生的高危因素。上述药物可直接或通过激活单核细胞、巨噬细胞以及反应性 T 淋巴细胞,产生 TNF-α、IFN-γ 及 IL-1 等细胞因子而致内皮细胞损伤,增加 TA-TMA 发生风险。

(2)预处理强度 HSCT 预处理应用大剂量化疗、放疗,造成内皮细胞损伤,因此预处理强度与 TA-TMA 发生风险的关系一直受到研究者的关注。willems 等回顾性分析了 2000 年 1 月至 2008 年 7 月 287 例进行异基因骨髓移植或外周血干细胞移植患者的临床资料,以了解移植后 1 年 TA-TMA 的发生率。他们将患者分为两组,其中应用 2Gy 全身照射(TBI)(3 例)、氟达拉滨 90mg/m² + 2Gy TBI (113 例)、氟达拉滨 90/m² + 2×2Gy TBI(17 例)、氟达拉滨 90/m² + 环磷酰胺 (CTX)3g/m²(15 例)预处理方案的患者为非清髓预处理方案组,应用 TBI 单次剂量 8 Gy 或 6×2Gy(9 例)、中剂量(8mg/kg,4 例)或大剂量(16mg/kg,8 例)白消安、大剂量其他烷化剂(8 例)预处理方案的患者为大剂量预处理方案组,结果显示:非清髓预处理方案组 TA-TMA 发生率为 13%,而大剂量预处理方案组为 15%。应用多元 cox 分析后发现采用非清髓预处理方案发生 TA-TMA 风险降低(HR=0.6,P<0.01),表明移植预处理强度在 TA-TMA 发生中起重要作用。所以移植预处理强度应为 TA-TMA 发生高危因素。

（3）移植并发症　aGVHD 是 HSCT 后常见并发症，其发生增加 TA-TMA 发生的风险。此外感染[包括细菌感染、真菌感染、病毒感染（CMV、HHV6）]也增加 TA-TMA 发生风险。

3. TA-TMA 的诊断及分类

（1）诊断标准　TA-TMA 的诊断通常不明确，目前主要应用于临床的诊断标准有国际工作小组（IWG）标准和血液、BMT 临床试验网络毒性委员会（BMT-CTN）标准。

1）IWG 标准：①外周血破碎细胞＞4%；②新出现的或进行性血小板减少症（血小板计数＜50×10^9/L 或较前减少≥50%）；③血清乳酸脱氢酶（LDH）突然、持续升高；④血红蛋白下降或需要输血量增加；⑤血清结合珠蛋白（HP）减低。

2）BMT-CTN 标准：①外周血涂片中每高倍镜视野至少出现两个破碎红细胞；②LDH 升高；③无法用其他原因解释的肾功能异常（血肌酐升高为正常 2 倍以上或肌酐清除率减少 50%）和（或）中枢神经系统异常；④直接、间接 Coomb's 试验（一）。

（2）分类　根据 TA-TMA 所具备的临床异质性及患者的不同预后，Pettitt 和 Clarke 等将其分成四种重叠交替的亚型（表 4-17）。其中预处理导致的溶血尿毒综合征与 CsA 肾毒性所致的 MAHA 预后相对良好，多为Ⅰ到Ⅱ度；多因素爆发的 TMA 与 CsA 神经毒性所致的 MAHA 预后较差，多为Ⅲ到Ⅳ度（Ⅰ度——LDH 正常，红细胞碎片≤1.3%，亚临床病变；Ⅱ度——LDH 增加，红细胞碎片 1.3%～4.8%，轻度临床病变；Ⅲ度——LDH 增加，红细胞碎片 4.9%～9.6%，中度临床病变；Ⅳ度——LDH 增加，红细胞碎片≥9.7%，重度临床病变）。

表 4-17　TA-TMA 的分类

	多因素爆发的 TMA	预处理导致的 HUS	CsA 肾毒性所致的 MAHA	CsA 神经毒性导致的 MAHA
MAHA/血小板减少	＋＋	＋＋	＋＋	＋＋
年龄＜10 岁	0	＋	0	0
发病时间＜3 个月	＋	－	＋	＋
肾功能损害	＋＋	＋＋	＋＋	0
CsA 使用	＋	0	＋＋	＋＋
癫痫发作	＋＋	－	－	＋＋
GVHD	＋	0	0	＋
TBI 史	＋	＋	0	0

注：＋＋为必要诊断；＋为辅助诊断；0 为中立；－为不利诊断

4. 预防和治疗

(1)预防

1)二十碳五烯酸(eicosapentanenoic acid,EPA):是一种 DNA 聚合酶选择性抑制剂。Takatsuka 等研究了 16 例行 Allo-HSCT 的患者,其中治疗组 7 例,从 HSCT 前 3 周开始应用 EPA 至移植后 180d;对照组 9 例,未应用 EPA。结果对照组中 4 例发生 TA-TMA,治疗组中无一例发生,且治疗组患者中白三烯 B_4、血栓素 A、前列环素(PGI_2)等炎症因子及 TNF-α、INF-γ、IL-10、血栓调节蛋白、PAI-1 等内皮损伤修复因子水平也显著降低。因此,EPA 有望成为预防 TA-TMA 的有效药物。

2)达昔单抗(daclizumab):是一种人单克隆抗 CD25 抗体,能识别并与激活的 T 淋巴细胞 IL-2 受体 α 亚单位结合,减少 IL-2 产生,多用于减少实体器官(心、肝、肾、肺)移植后急性排异的发生,治疗 T 淋巴细胞介导的自体免疫紊乱,如非传染性葡萄膜炎、多发性硬化、纯红细胞再生障碍、再生障碍性贫血。Willenbacher 等应用达昔单抗 1mg/kg 共 5d,后每周应用一次,至移植后第 28 天,结果表明达昔单抗可能会减少 aGVHD 的发生,从而预防 TA-TMA 发生。Hui 等研究了 12 例对激素治疗无效的Ⅲ至Ⅳ度 aGVHD 患者,均应用达昔单抗治疗,结果仅 1 例达完全缓解(CR),1 例达部分缓解(PR)。因此达昔单抗用于减少 aGVHD 发生进而预防 TA-TMA 的疗效仍需进一步研究。

(2)治疗

1)血浆置换疗法(plasma exchange,PE):与经典的 TTP 的治疗原则一致,许多移植中心以血浆置换作为 TA-TMA 治疗的主要手段。在 TTP 患者中,PE 可去除 ADAMTS-13 抗体,补充 ADAMTS-13,有效率为 78%～91%,但因 TA-TMA 患者的 ADAMTS-13 活性正常,PE 仅在 0～49% 的 TA-TMA 患者中有效。Kennedy 等回顾性分析了 2001 年 12 月至 2008 年 3 月应用 PE 治疗的 11 例 TA-TMA 患者的临床资料,结果显示 3 例(27%)治疗后达完全缓解。此外,PE 在治疗未伴发 aGVHD 的 TA-TMA 患者中有显著疗效($P=0.024$),4 例未伴发 aCVHD 的 TA-TMA 患者在应用 PE 治疗后 3 例获得完全缓解,而 7 例伴发 aGVHD 的 TA-TMA 患者在应用 PE 治疗后均未缓解。PE 可出现继发感染、血栓、出血、气胸、心包填塞、缺氧、低血压、血清病、过敏等并发症,且疗效不明确,因此仅在未伴发 aGVHD 的 TA-TMA 患者中建议应用。

2)去纤苷(defibrotide,DF):是一种单链寡聚核苷酸多分散混合物,通过抑制体内 TNF-α 介导的内皮细胞凋亡,保护内皮细胞不受损伤,减少内皮细胞促炎因子表达,降低血浆纤溶酶原激活抑制物-1(PAI-1)活性,增加体内组织纤溶酶原激活物(t-PA)功能,并具有纤溶、抗血栓形成、抗炎和溶解血栓活性。Corti 等应用 DF［40mg/（kg·d）］口服治疗 TA－TMA 患者 12 例,5 例达完全缓解,3 例达部分缓解。Besisik 等应用 DF［10mg/（kg·d）,分四次静脉滴注］与血浆置换治疗成功使 1 例 TA－TMA 患者达完全缓解。因此,DF 被认为是目前治疗 TA－TMA 最有希望的药物。

3)达昔单抗:wolff 等静脉应用达昔单抗(负荷剂量 2mg/kg,后每周 1mg/kg)治疗 TA－TMA 患者 13 例,11 例获显著疗效(完全缓解 9 例,疾病稳定 2 例)。但因应用达昔单抗可出现皮疹、感染(细菌、念珠菌、曲霉菌、CMV)、细胞溶解、白血病复发风险增加(因 IL-2 受体抑制作用,导致移植物抗白血病作用受抑制)等不良反应,因此达昔单抗是否可应用于临床仍需要更多试验证实。

4)利妥昔单抗(rituximb):是抗 CD20 抗体,多用于治疗原发免疫性血小板减少症(ITP)、药物相关血小板减少症、自身免疫性溶血性贫血、系统性红斑狼疮、类风湿关节炎、抗磷脂抗体综合征。Ostronoff 等报道 1 例患溶血尿毒综合征(HUS)的 BMT 患者在应用利妥昔单抗(每周 375mg/m^2)治疗 1 周后血红蛋白上升,血肌酐、LDH、胆红素均较前降低。Au 等报道 5 例激素和 PE 治疗无效的 TA－TMA患者在应用利妥昔单抗治疗后 4 例达完全缓解,但这些患者 ADAMTS-3 活性均减低,1 例患者还存在 ADAMTs-13 抗体。同样,carella 等报道 2 例女性异基因 HSCT 患者分别在移植后第 74 天和第 26 天诊断为 TA－TMA,停用环孢素后应用甲泼尼龙、PE、DF、大剂量免疫球蛋白、长春新碱治疗无效,在分别应用利妥昔单抗 375mg/m^2×2 次和 3 次后,血红蛋白、血小板计数上升,但二者 ADAMTS-13 活性也均减低。因此利妥昔单抗在 TA－TMA 治疗中的作用还待明确。

5)重组人可溶性血栓调节蛋白(rTM):为血栓调节蛋白和凝血酶的复合物,可激活蛋白 C,产生活性蛋白 C,使 FⅤa 和 FⅧa 失活,从而抑制内外源性凝血机制,起到抗凝作用。新近Ⅲ期临床试验证实,与低分子肝素相比,rTM 在恶性肿瘤或感染相关弥散性血管内凝血(DIC)中疗效显著。此外,近期研究表明 rTM 还有抗炎活性、保护内皮细胞避免损伤及在 DIC 患者中提高抗凝血酶Ⅲ、PAI-1 水平的作用,因此 rTM 治疗 TA－TMA 的确切疗效仍需要前瞻性对照研究来证实。

(3)TA－TMA 监测及预后指标　TA－TMA 患者预后差,病死率为 60%～90%。预后不良指标包括:①年龄＞18 岁;②无关或单倍体供者;③外周血涂片每高倍镜视野≥5 个破碎细胞;④未应用西罗莫司而出现的 TA－TMA;⑤合并肾功能异常。

目前临床普遍应用外周血破碎细胞比例、LDH、HP、血肌酐水平等指标对TA－TMA进行监测,但通常这些指标升高时预示有严重的 TA－TMA。而早期预测 TA－TMA 的发生并及早进行干预有望改善 TA－TMA 患者预后。韩悦等对 95 例 HSCT 患者进行监测,从预处理开始至 HSCT 后 4 周,每周检测 PAI-1

水平一次,结果表明 6 例有血栓性并发症(肝静脉闭塞症、TA－TMA)患者组 PAI－1 水平[(62.8±7.5)μg/L]较发生 aGVHD 组[(45.1±9.1)μg/L]及感染组[(50.0±11.2)μg/L]显著升高($P<0.05$)。因此,PAI－1 水平可能成为 HSCT后监测血栓性并发症的敏感指标,其明显升高有利于 HSCT 后肝静脉闭塞症、TMA 的诊断。

(张梅)

4.7.9　异基因移植后白血病复发的治疗

Allo－HSCT 是血液系统恶性疾病有效治疗的手段,但移植后复发是最常见的治疗失败原因,严重影响了 Allo－HSCT 的预后。初次缓解的急性白血病(AL)或慢性粒细胞白血病(CML)慢性期患者接受 Allo－HSCT 后复发率为 10%～30%,而两次或两次以上缓解的 AL 患者复发率为 40%～50%,CML 进展期患者移植后复发率则高达70%以上。Allo－HSCT 后白血病复发的治疗选择参考以下因素:首先为疾病类型,有些疾病治疗效果较好,而有些疾病疗效可疑或有限;另外的因素为移植到复发的时间,复发时间越晚,复发后治疗的有效率越高。

(1)由于 Allo－HSCT 的复发率减低是过继的淋巴细胞产生的 GVL 效应,因此当有复发迹象时,应停用预防 GVHD 所使用的免疫抑制剂以恢复免疫细胞的功能,从而增强 GVL 效应。目前已有较多成功的报道。

(2)供者淋巴细胞输注(donor lymphocyte infusion,DLI)和其他过继性细胞免疫治疗是目前治疗和预防 Allo－HSCT 后复发的主要措施,其理论依据为供者淋巴细胞可以产生 GVL 效应从而根除残留的受者白血病细胞。

(3)某些患者二次移植后可能获益,但移植相关死亡率很高。有一项回顾性研究显示:150 例急性白血病及 CML 患者行二次移植后 5 年总的生存率(OS)和疾病无进展生存期(DFS)分别为 32%和 30%,再次复发率和移植相关死亡率(TRM)分别为 44%和 45%。多因素分析显示,急性白血病移植前完全缓解、女性 HLA 相合供者及第一次移植后一年以上复发者预后较好。

(4)对于 CML 患者,复发后可采用酪氨酸激酶抑制剂(TKI)治疗。一项研究比较了伊马替尼和 DLI 对复发 CML 的疗效,尽管缓解率相似,但使用伊马替尼的 DFS 要比 DLI 要差。

4.7.9.1　供者淋巴细胞输注(DLI)

1990 年 Kolb 等首先报告 DLI 治疗移植后复发的 3 例 CML 患者,均达到了完全的细胞遗传学缓解。随后许多学者的报告同样证实了 DLI 的良好疗效。DLI逐渐成为移植后白血病复发的治疗有效手段之一。

1.DLI 在各类白血病移植后复发中的作用

(1)CML　CML 移植后复发的患者应用 DLI 后有很高的有效率。一些大综报道显示,DLI 治疗 CML 复发后获得分子水平的缓解率为 77%,3 年 OS 为 53%~95%。DLI 的疗效与肿瘤负荷、细胞剂量及移植后缓解时间长短有关,其治疗反应为剂量依赖性,低肿瘤负荷的患者治疗反应好,故治疗时机为复发早期,如在分子或细胞遗传学水平的复发。但低剂量无关供者的 DLI 同样能够使 CML 复发后患者达到分子水平的缓解。然而,高剂量 DLI 会增加 GVHD 的发生率,若采用分次输注的方法,则能够克服这一点,因此对移植后缓解时间长的患者治疗反应好。伊马替尼能够有效治疗移植后复发的 CML 患者,单独治疗疗效低于 DLI 治疗,但两者联合具有协同治疗作用。Kantarjian 等报道伊马替尼治疗 28 例复发的 CML 患者总反应率为 79%,23 例患者血液学完全缓解,缓解率为 74%,细胞遗传学反应率为 58%,1 年存活率为 74%。完全血液学反应率和细胞遗传学反应率与疾病分期相关,以慢性期最好,加速期次之,急变期最差。移植前用伊马替尼治疗晚期 CML 患者,能够显著提高移植疗效。仅伊马替尼治疗并不能治愈移植后复发,和 DLI 联合具有协同效应,但对于晚期 CML 疗效欠佳。最近有资料显示,与血液学复发相比,在分子学或细胞遗传学复发时进行 DLI 治疗,患者能够持续缓解且不伴 GVHD 的可能性大,在移植后 1 年以上行 DLI 治疗移植物抗白血病(GVL)疗效更好。

(2)急性髓细胞白血病(AML)和骨髓增生异常综合征(MDS)　与 CML 比较,DLI 治疗 AML 及 MDS 移植后复发的反应率相对较低,原因主要与白血病细胞增殖迅速及缺乏对 DLI 反应的免疫表型(如 CD86 等)有关。来自 EBMT 的回顾性分析显示,DLI 治疗移植后复发 AML/MDS 患者 2 年 OS 显著高于非治疗组。多因素分析发现低肿瘤负荷、缓解状态及良好细胞遗传学能够提高患者生存时间,aGVHD 对生存有负面影响,而 cGVHD 对预后有利。Choi SJ 等研究显示:16 例移植后复发的 MDS 患者在应用 DLI 后仅一部分获得完全缓解,且长期生存者少见。值得注意的是,有少部分 AML 患者对 DLI 存在免疫豁免区,这是 DLI 治疗缓解后髓外复发的原因之一。关于 DLI 治疗 AMI/MDS 的方法,目前没有一个有效的建议,原因与样本量小、治疗前治疗不一致及细胞剂量不同有关。

(3)急性和慢性淋巴细胞白血病　一般认为 GVL 效应在 ALL 中作用比较小,原因与前体 B 细胞表型不表达共刺激分子及诱导免疫耐受有关。普通 B-ALL 及前 B-ALL 对 DLI 治疗反应通常低于 AML,仅 DLI 治疗患者很少出现血液学反应,化疗或放疗也很少延长缓解时间,复发 ALL 对 DLI 联合化疗的治疗反应率与 AML 一样,但持续时间短,可能与 GVL 在移植后早期发挥作用有关。Sanchez-Carcia J 等研究认为,ALL 患者 Allo-HSCT 后发生 aGVHD 或 cGVHD 均伴有很强的 GVL 效应,使 ALL 前体细胞均明显减少或消失,患者可获长期无病生存。伴有 Ⅱ 至 Ⅳ 度 GVHD 和 cGVHD 的 DFS 分别为(90.9±8.6)% 和(80±12.6)%,而 0 至 Ⅰ 度 aGVHD 或无 cGVHD 的患者 DFS 分别为(38.5±11.9)%

和(53.1 ± 11.8)%,有明显的统计学差异。Young MF 等通过体外和动物实验证明,表达 bcr/abl 和 INK4A/ARF 突变的 ALL 细胞对异体抗原活化的淋巴细胞仍然有明显的反应性,异体淋巴细胞在体内或体外可有效杀伤这些 ALL 细胞,表明异体淋巴细胞对 ALL 细胞有明显的 GVL 效应。CLL 对 DLI 有治疗反应,在分子水平复发进行治疗能够提高疗效,所以检测微小残留病灶(MRD)非常重要。Ritgen M 等研究显示:DLI 治疗 9 例 CLL 患者,有 7 例能够获得持久的分子水平缓解,无 DLI 治疗组 26 例中有 6 例患者获得分子学缓解,但不持久。

2. DLI 的疗效及影响因素

DLI 治疗 HSCT 后复发疗效肯定,其疗效与疾病类型、复发状态、之前有无化疗有关。Collins 等报道 DLI 治疗 56 例移植后复发的 CML 患者,结果显示对慢性期、加速期、急变期复发的患者 CR 率分别为 73.5%、33.3%和 16.7%;DLI 治疗 44 例移植后复发的 ALL 患者,11 例(25%)达再次 CR,3 年 OS 仅为 13%;复发时骨髓中原始细胞比例低者 DLI 疗效优于高比例者。EBMT 的资料显示,DLI 治疗移植后复发的 AML 患者,CR 率可达 47%,但 OS 仅为 20%。在多因素分析中,复发时骨髓中原始细胞比例低于 35%的患者经 DLI 治疗后 OS 明显优于原始细胞比例高于 35%的患者($P=0.006$)。DLI 治疗之前联合化疗以降低肿瘤负荷有助于提高 DLI 的疗效。EBMT 研究显示:对于移植后复发的 399 例 AML 患者,171 例接受了 DLI 治疗,228 例未接受 DLI 治疗,两组 OS 率分别为 21%和 9%;在接受 DLI 的患者中,DLI 前达到再次缓解可进一步降低复发率($P<0.001$)。黄晓军等报道,同胞相合移植后复发的 31 例患者接受治疗性 DLI,22 例 DLI 前接受化疗,9 例直接进行 DLI,两组无病生存(DFS)率分别为 56%和 33%($P=0.042$),多因素分析同样也显示 DLI 治疗前联合化疗可提高 DFS($P=0.021$)。

3. 副作用

虽然 DLI 治疗移植后复发取得了肯定的疗效,但 DLI 引起输注相关 GVHD 和骨髓造血功能障碍并由此造成重症感染影响了 DLI 治疗白血病复发的疗效。文献报道 DLI 后 GVHD 发生率高达 49%~91%,相关死亡率可达 20%。关于 DLI 后的骨髓抑制,有报道 DLI 后的全血细胞减少的发生率为 18.50%,但持续骨髓衰竭发生率仅为 2%~5%。在复发白血病的治疗中,通常在 DLI 前先行化疗,骨髓衰竭的原因可能由化疗、疾病本身和 DLI 所引起。DLI 后全血细胞减少的机制尚不清楚,其中一种假说认为 DLI 破坏残留的宿主造血先于供者的造血恢复,支持这一假说的证据为:在 $CD34^+$ 细胞池中缺乏残留的供者细胞,预示 DLI 后骨髓衰竭。骨髓衰竭的另外原因可能是由免疫介导的,因为在 GVHD 发生时可伴有血象的下降甚至造血功能衰竭。有时植入状态研究可以区分 GVHD 和骨髓衰竭,但鉴别这两种情况有时较为困难。在 HSC 不足的情况下,通过输注额外的 HSC

可成功逆转造血功能衰竭,然而多数情况下不需要任何治疗,DLI 后的全血细胞减少就能够恢复。为了减轻 DLI 后的全血细胞减少程度和缩短持续时间,尤其是对于 DLI 联合化疗,输注经 G-CSF 动员的外周血采集物对某些患者有效。

4. DLI 的优化策略

(1)G-CSF 动员后的外周血干细胞采集物输注(GPBSCI)结合短程免疫抑制剂的应用　黄晓军等的研究表明 G-CSF 动员后的外周干细胞采集物较未经动员的淋巴细胞采集物富集了更多的 $CD34^+$、$CD14^+$ 细胞,同时 rhG-CSF 动员后树突状细胞比例的明显升高使得 $CD4^+$ 细胞向 Th2 分化,此外 PBSC 含有更多的 II 类细胞因子和其 T 细胞增殖能力的下降、共刺激分子的下调均提示 PBSC 较 DLI 更少引起 aGVHD 的发生。Abecasis 等的研究表明,早期应用细胞因子动员的供者 HSC 输注与单纯 DLI 相比可以完全避免输注之后的骨髓抑制,预后因此而改善。对其机制的研究显示,细胞因子动员后的 HSC 输注可以加强供者的正常造血,因此避免了 DLI 之后所观察到的骨髓抑制。黄晓军等对 HLA 相合移植后同期 20 例复发患者行 GPBSCI 和 DLI 进行比较:9 例 GPBSCI(皆为血液学复发)与 11 例 DLI(其中 5 例为血液学复发)相比,二者 aGVHD 发生率分别为 5/9 和 10/11($P>$ 0.05),CR 率分别为 7/9 和 3/5($P>0.05$),DFS 率分别为 7/9 和 3/5($P<0.01$)。G-PBSCI 缩短了造血重建的时间,降低了因全血细胞减少所引发的感染等并发症造成早期死亡的发生率,在保留移植物抗白血病效应(GVL)的同时未加重 GVHD。为进一步改善 DLI 的预后,黄晓军等将 DLI 进行进一步改良,即 GPB-SCI 结合 GVHD 短程预防方案。在 2002 年 9 月至 2007 年 6 月间,33 例高危白血病患者在同胞配型相合 Allo-HSCT 后接受了此改良的 DLI。移植前诊断包括 12 例 ALL[未缓解 5 例;3 例 Ph+—CR1,其中 2 例合并中枢神经系统白血病(CNSL);1 例 ALL-CR2;2 例 ALL-CR3;1 例 ALLREL3]、15 例 AML(复发 3 例;未缓解 10 例;1 例 AML-CR2;1 例 AML-CR3)、5 例进展期 CML 及 1 例伴 8P11 染色体异常骨髓增殖性疾病第二次复发。结果显示 33 例患者共接受了 39 次改良的 DLI,输注后 6 例患者发生了 II 至 IV 度 aGVHD,20 例患者发生了 cGVHD(其中 13 例为广泛型),未发生 GVHD 相关死亡或 DLI 相关的全血细胞减少。可见此改良的 DLI 策略可以减少 aGVHD 的发生,提高了 DLI 的安全性。随后黄晓军等回顾分析了 1991 年至 2007 年间 70 例患者行 GPBSCI 的资料,移植前诊断包括 23 例 ALL(包括 6 例 Ph+ ALL)、27 例 AML、19 例 CML 及 1 例伴 8P11 染色体异常骨髓增殖性疾病。结果发现 GVHD 预防小于 2 周和大于 2 周的患者 GVHD 发生率为 14/28 和 3/42($P=0.000$),预防性输注后复发率二者相当(4/10 和 12/29),治疗性输注后 5 年 DFS 为 33% 和 83%($P=0.003$)。在多因素分析中,对于 GVHD 预防大于 2 周的患者,其 GVHD 发生率明显降低($P=$ 0.001),对生存率没有影响($P=0.071$)。可见 GPBSCI 结合 2~4 周 CsA 或 MTX

可明显减少同胞相合移植后 DLI 相关 aGVHD 的发生,且不影响 GVL 作用。

(2)递增式输入　由于 DLI 相关 GVHD 与输注的 T 细胞数量有关,有些学者尝试采用长间隔逐渐增加剂量的淋巴细胞输注。Slavin 等人对高危白血病患者早期 DLI 的可行性和疗效进行了研究,提示在复发早期逐渐增加 CD3$^+$ 细胞剂量的 DLI 可能会是控制或减少输注相关 GVHD 的最佳途径。Mackinnon 等报告,给予 22 例移植后复发的 CML 患者起始低剂量 DLI(T 细胞数量为 1×10^5/kg),如果没有毒性或疗效间隔 4~33 周不等再增加 DLI 剂量[$(1 \sim 5) \times 10^7$/kg],对分子学复发或细胞遗传学复发的患者疗效达 100%,且没有 GVHD 发生;与既往的资料相比,高剂量时 GVHD 发生率也降低。Dazzi 等对 20 例间隔 3 个月逐渐增加剂量的 DLI 与 28 例单次 DLI 进行了比较,结果二者 GVHD 发生率分别为 10% 和 44% ($P=0.011$)。

(3)选择性回输　诸如部分 T 细胞清除的 DLI、纯化的供者 NK 细胞输注。AlyeaEP 等分析了 40 例 Allo - HSCT 后复发的血液肿瘤患者,他们在接受去除 CD8$^+$ T 细胞的 DLI 治疗后,aGVHD 和 cGVHD 的总体发生率分别为 24% 和 16%,所有发生 GVHD 的患者均产生了 GVL 效应,但 48% 疾病缓解的患者未发生 GVHD,提示 CD8$^+$ T 细胞去除的 DLI 可产生 GVHD 和 GVL 效应的分离。NK 细胞的 GVL 效应因疾病不同有所差别,其中对 AML 作用最大,在 ALL 作用不明显。CooleyS 等报道了非清髓性预处理方案联合 NK 细胞在半相合 HSCT 中的疗效,在可评价 12 例白血病患者中,在移植前 1d 输注的患者中 66% 获得白血病清除,仅有 1 例在移植后 93d 复发;4 例植入失败;3 例患者因早期相关死亡排除;其他 6 例患者植入快,无 GVHD 发生。NK 细胞联合半相合移植能够促进 NK 细胞在大多数患者体内扩增,达到 CR,促进植入,无 GVHD 发生。NK 细胞输注不增加 GVHD 的发生与其抑制异体反应性 T 细胞有关。目前研究证明,部分白血病复发(尤其是 HLA 半相合移植后复发)与 HLA 抗原丢失从而造成白血病细胞逃逸 T 细胞的免疫监视有关,而对于这种机制所致的复发,单纯 DLI 输注可能无效。由于在 HLA 半相合移植中 NK 细胞通过异体反应产生强的 GVL 效应,因此复发后采用 NK 细胞输注可能为此类患者提供了一种新的治疗思路。

(4)特异性 CTL　为了能够有效地杀灭白血病细胞,最好的方法就是产生并在体外扩增能够选择性地溶解白血病细胞的克隆或 T 细胞系。人们发现在 Allo - HSCT 后完全缓解的白血病患者外周血中持续存在细胞毒 T 细胞前体细胞 (CTLp),当疾病复发时这种前体细胞数量快速减少直至消失。这一现象被 Molldrem 进一步证实,他们发现 CML 患者在 Allo - HSCT 后体内出现抗 CML 的 CTL 克隆,而当疾病复发时这种 CTL 克隆即消失。目前认为理想的体内或体外产生的针对白血病细胞的 CTL 克隆为:①针对只表达于造血细胞上的 mHAgs;②针对白血病细胞所特有的融合蛋白,如 BCR/ABL、PML/RARa 等;③针对白血病细胞特异的蛋白,如 WT1 等。目前产生并扩增抗白血病细胞的 CTL 克隆的方法为:以供者的树突状细胞作为抗原提呈细胞,以患者的凋亡白血病细胞作为肿瘤抗原,以富集的供者来源 CD8$^+$ 细胞作为效应细胞,以经过照射的供者来源的 CD4$^+$ 细胞为饲养细胞,且在初始的培养体系中加入 IL-7 和 IL-12,然后在扩增期加入 IL-2 进行理想的扩增。由于这些 CTL 是针对白血病细胞某些抗原产生的,输注后会产生 GVL 效应而最大限度地减少 GVHD 的发生。应进一步将这种白血病细胞特异的 CTL 克隆应用于临床研究以证明其有效性和毒副作用。

(5)次要组织相容性抗原(mHAgs)特异性 T 细胞输注　在 Allo-HSCT 中,人类次要组织相容性抗原(mHAgs)在诱发供者 T 细胞免疫反应中起重要作用,于某些 mHAgs 只在造血细胞(包括白血病干细胞)表面表达而不在 GVHD 累及组织表达,输注这种 T 细胞可增强 GVL 效应而不会加重 GVHD。Warren HE 等用照射过的受者移植前外周血单个核细胞(PBMC)在含有低剂量 IL-2 的条件下刺激受者移植后 PBMC 三次,然后用经照射的 EBV 转化的淋巴细胞刺激,去除 CD4$^+$ 细胞后,用有限稀释法克隆能识别并能溶解表达 mHAgs 的 T 细胞克隆,扩增后应用于复发后白血病的治疗。7 例 HLA 完全相合的 HSCT 后复发的白血病患者分次输注这种克隆的 T 细胞克隆后,CTL 可在血流中存在 21d 以上。3 例患者产生肺毒性,这与 mHAgs 也在肺组织表达有关。5 例患者达到短暂的缓解。这说明通过输注对 mHAgs 特异的 T 细胞克隆可增强 GVL 效应,但广泛的临床应用仍需要进一步深入研究。

(6)CIK 细胞治疗　CIK 细胞是在细胞因子刺激培养下产生的多克隆 T 效应细胞,具有潜在的、非 MHC 限制性的、抗自体或异体肿瘤细胞杀伤活性。2006 年斯坦福研究报道 10 例恶性血液病患者在 Allo-HSCT 后复发,给予 1×10^8/kg 的供体 CIK 细胞进行免疫治疗后,1 例患者出现 Ⅰ 度 GVHD,与输注未经处理的供体淋巴细胞相比,输注供体 CIK 细胞诱导 GVHD 发生率更低;4 例出现 Ⅰ 至 Ⅱ 度 aGVHD,其中 2 例发展为广泛型 cGVHD。Introna 等对 Allo-HSCT 术后复发的 11 例患者进行了研究,其中 AML 4 例、ALL 1 例、CML 1 例、HD 3 例、MDS 2 例实施了 CIK 治疗,输注次数为 1~7 次,输注了 CIK 细胞中位数 12.4(7.2~87.4)$\times 10^8$/kg,末次 CIK 输注后 30d,4 例出现 Ⅰ 至 Ⅱ 度 aGVHD,其中 2 例发展为广泛型慢性 GVHD,治疗结果:3 例达完全缓解,1 例血液学改善,1 例疾病稳定,6 例发生疾病进展且死亡。

4.7.9.2　免疫药物

1.单克隆抗体(MoAb)

如 CD33、CD20、CD52 单克隆抗体等。90％以上 AML 的原始细胞表达 CD33。近年,人源化 CD33 单抗(Mylotarg 或称 GO)治疗复发 AML 的再次缓解率为12%～50%。70%的成人ALL患者原始细胞表达CD52,将抗CD52的阿仑组单抗(campath)与化疗联合应用对部分复发的ALL有一定疗效。人类嵌合CD20抗体(美罗华)不仅可以改善成熟B-ALL患者的疗效,对20%～50%表达CD20的前体B-ALL也有一定疗效。单克隆抗体与化疗联合或单独作为移植前净化的报道较多,而其作为移植后治疗的报道很少。Wolff等报道应用campath治疗1例移植后复发的CLL患者,停药后发生了皮肤的cGVHD,并达到再次缓解。

2. 其他白介素(IL-2)/干扰素(IFN-α)

IL-2具有增强NK细胞和杀伤T细胞的抗白血病作用,与其他免疫治疗联合应用效果更佳。Nadal等报告了13例异基因移植后复发的患者(AML 2例,MM2例,CML 8例,NHL 1例),复发后先行DLI治疗但无效,后接受IL-2治疗,结果显示13例患者中5例CR,4例PR,5例发生GVHD。Slavin等报道了17例异基因移植后白血病复发的患者,接受DLI联合IL-2治疗,结果显示在10例达再次缓解的患者中,4例细胞遗传学复发的患者DLI后即达完全缓解,6例血液学复发的患者中有5例DLI无效,应用IL-2后达到CR。Bachier等报告了12例异基因移植后复发患者(AML 7例,ALL 2例,CML 1例,MDS 2例),其中2例复发后先行治疗性DLI,5例复发后先行再诱导化疗,其后均接受IL-2与GM-CSF联合治疗,结果显示12例患者中7例CR,1例PR,6例发生GVHD。用药后流式分析显示CD3$^+$ T细胞、CD3/CD8和CD3/CD4$^+$ T细胞亚群及CD16/56$^+$ NK细胞数量增加,DC1/DC2比例降低。Higano等报告移植后血液学复发的CML患者接受IFN-α治疗后25%达到完全细胞遗传学反应;对于细胞遗传学复发患者,57%达到持久的细胞遗传学缓解。

4.7.9.3 停减免疫抑制药物

对具有复发高危因素的患者,应严密监测免疫残留,必要时迅速停减免疫抑制药物,以最大程度发挥其抗肿瘤作用。这对部分患者有效,尤其是分子生物学和细胞遗传学复发者更明显。Benakli等报道154例CML患者接受非清髓移植,24例移植后复发(包括分子学复发)的患者中7例通过迅速停减免疫抑制药物获得了CR。其缺点是不适于有活动性GVHD的患者,且移植后早期停用免疫抑制剂有诱发严重GVHD的风险。Spitzer等报道去除T细胞的非清髓单倍型移植治疗恶性血液病患者后,对于混合嵌合且没有发生GVHD的患者,在移植后35d迅速减停免疫抑制剂,在9例可评估病例中,5例发生Ⅱ度及以上aGVHD并有1例死于GVHD,最终仍有5例患者复发。

4.7.9.4 化学药物再诱导治疗

Allo-HSCT后临床复发(尤其是近期复发)的患者经传统化学药物再次诱导

治疗缓解率达 30%～40%，但缓解维持时间短，多死于再次复发，亟需新的化疗诱导方案以提高其缓解率与存活率。

4.7.9.5 二次移植

1. 二次移植疗效

二次移植是 Allo-HSCT 后复发患者的补救性策略之一，但其 TRM 和复发率较高。法国多中心研究与国际骨髓移植登记处（IBMTR）分别报道了白血病Allo-HSCT 后复发患者二次移植的疗效，其结果类似：5 年 OS 分别为 32% 和28%，TRM 分别为 45% 和 30%，复发率分别为 44% 和 42%。近年来采用非清髓性预处理方案进行二次移植可显著降低其 TRM，14 例同胞 Allo-HSCT 后复发患者接受含氟达拉滨和大剂量阿糖胞苷的减低剂量预处理方案的二次移植，其中13 例获 CR，无 TRM，58 个月时 OS 为 60%。另有研究分析了 39 例 Allo-HSCT后复发的 AL 患者，二次移植采用氟达拉滨为基础的 RIC，其中 AML 和 ALLTRM 分别为 34% 和 30%，2 年 OS 分别为 21% 和 22%，2 年复发率分别为 48% 和52%。新近一项研究分析了 71 例 Allo-HSCT 后复发血液恶性肿瘤患者：急性白血病/骨髓增生异常综合征 57 例、淋巴细胞增殖性疾病 9 例、MM2 例、骨髓增殖性疾病 3 例采用 RIC 方案行二次移植，其 2 年预期 OS 和 TRM 分别为 28% 和 27%，2 年复发率为 63%（未发生 cGVHD 者）和 44%（发生 cGVHD 者），表明 TRM 显著降低的同时复发率增高。如何最大限度地减少二次移植后复发率和 TRM 尚待更深入研究。

2. 二次移植疗效的影响因素

EBMT 分析了 170 例复发 AL 患者行二次移植的结果，发现最显著改善 OS的因素为二次移植时患者的疾病状态。另一项研究发现第一次移植后远期复发和二次移植后发生 cGVHD 与其生存呈显著正相关。其他影响生存的正面因素包括二次移植时应用 TBI、第一次移植后无 aGVHD、第一次移植前 AL 处于 CR 和女性 HLA 相合供者。低复发率相关因素包括第一次移植后缓解期大于 6 个月、骨髓来源的 HSCT（与外周血来源的 HSCT 相比）、二次移植时处于 CR 状态和发生aGVHD。明确二次移植疗效的影响因素有利于临床医师选择性实施二次移植，通过趋利避害以显著提高二次移植疗效，减少再次复发率及提高无病生存率。尚需更多临床研究以制定出适合二次移植的标准。

4.7.9.6 复发的免疫干预预防

1. 预防性 DLI

DLI 不仅可以用于移植后复发的治疗，同样可用于移植后复发的预防。预防性供者淋巴细胞输注（pro-DLI）适合所有 HSCT 患者，主要用于非清髓移植

（NST）、减低剂量预处理移植（RIC）、去 T 细胞清髓性移植。对于高危的白血病患者，pro-DLI 亦是一种值得推荐的方案。Schmid 等用序贯化疗＋RIC 移植联合 pro-DLI 治疗 75 例高危 AML/MDS 患者，结果显示 CR 率达 88%，2 年 OS 和 DFS 分别为 42% 和 40%，难治性或预后不良组疗效与预后良好组比较无差别。在纯化的 $CD34^+$ 细胞移植中应用剂量个体化的 pro-DLI，可能减少移植后复发和植入失败等问题。Ferra 等对 22 例纯化的 $CD34^+$ 细胞移植患者进行 pro-DLI 治疗，随访 585d，OS 率约 54%，DFS 率为 33%。Kim 等报道 17 例高危白血病患者行同胞相合移植后，7 例按计划在移植后 40～120d 接受预防性 GPBSCI，此 7 例患者中 4 例无病存活，皆有 cGVHD，2 例死于复发，1 例死于感染；未能按计划接受 pro-DLI 的 10 例患者中仅有 2 例无病存活。黄晓军等报道将改良的 DLI（GPBSCI 结合短程免疫抑制剂）用于高危患者移植后复发的预防。24 例移植前诊断高危白血病在 2001 年 5 月至 2004 年 3 月之间接受 Allo－HSCT 的患者被纳入研究。移植前诊断包括 8 例 ALL，未缓解 5 例和 3 例 Ph^+-CR1；8 例 AML，未缓解 7 例和 1 例 AML CR3；6 例进展期 CML；以及 2 例 MDS-RAEB。其中接受预防性改良 DLI 的 12 例患者中 9 例无病生存，3 例复发，1 年 DFS 为 74%，而未接受预防性 DLI 的同期 12 例患者中 8 例复发，接受预防性改良 DLI 明显降低了复发率（$P=0.018$）。

2. 生物制剂

国内外研究报告证实，IL－2 增加 $CD3^+CD8^+$ T 细胞和 $CD3^-CD56^+$ NK 细胞数量并增强其抗肿瘤活性，增加 TNF 和 IFN－γ 的分泌，通过形成和维持 $CD4^+CD25^+$ 调节性 T 细胞（Tregs）增强免疫耐受。Robinson 等报道 17 例儿童 AL 患者，处于 CR2 或以上缓解期，行去 T 的同胞相合 HSCT 后，应用 IL－2 预防复发，2 例发生 Ⅱ 度 GVHD，经过移植后 5～67 个月的随访，10 例维持 CR 状态。陈育红等报道将 IL－2 用于高危 ALL 患者 HSCT 后复发的预防，经过移植后中位 16 个月、IL－2 治疗后中位 10 个月随访，16 例患者中 14 例无病生存（87.50%），较之历史对照明显改善生存，主要副反应包括发热、疼痛、局部红肿，应用后 cGVHD 发生率为 40%。

（张梅）

4.8 ABO 血型不合的造血干细胞移植中的输血问题

ABO 血型不合分为以下几种。

1. 主要不合

主要不合指 HSCT 供者红细胞的 ABO 血型抗原在受者红细胞上不表达。受

者具有与供者红细胞抗原起反应的红细胞凝集素,如(供者→受者) A、B、AB→O,
AB→A、B。

2. 次要不合

次要不合指受者红细胞的 ABO 血型抗原在供者红细胞上不表达,供者具有
与受者红细胞抗原起反应的红细胞凝集素,如 O→A、B、AB,A、B→AB。

3. 主、次要均不合

主、次要均不合又称混合 ABO 血型均不合,指上述两种情况同时存在,如
A→B,B→A。对 HSCT 而言,ABO 血型系统并非重要的移植抗原。在 HSC 上缺
乏有功能的 ABO 抗原,抗 A、抗 B 抗体对 HSCT 的造血重建或排斥以及 GVHD
的发生均没有影响,但移植引起即时性溶血反应和移植后延迟性溶血及红系造血
重建延迟等问题将构成 Allo - HSCT 的并发症,需要进行防治。

4.8.1 红细胞、血小板的输注

一般供者血型的红细胞在移植后第 22~42 天出现,第 49~80 天完全转变为
供者血型。应在移植后每周监测 ABO 血型及凝集素、溶血变化情况,直至转为供
者血型。移植后不同阶段应根据血型变化选择成分输血(表 4 - 18)。

表 4 - 18　ABO 血型不相合的 HSCT 前后红细胞、血小板的输注

ABO 不合类型	血型 (供者→受者)	血制品	HSCT 前后输血型		
			前	后(早期)	后(晚期*)
主要不合	A、B、AB→O,AB→ A、B	红细胞	受者型	受者型	供者型
		血小板	受者型	供者型	供者型
次要不合	O、A、B→ AB,O→ A、B	红细胞	受者型	供者型	供者型
		血小板	受者型	受者型	受者型
主、次要均不合	A→B,B→A	红细胞	受者型	O	供者型
		血小板	受者型	AB	AB

＊晚期指受者血中原凝集素基本消失

4.8.2　ABO 血型不合对异基因造血干细胞移植效果的影响

大量临床研究结果显示 ABO 血型不合的移植不会影响粒、巨核系造血细胞
的植入和 GVHD 发生率、排斥率及长期生存率。因为 ABO 抗原系统是不同于
HLA 抗原复合物的一种独立的抗原系统,移植受者循环中暂时持续存在的抗 A、
抗 B 抗体对 HSC 并不产生损害作用。有资料显示,ABO 血型不合患者移植后有
发生免疫相关性溶血以及红系植入延迟、纯红细胞再生障碍性贫血(pure red cell

aplasia,PRCA)的可能。文献中曾对 ABO 血型不合移植患者进行分析,认为 ABO 血型不合组与相合组中性粒细胞及血小板植入时间无统计学差异,但是红系恢复时间明显延长,红细胞输注量显著增多。目前认为移植前高凝集素滴度、移植后持续存在凝集素均与红系植入延迟和 PRCA 发生有关,红系的恢复往往伴随着凝集素滴度的降低,这些都间接证明了凝集素对红系植入的影响。作为免疫调节剂,CsA 减量诱发 GVHD,减少凝集素产生,可以使红系植入延迟好转,虽近年无关供者比例增加,免疫抑制剂用量加大,同时 GVHD 发生率较前提高,两者相互抵消,对 HLA 相合 Allo - PBSCT 红系造血重建的影响无明显变化。多数的资料认为,ABO 血型不合移植对患者的 aGVHD 发生率、移植后 CMV 感染率、移植相关并发症、疾病的复发、长期生存及预后无明显影响。但不同的报道仍然存在,来自日本的一个研究显示 ABO 血型不合导致Ⅲ至Ⅳ度 aGVHD 发生率增高,主要是因为 2～4 级肝脏 GVHD 的发生增加,且在红系较早植入者发生率高,其导致 aGVHD 发生率增加的机制可能为:血型抗原不仅表达于红细胞膜表面,也表达在表皮和内皮细胞,ABO 血型不合 HSCT 后,内皮细胞存在嵌合状态。在 ABO 血型次要和混合不合 HSCT 中,供者来源淋巴细胞产生凝集素,与受者血型抗原结合,可以通过补体途径结合到内皮细胞表面的血型抗原引起内皮细胞损伤,在功能上相当于内皮细胞抗体,损伤内皮细胞,导致细胞因子风暴,引发 GVHD。也有报道认为 ABO 血型不合虽然不影响移植后的复发率以及无进展生存率,但可通过增加 aGVHD、移植后微血管病、增加输血引起铁负荷等导致移植后非复发死亡率增加。因此,ABO 血型不合移植对移植结果的影响仍需进一步探讨。

4.8.3　ABO 血型不合患者造血干细胞移植的特殊并发症及其预防

ABO 血型不合 HSCT 的突出并发症表现在红细胞溶血和红系造血延迟,此又与供受者间 ABO 血型相合的程度相关。

1. 主要 ABO 血型抗原不合

在 Allo - HSCT 中,主要 ABO 血型抗原不合发生率在 10％～15％,当移植物输入时,受者血浆中针对不合抗原的特异性凝集素可导致严重的同种免疫性溶血。即发性溶血发作是移植物中供者红细胞与受者血浆中已存的凝集素反应所致。早期的迟发性同种免疫性溶血可能是由于供者组织池向循环释放出残留特异性 IgG 抗体,或者是受者预处理后残存淋巴细胞和浆细胞合成的 IgG 抗体。后期的迟发性同种免疫性溶血发生是由于受者血浆中存在高滴度直接抗供者抗原的 IgM 抗体。迟发性溶血发作(有临床意义的仅占 10％)则可以早至从移植后 3d 即出现,且很难预防。移植后 100d 出现的同种免疫性溶血表明溶血累及红系造血祖细胞阶段。采用以环孢素 A 为基础预防 GVHD 方案和受者移植前血浆中存在高滴度凝集素者发生迟发性同种免疫性溶血可能性增大。

主要 ABO 血型抗原不合移植后的同种免疫性溶血的处理主要是预防。总的来说,即发性同种免疫性溶血的预防作用效果优于迟发性同种免疫性溶血。PHSCT 由于污染的红细胞很少,不必进一步去除红细胞,除非红细胞压积＞10%。所有主要 ABO 血型抗原不合骨髓移植物必须去除红细胞,将红细胞比例控制在骨髓中 10% 以下,可以保留原有骨髓单个核细胞 75% 以上,此法主要缺点是会丧失一部分 HSC。具体方法有以下两种:

(1)重力沉降法　将抽取的骨髓液以 AB 血浆稀释后置于 300ml 输血袋中,按 4∶1～8∶1 的比例加入 6% 羟乙基淀粉并充分混合后室温下静置 30～60min 至白细胞层与红细胞层界限逐渐清晰,然后自输血袋底部放出红细胞部分,计算红细胞去除率和有核细胞回收率。如此单次处理后可回收有核细胞和集落形成细胞 50% 以上。为进一步提高回收率,还可将首次沉降后的红细胞部分加入生理盐水进行稀释后再次用沉降剂进行第二次沉降,如此可增加回收有核细胞和集落形成细胞的数量。重力沉降法的原理是在骨髓液与沉降剂混合后利用自然重力作用使红细胞沉降,对 HSC 的生物活性没有影响。常用的沉降剂除羟乙基淀粉外,还有羧甲基淀粉。这一方法简便、安全、容易开展,缺点是易污染细菌和丢失 HSC。

(2)梯度离心法　此法是采用血液细胞离心机进行梯度离心后去除采集骨髓液中的红细胞。目前应用较多的是 CS3000Pluse、Haemanatic30 型和 COBE-2991,可以回收 70% 以上的单个核细胞和 60% 以上的集落形成细胞,残留红细胞大约 8～38ml,优点是省时和不易被细菌污染。移植前测定受者血浆的 IgM 和 IgG 抗体滴度,＜1∶256 者可接受去除红细胞的 HSCT 物,其中残留红细胞不得超过 21ml;如 IgG 滴度＞1∶256,应去除血浆凝集素,使之＜1∶16。去除受者 ABO 系统的凝集素的方法有两种:①血浆交换法。此法是应用血液细胞分离机对受者血液进行不间断离心,在分离去除血浆的同时回输混合无冷沉淀血浆或供者型、AB 型新鲜冷冻血浆进行等容量的血浆交换,以达到有效降低受者体内抗 A、抗 B 凝集素的目的。进行交换的时机应在预处理完成之后或在回输骨髓之前一天或当天,如此可避免受者被供者型血浆中的 ABO 物质进一步免疫。血浆交换的速度一般控制在 30～70ml/min,血浆交换的次数一般在 2～5 次之间,交换的总量一般为 15～20L。②免疫吸附法。本法是在体外用化学合成的人血型 A 抗原或 B 抗原作为免疫吸附剂,从血浆中清除 ABO 抗体,进行的时机同血浆交换法。通过血细胞分离机对受者进行连续的血浆分离,将分出的血浆以 30ml/min 左右的速度通过已连接上免疫吸附剂的免疫吸附柱,使抗体吸附于柱中,然后再将血浆返回受者。在其过程中应监测过柱前后的血浆抗体水平,以了解吸附的效果;对全身的 ABO 抗体效价进行监测,根据其水平决定是否停止吸附。去除受体内凝集素的方法需要特殊设备,费用较高,并有感染传染性肝炎和其他血液传播性疾病的危险,优点是不损失 HSC。

应用血浆置换和免疫吸附法去除受者体内的凝集素过程中应注意：监测并维持电解质、白蛋白的正常；血小板过低时应及时给予补充；监测 ABO 抗体效价，当 ABO 抗体效价水平低于 1：16 时即达到要求的标准。抗 A、抗 B 凝集素为 IgM 和 IgG 两种，前者主要存于血管中，较容易去除；后者主要分布于组织，需要反复多次血浆交换才能去除。

2. ABO 血型次要不合的移植

供受者间 ABO 血型次要不合所占比例为 15％～20％，移植时有可能发生即时性溶血反应，溶血机制可能是受者红细胞与输入的供者血浆中凝集素相作用。一般来讲溶血程度较轻，多不危及生命，但个别病例可发生严重溶血综合征危及生命，故当供者凝集素滴度≥1：128 时需要给予预防。移植后因供者淋巴细胞或浆细胞生成凝集素而引起延迟性免疫溶血反应，常常发生在移植后 9～16d，临床表现明显溶血者占 15％～71％不等，大多数为自限性，但有 10％～15％的患者可合并肾功能不全和造血重建延迟。较早发生的溶血可能是输入干细胞移植物中淋巴细胞和浆细胞合成的凝集素所致，而较晚发生的溶血可能是由植入的淋巴祖细胞合成凝集素所致。在接受去 T 细胞和移植后应用环孢素 A 联合糖皮质激素预防 GVHD 的患者中，发生明显溶血反应者多见，其机制可能与 T 细胞数量和功能严重抑制，促进记忆性 B 淋巴细胞增殖并生成抗体增多有关。预防措施为在移植后用 MTX 或在移植前去除移植物中的血浆（尤其是供者凝集素滴度＞1：128 时）。用 O 型红细胞稀释受者的红细胞对 ABO 血型次要不合者可减轻溶血反应。使用 PHSCT，获取干细胞的过程已去除了红细胞和血浆。移植后应输注 O 型的红细胞和受者型红细胞。若必须输注供者型血小板，则使用少血浆血小板。出现溶血时可予以血浆置换。

许多证据表明，与 BMT 相比，PHSCT 发生免疫性溶血的危险更高。这可能是由于 PHSCT 物有更多抗受者红细胞抗原的淋巴细胞，因此产生同种凝集素更多。

3. ABO 血型主、次要均不合的移植

ABO 血型主、次要均不合的移植患者可发生 ABO 血型主要和次要不合的并发症。为降低其并发症，常用的预防措施为：①移植物去除红细胞和血浆；②测定供受者血浆血型抗体水平，如受者血浆 IgG 滴度≥1：156，应予以血浆交换；③需要输血支持时，应选用 O 型红细胞和 AB 型血小板或血浆。

（习杰英）

4.9　造血生长因子在造血干细胞移植中的应用

细胞因子是体内细胞所产生的一组具有生物学活性的小分子物质，在生理情况下与特定的细胞受体相结合,参与机体的免疫反应,调节细胞的生成和分化。机体内对造血有调控作用的细胞因子很多,称为造血生长因子(hematopoietic growth factors,HGF)。自1966年Bradley等建立小鼠骨髓细胞体外琼脂培养技术以来,先后在来源不同的刺激因子作用下培养出粒系、红系及巨核系造血祖细胞集落,因此这些生长因子又称为集落刺激因子(colony stimulating factor,CSF)。除集落刺激因子外,HGF还包括白细胞介素-11(interleukin-11)和干扰素等一些负调控因子等。

HGF主要由骨髓基质细胞、淋巴细胞和单核-巨噬细胞产生,包括刺激人类血细胞生成的因子和抑制血细胞生成的因子两类,它们在体内组成了一个复杂的综合网络,且具有自我平衡的调节机制。最新报道参与HSC调控的因子约有510个:28种分泌型细胞因子、174种细胞表面分子或膜结合分子、147种信号转导分子和161种转录因子。到目前为止,至少已有18种具有糖基化多肽的细胞因子基因被分子克隆并显示出明确的临床疗效。这些因子包括粒细胞-单核细胞集落刺激因子(GM-CSF)、粒细胞集落刺激因子(G-CSF)、巨噬细胞集落刺激因子(M-CSF)、白介素-2(IL-2)、白介素-3(IL-3)、白介素-11(IL-11)、促红细胞生成素(Epo)、促血小板生成素(Tpo)和巨核细胞生长与发生因子(MGDF)等。

HSC有多向分化和自我复制的功能,造血因子参与了细胞的增殖和分化,有些作用于分化的早期,如多能干细胞分化更新到造血干/祖细胞;有些作用于分化晚期,使成熟细胞的数量增加,并修饰它们的功能。几乎所有的刺激因子都有多种生物学活性,各种刺激因子交叉、协同作用于多种不同类型的细胞。

造血细胞因子不仅能促进干细胞增殖、分化、成熟,而且能增强细胞的免疫功能。例如,增强中性粒细胞的趋化反应,促进溶菌酶分泌;增强单核细胞的吞噬和抗肿瘤作用;增强嗜酸粒细胞的ADCC作用及细胞毒作用。移植前大剂量化疗预处理造成的骨髓毒性使患者发生严重粒细胞缺乏和血小板减少。大量研究表明,造血细胞因子在临床上的应用不仅使移植后造血功能恢复快,而且也增强了细胞的生物学功能,缩短粒细胞减少期的时间,减少此期间的感染,缩短患者住院时间,提高患者的生存质量。

4.9.1　G-CSF在造血干细胞移植中的应用

1. 自体造血干细胞移植

无论是自体骨髓移植或PHSCT后都使用造血生长因子,其作用为:①加快造血的恢复,缩短治疗后粒细胞缺乏期;②有效增加植入,促进血细胞恢复;③作为抗感染治疗的辅助方法,缩短抗生素应用的时间,提高患者生存率并减少患者死亡率;④用于PHSCT时动员供者骨髓造血干细胞。

国外有临床试验表明,$10\mu g/(kg\cdot d)$或$20\mu g/(kg\cdot d)$的G-CSF在促进中性

粒细胞恢复的过程中没有明显差异,移植后+1d、+3d、+5d、+6d开始用G-CSF都可使中性粒细胞恢复时间加快,但重症感染的发生率、发热天数、抗感染治疗情况的改善以及住院天数的缩短以+1d开始使用效果最佳。儿童患者在自体移植后使用G-CSF同样加快了中性粒细胞的植入。应用途径分为皮下注射和静脉注射。由于G-CSF效果优于GM-CSF,且副作用较少,对血小板的恢复没有影响,故被临床广泛应用,其剂量一般主张为$5\mu g/(kg \cdot d)$,但其起始时间不尽相同,

2. 异基因造血干细胞移植

在同胞间异基因骨髓移植后使用G-CSF和GM-CSF的几个随机、双盲、对照实验均证明,它们能使BMT患者中性粒细胞的恢复时间提早$2\sim3d$,且不增加GVHD的发生率,短期或5年期白血病复发率也不增加,也可减少BMT患者发热的天数和住院时间,减少患者住院费用。在无关供者异基因骨髓移植后,使用G-CSF同样能加速中性粒细胞的恢复,但由于aGVHD发生率较高,故它不能减少感染的发生率与住院时间。在外周血异基因HSCT(Allo-HSCT)后使用G-CSF,可显著缩短中性粒细胞恢复至$0.5\times10^9/L$的时间,但并不改变血小板恢复至$20\times10^9/L$的时间,也不减少输血的量和aGVHD的发生率及100d死亡率。

总之,在异基因骨髓移植后使用GM-CSF和G-CSF均能显著提升中性粒细胞的数量,但由于GM-CSF的副作用较多,故G-CSF的使用更普遍。

在临床上HSC回输后8h就可开始应用,每天皮下注射G-CSF $5\mu g/(kg \cdot d)$,当白细胞升至$10\times10^9/L$后停用。停药后有的患者白细胞再次下降,可依据中性粒细胞情况调整使用。也有在白细胞低于$10\times10^9/L$再开始使用。在预防和治疗巨细胞病毒感染时,由于病毒感染和抗病毒药物均可引起中性粒细胞减少,为完成抗病毒药物的疗程,也需要使用G-CSF促进粒细胞上升。

G-CSF或GM-CSF毒性轻微,但剂量加大则会出现毒性反应,最常见的毒副作用为骨痛,可能是由于使用后骨髓内大量血细胞生成造成骨髓腔"拥挤"刺激疼痛受体所致,可通过镇痛剂来缓解。发热是另外一个常见的副作用,需与感染引起的发热相鉴别。其他副作用如体重增加、头痛、皮肤潮红、浆膜炎等均较少见。

4.9.2 促红细胞生成素在造血干细胞移植中的应用

促红细胞生成素(erythropoietin,EPO)是一种在肾脏产生的糖蛋白,可刺激红细胞系祖细胞在骨髓中的分裂与分化。重组促红细胞生成素是最早应用重组DNA技术的生长因子,最初应用于肾功能衰竭引起的贫血。HSCT后患者的贫血与EPO缺乏有关。通常在患者移植前已经出现贫血,血清EPO水平升高。移植后患者EPO水平降低与长期应用环孢素A、肾脏细胞损伤及肿瘤坏死因子等炎性因子有关。

研究表明在HSCT后应用促红细胞生成素是很有效的。Link等报道了一个前瞻性、随机、双盲对照多中心的欧洲研究结果:对观察组的106例Allo-HSCT

后的患者给予 rhEpo 150U/(kg·d)静脉滴注,至移植后第 141 天,或至血红蛋白>90g/L 且连续不需输红细胞 7d 为止;空白对照组 109 例患者未用 rhEpo。结果应用 rhEpo 组患者的红细胞恢复好于空白对照组,脱离红细胞输注的中位时间 rhEpo 组为+19d,空白对照组为+27d,网织红细胞在 rhEpo 组恢复也较快,虽然在移植后最初 20d 红细胞输注量无显著差别,但随后的 3 周 rhEpo 组输血量显著减少。

在多变量分析中发现,ABO 血型主要不合、年龄>35 岁、出血等均可引起严重 aGVHD 增加,从而需要增加输血次数,应用 EPO 则可使输血次数减少、网织红细胞计数增加、红细胞植入加快。ABO 血型主要不合的异基因移植可发生溶血性贫血和纯红细胞再生障碍性贫血,虽然此时 EPO 水平高,用 EPO 后仍可发现红细胞的植入。

4.9.3 血小板生长因子在造血干细胞移植中的应用

1. 血小板生成素

血小板生成素(thrombopoietin,TPO)是一个刺激血小板生成的细胞因子,其基因位于 3 号染色体。经酶切和糖基化等加工修饰后的 TPO 由 332 个氨基酸组成,相对分子质量大约为 70 000,可由肝、肾、骨髓基质细胞所分泌。在所有的造血生长因子中,血小板生成素的半衰期最长,重组人血小板生成素为 30h。TPO 是刺激巨核细胞生长及分化的内源性细胞因子,对巨核细胞生成各阶段均有刺激作用,可提高巨核细胞的成熟,刺激粒单集落形成单位(CFU-GM)的增殖,提高血液干细胞的生存。TPO 作用机制可能为:①通过与其特异性受体结合刺激巨核细胞的前体细胞增殖,诱导巨核细胞的生长、分化、成熟,并分裂形成有功能的血小板;②能够作用于基质及多潜能祖细胞,增加骨髓原始造血细胞数量;③能够使造血前体细胞向外周血动员而增加血小板计数。TPO 也能与 IL-3、IL-11 和 EPO 协调作用于 CFU-GEMM、BFU-E 和 HSC。TPO 与 IL-11 不同,剔除 TPO 基因或它的受体后将有显著的表型改变,表现为血小板数量、各型造血祖细胞的量、HSC 的量将比正常水平减少 10%~20%。

2. 白细胞介素-11

白细胞介素-11(IL-11)通常不属于生长因子家族,主要由成纤维细胞和骨髓间质细胞产生,由 199 个氨基酸组成,其相对分子质量为 23 000,基因定位于人 19 号染色体上,与其他生长因子协同有多效性。IL-11 可刺激巨核细胞并提高外周血中中性粒细胞计数,这种作用与白细胞介素-3 有协同。临床上常用 IL-11 来减轻化疗后血小板减少症及减少血小板输注次数。动物模型研究发现,IL-11 有抗异基因骨髓移植后 GVHD 的作用,同时保护 GVL 作用,然而由于担心出现细胞因子风暴,临床上较少使用。

4.9.4　其他细胞因子在造血干细胞移植中的应用

SCF 为 c-kit 受体的配体,可以促进大多数 HSC 和祖细胞增殖分化,已被批准应用于临床。SCF 单独使用并不表现出动员造血祖细胞的作用,但与 G-CSF 联合使用则具有增加动员骨髓干/祖细胞进入外周血循环的效应。副作用为延迟性变态反应,如皮疹、呼吸困难、咽喉炎和心血管症状。目前仍未临床应用。

IL-3 由 T 淋巴细胞产生,编码基因位于 5 号染色体长臂靠近 GM-CSF 区域,其产生的糖蛋白相对分子质量为 14 000～30 000。IL-3 刺激未分化祖细胞和定向祖细胞的分化与增殖,单独使用并不能促进粒细胞植入,与其他细胞因子协同作用时刺激多系造血祖细胞的增殖与血小板的生成。由于不良反应大,如发热、寒战、头痛等,临床上没有应用。

IL-6 在早期与晚期血细胞分化中均有调节作用,可使 HSC 对其他细胞因子变得更加敏感。IL-6 也能刺激巨核细胞的分化,在血小板的生成中发挥作用。若 IL-6 联合 IL-3 和 GM-CSF 等造血生长因子,则其在血小板生成中的作用将得到加强。IL-6 的副作用有疲乏、抑郁、肝功能紊乱等。IL-6 有利作用一面能否超过其毒性仍需将来的探索。

(王梦昌)

参考文献

[1]Neal F,Steven MD,John FD,et al. The use of AMD3100 plus G-CSF for autologous hematopoietic progenitor cell mobilization issuperior to G-CSF alone [J]. Blood,2005;106(5):1867.

[2]Shepherd RM,Capoccia BJ,Devine SM,et al. Angiogenic cellscan be rapidly mobilized and efficiently harvested from the blood following treatment with AMD3100[J]. Blood,2006,108(12):3662-3667.

[3]Holtan SG,Porrata L F,Micallef IN,et al. AMD3100 affect autograft lymphocyte collection and progression free survival after autologous stem cell transplanttation in nonHodgkin lymphoma[J]. Clin Lymphoma Myeloma, 2007,7(4):315-318.

[4] Cashen A., Lopez S., Gao F., et al. Aphase II study of plerixafor (AMD3100) plus G-CSF for autologous hematopoietic progenitor cell mobilization in patients with Hodgkin lymphoma[J]. Biol Blood Marrow Transplant,2008,14(11): 1253-1261.

第 4 章　造血干细胞移植

[5]李玉峰.外周血造血干细胞动员的研究进展[J].国际输血及血液学杂,2009,32(20):149-155.

[6]刘学,高蕾,张曦.外周血造血干细胞动员研究进展[J].西部医学,2010,22(7):1335-1337.

[7]Marques J. F. , Jr. Peripheral hematopoietic progenitor cell mobilization for autologous transplantation in hematologic malignancies[J]. Rev Bras Hematol Hemoter,2011,33(6):400-401.

[8]朱海燕,达万明,高春记,等。重组人白介素-11联合粒细胞集落刺激因子动员的自体外周血造血胞移植[J].中国实验血液学杂志,2008,16(02):345-349.

[9]黄一虹,徐开林,何徐彭,等。米托蒽醌、阿糖胞苷、粒细胞集落刺激因子的动员方案及大容量采集自体外周血干细胞[J].中国组织工程研究与临床康复,2007,11(24):4837-4841.

[10]Gur-Cohen S. , Lapid K. , Lapidot T. Quantifying hematopoietic stem and progenitor cell mobilization[J]. Methods Mol Biol,2012,904:15-35.

[11]黄斯勇,刘利,郝淼旺,等.供者外周血干细胞动员采集198例临床分析[J].白血病·淋巴瘤,2011,20(9):522-524.

[12]唐暐,王苓,赵维莅,等.外周血CD34$^+$细胞检测对外周血干细胞采集结果及时机选择的意义[J].白血病·淋巴瘤,2010,(5):265-268.

[13]张曦,李忠俊,陈幸华,等.血液病患者/健康供者外周血造血干细胞动员及采集效果分析[J].中国输血杂志,2010,23(12):1010-1013.

[14]Cuellar-Ambrosi F,Karduss U A,Gomez W R,et al. Hematologic reconstitution following high-dose and supralethal chemoradiotherapy using stored, noncryo-preserved autologous hematopoietic stem cells[J]. Transplantation Proceedings,2004,36(6):1704-1705.

[15]钟卫一,赵晖,牛威林.4℃冰箱保存骨髓及外周血造血干细胞[J].右江民族医学院学报,2004,26(2):163-165.

[16]Lecchi L,Giovanelli S,Musacchio L,et al. Development of a mock hemopoietic stem cell component suitable for the validation of cryopreservation procedures[J]. Transfusion and Apheresis Science,2006,34(3):299-307.

[17]方健,赵英新,姜荣,等.26例动员外周血干细胞的程控降温冷冻保存效果评价[J].生物医学工程与临床,2006,10(6):380-382.

[18]Montanari M,Capelli D,Poloni A,et al. Long-term hematologic reconstitution after autologous peripheral blood progenitor cell transplantation: a comparison between controlled-rate freezing and uncontrolledrate freezing at

−80℃[J]. Transfusion,2003,43(1):42−49.

[19]Iannalfi A,Bambi F,Tintori V,et al. Peripheral blood progenitor uncontrolledrate freezing:a single a single pediatric center experience [J]. Transfusion,2007,47(12):2202−2206.

[20]吴书一,熊灵军,刘文刚,等.−80℃低温冻存保护剂对不同来源的造血干细胞体外冻存效果分析[J].医药论坛杂志,2011(10):3−6.

[21]赵仁彬,张爱玲,陆洁,等.超低温冰箱转液氮阶梯降温法与传统程序降温法保存造血干细胞的比较[J].中国组织工程研究与临床康复,2011(19):3525−3527.

[22]杨同华,赵仁彬,蒋雅先,等.不同冷冻保护剂对低温冰箱转液氮阶梯降温冷冻保存造血干细胞效果的影响[J]。中国组织工程研究与临床康复,2011(19):3602−3606.

[23]徐长根,朱阳泉,李浩,等.−80℃下不同冻存时间对脐血造血干细胞保存效果的影响[J].临床输血与检验,2010,2(2):104−106.

[24]Beshlawy A. E.,Metwally H. G.,Khalek K. A.,et al. The effect of freezing on the recovery and expansion of umbilical cord blood hematopoietic stem cells[J]. Exp Clin Transplant,2009,7(1):50−55.

[25]曲红,孙竞,刘启发,等.异基因造血干细胞移植患者干细胞亚群数量与侵袭性真菌感染关系的临床研究[J].医学研究杂志,2011(11):128−132.

[26]彭碧云,唐晓文,吴德沛,等.移植物中 NK 细胞数量对 HLA 全相合同胞造血干细胞移植术后转归的影响[J].中华血液学杂志,2010(1):57−58.

[27]周征,王玫,何祎,等.移植物中不同种类和数量的细胞对异基因外周血造血干细胞移植后急性 GVHD 的影响[J].中华器官移植杂志,2009(4):231−235.

[28]董陆佳,叶根耀.现代造血干细胞移植治疗学[M].北京:人民军医出版社,2001.

[29]陈运贤.现代造血干细胞移植[M].广州:广东科技出版社,2004.

[30]美国西雅图 Fred Hutchinson 癌症研究中心医学联合体.造血干细胞移植标准实践手册[M].俞立权,董陆佳,译.北京:人民卫生出版社,2007.

[31]JosephH. Antin. 外周血干细胞与骨髓移植手册[M]. 韩明哲,冯四洲,译.北京:人民军医出版社,2011.

[32]Vera-Llonch M,Oster G,Ford CM,et al. Oral mucositis and outcomes of allogeneic hematopoietic stem-cell transplantation in patients with hematologic malignancies[J]. Support Care Cancer,2007,15(5):491−496.

[33]Meersseman W,Lagrou K,Maertens J,et a1. Galaetomannan in bronchoalveolar lavage fluid:a tool for diagnosing aspergillosis in intensive care unit

第4章 造血干细胞移植

patients [J]. Am J Respir Crit Care Med,2008,77:27 - 34.

[34]de Fabritiis P,Spagnoli A,Di Bartolonmo P,et al. Eficacy of caspofungin as secondary prophylaxis in patients undergoing allogeneic stem cell transplantation with prior pulmonary and/or systemic fungal infection [J]. Bone Marow Transplant,2007,40:245 - 249.

[35]Vehreschild JJ,Sieniawski M,Reuter S,et al. Eficacy of caspofungin and itraconazole as secondary antifungal prophylax is:analysis of data from a multinational case registry [J]. Int J Antimicr Ag,2009,34:446 - 450.

[36]Herbrecht R,Maertens J,Baila L,et al. Caspofungin first-line therapy for invasive aspergillosis in allogeneic hematopoietic stem cell transplant patients: an European Organisation for Research and Treatment of Cancer study [J]. Bone Marow Transplant,2010,45:1227 - 1233.

[37]Raad II. Hachem RY,Herbrecht R,et al. Posaconazole as salvage treatment for invasive fusariosis in patients with underlying hematologic malignancy and other conditions [J]. Clin Infect Dis. 2006,42:1398 - 1403.

[38]Greenberg RN,Multane K,van Bufik J-AH,et al. Posaeonazole as sat. vage therapy for zygomycosis [J]. Antinfierob Agents Chemother,2006,50:126 - 133.

[39]Brumrein CG,Weisdorf DJ,DeFor T,et al. Marked increased risk of Epstein-Barr virus-related complications with the addition of anti- thymocyte globulin to a nonmyeloablative conditioning prior to unrelated umbilical cord blood transplantation [J]. Blood,2006,108:2874 - 2880.

[40]Moon JH,K im SN,Kang BW,et al. E arly onset of acute GVHD indicates worse outcome in terms of severity of chronicGVHD compared with late on set [J]. Bone Marrow Transplant,2010,45(10):1540 - 1545.

[41]Meier JK,Wolff D,Pavletic S,et al. Oral chronic graftversus-host disease: report from the International Consensus Conference on clinical practice in cGVHD[J]. Clin Oral Investig,2011,15(2) :127 - 139.

[42]Inamoto Y,Flowers ME. Treatment of chronic graft-versus-host disease in 2011 [J]. Curr Opin Hematol,2011,18(6):414 - 420.

[43][43]Meier JK,Wolff D,Pavletic S,et al. Oral chronic graftversus-host disease: report from the International Consensus Conference on clinical practice in cGVHD[J]. Clin Oral Investig,2011,15(2):127 - 139.

[44]Vela-Ojeda J,Montiel-Cervantes L,G ranados-Lara P,et al. Role of CD4$^+$ CD25$^+$ high Foxp3$^+$ CD62L$^+$ regulatory T cells and invariant NK/T cells in

human allogeneic hematopoietic stem cell transplantation [J]. Stem Cells Dev,2010,19(3):333 - 340.

[45]LiQ,Zhai Z,Xu X,et al. Decrease of CD4$^+$ CD25$^+$ regulatory T cells and TGF-beta at early immune reconstitution is associated to the onset and severity of graft-versus-host disease following allogeneic haemato-genesis stem cell transplantation [J]. Leuk Res,2010,34(9):1158 - 1168.

[46]Nash RA,Antin JH,Karanes C,et al. Phase 3 study comparingmethotrexate and tacrolimus with methotrexate and cyclospo"nefor prophylaxis of acute graft-versus-host disease after marrowtran5plantation from unrelated donors [J]. Blood,2000,96(6):2062 - 2068.

[47]Li MH,Sun K,Welniak LA,et al. Immunomodulation and pharmacological strategies in the treatment of graft-versus-host disease. Expert opin Pharmacother [J]. 2008,9(13):2305 - 2316.

[48]WolffD,GerbitzA,AyukF,et al. 慢性移植物抗宿主病主要治疗原则临床共识 [J]. 顾晓朦,罗依摘,译,中华移植杂志(电子版),2011,5(1):81.

[49]Manikandan R,Kumar S,Dorairajan LN. Hemorhagic cystitis:A challenge to the urologist [J]. Indian J Uro1,2010,26(2):159 - 166.

[50]McDonald GB. Review article:management of hepatic diseas e f ollowing naem at opoietic cell transplant [J]. Aliment ary pharmacology & Therapeutics,2006, 24:441.

[51]张之南,沈悌. 血液病诊断及疗效标准[M].3 版. 北京:科学出版社,2007.

[52]Obashi K,Tanabe J,Watanabe R,et al. The Japanese multicenter open randomized trial of ursodcoxycbolic acid prophylaxia for hepaticveno-occlusive disease after stem cell transplantation[J]. Am JHematol,2000,64(1):32 - 38.

[53]吴学东,刘华颖,何岳林,等. 熊去氧胆酸预防重型地中海贫血移植后肝静脉闭塞病[J].实用医学杂志,2009,25(22):3867 - 3869.

[54]Yaghobi R,Ramzi M,Dehghani S. The role of different risk factors in clinical presentation of hemorrhagic cystitis in hematopoietic stem cell transplant recipients[J]. T ransplant Proc,2009,41(7):2900 - 2902.

[55]Mischitelli M,Fioriti D,Anzivino E,et al. Viral infection in bone marrow transplants:is JC virus involved [J]? JMed Viro,2010,82(1):138 - 145.

[56]Xu HG,Fang JP,H uang SL,et al. Hemorrhagic cystitis in children undergoing hematopoietic stem cell transplantation [J]. J Clin Rehabilit Tissue Eng in Res,2008,12(8):1596 - 1599.

［57］Hadjibabaie M，Alimoghaddam K，Shamsh iriAR，et al． Continuous bladder irrigation prevents hemorrhagic cystitis after allo-geneic hematopoietic cell transplantation［J］． UroOnco，2008，26(1)：43－46．

［58］Parra C，Gómez R，Marchetti P，et al． Management of hemorrhagic radiation cystitis with hyperbaric oxygen therapy［J］． Actas Urol Esp，2011，35(3)：175－179．

［59］Bae SH，Han DK，Baek HJ，et al． Selective embolization of the internaliliac arteries for the treatment of intractable hemorrhage in children with malignancies［J］． Korean J Pediatr，2011，54(4)：169－175．

［60］Macedo F，Mourao L，Freitas HC． Interleukin-4 modulates the inflammatory response in Ifosfamide Induced hemorrhagic cystitis［J］． Acta Biochimica Polonica，2012，35(1)：297－307．

［61］Spitzer TR． Engraftment syndrome following hematopoietic stem cell transplantation［J］． Bone Marrow Transplant，2001，27(9)：893－898．

［62］Nurnberger W，Willers R，Burdach S，et al． Risk factors for capillary leakage syndrome after bone marrow transplantation［J］． Ann Hematol，1997，74(2)：221－224．

［63］Akasheh MS，Vesole DH． Engraftment syndrome(ES) aft er autologous Hematopoietic stem cell transplant(AHSCT) supported by G-CSF or GM-CSF［J］． Blood，2000，96(11)：391a．

［64］Edenfield WJ，Moores LK，Goodwin G，et al． An engraftment syndrome in autologous stem cell transplant ation related to mononuclear cell dose［J］． Bone Marrow Transplant，2000，25(4)：405－409．

［65］Kawano C，Muroi K，Kuribara R，et al． Engraftment syndrome after autologous peripheral blood stem cell transplant ation with high numbers of peripheral blood stem cells followed by granulocyte colony-stimulating factor administrat ion［J］． Bone Marrow Transplant，2000，25(2)：228－229．

［66］陈心传，刘霆，贾永前，等．异基因造血干细胞移植术后毛细血管渗漏综合征临床特征及危险因素分析［J］．华西医学 2011，26(12)：1774－1779．

［67］曹履先，陈虎．骨髓移植学［M］．北京：军事医学科学出版社，2008．

［68］陈欣，冯四洲．造血干细胞移植相关血栓性微血管病研究进展［J］．中华血液学杂志，2011，32(8)：560－566．

［69］韩悦，吴德沛，阮长耿．移植相关血栓性微血管病研究进展［J］．中华血液学杂志，2007，32(8)：574－579．

［70］高海丽．移植相关性血栓性病变机制的研究进展［J］．国际移植与血液净化杂

志,2009,7(1):9－15.

[71]王昱,黄晓军.异基因造血干细胞移植后白血病复发的免疫治疗[J].国际输血及血液学杂志,2010,33(1):18－26.

[72]唐晓文,吴德沛.白血病异基因造血干细胞移植复发后的过继免疫治疗[J].国际输血及血液学杂志,2011,34(5):304－312.

[73]葛美丽,冯四洲,郑以州.白血病患者异基因造血干细胞移植后复发的防治对策[J].中华血液学杂志,2009,30(11):785－792.

[74]Simula NP,Marktel S,Fozza C,et al. Response to donor lymphocyte infusions for chrOllic myeloid leukemia is dose-dependent:the importance of escalating the cell dose to maximize therapeutic efficacy [J]. leukemia,2007,21(5):943－948.

[75]Fozza C,Szydlo RM,Abdel-Rehim MM,et al. Factors for graft-versus-host disease after donor lymphocyte infusions with an escalating dose regimen:lack of association with cell dose [J]. Britsh J Haematol,2007,136(6):833－836.

[76]Schmid C,Labopm M,Nagler A,et aL Donor lymphocyte infusion in the treatment of first hematological relapse after allogeneic stem-cell transplantation in adults with acute myeloid leukemia:a retrospective risk factors analysis and comparison with other strategies by the EBMT acute Leukemia Working Party [J]. J-Clin Oncol,2007,25(31):4938－4945.

[77]Campregher PV,G001ey T,Scott BL,et al. Results of donor lymphocyte infusions for relapsed myeiodysplasfic syndrome after hematopoietic cell transplantation [J]. Bone Marrow Transplant,2007,40(10):965－971.

[78]Sanchez-Garcia J,Serrano J,Gomez P,et aL. The impact of acute and chronic graft-versus-host disease on normal and malignant B—lymphoid precursors after ailogeneic stein cell transplantation for s-lineage acute lymphoblastic leukemia [J]. Haematologica,2006,91:340－347.

[79]Chalandon Y,Passweg JR. Schmid C,et al. Outcome of patients developing GVHD after DLI given to treat CML relapse:a study by the chronic leukemia working party of the EBMT [J]. Bone Marrow Transplant,2009 Jul 27.

[80]Sehmid C,Scheletming M,Lederose G,et al. Sequential regimen of chemotherapy,reduced intensity conditioning for allogeneic stem-cell transplantation,and prophylactic donor lymphocyte transfusion in high-risk acute myeloid leukemia and myelodysplastic syndrome [J]. J Clin Oncol,2005,23(24):5675－5687.

[81]Ferra C,Rodriguez-Luaees M,Gallardo D,et al. Individually adjusted prophylactic donor lymphocyte infusions after CD34-selected allogeneic peripheral blood stem cell transplantation [J]. Bone Marrow Transplant,2001,28(10): 963 – 968.

[82]Warren EH,FIljii N,Akatsuka Y,et aL Therapy ofrelapsed leukemia after allogeneic hematopoietic cell transplantation with T cells specific for minor histocompatibility antigens [J]. Blood,2010,115(19):3869 – 3878.

[83]Introna M,Borleri G,Conti E,et al. Repeated infusions of donor derived cytokine induced killer cells in patients relapsing after allogeneic stem cell transplantation:a phase I study [J]. Hematologica, 2007, 92(70):952 – 959.

[84]Stussi G,Halter J,Bucheli E,et al. Prevention of pure red cell aplasia after major or bidirectional ABO blood group incompatible hematopoietic stem cell transplantation by pretransplant reduction of host anti-donor isoagglutinins[J]. Haematologica,2008,94(2):239 – 248.

[85]Canals C,Muniz-Díaz E,Martínez C,et al. Impact of ABO incompatibility on allogeneic peripheral blood progenitor cell transplantation after reduced intensity conditioning [J]. Transfusion,2004,44(11):1603—1611.

[86]Worel N,Greinix HT,Leitner G,et al. ABO-incompatible allogeneic hematopoietic stem cell transplantation following reduced intensity conditioning: Close association with transplant-associated micro- angiopathy[J]. Transfus Apher Sci,2007,36(3):297 – 304.

[87]Igarashi A,Kakihana K,Haraguchi K,et al. Anti-host isohemagglutinin production is associated with a higher risk of acute GVHD in ABO-incompatible transplantation[J]. Bone Marrow Transplant. 2012,47(10):1356 – 1360.

[88]Ozkurt ZN,Yegin ZA,Yenicesu I,et al. Impact of ABO-incompatible donor on early and late outcome of hematopoietic stem cell transplantation[J]. Transplant Proc,2009,41(9):3851 – 3858.

第5章 造血干细胞移植后的监测及随访

内容提要:HSCT 是治疗恶性血液疾病、非恶性血液疾病、某些实体肿瘤、免疫缺陷症和先天性代谢性疾病的根治性的先进综合医疗手段。本章将讨论 HSCT 中后期的医学处理及评估、异基因移植后嵌合状态的监测、HSCT 后 MRD 的监测及 HSCT 的随访原则。

在过去近60年的历程中,HSCT 取得了重大进步,已经从动物 BMT 的试验研究发展成为每年对上万例骨髓衰竭、恶性血液病、免疫缺陷症和先天性代谢性疾病患者进行根治治疗的先进医疗手段。移植免疫学和医疗支持技术的进步给 HSCT 带来了革命性进步,并使其进入新的时代。由于此项技术比较复杂,涉及移植中后期的医学处理及评估、异基因移植后嵌合状态的监测、移植后 MRD 的监测及移植后的医学随访等诸多专业内容,需要详细讨论并制定专业指导规范。

(1)HSCT 中后期的医学处理及评估 HSCT 后的评估内容包括:①形态学、影像学、实验室检查;②出院指征与出院前检查;③门诊复诊问题及其处理;④移植后门诊输血;⑤发热的诊断及处理等。

(2)异基因移植后嵌合状态的监测 Allo-HSCT 后供者细胞嵌合状态的监测非常重要,常用于评价临床移植的效果。监测内容包括:①嵌合状态监测的适应证;②检测样本和检测方法;③嵌合状态的分类;④嵌合状态监测的临床意义;⑤嵌合检测的推荐方法。

(3)HSCT 后 MRD 的监测 MRD 是指肿瘤或白血病患者经过包括干细胞移植在内的现代治疗,按目前所确定的疗效标准取得完全缓解后体内残存少量的白血病细胞的状态。MRD 的存在是导致白血病复发、影响患者长期存活的主要因素。本章讨论的主要内容包括:①MRD 监测方法(形态学、细胞遗传学、FISH、FCM、PCR);②白血病的分子标记;③临床应用及其意义(AML、ALL、CML 及干细胞移植治疗后的 MRD 监测)。

(4)HSCT 的随访 HSCT 后涉及的相关医学活动非常多,很多专业问题的处理又十分复杂。本章主要讨论的问题包括:联系方式、就诊频度、实验室检查、预防性使用抗生素及静脉滴注免疫球蛋白,不明原因发热、呼吸系统疾病和肺浸润、腹泻的评估以及其他胃肠道合并症、特殊感染的处理、cGVHD、肿瘤复发、继发肿瘤、病毒性肝炎诊治等。

5.1 移植中后期的医学处理及评估

5.1.1 造血干细胞移植后的评估

HSCT 后主要涉及清髓性异基因移植和自体移植后的评估(时间为 0～100d)和处理方法。

1. 方法

异基因移植患者：①+28d 抽取骨髓涂片检查，如有临床适应证可做流式细胞学、细胞遗传学和其他检查。②+28d 做骨髓活检(参照骨髓涂片和活检指南)。

2. 影像学检查

(1)异基因移植患者　①住院期间如有需要胸片或 CT 检查，出院前常规安排胸部 CT 检查，评估肺部情况是否需要进行相应治疗。②按照相关方案中的标准，根据原发肿瘤判断疾病状态。

(2)自体移植患者　按照方案中的标准，根据原发肿瘤判断疾病状态。

3. 实验室检测

(1)血常规　每日或隔日 1 次，直至中性粒细胞(absolute neutrophil count, ANC)$>0.5 \times 10^9$/L，血小板$>20 \times 10^9$/L，持续 5d，然后每 1～2 周检查 1 次，直至 +100d。

(2)生化检查　每日或隔天检查电解质、血糖、肌酐、尿素氮，以后可酌情延长时间检查。每周检查 2 次血钙、镁、磷酸盐、白蛋白。每周检查 2～3 次肝功能，以后可以每周 1 次。

(3)病原学检查　根据相关要求每周进行 CMV 培养和抗原检测，EBV、肝炎病毒、抗原及抗体检查，以及真菌病原学检查。

(4)每周检测环孢素浓度　仅用于异基因移植患者，或者根据具体方案检测。

(5)检测疾病标志　根据具体疾病治疗方案检测疾病标志，如 LDH、CD125、CA27、CA29、M 蛋白、β_2-MG 等，以评估疾病状态。

5.1.2 出院指征及出院前检查

1. 出院指征

根据干细胞移植种类及患者个体临床状况的差异，可按以下准则做适当调整：①白细胞计数基本正常，ANC$>(0.5～1) \times 10^9$/L，PLT$>50 \times 10^9$/L；②无活动性感染及其他合并症；③相关化验结果基本正常；④每日所需的热量需求可以通过饮食摄取；⑤患者体能基本恢复，可以耐受口服药物。

2. 出院前检查

（1）方法

1）异基因移植患者：①做骨髓穿刺及活检以及流式细胞学和细胞遗传学检查；②进行功能检查；③做皮肤或口腔黏膜活检（必要时安排）；④进行口服药物试验；⑤做眼科 Schirmer 泪液试验检查；⑥进行营养评估。

2）自体移植患者：主要做骨髓穿刺、活检等项目。

（2）影像学检查　对于异基因移植患者，根据移植种类、诊断、具体方案安排检查内容，常规拍胸片或做 CT，并进行骨扫描检查以确定骨量减少和骨质疏松的程度。

（3）实验室检查　①根据原发肿瘤和方案检测标志物（LDH、CA125、CA27、CA29、SPEP）；②对儿童患者做铁负荷过量试验；③植活证据检测；④检测＋75d外周血嵌合状态；⑤检测免疫球蛋白水平和 T 细胞亚群比例；⑥对成年女性患者，检测促卵泡激素、促黄体激素以及雌二醇水平。

5.1.3　门诊治疗

HSCT 后的出院患者可能面临许多问题，需要在门诊进行诊断及处理。目的是使患者在门诊接受安全有效的治疗。

1. 患者的管理教育

在住院期间及出院前应对患者及其亲属给予多方面的培训。例如，出院后如何隔离、个人卫生、饮食、服药等；定期向主管医师汇报；何种情况下或何时到专科门诊复诊或特殊情况如何紧急处理。

2. 建立专职医师与护理队伍

承担患者教育、专业咨询及门诊医疗服务职责，最大限度地提高移植后患者的生活质量和降低严重合并症的风险，保证移植后患者获得专业的医疗服务。

3. 常规问题的对症处理

（1）疼痛　在家中给予口服止痛药物控制。其他情况按医护人员指导用药。

（2）体温　院外患者发热在 38.3℃以上时应考虑入院观察处理。

（3）持续体位性低血压　患者出现明显持续体位性低血压，经输液治疗无效后应考虑入院。

（4）恶心、呕吐　在门诊静脉用药物治疗控制，或在家里口服药物处理。

（5）带状疱疹　如果患者为弥散性带状疱疹，应入院进行治疗。如果初步治疗后无别的疱疹出现，可以出院在家里继续治疗。

5.1.4　移植后患者门诊输血

1.输血指征

当患者贫血明显且红细胞压积<26％时,输入压积红细胞。

2.输血量

体重大于 40kg 的患者输入 2U 的压积红细胞;小于 40kg 的患者输入量为 10ml/kg;小于 10kg 的患者需采用最接近患者所需的相应输血数量,以求最大限度地降低与供者异体血的接触。

5.1.5　发热的诊断与处理

1.背景知识

传统观点认为,患者只要有革兰阴性菌血症或发热,不管临床状况如何,均需住院治疗。现在认为,对于患有革兰阴性菌血症的成年患者,如果病情和血液学稳定且无粒细胞缺乏时不一定需要住院治疗。因此,对于发热伴或不伴革兰阴性菌感染的患者,需经主管医师全面评估后慎重选择进行门诊或入院治疗。

2.门诊处理

(1)体温≥38.3℃,怀疑有感染,病灶不明,可以开始经验性抗生素治疗,并且让患者留院观察。

(2)接诊时需进行血培养及药物敏感试验。

(3)抗菌药物选择:对于患有革兰阴性菌血症的患者,开始治疗用 β-内酰胺类和氨基糖苷类药物,以确保足够的抗菌谱覆盖范围,由于喹诺酮类药物已经用于预防,所以不应用喹诺酮类药物代替氨基糖苷类药物。

(4)严密观察病情,注意生命体征变化,记录完整的病史和查体,需要检查胸片,进行尿培养或其他部位的培养,以及检测血氧饱和度等;如有其他症状出现或现有症状加重,需入院进一步治疗。

5.2　异基因移植后嵌合状态的监测

Allo-HSCT 的成功是由供者 HSC 取代受者的 HSC 获得长期植入。然而,供者细胞植入可能不完全。在有些患者,供者细胞植入是暂时的,此时供者 HSC 易被排斥而导致植入失败。因此,供者细胞嵌合状态监测非常重要,常用于评价临床移植的效果。

5.2.1 嵌合状态监测的适应证

(1)对于清髓性异基因移植受者,监测嵌合状态的目的是记录供者植入的范围以及估计移植失败的危险,以确定是否需要调整免疫抑制剂或者再次输入供者骨髓。

(2)对于非清髓性异基因移植的受者,需要根据专门的方案定期监测有关嵌合状态,然后依据结果调整治疗措施。

(3)移植后不明原因的粒细胞缺乏患者,需要监测嵌合状态。

(4)若移植后复发,应该监测受者的 T 细胞嵌合状态,并评估同时发生的移植物被排斥(植入失败)的程度,以决定是否进行 T 细胞输注或第二次移植。

5.2.2 检测样本和检测方法

(1)各种来源的细胞均可监测嵌合状态,但外周血容易获得,并且是 T 细胞和髓细胞的共同信息来源;除有特别的研究之外,无须抽取骨髓进行检测。

(2)根据 T 细胞表面标志 CD3 和髓细胞表面标志 CD33,通过流式细胞仪进行分选,可以分别得到 T 细胞和髓细胞。

(3)对于性别不同的供受者,利用原位免疫荧光杂交(FISH)检测供受者细胞的 X 和 Y 染色体是最敏感的方法;而对于性别相同的供受者,则应检测 DNA 的短串联重复序列的变异数目。

5.2.3 嵌合状态的分类

Allo - HSCT 后嵌合状态可以分为以下四种类型:

(1)完全供者型(complete donor chimerism) 所有细胞都是供者源性的。

(2)短暂混合型(transient mixed chimerism) 移植后 6～9 个月受者源性细胞仅占 1%～5%,随后会转化为完全供者型。常多见于无关供者移植后,并常伴随轻度 GVHD 表现。

(3)持续混合型(stable mixed chimerism) 移植后受者源性的细胞占 1%～20%,且始终持续在稳定水平。提示预后较好。

(4)进展混合型(progressive mixed chimerism) 受者细胞总数超过 10%。可能提示复发。

5.2.4 嵌合状态监测的临床意义

(1)监测受者体内的供者细胞嵌合状态是为了鉴定移植后供者 HSC 植入的情况。监测清髓性预处理和未去 T 细胞移植的患者细胞嵌合状态是为了了解供者干细胞的植入状态。如果出现大量受者细胞,常预示白血病复发、移植排斥或者移植失败。然而,若出现长期的混合嵌合状态,并不能明确提示复发或移植失败。

(2)在减低剂量预处理的移植患者,常常会出现稳定地混合嵌合,呈现免疫耐受状态,需要进行免疫强化治疗促进供者细胞植入。故而移植后早期需要监测嵌合状态以指导后续治疗。

(3)持续监测嵌合状态对早期诊断 CML 这一进展较慢疾病的复发有价值。而定期监测嵌合状态则对早期诊断急性白血病这种进展较快疾病的复发有价值。$CD19^+$ 受者细胞群的持续存在与前 B - ALL 的高复发率有关。

(4)目前发现极少数的病例在移植后复发的恶性造血细胞源于供者细胞,而非受者细胞。也发现极少数病例的 GVHD 的发生是由输注了未予照射的血液制品而导致的,故而需要行嵌合状态监测明确系供者或受者复发或 GVHD 发生的原因。

(5)异基因移植前给予的清髓性预处理,其目的是将宿主的造血组织完全清除。白血病患者宿主源性细胞的重新出现常常会预示着白血病复发。嵌合状态监测可及时提示是否出现宿主源性细胞,早期提示有无复发可能。总之,Allo - HSCT 嵌合状态监测用于:①供者细胞植入情况的证明;②评估供者细胞在患者中持续存在;③骨髓功能恢复不全者、考虑 DLI 者、考虑二次移植者;④长期随访患者中有高度排斥危险者;⑤评估 GVHD、排斥和复发的机率;⑥鉴定复发的肿瘤细胞或增殖的淋巴细胞来源是供者还是受者;⑦鉴定 SCID 患者移植前的母系细胞,SCID 患者移植后的免疫功能重建和植入;⑧确定输注供者细胞能否诱发GVHD;⑨鉴定双胞胎间基因的差异。

5.2.5　嵌合状态监测的推荐方法(表 5 - 1)

表 5 - 1　IBMTR/AMBTR 一致推荐的嵌合检测方法

移植的类型	推荐方法
异性别移植	STR/VNTR,SNP,或 FISH
HLA 不合移植	STR/VNTR SNP,或 FCM
系特异性嵌合评估	
外周血	分析整个 PBMC,髓系和淋系细胞
骨髓	只用于髓系嵌合评估
传统 GVHD 预防的清髓性 HSCT	不需常规嵌合检测
T 细胞清除或用新的 GVHD 预防方案的清髓性 HSCT	在 1、3、6、12 个月时候检测嵌合
非清髓性 HSCT	

移植的类型	推荐方法
移植后	每 2～4 周检测 1 次直到 DLI
DLI 后	每 2～4 周检测 1 次,达到 DC 后每 3～6 个月 1 次
达到完全供者型	每 3～6 个月 1 次,或者临床有提示时检测
再生障碍性贫血 HSCT 后	每 1、2、3 和 12 个月或临床有提示时检测
非恶性血液病(除再障外)HSCT 后	
移植后	第 1、2、3 个月检测
如果供者嵌合比例逐渐下降	每月检测 1 次

5.3　造血干细胞移植后 MRD 的监测

微小残留病(minimal residual disease,MRD)一般是指白血病患者在经过治疗后体内残存白血病细胞的状态,被认为是白血病复发及影响预后的主要原因。广义而言,此含义还可包括其他恶性肿瘤。MRD 被认为是在传统检测方法所能检测到的肿瘤细胞水平以下的长期存在的肿瘤细胞,这些肿瘤细胞一旦增殖到一定程度能引起复发。因此,有效利用 MRD 检测能够很好地指导治疗以增加治愈率,提高疗效,特别是对 HSCT 的疗效评估方面也有重要的意义。

5.3.1　MRD 的检测方法

MRD 的检测方法很多,主要有细胞形态学、细胞遗传学、FISH、流式细胞仪和 PCR 等方法。各种检测 MRD 方法应用情况及其优缺点的比较见表 5-2。

表 5-2　各种检测 MRD 方法应用的比较

方法	目标	敏感度	优势	不足
细胞形态学	细胞形态	5%	标准	敏感度很低
细胞遗传学	染色体区域	1%～5%	应用广泛	敏感度低
FISH	特异性的基因标记	0.08%～5.00%	快速(1～2d)	被探针位置所限制
流式细胞仪	细胞抗原表达	0.1%～1.0%	快速(1～2d) 广泛应用	敏感度有限
PCR	DNA 或 RNA 序列	0.0001%～0.1%	敏感度高	需要特异的目标基因

1. 形态学方法

常用方法包括骨髓穿刺和骨髓活检。常规骨髓穿刺涂片检查法对临床白血病的诊断、疗效观察、复发判断仍具有很重要的作用,但形态学上尚不能真正区分正常细胞与白血病细胞,只是依据原始细胞百分比进行判断。即使在实体瘤患者中,通过组织细胞学检测仍不能敏感地反映肿瘤细胞的存在情况。而孤立的肿瘤细胞极易进入静止期而不易被检测到。实体瘤或急性白血病患者的类似孤立的细胞可通过多部位采集涂片检查而增加阳性检出率,但最终还需要更敏感、更客观的检测手段来证实。

白血病完全缓解后骨髓活检检查 MRD 预测判断复发要比穿刺涂片更敏感些,尤其是切片上发现呈斑点状的原始细胞,应高度怀疑白血病复发的可能。总之,骨髓形态学方法对于检查 MRD 一般来说不够敏感,只有当体内白血病细胞 >10^9 时才有意义。但是细胞形态学方法仍为判断白血病状态的重要方法。

2. 体外荧光原位杂交技术

对于血液肿瘤中非随机的细胞遗传学的认识,促进了对疾病病原学的认识。新的异常染色体的发现有利于促进白血病的分类,特别是某些染色体的异常可作为判断预后的重要指标。

传统的细胞遗传学分析的敏感性受处于分裂中期的染色体的数量所限制,而且很少应用于 MRD 的研究上。与白血病相关的细胞遗传学改变可预测复发,而无类似的改变也不能排除复发。因此,传统的细胞遗传学的分析耗时、费力,且对检测者水平要求比较高。

FISH 是一种较传统细胞遗传学更为特异、敏感、方便的方法。它是指在细胞内用荧光标记的 DNA 探针与染色体杂交,它可用分裂期的细胞作为研究对象,包括中期 FISH 和间期 FISH,二者均可用于分析异常染色体的数量和结构,而间期 FISH 不需要培养细胞,可同时进行免疫分型和基因分型,更多地应用于分析具有细胞遗传学异常的细胞的比例。

FISH 可应用于以下情况:①获取或丢失整条染色体或肿瘤特异染色体区域;②检测单基因的缺失和重排;③定义一些用传统细胞遗传学方法无法明确的染色体异位;④揭示一些特殊的、异常的复杂核型;⑤评估致癌基因或肿瘤超基因的拷贝数;⑥监测患者的临床过程,如性别不合的 HSCT。

3. 流式细胞仪

流式细胞仪(flow cytometer,FCM)是一种对处在液流中的细胞或其他生物微粒逐个进行多参数的快速定量分析和分选的技术。FCM 可同时分析多种细胞参数(如细胞形态、活力和免疫表型),还能用荧光位点杂交来进行 MRD 的研究。因此,流式细胞仪作为当前最好的研究 MRD 的仪器,是因为它能同时区分多荧光染料,从而使 MRD 检测更加方便和更为有效。

FCM 对 MRD 检测的敏感性取决于所要检测的细胞数量及目标细胞与非目

标细胞在形态上和表型上的区别程度。在理想条件下,大于 $1/10^7$ 个细胞的目标细胞可用流式细胞仪检测到,而 $1/10^6$ 的目标细胞能清楚地被检测到。当 MRD 被用于临床时,不同标记的目标细胞的数量较低,10～20 个集落细胞可用于解释流式的信号,从而使 MRD 的敏感性增加到 $1/10^4$。

4. 聚合酶链反应

聚合酶链反应(polymerase chain reaction,PCR)是一种在体外扩增 DNA 片段的重要技术。当存在模板 DNA、底物、上下游引物和耐热的 DNA 聚合酶时,经过多次"变性—复性—延伸反应"的循环过程;痕量模板 DNA 可扩增至几百万倍。因此用 PCR 进行 MRD 检测是极为合适的,并使 MRD 的检测方法有了突破性的进展。现有的 PCR 方法包括 RNA - PCR、反向 PCR、引物标记 PCR、实时 PCR(RT - PCR)和实时定量 PCR(RQ - PCR)。

PCR 方法扩增的肿瘤特异核苷酸序列包括染色体易位的断裂点结合区、患者特异的抗原受体基因重排序列和异常表达的基因。PCR 检测 MRD 的敏感度已达到 $1/10^7$～$1/10^6$,使 MRD 的检出率大大提高,这种方法是目前临床研究 MRD 的主要手段之一。PCR 最大的限制是污染影响了其敏感性。预防污染发生就要防止由于污染而导致的假阳性,特别是由于一些特殊扩增物质延续而产生的结果。

5.3.2 白血病细胞的分子标记

白血病是起源于 HSC 的造血系统恶性克隆性疾病,因此白血病细胞具有相应未成熟造血前体细胞的分化抗原,但其本身不存在特异性分化抗原。利用免疫分子标记检测 MRD 的主要依据是白血病细胞与正常细胞表达抗原量的差异以及白血病细胞出现异常抗原表型组合。在急性白血病中,ALL 与 ANLL 的抗原表达谱明显不同,且 ALL 与 ANLL 各亚型间抗原表达类型亦有明显差异。ANLL 常缺乏特异的免疫分子标记,因而不能进行完善的免疫学分型,但其髓系分子标记(如 CD33、CD13、CD14、CD15 等)仍可能成为 MRD 检测的标志分子。对于 ALL 而言,区别 T 系白血病细胞与正常细胞主要以末端脱氧核糖核苷酸转移酶(TdT)伴 T 系相关抗原(如 CD7、CD5、CD2、CD3 等)为标记,这些标记在正常个体的胸腺 T 细胞可同时表达,但在胸腺外组织及其罕见或表达量极低,而 95% 以上的 T - ALL 在骨髓或外周血中具有 TdT 和 T 系抗原这两类标记,因此 TdT 与一种以上的 T 系相关抗原标志物可以作为检测 T 系 ALL 之 MRD 的分子标记。由于 B 系祖细胞也表达 TdT,同时绝大多数 B - ALL 表达 CD19、CD10、CD20、CD22 等分化抗原,结合 TdT 与上述 B 系分化抗原也可用于 B 系 ALL 的 MRD 检测。

急性白血病常伴有多种细胞遗传学异常,这在 ANLL 更为突出并有独立预后意义,如 ANLL 中的 M3 型约 90% 伴有 15 号与 17 号染色体易位;ANLL - M2 中约 20%～40% 存在 8 号与 21 号染色体间的相互易位。对于 ALL 而言,染色体改变更为复杂并缺乏特异性,但部分染色体改变仍具有独立的预后价值。伴随染色体易位的基因改变或异常基因转录物可以作为白血病细胞的分子遗传学标志。另外,抗原受体基因重排也是重要的白血病细胞的分子遗传学标志。T 细胞抗原受体(TCR)和 B 细胞抗原受体(Ig)是由分隔在胚系基因组染色体上的多处基因编码的,在淋巴细胞发育过程中,这些基因经过重组结合到一起形成完整的基因。TCR、Ig 基因重排对每一细胞及其子细胞是特异的,故可作为淋巴细胞的克隆性标志。通常 TCR 基因重组不仅见于 T 细胞 ALL,亦见于 B 系 ALL。

1. 白血病细胞的免疫分子标记

儿童 ALL 和 AML 中用于研究 MRD 的主要复合标记分别见表 5 - 3 和表 5 - 4。

表 5 - 3　儿童 **ALL** 中用于研究 **MRD** 的主要复合标记

细胞系	复合标记	适用性(%)
T - ALL	TdT/CD5/CD3	90~95
	CD34/CD5/CD3	20~25
B - ALL	CD19/CD34/CD10/CD38	40~60
	CD19/CD34/CD10/CD58	40~60
	CD19/CD34/CD10/CD45	40~60
	CD19/CD34/CD10/TdT	40~50
	CD19/CD34/CD10/CD66c	30~40
	CD19/CD34/ TdT/IgM	10~20
	CD19/CD34/CD10/CD22	10~15
	CD19/CD34/CD10/CD13	10~15
	CD19/CD34/CD10/CD15	10~15
	CD19/CD34/CD10/NG-2	25~10

表 5 - 4　儿童 AML 中用于研究 MRD 的主要复合标记

复合标记	适用性(%)
CD33/CD34/CD117/CD15	20～40
CD33/CD34/CD117/CD13	20～40
CD13/CD33/CD34/CD56c	20～30
CD13/CD33/CD34/CD133	20～30
CD13/CD33/CD34/CD7	20～30
CD13/CD33/CD34/CD38	15～20
CD33/CD34/CD117/HLA - Dr	15～20
CD13/CD33/CD34/CD15	15～20
CD33/CD34/CD117/CD11b	10～15
CD13/CD33/CD34/CD19	5～10

2. 白血病细胞的分子遗传学标记

ALL 和 AML MRD 检测的肿瘤基因标志分别见表 5 - 5 和表 5 - 6。

表 5 - 5　ALL MRD 检测的肿瘤基因标志

类型	发生率	染色体异常	靶基因
前 B - ALL	5～8	t(9;22)(q34;q11)	BCR/ABL
	5～8	t(1;19)(q23;p13)	E2A/PBX
	25	t(1;19)(q23;p13)	PBX1/E2A
	10	t(4;11)(q21;q23)	MLL/AF4
	1	t(9;11)(p22;q23)	HRX/AF9
	2	t(11;19)(q23;p13)	HRX/ENL
	18～22	t(12;21)(q12;q22)	TEL/AML1
	15～20		TAL1 缺失
T - ALL	1～3	t(1;14)(p34;q11)	TAL1/TCRδ
	1～3	t(10;14)(q24;q11)	TAL1/TCRδ
	5～10	t(11;14)(p14;q11)	TTG2/TCRα/δ

表 5-6　AML MRD 检测的肿瘤基因标志

类型	发生率	染色体异常	靶基因
M0	2～5	del(5)，−7 或 del(7)或	CALM/AF10
		t(10;11)(p12;p23)	
M1	10～18	11 三体	MLL 部分复制
M2	27～29	t(8;21)(q22;q22)	AML1/ETO
		t(6;9)(q23;q34)	DEK/CAN
M3	5～10	t(15;17)(q22;q12)	PML/RARα
M4	16～25	t(9;11)(p22;q23)	HRX/AF9
		t(11;19)(q23;p13.1)	HRX/ENL
		t(10;11)(p12;p23)	CALM/AF10
M4EO		inv(16)(p13;q22)	CBFβ/MYH11
		t(16;16)(p13;q22)	CBFβ/MYH11
M5	13～22	t(9;11)(p22;q23)	HRX/AF9
		t(11;19)(q23;p13.1)	HRX/ENL
		t(10;11)(p12;p23)	CALM/AF10
M6	1～3	t(3;5)	NPM/MLF1
M7	4～8	t(1;22)(p13;q13)	

5.3.3　临床应用及其意义

1.急性髓系白血病

　　用 PCR 为基础的实验检测已被公认的基因标志，特别是 AML 中被认为预后较好的亚群，故传统标准化疗后低复发率的患者后续治疗可选择清髓性化疗及移植等。

　　(1)预后较好的 AML 表型：如 t(8;21)和 inv(16)，均产生异常的转录因子，其来源于被称为核相关因子(CBF)的正常转录调节器的不同 DNA 相关组。CBFA1 是由于 AML1 基因编码的 AML1，是 t(8;21)易位的白血病中 MTG8 基因(即 ETO 基因)重排产生的。而 CBFB 链是由于 inv(16)白血病中 MYH11 基因重排产生的。据报道 t(15;17)、t(8;21)、inv(16)几乎占 AML 中的 30%。

　　(2)具有 t(8;21)易位的 AML 患者通过 RT-PCR 检测都能发现融合转录基因，而且在化疗、自体移植后被证明长期存在，而在异基因移植后的几年内也可能存在。因此，标准的 RT-PCR 在临床上尚不用于预测 t(8;21)易位患者的复发问题。应用定量 RT-PCR 可检测到 AML-MTG8 转录水平的改变，而且能正确地显示与缓解、复发之间的关系以及精确地表示出清髓性化疗后白血病细胞减少的程度。

（3）APL（ANLL－M$_3$）与 t（15；17）易位有关，大部分 APL 患者能通过维 A 酸（ATRA）治疗而获得完全缓解。研究表明 ATRA 受体的 α 基因（RARα）位于染色体 17q21，易位和重排第 15 号染色体上，PML 基因位于染色体 15q22.，经过重排和异位，两条染色体均产生高转录活性的融合基因。RARα 蛋白是一种核转录因子，也是类固醇/甲状腺激素超家族的成员。这两种序列和在体内功能的数据表明，PML 蛋白也是一种 DNA 依赖的具有抗增殖活性的转录调节器。已经明确PML－RARα 融合基因在 APL 发展中起主要作用。虽然目前移植后的数据还很少，但在确立 APL 复发危险和用于检测完全缓解和清髓性治疗和移植后的患者时，RT－PCR 的作用十分重要。对于复发患者治疗后的 MRD 检测对其预后的判断具有重要的指导意义。

2. 急性淋巴细胞白血病

大部分 ALL 患者的预后因素是在疾病确诊时进行检测的。此外，对治疗的反应也是判断预后的另一个重要因素。它可以提示白血病细胞初期耐药的类型，也可以反映个体治疗的差异。通过检测 MRD 能更为精确地评估个体对治疗的反应以及对预后的判断。

（1）MRD 对风险提示的前瞻性研究正在进行，而以往成人 ALL 的 MRD 研究却多为回顾性研究。研究表明，MRD 在诱导缓解期、治疗早期迅速的降低都与复发率相关。往往成人 ALL 的 MRD 下降得都非常缓慢而且很难达到阴性。因此，在成人 ALL 诱导缓解后的 MRD 检测是筛选高复发风险患者的有效手段，全程监测成人 MRD 其意义比儿童更大。在诱导缓解治疗后的任何时期检测到高 MRD 均提示高复发风险。

（2）MRD 的预测价值在于该技术的敏感度（<1/10^4 为阴性）、监测靶点（至少2 个）、每个患者检测频率（应 3 个月 1 次）。GMALL 制定了一套复合 MRD 评估方案，包括在第一年的数个点的监测及 1/10^4 的阈值，以提供对复发风险最有效的评估。因此，成人 ALL 中 MRD 监测结果潜在的临床价值比较明确，包括对 CR定义的重新界定、MRD 监测的风险分度及新治疗方法有效性的监控。

（3）Ph$^+$ ALL：Miyamura 等认为虽然 PCR 使用以来少有报道用 PCR 来分析Ph$^+$ ALL 患者的 MRD，但 PCR 检测化疗后患者和移植后患者的判断预后的价值是基本明确的：①大部分化疗后达到完全缓解却 PCR 阳性的患者预后较差；②移植后 PCR 阳性预示着复发率较高，而移植后 PCR 阴性（尤其是移植后 6 个月时）预示着长期生存或治愈，移植后 PCR 由阴性转为阳性则明确预示复发；③用定量RT－PCR 检测 ALL 中的 BCR/ABL 被证明骨髓中的白血病细胞要高于外周血的 10～100 倍。

3. 慢性粒细胞白血病

CML 重排的异常融合基因产生 BCR/ABL 融合基因,产生 Ph 染色体,即细胞遗传学上表现为 t(9;22),常发生在 95% 的 CML 和 25%~30% 的成人 ALL 患者中。该易位产生的 BCR/ABL 融合基因能编码一种酪氨酸激酶活性的蛋白。CML 治疗的疗效可以表现在血液学、细胞遗传学和分子遗传学三个水平,因此其 MRD 的检测可以以细胞遗传学和分子遗传学两个水平进行。

(1)酪氨酸激酶抑制剂治疗后的 MRD 监测 对于使用伊马替尼治疗的 CML 患者,应定期行血常规、细胞遗传学和定量 RT - PCR 的检查。如果治疗 3 个月没有达到完全血液学缓解(CHR),或者 6~12 个月没有达到细胞遗传学缓解,或者以前已经获得血液学或细胞遗传学缓解再次复发,需要调整伊马替尼剂量或更换其他制剂。国际上 IRIS 试验证实了 CML 的无进展生存率与 BCR - ABL 转录本的水平密切相关,同时 IRIS 试验也初步建立了一个检测 CML 的 BCR - ABL 转录本的定量 PCR 操作规范。IRIS 试验将 30 个治疗前患者外周血 BCR - ABL 的平均水平作为标准基线水平,所有患者治疗后的 MRD 都是与这个标准基线对比,BCR-ABL 转录比这个标准基线下降不少于 3 个 log 就定义为主要的细胞遗传学缓解(major cytogenetic remission,MCR)。在 IRIS 试验中,BCR-ABL 转录本下降到基线 4、5 个 log 是可检测的极限。目前伊马替尼是酪氨酸激酶抑制剂中使用最广泛、经验最多的药物,而其他制剂如达沙替尼、尼洛替尼治疗 CML 的 MRD 监测可以参照伊马替尼方法。

(2)干细胞移植治疗后的 MRD 监测 ①大部分患者于 HSCT 后 6~9 个月 RT - PCR 检测可为阳性,以后逐渐转为阴性。因此,CML 患者于 HSCT 后早期 RT - PCR 检出阳性没有什么预后意义。CML 移植后达到分子遗传学缓解的中位时间为 540d,而细胞遗传学缓解的中位时间为 92d。HSCT 后一年内 RT - PCR 仍为阳性的患者都会复发。②目前,用定量 PCR 的方法动态监测 MRD 的变化可以发现高复发危险的患者,这些患者或细胞遗传学复发前几个月常常出现 MRD 水平的增高,复发前 MRD 的快速增高预示疾病可能进入加速和急变期。③处于缓解状态患者 MRD 的水平一般持续下降或持续处于低水平,一些患者异基因移植 10 年后 BCR - ABL 基因转录本仍可处于低水平阳性。④处于分子水平复发的患者可以进行供者淋巴细胞输注法免疫治疗,一些患者可以再次 PCR 转阴,这时治疗的疗效要好于血液学或细胞遗传学复发。⑤近期的研究发现分子生物学复发治疗的疗效要好于细胞遗传学复发,治疗后两组达到完全嵌合的比例分别为 93.3% 和 44.4%($P<0.015$),MCR 的比例分别为 83.3% 和 57.9%。⑥虽然普通 PCR 的敏感性不如 RT - PCR,但在监测移植后患者时与中期 FISH 类似。由于敏感性的不同,FISH 和 RT - PCR 从不同的角度观测原始白血病细胞的不同目标序列。因此,FISH 更适于检测残留的白血病细胞,而 RT - PCR 更适用于判断复

发的危险性。

5.4 造血干细胞移植的随访

5.4.1 联系方式

移植中心对接受移植治疗的患者提供:①电话咨询;②专科门诊复诊;③建立移植信息网络方便咨询答疑;④建立专业移植医师、护士团队,方便联系并有效解决问题;⑤建立移植后患者详细资料库以方便随访联系及临床研究。

5.4.2 就诊频度

(1)患者出院后,第一个月内每周联系或就诊 1 次,第二个月两周 1 次,之后如果病情稳定可改为每月 1 次,直至 6~12 个月。

(2)每次应检查体征、体重(儿童患者应记录体重、身高评估发育情况)。HSCT 后患者应监测 cGVHD 的发生、发展情况,如皮肤厚度、白癜风、吞咽困难、体重减轻、黄疸等表现。医生应当记录完整并评估患者的治疗反应。

5.4.3 实验室检查

1.血常规

应当每次就诊检查。接受更昔洛韦、复方新诺明、骁悉(MMF)或其他骨髓抑制药物的患者应每周检查 1 次。

2.肝功能

接受免疫抑制剂或其他肝毒性药物(如伊曲康唑、伏立康唑、异烟肼等)治疗的患者应每两周检查 1 次,必要时应增加检测次数。

3.肾功能

接受环孢素 A、普乐可复、两性霉素 B 或其他肾毒性药物治疗的患者应当每1~2周检查 1 次,必要时增加检测频度。

4.血药浓度

每月检查 2 次环孢素 A 或普乐可复的血药浓度。如有毒副反应或血药浓度超出范围等,应增加检测频度。

5.血培养

如有感染临床特征,应抽取血做培养。高危患者(如应用激素量大)最好每周检查 1 次。

6.巨细胞病毒(CMV)检查

适用于异基因移植后或者 CD34$^+$ 细胞分选的自体移植患者。CMV 阳性的异基因移植患者应每周检测 1 次至移植后 60d。

移植 100d 后,对于异基因移植后具有高危因素者(CMV 血清学阳性、接受激素治疗慢性 GVHD、移植后早期接受过抗 CMV 治疗的患者)应继续监测 CMV,最初每周 1 次直至一年。

CMV 检测方法:可采用 PCR 检测 CMV - DNA 或 CMV - PP65 mRNA 杂交,或者 CMV - PP65 抗原血症检测(CMV 培养法不适用于感染的监测)。

7.骨髓检查

如有临床指征应当做骨髓检查。第一年内每 3 个月频度安排一次骨髓检查。内容包括骨髓形态学、免疫表型、BCR - ABL 转录子或其他 MRD 标志以及细胞遗传学检查。必要时可以随时加做骨髓检查。

CML 或 Ph$^+$ ALL 的患者在移植后两年内应每隔 6 个月抽取外周血查 BCR - ABL 转录子 1 次,以后可每年查 1 次;如为阳性,需骨髓穿刺作细胞形态学、细胞遗传学及基因检测,每 6 个月 1 次。如果外周血中 BCR - ABL(一)且无临床指征者,则无须做骨髓的 BCR - ABL 检查。

如果患者 BCR - ABL(+)或者复发,需要及时与移植中心的医师联系获得特殊处理以及随访的咨询意见。移植时处于急性白血病复发的患者,移植后两年内应当每 6 个月复查骨髓 1 次,然后每年 1 次直至第五年。

5.4.4 预防性使用抗生素及免疫球蛋白

移植后所有患者均存在一定程度的免疫缺陷,尤其在移植后 6～12 个月内,最容易出现细菌、真菌以及病毒的感染。如不发生 GVHD 时,多数患者一年内逐渐免疫重建,但 cGVHD 患者伴有免疫缺陷而有感染的危险。

1.卡氏肺孢子菌(PCP)感染

所有患者移植后至少 6 个月内以及停用全部免疫抑制剂以前均应接受 PCP 的预防用药。最好采用复方新诺明(TMP/SMZ)剂型。给药方案:①成人剂量。每周连续 2d,每天 2 次,每次口服双片剂型 1 片(或 2 片,2 次/日)。②儿童剂量(≥20kg)。每周连续 2 天,口服 TMP 5mg/(kg·d),每天分 2 次。

2.水痘-带状疱疹病毒(VZV)感染

全部 VZV 血液学(+)患者以及有 VZV 感染史的患者,移植后均应接受阿昔洛韦(ACV)预防给药一年。ACV 给药方案:①成人(≥40kg)。800mg 口服,2 次/日。②儿童(或体重≤40kg)。600mg 口服,2 次／日。

由于感染者出现皮损以前 24～48h 即有传染性,因此难以阻止易感者感染
VZV。VZV 病毒的潜伏期为 10～21d,水痘或带状疱疹患者皮损结痂之前均具有
传染性。对移植后一年内或免疫抑制剂治疗期间的所有患者要进行感染 VZV 的
危险性评估。

VZV 患者(不能口服给药的肾功能正常成人和儿童),阿昔洛韦 500mg/m²,
静脉滴注,每 8 小时 1 次。对于血清学(一)的受者在接触后 96h 内给予 VZV 免疫
球蛋白,需要密切随访观察有无 VZV 感染症状出现。

3. 荚膜菌感染

荚膜菌常见如肺炎链球菌、流感嗜血杆菌和脑膜炎奈瑟氏菌等。cGVHD 患
者对于细菌感染,尤其是荚膜菌高度易感而且反复出现。原因与持续存在的调理
素抗体水平低、CD4 细胞计数低、网状内皮系统功能减低以及长期应用免疫抑制
药物(糖皮质激素)治疗抑制吞噬细胞功能有关。因为疫苗的保护作用目前尚不能
预知,目前推荐长期使用抗生素预防:①TMP/SMZ 作为预防荚膜菌感染的一线
药物;②如果患者不能耐受 TMP/SMZ,传统以青霉素为基础的预防荚膜菌感染为
次选,同时给予氨苯砜预防 PCP。

其他需要安排荚膜菌感染预防给药的患者包括:①无 GVHD,但接受糖皮质
激素者;②临床有持续的反复出现的 cGVHD 表现;③由于移植后复发或者疾病进
展而接受治疗中;④外科脾切除或者功能性无脾;⑤高龄患者移植后。

预防用药方案:接受免疫制剂治疗的 cGVHD 患者应当预防性给予抗生素直
至停止全部免疫抑制剂之后至少 6 个月。成人预防 PCP 以及荚膜菌感染采用双
片型(每日一次)即可。对磺胺过敏者则口服青霉素 V 钾片 750mg,每日两次[儿
童剂量为 50mg /(kg·d)],同时给予氨苯砜预防。

无脾患者的预防性使用抗生素是有争议的,告知无脾患者预防致命性感染是
至关重要的。有关专家建议对无脾或脾功能低下的 6 岁以下儿童,尤其是脾切除
后前 2 年,应预防性应用抗生素,但还没有评估稍大的儿童和成人预防用药的价
值。抗生素的方案和 cGVHD 患者预防荚膜菌感染相同,包括每日给予复方新诺
明,或者每日 2 次给予青霉素 V 钾。

4. 巨细胞病毒(CMV)感染

异基因移植后 100d 内的患者每毫升血液中 PCR≥1000RNA 拷贝时,或者
CMV 抗原血症检测阳性时就应当进行症状前治疗。自体 CD34⁺ 细胞移植的患
者,移植后 100d 内如每毫升血液中 PCR 检查≥1000RNA 拷贝时或 CMV 抗原血
症(+)时应当开始症状前治疗。

更昔洛韦诱导治疗:5mg/kg,静脉滴注,2 次/日。给药一周或者直至 PCR
(一)或 CMV 血症(一)。更昔洛韦维持治疗:5mg/kg,静脉滴注,1 次/日,诱导治疗后

给药两周。用药期间的监测：①血常规，每周2次；②如果ANC$<1.5\times10^9$/L，必须每日查血象；③每周肾功能检查，异常者必须及时调整药物剂量。

5.真菌感染

目前真菌预防的标准是给予氟康唑400mg/d，异基因移植或CD34$^+$细胞移植后直至75d，非CD34$^+$细胞自体移植患者在植入和黏膜炎恢复后停药，可以减低念球菌感染以及相关死亡率，但氟康唑不能防止曲霉菌感染以及其他霉菌感染。

6.应用免疫球蛋白(IVIG)替代治疗

适应证：①对于原发性免疫缺陷患者，移植后可以给IVIG三个月以上。②对于骨髓瘤、低度恶性淋巴瘤或者慢淋(CLL)患者，或者因慢性GVHD而伴有持续的严重低免疫球蛋白血症者(IgG$<$400mg/dl)可以持续给予IVIG。③对于那些持续存在低免疫球蛋白血症，cGVHD以及反复发作的肺部感染患者，IVIG治疗可以维持移植后一年以上。

5.4.5　不明原因发热

除非有明确的原因，一般认为发热往往是感染的临床表现，故发热患者应进行以下评估：①进行完整的体格检查，包括会阴以及直肠肛周；②血培养；③尿培养；④可疑感染灶的培养；⑤胸片或胸部CT；⑥如有呼吸道症状检查鼻窦CT。

完成培养送检后，可以开始经验性的抗感染治疗；若为肺炎球菌血症或者其他荚膜菌引发的爆发性败血症，尤其是对荚膜菌预防给药反应差的患者必须给予相应特殊治疗。病原体检出后应做药物敏感试验，然后根据结果调整治疗药物。

5.4.6　呼吸系统疾病和肺浸润

移植后患者发生呼吸系统问题应进行以下项目的诊断评估和处理：

(1)胸部正侧位片。

(2)如有呼吸系统症状检查胸部CT。

(3)如有鼻窦感染症状或者鼻窦感染应做鼻窦CT。

(4)常规做血培养。

(5)有肺部症状以及肺浸润时，为排除感染合并症，做支气管肺泡灌洗(BAL)检查。

(6)如果BAL检查(—)，而肺浸润持续存在，应申请做支气管和胸腔镜活检。

(7)如果BAL(—)的肺部结节灶或者持续存在的浸润灶评估行胸腔镜活检或开胸活检。

5.4.7　腹泻的评估以及其他胃肠道合并症

移植后患者发生腹泻或其他胃肠道合并症，应完成以下诊断性评估和初步处理：

（1）应除外口服泻剂导致的腹泻。

（2）腹泻的临床评估以持续时间和腹泻量为依据，有无血便、发热和其他伴随症状。

（3）患者应当维持静脉补液防止体液丢失，必要时暂时停止进食 1～2d。GVHD 导致腹泻的患者需要特殊的饮食。

（4）如果成人腹泻总量＞1.5L/d，持续 3d，若为 GVHD 则需静脉给予免疫抑制剂。避免使用含阿托品类的止泻药物。

（5）严密监测肌酐水平，每周检测 CSA 或普乐可复水平。

（6）若经上述处理后腹泻没有改善，或患者在恢复口服药后症状反复，要查找肠道病原体，检查肠镜并取活检。

5.4.8　特殊感染的处理

HSCT 以后发生 CMV、水痘-带状疱疹病毒（VZV）及 PCP 感染，应当非常重视，必须给予合理的治疗。

1. 巨细胞病毒（CMV）

CMV 感染是比较棘手的合并症。移植后最初三个月，预防性使用更昔洛韦或延迟了抗 CMV 的 T 细胞的重建。应严密监测高危患者，并预防性给予抗病毒治疗。

有些患者无 CMV 血症时，首发症状可以是恶心、呕吐。当 CMV 检测（＋）（CMV - PP65 血症或 PCR 检测）时，给予预防性治疗。高危患者、CMV 肺炎，CMV 肠炎等特殊情况的处理参阅有关章节内容。

2. 水痘-带状疱疹病毒

未预防性给予阿昔洛韦的患者，移植后一年内 VZV 感染的发生率大约为 40％～50％，高峰期在 2～8 个月。10％ 的 VZV 感染患者出现皮损前，表现为腹胀、腹痛或背痛，伴 ALT 升高。内脏型 VZV 如果治疗不及时可致命。如果移植后第一年内或者在接受免疫抑制剂治疗期间发生疱疹，应当立即给予大剂量的阿昔洛韦。

推荐治疗方案如下：①大剂量静点阿昔洛韦，每日 2 次。②大剂量治疗完成后，再开始预防治疗。③大剂量阿昔洛韦治疗中要监测肾功，肾功异常者必须减量。④弥漫性疱疹：阿昔洛韦 500mg/m²，静脉滴注 1h，每 8h 一次，直至无新的疱疹出现 72h 以上，总疗程 2 周以上。⑤局限性疱疹：治疗方法同前，疗程可缩短。

3. 卡氏肺孢子菌（PCP）

HSCT 的所有患者均应接受复方新诺明预防。未预防或未能完成预防给药的患者可能发生 PCP 而需治疗。治疗 PCP 肺炎时,复方新诺明的剂量为 $15\sim$ 20mg／(kg·d),分次给药,一般 $6\sim8h$ 给药 1 次,持续 $14\sim21d$。若肾功能不佳或对磺胺药物过敏,可换用戊烷脒(pentamidine)静脉滴注。

5.4.9 慢性移植物抗宿主病

1. cGVHD 特点

cGVHD 是异基因移植的一个主要并发症,其发病率(为 $20\%\sim85\%$)取决于多种因素,如细胞来源、供者类型、年龄和其他因素。cGVHD 表现类似于自身免疫性疾病,症状常出现在移植后 3 年内,之前常有 aGVHD,约一半 cGVHD 出现相关症状及诊断是在移植后 6 个月内。cGVHD 可由经典的 aGVHD 发展而来,急、慢性 GVHD 也可以同时出现,故急、慢性 GVHD 的鉴别诊断不能单纯依赖时间。

2. cGVHD 的整体评价

cGVHD 的表现可能局限于单一的组织器官,也可为广泛性的。历史上把 cGVHD 分为局限性和广泛性的标准有其局限性。新的整体评价系统(轻、中、重)基于受累器官数量和严重程度进行评估,新的评价方法已经取得了原来的"广泛性和局限性"的分类(表 5-7)。

表 5-7　cGVHD 的整体评价系统

整体的严重度	无器官、组织受累	受累器官、组织的最大评分
轻度	1 个或 2 个(不包括肺)	1
中度	3 个或以上	1*
	1 个或以上	2△
重度	不管多少	3

*肺积分为 1 被认为是中度;△肺积分为 2 或以上为重度

3. 其他 cGVHD 征象

Karnofsky 或者 Lansky 临床评分<60 分,体重下降≥15%,感染、复发常常是 cGVHD 控制不佳的表现,可以导致许多后果:关节挛缩、视力下降、终末期肺病、慢性免疫抑制引起疾病复发或严重感染而致命。移植后的 DLI 后要严密监测,可以及时采取措施预防严重后果。

4. cGVHD 的治疗指南

cGVHD 的标准治疗:①起初都是用糖皮质激素[1mg/(kg·d)],然后减量至隔日给药;②可以每日给予或不给予环孢素 A 或普乐可复;③治疗激素耐药的

cGVHD 的药物见表 5 - 8。

表 5 - 8　非激素治疗 cGVHD 的药物

非专利名	商品名	血药浓度	主要毒副作用
环孢素 A	新山地明	150～300ng/ml	肾功、肠胃、神经系统、血管等多方面
他克莫司 (FK506)	普乐可复	5～15ng/ml	与 CSA 相同
霉酚酸酯 (MMF)	骁悉	尚未明确	胃肠道、血液等方面
西罗莫司	西罗莫司	5～10ng/ml	血液、代谢、血管方面
沙利度胺 (反应停)	Thalomid	尚未明确	畸形、神经、胃肠、血液方面
硫唑嘌呤	依木兰	未确定	血液、胃肠道方面
亚甲基吩嗪	氯苯吩嗪	未确定	皮肤、眼睛、胃肠道方面
阿昔曲丁	soriatane	未明确	皮肤、眼睛、血液、代谢等

5.4.10　肿瘤复发

　　肿瘤复发多在移植后 2 年内,极少数在 5 年内复发。白血病或者其他血液肿瘤患者,移植后 1 年内每月检查血常规,骨髓穿刺可以每 3 个月进行 1 次,以检测微小残留病和肿瘤复发情况。外周血和骨髓的嵌合体状态有助于诊断复发和选择治疗方法。如果可疑或确诊肿瘤复发者,安排进一步诊断性检查和治疗选择,如化疗、免疫治疗、生物反应调节剂和基因治疗、再次移植等。

5.4.11　继发肿瘤

　　移植患者发生继发肿瘤的危险增加,继发肿瘤包括皮肤癌、实体瘤、MDS、白血病、移植后淋巴细胞增生性疾病等。实体瘤的发生包括皮肤癌、口腔癌、肝、中枢神经系统、甲状腺、骨及结缔组织肿瘤。移植后淋巴细胞增生性疾病常发生于移植后 1 年内,主要发生在去 T 细胞移植的患者以及预处理中加强免疫抑制以控制 GVHD 的患者。所有患者终生需要筛查肿瘤,一般每年进行一次。

5.4.12　输血制品问题

　　所有输入的血液成分必须经过 25Gy 照射以预防 GVHD。如果供受者的 ABO 血型不合,低度溶血可以延迟移植后的红细胞恢复,检查凝集素滴度和网织红细胞计数,监测受者向供者血型的动态转变。

　　如果患者存在供者红细胞抗原的凝集素,给患者输 O 型红细胞,直至转变为

· 183 ·

供者血型,有些患者可以给予 EPO。需要输入血小板时,应当输入供者血型的血小板。应当输入 CMV 阴性的血制品,去白细胞的血制品应该用于所有异基因移植后的患者。

5.4.13 病毒性肝炎

移植后肝功能异常可由肝脏 GVHD、乙肝、疱疹病毒(VZV、CMV、HSV)、腺病毒和药物引起。临床出现这些情况时,有时不易确诊,肝脏活检可明确病因。

1. 乙型肝炎

移植前即使患者的病毒复制水平很低,肝功能和组织学正常,但细胞免疫损伤后可使乙肝病毒再激活。给予免疫抑制药物治疗 cGVHD 的乙肝患者,减低药物时仍有可能出现乙肝急性爆发的危险,导致肝功能衰竭或死亡。移植后乙肝的原因:①移植前活动性肝炎;②潜在性乙肝感染的再激活;③移植过程中出现新的感染(HSC 感染、血制品感染)。上述患者要严密监测:①移植后 3 个月内,每周检查肝功,然后每月 2 次,直至 1 年。②PCR 检查乙肝 DNA,移植后 50~80d;免疫抑制治疗期间,直至 1 年。治疗方案:当检测到乙肝 DNA 时,给予拉米夫定治疗,必须持续 12 个月或停免疫抑制药物后 6 个月。

2. 丙型肝炎

移植生存者的丙肝患病率从 5%～10% 不等。丙肝感染者的转氨酶经常波动,前 10 年对死亡率几乎无影响,10～30 年后则会发展为进行性肝硬化。临床上很难判断肝脏的 GVHD 和丙肝的病情的波动。病理上检查区分丙肝和 GVHD 很难。减停免疫抑制剂出现暴发性免疫反弹性丙肝的情况已有报道,但十分罕见。丙肝引起的转氨酶升高并不常见,而且很少进展至肝功能衰竭。这种情况下,重新给予环孢素 A 可以降低转氨酶,减少肝细胞的损伤,抗病毒药物(病毒唑和 a-干扰素)的作用尚不明确。免疫恢复过程中出现的肝炎应该在停用所有免疫抑制药物和无活动 GVHD 的情况下治疗慢性丙肝。监测要求:每周查肝功至移植后 100d,然后每月 2 次,直至 1 年。

(刘心)

参考文献

[1]美国西雅图 Fred Hutchinson 癌症研究中心医学联合体. 造血干细胞移植标准实践手册[M]. 俞立权,译. 北京:人民卫生出版社,2007:215-225.

[2]马军,王建祥,邵宗鸿,黄晓军. 造血系统疾病临床诊疗规范教程[M]. 北京:北京大学医学出版社,2009:428[CD*2]490.

[3]曹履先,陈虎.骨髓移植学[M].北京:军事医学科学出版社,2008:57－61.

[4]Antin JH，Childs R，Filipovich AH，et al. Establishment of complete and mixed donor chimerism after allogeneic lymphohematopoietic transplantation: recommendations from a workshop at the 2001 Tandem Meetings of the International Bone Marrow Transplant Registry and the American Society of Blood and Marrow Transplantation [J]. Biol Blood Marrow Transplant,2001,7:473－485.

[5]Arenas E. Stem cells in the treatment of Parkinson's disease[BT5] [J]. Brain Res Bull,2002 ,57:795－808.

[6]Crescenzi B,Fizzotti M,Piattoni S,et al. Interphase FISH for Y chromosome，VNTR polymorphisms，and RT-PCR for BCR-ABL in the monitoring of HLA-matched and mismatched transplants[BT5] [J]. Cancer Genet Cytogenet,2000,120:25－29.

[7]Dahmen UM,Boettcher M,Krawczyk M,et al. Flow cytometric "rare event analysis":a standardized approach to the analysis of donor cell chimerism [J]. J Immunol Methods,2002,262:53－69.

[8]Dewald G,Stallard R,Al Saadi A,et al. A multicenter investigation with interphase fluorescence in situ hybridization using X- and Y-chromosome probes [J]. Am J Med Genet, 1998,76:318－326.

[9]Ginsburg D,Antin JH,Smith BR,et al. Origin of cell populations after bone marrow transplantation. Analysis using DNA sequence polymorphisms [J]. J Clin Invest,1985,75:596－603.

[10]Hochberg EP, Chillemi AC, Wu CJ,et al. Quantitation of T-cell neogenesis in vivo after allogeneic bone marrow transplantation in adults [J]. Blood, 2001,98:1116－1121.

[11]Kerbling M,Katz RL,Khamma A,et al. Hepetocytes and epithelial cells of donor origin in recipients of peripheral-blood stem cells [J]. New Engl J Med,2002,346:738－746.

[12]Najfeld V,Burnett W,Vlachos A,et al. Interphase FISH analysis of sex-mismatched BMT utilizing dual color XY probes[J]. Bone Marrow Transplant,1997,19:829－834.

[13]Nuckols JD,Rasheed BK,McGlennen RC,et al. Evaluation of an automated technique for assessment of marrow engraftment after allogeneic bone marrow transplantation using a commercially available kit [J]. Am J Clin Pathol,2000,113:135－140.

[14]Orsini E,Alyea EP,Chillemi A,et al. Conversion to full donor chimerism following donor lymphocyte infusion is associated with disease response in patients with multiple myeloma [J]. Biol Blood Marrow Transplant,2000,6: 375 - 386.

[15]Quaini F, Urbanek K, Beltrami AP, et al. Chimerism of the transplanted heart [J]. N Engl J Med,2002,346:5 - 15.

[16]Roy DC,Tantravahi R,Murray C,et al. Natural history of mixed chimerism after bone marrow transplantation with CD6-depleted allogeneic marrow:a stable equilibrium [J]. Blood,1990,75:296 - 304.

[17]Schaap N,Schattenberg A,Mensink E,et al. Long-term follow-up of persisting mixed chimerism after partially T cell-depleted allogeneic stem cell transplantation [J]. Leukemia,200,16:13 - 21.

[18]Spriewald BM, Wassmuth R, Carl HD, et al. Microchimerism after liver transplantation:prevalence and methodological aspects of detection [J]. Transplantation,1998,66:77 - 83.

[19]Soiffer RJ,Bosserman L,Murray C, et al. Reconstitution of T-cell function after CD6-depleted allogeneic bone marrow transplantation [J]. Blood,1990, 75:2076 - 2084.

[20]张之南,郝玉书,赵永强,等血液病学[M] .2版.北京:人民卫生出版社,2003: 803 - 812.

[21]Mancini M, Cedrone M, Diverio D,et al. Use of dual-color interphase FISH for the detection of inv(16) in acute myeloid leukemia at diagnosis, relapse and during follow-up:a study of 23 patients [J]. Leukemia,2000,14:364 - 368.

[22]Lucio P,Gaipa G,van Lochem EG,et al. BIOMED-1 Concerted Action Investigation of Minimal Residual Disease in Acute Leukemia: International Standardization and Clinical Evaluation [J]. Leukemia, 2001, 15: 1185 - 1192.

[23]Campana D,Coustan-Smith E. Advances in the immunological monitoring of childhood acute lymphoblastic leukaemia [J]. Best Pract Res Clin Haematol, 2002,15:1 - 19.

[24]Porwit-MacDonald A, Björklund E, Lucio P,et al. BIOMED-1 concerted Action report:flow cytometric characterization of CD7[+] cell subsets in normal bone marrow as a basis for the diagnosis and follow-up of T cell acute lymphoblastic leukemia(T-ALL)[J]. Leukemia,2000,14:816 - 825.

[25]Sugita K,Mori T,Yokota S,et al. The KOR-SA3544 antigen Predominantly expressed on the surface of Philadelphia chromosome -positive acute lympho-blastic leukemia cells is nonspecific cross reacting antigen-50/90 (CD66c)and invariably expressed in cyto- plasm of human leukemia cells [J]. Leukemia, 1999,13:779 - 785.

[26]Campana D, Coustan-Smith E. Detection of minimal residual disease in acute leukemia by flow cytometry [J]. Cytometry,1999,38:139 - 152.

[27]Cabezudo E,Carrara P,Morilla R,et al. Quantiative analysis of CD 79b CD5 and CD19 in mature B-cell lymphoproliferative disorders [J]. Haematologi-ca,1999,84:413 - 418.

[28]Garcia Vela J, Delgado I, Benito L,et al. CD79b expression in B cell chronic lymphocytic leukemia:its implication for minimal residual disease detection [J]. Leukemia,1999,13:1501 - 1505.

[29]Rawstron AC,Kennedy B,Evans PA,et al. Quantitation of minimal disease levels in chronic lymphocytic leukemia using a sensitive flow cytometric as-say improves the prediction of outcome and can be used to optimize therapy [J]. Blood,2001,98:29 - 35.

[30]Sugimoto T, Das H, Imoto S,et al. Quantitation of minimal residual disease in t(8;21)-positive acute myelogenous leukemia patients using real-time [BT5] quantitative RT-PCR [J]. Am J Hematol,2000,64:101 - 106.

[31]Fujimaki S,Funato T,Harigae H,et al. A quantitative reverse transcriptase polymerase chain reaction method for the detection of leukaemic cells with t (8;21)in peripheral blood [J]. Eur J Haematol,2000,64:252 - 258.

[32]Cassinat B, Zassadowski F, Balitrand N, et al. Quantitation of minimal re-sidual disease in acute promyelocytic leukemia patients with t(15;17) trans-location using real-time RT-PCR [J]. Leukemia,2000,14:324 - 328.

[33]Slack JL, Bi W, Livak KJ,et al. Pre-clinical validation of a novel,highly sensitive assay to detect PML-RAR alpha mRNA using real-time reverse-transcripttion polymerase chain reaction [J]. J Mol Diagn, 2001,3:141 - 149.

[34]Kantarjian H,Sawyers C,Hochhaus A, et al. Hematologic and cytogenetic responses to imatinib mesylate in chronic myelogenous leukemia [J]. N Engl J Med,2002,346:645 - 652.

[35]Chomel JC,Brizard F,Veinstein A,et al. Persistence of BCR-ABL genomic rearrangement in chronic myeloid leukemia patients in complete and sus-

tained cytogenetic remission after interferon-alpha therapy or allogeneic bone marrow transplantation [J]. Blood,2000,95:404 - 408.

[36]方建培,陈纯,金润铭.儿童白血病的诊断和治疗[M].北京:人民卫生出版社,2008:224 - 241.

[37]刘心.实用临床血液学新进展[M].西安:陕西科学技术出版社,2000:21 - 25.

[38]马军,王建祥,邵宗鸿,等.造血系统疾病诊疗规范教程[M].北京:北京大学医学出版社,2009:428 - 490.

[39]J.Apperley,E. Carreras,E. Gluckman,A. Gratwohl,T. Masszi. The EBMT Handbook 2008 Revised Edition [J]. Haematopoietic Stem Cell Transplantation,356 - 575.

[40]考杉斯基.威廉姆斯血液学[M].陈竺,陈赛娟,译.北京:人民卫生出版社,2011:295 - 321.

第6章　造血干细胞移植的营养支持

内容提要:本章主要介绍影响 HSCT 患者营养摄入的主要原因、营养需求特点及补给方式等内容。

营养支持治疗作为 HSCT 的一个重要组成部分,日益得到大家的关注。HSCT 患者接受大剂量化疗或全身放疗的预处理后,一系列继发于化疗、放疗、药物等的并发症相继出现,如恶心、呕吐、黏膜炎、GVHD 等,使患者的营养状况进一步恶化。由于营养不良可以降低 HSCT 后所采取的治疗的效果,故成为影响造血重建和免疫重建的关键因素之一。因而对 HSCT 患者应用营养支持以预防其营养状况的恶化并维持其免疫力,降低并发症的风险,对于保证患者安全渡过骨髓空虚期,缩短患者滞留层流病房的时间,降低患者的医疗费用,减少或减轻并发症,提高移植术后患者的生存质量都具有重要的现实意义。

在 HSCT 后的早期,患者存在严重的代谢应激和基础能量消耗的增加,并伴随一系列并发症等诸多因素,均严重影响了患者营养成分的吸收。而 BMT 患者的营养需要又比正常人要求高,一般认为可比正常需要增高 1～1.3 倍,因而常出现负平衡。很多患者 BMT 后常有体重下降、移植并发症增多、延长住院时间等。研究显示注重营养支持的患者较一般的对照组患者的全部存活率高。因此对 HSCT 患者的支持治疗是否及时、合理是取得良好移植效果的保障。

6.1　影响造血干细胞移植患者营养摄入的主要原因

1. 预处理的影响

预处理过程中的化疗或放疗会引起广泛的组织损伤,尤其是像消化道上皮细胞和造血细胞这些代谢较快的细胞。预处理的胃肠道毒性反应的常见症状为恶心、呕吐、食欲不振、腹泻等。根据移植类型不同及个体差异,胃肠道的反应也不同。

2. OM

OM 是抗肿瘤治疗后常见的短期副作用。在 HSCT 的早期很多见,其主要原因是放化疗的影响及疱疹病毒被激活所致。它伴随着口腔、食管、胃肠道黏膜上皮细胞完整性破坏,细微的结构变化导致黏膜的脱落,这样必然导致细菌、病毒、真菌侵犯消化道壁,产生脓毒血症、溃疡、出血、吸收障碍、腹泻、整个消化道疼痛等。OM 及口腔黏膜溃疡的出现也是造成细菌感染的入侵门户,因此防治 OM 及口腔黏膜溃疡是很重要的。75% 接受 HSCT 的患者会发生 OM,这导致经口摄取营养能力降低,导致潜在的营养失衡,这些被认为增加了 HSCT 患者的死亡率,降低了生存时间。

3. 预处理后患者免疫能力下降

易出现全身及消化道的感染,引起高热及腹泻,增加热能的消耗。

4. GVHD

aGVHD 被报道是引起移植后出现恶心和厌食的主要因素,可表现为严重的腹泻,大量的丢失体液、电解质及热量。GVHD 时的肝功能受损也影响能量的转换及吸收利用。治疗的肾上腺皮质激素也会加重蛋白质的分解,促进肝脏利用血中的氨基酸合成肝糖原,增加尿氮排泄。腹泻通常导致口服吸收障碍,需要及时应用营养支持。由于 cGVHD 累及多个器官,药物治疗后通常会出现高血钾、低血镁、高血糖等副作用,移植 1 年后的患者通常存在营养问题。

6.2　造血干细胞移植患者营养需求特点

1. 热量的需要

HSCT 患者的营养需要比正常人要求高,而移植中的放化疗、感染、发热、腹泻等均使消耗增加,因而常出现负平衡。根据以前的研究,HSCT 患者的能量需要应达到基础能量需要的 130%～150%,即超过 125kJ/kg,近年研究一致认为 105kJ/kg 比较合适。

(1)男性　56＋[13.7×实际体重(kg)]＋[5×身高(cm)]－[6.8×年龄(年)]

(2)女性　665＋[9.6×实际体重(kg)]＋[1.7×身高(cm)]－[4.7×年龄(年)]

在 HSCT 的卧床期间需(1.3～1.5)×基础代谢量(kcal)。HSCT 早期,由于预处理、紧张、感染、发热等影响,需(1.7～1.9)×基础代谢量(kcal)。

2. 蛋白质的需要

由于移植过程是分解代谢过程并且氮平衡研究不精确,要计算每位移植患者蛋白质需要量非常困难。一般来说成人移植患者推荐的蛋白入量为 1.2～1.5g/kg.应提及的是,在 HSCT 时由于预处理、口腔炎、口腔溃疡、GVHD 等,导致食欲下降、进食困难,继而出现消化道进食、消化、吸收及合成蛋白质困难。此时,可经静脉补充复方氨基酸(7.25%),以利于体内合成蛋白质。也可由静脉直接补充血浆蛋白(其蛋白含量为6～8g/L)。

3.补液量

在 HSCT 过程中,补液量需根据患者的个体情况进行计算和调整。基础量的计算为:体重>20kg 的患者,补液量为 1500ml/(m^2·d);体重<20kg 的患者,补液量为 100ml/(kg·d)。当患者出现发热、呕吐、腹泻等导致液量损失时,补液量应酌情增加,尤其在液量丢失明显时应特别注意静脉补液;而对于存在心、肝、肾功能不良的患者,应酌情限制液入量。

4.电解质、维生素及微量元素的补充

对于 HSCT 患者,在补液的同时,需注意电解质的平衡,尤其是钾、镁、钙的补充和调节。同时应保证维生素及微量元素的供给,其中水溶性维生素(如维生素 C、维生素 B 族等)和脂溶性维生素(如维生素 A、维生素 D、维生素 K 等)均应由静脉补充。同时注意补充叶酸、维生素 B_{12} 等。

6.3 营养补给的主要方式

1.口服营养

早期的研究集中在供应低细菌饮食(LBD)。LBD 又称为粒缺饮食、低微生物饮食,主要是减少食物中潜在致病的病原体从而减少感染风险。但是 LBD 导致了饮食的限制,造成口服营养吸收的缺乏。

2.肠内营养

肠内营养的优点是:感染的机会少,更符合患者生理特征,更加经济。肠内营养在儿童移植患者应用较多,但在成人移植患者由于这种方式很难被接受而使其应用受限。呕吐和鼻衄等使很多患者难以坚持使用鼻饲管,对于在移植过程中出现腹泻的患者,肠内营养也使其患者难以耐受。

3.全胃肠外营养

HSCT 患者采用的中心静脉置管为全胃肠外营养(total parenteral nutrition, TPN)的应用提供了便利的条件。对于 HSCT 患者接受 TPN 的利弊,不同的研究有不同的结果:先前认为 TPN 可以促进早期植入,提高长期生存率。但是近期研究发现接受 TPN 患者出现高血糖、感染和血小板延迟植活的事件发生率高,并且降低了肿瘤对化疗的敏感性,总的并发症发生率也增加。这些均表明 TPN 对移植患者存在潜在的危害。但是对于大多数 HSCT 患者,TPN 仍然是最主要的营养支持手段,因为它很容易控制而且应用方便。目前大多数移植患者的营养状态

都非常好,在移植过程中由于治疗引起的厌食时间仅 10d 左右,轻度的恶心、黏膜炎、腹泻等情况似乎没有必要。对于进行 HSCT 或大剂量化疗的患者,研究人员提出了需要进行 TPN 的三个标准:①严重的营养不良;②至少超过 7～10d 不能经口进食;③在治疗过程中体重减轻超过 10%。根据以上 TPN 应用的标准,在 HSCT 患者中大约 55% 患者需要 TPN,而对于自体移植患者仅有 37% 的患者需要,对于不相合的患者这一比例为 92% 左右。TPN 本身也可带来一些相关性的并发症,主要有两个:①代谢相关性并发症。肝酶升高,胆红素升高等;需与 GVHD 鉴别。②中心导管感染。鉴于以上特点,TPN 需谨慎应用。

部分患者于应用 TPN 1～2 个月后可能出现转氨酶升高,胆红素及碱性磷酸酶也可能升高,肝脏活检出现肝细胞滞胆的变化,其可能是由非蛋白质的热量与蛋白质比例失调所致。如果 TPN 的时间不长(小于 3 个月),这些变化是短暂、可逆的。此种改变可以发展成为慢性病变,成人较儿童少见,适当给予保肝药物可能有效。由于进食困难,谷氨酰胺对肠黏膜的营养作用减弱,因而补充谷氨酰胺是很重要的。中心静脉导管相关并发症也是 TPN 的并发症之一,包括感染、静脉血栓、机械性损伤、导管脱出和漏液,其中最严重的是感染。

6.4 造血生长因子支持治疗

1. G-CSF 和 GM-CSF 的应用

HSCT 后应用 G-CSF 和 GM-CSF 对于促进造血恢复,疗效是非常明确的。造血生长因子的治疗一般开始于 HSCT 后第 1～3 天,直至白细胞计数恢复至 1.0×10^9/L。对于使用集落刺激因子治疗的远期影响,有人认为它可增加 GVHD 发生的潜在危险。尽管造血生长因子的长期效果还存在争议,但是它的短期疗效是非常明确的。

2. 红细胞生成素

EPO 用来刺激红细胞的恢复,这一点可通过在移植后发生贫血的患者 EPO 水平的降低来说明。但是大多数移植中心在移植后并不常规使用。

3. 表皮生长因子

表皮生长因子是一种新的减轻 OM 症状的药物,在一定程度上可以用于黏膜炎的治疗。现在已经进入临床试验阶段。

(李静)

参考文献

[1]Iestra JA,FibbeW E,Zwinderm an AH,et al. Body weightrecovery, eating difficulties and com pliance with dietary advice in the first year after stem cell transplantation:a prospective study [J]. Bone Marrow Transplant,2002,29 (5):417－424.

[2]Bearmen S I. Regimen related toxicity in patients undergoing bone marrow transplantation [J] . J Clin Oncol,1988,6(6):1562.

第 6 章 造血干细胞移植的营养支持

第7章　造血干细胞移植的护理

内容提要：本章主要介绍 HSCT 前、回输 HSC 时及移植中各种并发症的护理对策，以及移植后家庭康复及饮食指导等相关护理问题。

HSCT 是目前治疗恶性血液肿瘤和其他一些实体瘤最有效的方法。HSCT 是一个复杂的过程。在此过程中，由于大剂量的化疗和放疗及异基因造血干细胞的输入，使患者的骨髓造血功能和免疫功能都受到严重损害，极易发生感染、出血、GVHD 等严重并发症。在整个移植过程中，护理工作非常重要，护理质量直接影响着 HSCT 的成功与失败。

7.1　造血干细胞移植前的各项工作准备

HSCT 患者预处理时，接受了大剂量的放、化疗，骨髓完全受抑制。移植后数日间，外周血中白细胞下降为 0，血小板 $<20 \times 10^9/L$，而被植入的干细胞大约在 2～3 周后才能发挥作用，因此这段时间很容易发生感染和出血。

移植前应对患者进行全身检查，彻底治疗患者的慢性疾病，同时必须将患者置于高效层流净化室内进行全环境保护，方能安全度过危险期。

7.1.1　层流病房的准备

1.层流净化室要求

启用前对技术指标进行全面检测，结果应达到国家卫生标准。检测合格后方可使用。

(1)空气洁净度　是指洁净环境中空气含尘(微粒)量多少的程度。含尘浓度高时则洁净度低，含尘浓度低则洁净度高。患者在行 HSCT 时居住的层流洁净病室为 100 级，也就是在一般情况下，1min 内 1 立方英尺的空间最多只能通过 100 个粒径 $\geqslant0.5$ptm 的微粒子。为确保 HSCT 病房正常使用，层流洁净设施每年检测一次，一般每半年更换一次初效过滤网，每两年更换一次高效过滤器，每三年更换一次中效过滤器。如常规培养结果异常时应随时清洗更换。

(2)气流速度　是指层流洁净病室内的气流速度，包括垂直平行流和水平平行流。我国病室在无人或很少有人进出、无明显热源的情况下,气流速度要求 0.12～0.15m/s;当只有患者时,不宜超过 0.15～0.3m/s。

(3)压力 为了防止外界污染侵入,HSCT 病房需要保持内部的压力(静压)高于外部的压力(静压)。压力差的维持一般应符合以下原则:①洁净空间的压力要高于非洁净空间的压力;②洁净度级别高的空间的压力要高于相邻的洁净度级别低的空间的压力;③相通洁净室之间的门要开向洁净度级别低的房间。

(4)温度、湿度、照明度和噪音 层流洁净病室的温度宜在 22℃～26℃;相对湿度宜在 50%～70%;一般情况下,洁净室内的噪音不超过 55dB;一般照明和局部照明要适度,避免过亮引起患者眼部不适,过暗影响日常的治疗护理。

2. 层流仓清洁、消毒

(1)清洗 用肥皂水和清水将房间内的灰尘和污垢清洗掉,包括墙壁、天花板、地板及室内所有物品家具。风机内泡沫塑料中尘土用吸尘器吸或用清水冲洗。

(2)消毒 用 1∶2000 洗必泰溶液或 0.05%健之素溶液喷洗或擦洗室内墙壁、天花板及所有物品家具(物品柜、床、床头柜、桌椅、垫子、器械架、血压计、听诊器、电视机、遥控器等)两次,尤其注意死角。注意洗必泰和健之素两种消毒剂不能同时使用,以免两者发生反应影响消毒效果。

(3)喷雾 熏蒸前将家具及所有熏蒸物品摆放好。为了达到充分消毒的目的,物品之间要有一定的距离,打开抽屉、柜门及所有容器,然后用 0.8%过氧乙酸 30ml/m³ 进行喷雾,密闭 24h 后进行第二次喷雾,再次密闭 30min 后开机通风。熏蒸时要关闭风机且密封好,以免降低消毒效果,开封后整个房间包括所有设施均用无菌毛巾浸 75%的酒精擦拭以去掉消毒痕迹。

(4)通风 24h 后至无刺激性气味。工作人员换消毒过的衣服、口罩、帽子、拖鞋进入洁净室做细菌监测。

3. 室内物品、设施便于消毒

所有布类物品及患者所需物品在入室前均需经高压蒸汽灭菌法灭菌后方可进入。不能经高压蒸汽灭菌的物品,需经环氧乙烷消毒或消毒液浸泡或擦拭后方可进入层流仓。

4. 其他物品

层流仓还应提供患者必要的设施,如电视机、对讲机等,为患者创造一个舒适、温馨的环境。

5. 空气培养

患者入室前需对空气及物体表面进行细菌培养,合格后方可使用。

7.1.2 造血干细胞移植前患者的准备

进行 HSCT 前,应对患者身心进行全面的检查评估,发现问题应及时给予治疗干预,以保证移植过程的顺利进行。

1. 术前检查

患者入层流仓前应进行各科检查及会诊,清除潜在感染灶,如龋齿、肛裂、脚癣等。护士在此阶段要及时、准确地配合医生做好各项检查,包括心、肝、肾功能及各项实验室检查、巨细胞病毒(CMV)测定等。

2. 护理查体

护理人员对患者要进行护理查体,进一步了解患者躯体、心理情况,控制明显感染灶及潜在的危险。制订有针对性的护理措施,这样可以消除或减轻患者在移植时引起的并发症。

3. 患者入仓前常规护理

移植前一周对患者进行肠道、呼吸道的准备,遵医嘱口服抗细菌、真菌和病毒的药物,如诺氟沙星、阿昔洛韦、复方新诺明等;入室前剃光头发,以免化疗后头发大量脱落,造成刺痒不适,也便于患者每天的头皮清洁护理,同时修剪好指(趾)甲;入室前一天晚上、当日早晨进行清洁灌肠各一次。

7.1.3 层流病房管理要求

工作中任何细小的疏忽都会给 HSCT 患者造成致命的败血症等严重并发症,凡与移植有关的每个工作人员都必须严格遵守层流仓的规章制度。

1. 对医务人员的管理要求

(1)为控制或避免层流洁净病房的污染,工作人员的出入要遵守规则,工作人员所用物品的出入也要严格控制,这样才能维护病房的洁净度,减少患者的感染机会。工作人员的水杯、手机等日常用物一律不能入仓。

(2)医护人员必须严格执行自身净化程序,入室前洗澡,用 0.05% 洗必泰溶液漱口、擦拭鼻腔和外耳道,更换消毒过的拖鞋、洗手衣裤、口罩、帽子,做到袖口、裤脚口紧,头发不外漏。用 0.05% 健之素或 0.05% 洗必泰浸泡手 3min 以上。

(3)控制入室人数,减少出入次数,进入患者病室同时不超过 2～3 人。每次入仓前应对仓内工作进行细致的准备,有计划地安排治疗、查房与护理,避免反复进出层流仓,严禁同时开启两扇门和做大幅度动作。以免造成气流紊乱,影响洁净度。

(4)注意手的清洁消毒,各室的拖鞋按颜色分开摆放好,不可混淆,工作人员必须按规定更换拖鞋。

（5）患流感、肝炎、皮炎、腹泻等传染病的工作人员，不可进入层流洁净病房工作。

（6）患者在行 HSCT 时，独居在封闭的层流仓内，无亲属陪伴，接触最多的是护士，要求护理人员要有高度的责任心和慎独精神，有较强的业务能力。

2. 微生物的监测技术

按规定时间、方法，计划统一进行微生物的监测（如环境、物表、空气监测、患者体内外净化效果监测（如体表、分泌物、排泄物）和规章制度执行检测（如医护人员的手、口咽部、外耳道及各种消毒液浓度等）。

（1）采样方法

1）空气采样：层流洁净病房百级仓采样要求仓内总共设 13 个点——病室中间放一个培养皿；病室的四个角及各角连线的中点各放一个培养皿（要求距离地面高度为 1.5m，距墙 1m）；病床的四周各一个点（高度为 1.5m）。用直径为 9cm 普通琼脂平皿自然沉降法检测：打开盖子，盖口向下放在大于它的无菌处，暴露 5min 后，盖好送检，并记录当时的温度、相对湿度及人员活动情况。

2）物体表面的采样：采样于消毒处理后 4h 内进行；若采样表面<100cm²，取全部面积，被采样表面≥100cm² 时取 100cm²。采样方法：将 5cm×5cm 的标准灭菌规格板放在被检物体的表面，用一支浸有含相应中和剂的无菌洗脱液的棉拭子在规格板内横竖均匀涂抹各 5 次，并随之转动棉拭子，连续采样 1～4 个规格板面积，然后剪去手接触部分，用无菌方法放入含有 10ml 相应中和剂密封试管内送检；门把手等小型不规则物体表面用棉拭子直接涂擦采样。

3）手的采样　被检人五指并拢伸平，检验人员将浸有含相应中和剂的无菌棉拭子在手指曲面从指根到指端来回涂擦各两次，并随之转动采样棉拭子，用无菌方法放入封闭的无菌试管内送检。

（2）送检要求　为避免样品的再污染和腐败变性，必须尽快进行各种检测试验，因此送检时间不得超过 6h。若样品保存于 0℃～4℃，则不超过 24h。

3. 清洁区环境要求

整个洁净区除工作人员外，禁止其他人员流动，在洁净区活动的工作人员需更换消毒拖鞋和洗手衣。

7.2　造血干细胞移植预处理的护理

由于预处理期使用超剂量的化疗药物和放射治疗，此期患者极其痛苦，副作用多且严重，易引起严重的脏器损害和感染等不良反应。在此过程中严密观察患者病情变化并及时处理是护理的重点，是患者能顺利通过移植预处理期并取得移植成功的关键一步。

7.2.1 全身照射的护理

由于放射线对全身及局部组织有损害,对接受放疗的患者进行全程护理干预,可起到良好的效果。

1.放疗前的心理护理

面对大剂量的放、化疗,患者的心理很复杂,既想积极配合治疗,保证移植过程的顺利进行,又担心严重的不良反应自己不能承受。护士应掌握患者的心理变化,进行有效疏导,尽量消除患者的不良心理。向患者及家属介绍放疗的时间、疗程、种类、照射部位,不良反应、注意事项、配合要点,以减轻患者的紧张心理,增强患者治疗信心,使患者积极配合治疗。

2.放疗室的准备

放疗前一天用1:2000的健之素溶液擦拭消毒放疗室的地面、墙壁、放疗床及有关物品。进入放疗室的拖鞋用1:2000的健之素溶液浸泡30min后晾干备用。分别于放疗前一日晚上、放疗当日早晨用紫外线照射消毒放疗室各1h。

3.放疗期的饮食护理

在预处理期患者的消耗大,故此期要注意饮食护理,应听取患者意见,指导家属给患者准备高蛋白、高热量、高维生素、易消化吸收饮食,以及富含维生素 A、维生素 C、维生素 B、维生素 E 的食物,如苹果、西红柿、胡萝卜、花菜、鱼蛋类、瘦肉等,勿进食辛辣刺激、油腻、粗糙带刺及过硬的食物,以减轻对消化道黏膜的刺激。同时鼓励患者多饮水促进代谢,以利于肿瘤毒素的排泄。

4.放疗时患者及用物的准备

(1)放疗时饮食要求 在 TBI 的过程中可能会出现恶心、呕吐,所以在放疗前4~5h禁食、禁水,并在照射前半小时静脉推注止吐药物,用1:1000U 的肝素溶液封好静脉插管。

(2)准备好临时治疗的药品、物品 ①治疗用物:安尔碘、棉签、砂轮、止血带、注射器、无菌纱布、胶布、止血钳等。②药品:地西泮注射液、氯丙嗪、地塞米松、托烷司琼、生理盐水、肝素、葡萄糖注射液等。

(3)用物的准备 为患者准备好消毒灭菌的口杯、卫生纸、塑料袋、大小便器以及 4 条无菌被套。为工作人员准备好所用的无菌口罩、帽子、手套、隔离衣。

(4)患者的防护 患者出层流仓去放疗室时穿戴好无菌帽子、口罩和袜套。运送患者推车上的被褥均要经过高压蒸汽消毒。用双层无菌单包裹好患者,送入放疗室。

5.放疗时的配合

让患者躺在铺好的双层无菌单上,按治疗需要摆好体位;放疗过程中如有恶心、呕吐等不良反应及时处理;留在层流仓的护士更换患者床单元用物,擦拭消毒墙壁、地面及室内用物,紫外线照射消毒房间;放疗结束患者经药浴后更换无菌衣裤进入层流仓。

6.放疗期皮肤护理

放射治疗会造成皮肤的损伤,所以放疗后不能用力擦洗皮肤以防表皮脱落。3d内不能用胶布直接贴于皮肤上,照射部位可出现红、肿、痒等不适,应保持皮肤清洁,穿宽松柔软全棉的衣服,修剪指甲,勿抓挠皮肤,禁止涂擦刺激性的药物,预防皮肤感染的发生。

7.并发症的观察护理

(1)发热的护理　TBI后患者会出现反应性的低热,体温在 $37.2℃\sim38.5℃$ 之间,一般不需治疗,可自行恢复正常;少数患者可发生高热,体温大于 $39℃$。放疗后患者出现发热时,给予物理降温,鼓励患者多饮水,促进毒素排泄,高热不退时遵医嘱给予降温治疗。

(2)口腔黏膜的护理　口腔黏膜在照射后发生水肿,唾液分泌减少,患者自觉口干、疼痛不适,应嘱患者进少渣、清淡的温凉饮食,早期用生理盐水和甲硝唑交替嗽口,以保持口腔清洁,预防口腔感染。

(3)放射性腮腺炎的护理　TBI后 $2\sim4h$ 内出现腮腺肿胀、疼痛,一般 $2\sim3d$ 可恢复,严重者给予局部冷敷以减少疼痛。

(4)放射性腹泻的护理　放疗后患者有腹胀、腹痛、腹泻等症状。出现放射性腹泻时,嘱患者进食清淡的流食,严重时暂禁饮食。保持肛周清洁、干燥,每次便后用消毒液坐浴,并用碘仿软膏涂抹肛周,必要时可每日用红外线灯照射 2 次,每次30min,以防止发生肛周糜烂和感染。

(5)其他并发症的观察护理　严密观察患者有无头痛、恶心、呕吐、视力改变,预防颅内高压;注意患者有无咳嗽、呼吸急促、胸痛等放射性肺炎的表现,发现问题时及时与医生联系,给予对症处理。

7.2.2　化疗期间的护理

预处理化疗用药量大,患者出现的副作用严重,护士应加强此期的护理,保证用药安全和患者不良反应的观察护理。

7.2.2.1　输液时的注意事项

预处理期间液体输入量大,部分药物需要定时输注,合理安排输液顺序并按时完成液体输入量是预处理顺利进行的重要保证。例如,输入环磷酰胺前应输入

5%碳酸氢钠,将尿 pH 维持在 7~8 之间,同时分别于 0h(开始注射时为 0h)、4h、8h 输入美司钠,才能够有效地预防 HC 等。所以在治疗护理中,要有计划地调整输液速度和顺序,以保证液体能及时按要求输入患者体内;预处理时患者恶心、呕吐、腹泻,加之补液、利尿治疗后极易形成低钾血症,每日需补钾量大,输液补钾时应注意输液的速度、输液量,禁止两路液体同时补钾;24h 匀速输入液体,避免循环负荷过重,以防意外的发生。

7.2.2.2　预处理药物护理

白消安联合环磷酰胺的 BuCy 方案在 HSCT 治疗中沿用多年,至今仍是经典的预处理方案。

1. 白消安

(1)白消安的服用方法　1.0mg/kg,每 6h 口服一次,移植前 6d(−6d)开始,共 3d。口服白消安前一天给予口服苯妥英钠,每次 0.1g,每 8h 一次,以预防癫痫的发生。由于口服药片数量多,应根据医嘱制定白消安口服计划表,严格交接班,进餐与服药时间间隔 2h。服药前可给予辅助治疗,以免引起呕吐。

(2)静脉用白消安的使用方法　0.8mg/kg,每 6h 静脉输注一次,每次维持 2h,移植前 9d 或 8d(−9d 或 −8d)开始,共 16 次。其他同口服白消安。

(3)用药护理　①患者自觉恶心时,指导其深呼吸或转移其注意力,如看电视、听音乐等。服药后若发生呕吐,应严密观察呕吐物中药物数量,及时报告医生,补充口服剂量,确保用量准确,以免影响预处理效果。②大剂量白消安可以透过血脑屏障作用于中枢神经系统从而诱发癫痫等。用药前做好急救药品和用物的准备,用药后应严密观察患者生命体征和意识状态,注意眩晕、心悸、肢体麻木、抽搐等先兆。③仔细听取患者主诉,严重眩晕时指导患者闭眼卧床休息。做好各项生活护理,协助床上大小便,及早发现异常并及时通知医生给予相应的处理,防止患者发生跌倒、坠床等意外事件。④癫痫发作时,立即使患者取平卧位,将头偏向一侧,解开衣领,将压舌板放在上下白齿之间以防止舌咬伤;及时清理鼻腔、口腔分泌物,保持呼吸道通畅;给予氧气吸入,加用床防护栏以防止坠床。

2. 环磷酰胺

(1)用法　60mg/(kg·d),−4~−3d。因用药剂量大,代谢产物丙烯醛刺激膀胱黏膜可引起 HC。为避免药物及代谢产物滞留于膀胱内时间过长,环磷酰胺当日用量溶解后在 30~60min 内输完,并于上午给药。

(2)用药护理　①给予心电监护,鼓励患者多饮水,注意观察心率、尿量、尿色、尿 pH(采用 pH5.5~9.0 精密试纸测试),以及排尿时有无尿频、尿急、尿痛等膀胱刺激症状。②在用药前后给予大量补液,按时给予美司钠解毒,碳酸氢钠碱化尿液,速尿利尿治疗。向患者讲解定时排尿的重要性和必要性,督促患者定时排尿,使尿量维持在 200～250ml/h。每日定期检查尿常规,准确记录 24h 出入量。

7.2.3 移植期间置管的护理

HSCT 过程中患者需要输入各种药物、大量液体及营养物质、血制品、回输骨髓血或外周血 HSC 等。因此,建立可靠的静脉通路是移植成功的重要保证,是 HSCT 患者的重要生命线。常规从手背或前臂穿刺的静脉通路无法满足移植需要,现在临床通常选用中心静脉置管或锁骨下静脉插管。

7.2.3.1 中心静脉导管的护理

中心静脉导管是指由外周静脉穿刺插管,其尖端定位于上腔静脉的导管,用于为患者提供中期、长期的静脉输液治疗(7d 至 1 年)。近年来,经外周置入中心静脉导管在临床广泛应用,它具有操作简便、并发症少、留置时间长的优点,现已在 HSCT 中得到越来越多的使用。

1. 用物准备

一次性无菌经外周插管的中心静脉导管套件及附件一套;穿刺包(内有 5ml 注射器 1 支、穿刺针 1 支、不锈钢导丝 1 条、静脉留置导管 1 条);无菌穿刺包(内有无菌手套 1 付、孔巾 1 条、治疗巾 4 块,固定线 2 条、纱布 3 块);另备 20ml 注射器 2 个、正压接头 1 个、常规皮肤消毒剂、输液器、静脉用液体、肝素、棉签、胶布、透明贴等。

2. 操作步骤

(1)置管前对患者及家属行术前谈话,讲明置管的必要性并让患者签署知情同意书。由取得 PICC 置管资质的护士进行操作。

(2)携带用物至床头,进行患者身份核对。首选双上肢肘部贵要静脉,再依次选正中静脉及头静脉。置管时患者取平卧位,上肢外展 90°,自穿刺点至同侧胸锁关节,向下至第三肋间,测量置管长度。

(3)穿刺部位常规消毒,戴无菌手套,铺灭菌治疗巾,穿刺见回血后松止血带,左手轻压穿刺血管上方,右手退出针芯,送入导管。当导管送入血管大约 15cm 时,嘱患者把头转向插管的上肢方向、下颌紧贴在肩部,可有效降低导管尖端误入颈内静脉的可能性。

(4)导管送至测量的长度后撤出导丝,拔除外鞘导管,用生理盐水注射器连接导管回抽,见回血后注入生理盐水适量冲洗导管,旋紧可来福接头。

(5)擦拭穿刺部位的血迹。置管后穿刺点及导管外露部分用 3M 无菌透明敷料覆盖。如穿刺点渗血较多,就用无菌纱块加压固定穿刺点,防止穿刺点出血。

(6)穿刺过程严格无菌操作。置管后常规拍胸片确定导管尖端位置。

3. 护理

（1）更换敷料　置管后 24h 更换一次敷贴，以后每周更换 2 次。操作时带无菌手套，以穿刺点为中心，分别用安尔碘棉签沿顺时针和逆时针方向各消毒 3 次并自然待干，范围是穿刺点上下 20cm，两侧到臂缘，消毒范围大于敷料覆盖范围。若敷贴潮湿、出血、脱落，应立即更换。药浴后也要及时更换。

（2）更换肝素帽或正压接头　常规每周更换一次；污染或发生损坏、输血、输注 HSC 后应更换肝素帽或正压接头，有残余血液或血凝块时也应立即更换；连接前须预冲肝素帽排尽空气，以防止空气栓塞；肝素帽或正压接头与导管连接须紧密，以防止回血引起导管堵塞。

（3）冲管及封管　使用 PICC 输注各种液体、药物时，在输注前、输注结束后用 20ml 生理盐水以脉冲方式冲洗导管；如输注脂肪乳、氨基酸等高黏滞性药物、血制品等，则在输注后立即用 20～40ml 生理盐水以脉冲方式冲洗导管；采血后，肠外营养输注大于 24h，液体明显减速、导管内有回血时应及时冲管；治疗间歇期每 7d 冲管一次。冲管时以脉冲方式冲洗导管，可使导管内形成小漩涡，从而加强冲管效果。如遇到阻力时不可暴力冲管，防止导管断裂。在注射器内还有 2ml 封管液时匀速推入，以维持正压效果，防止血液反流；不可用生理盐水滴注替代静脉冲管，禁止用 10ml 及以下注射器冲管及推注药液，以免压力过大而发生导管断裂。

（4）并发症的预防

1）预防导管及穿刺部位感染：严格无菌技术操作是预防感染的关键。由 PICC 进行的输液、静脉推注、冲管、抽血等治疗均需经过 3 次安尔碘棉签消毒。移植极期白细胞为 0 时，在观察体温变化的同时，注意穿刺点及其周围皮肤是否有感染迹象，如有渗出液、不明原因的发热、穿刺点有异常变化，及时做穿刺点的细菌培养和药物敏感试验，并增加换药次数。如需进行血培养时应经管道和对侧肢体同时采集血标本，以明确是否发生管路感染。如确系导管引起的感染，则应立即拔管并应用抗生素。

2）导管堵塞：输液不畅时，首先检查是否有导管打折、体位压迫等原因，排除其他因素后可考虑为管路堵塞。若为血栓形成阻塞导管，可采用肝素或尿激酶溶栓治疗：先抽回血，若遇阻力不见回血，切不可用暴力，以免使导管损伤、破裂，可用肝素钠稀释液 10ml 抽吸，然后放松，使肝素溶液与血栓充分接触，边抽边推，如此反复数次，见回血后抽 3～5ml 血，如仍不见回血，可将导管关闭 30～60min，让血栓尽量浸泡在溶栓液中，再抽吸，使导管畅通。

此外，还可用三通溶栓法：在导管末端接三通，直端关闭后连接吸有尿激酶稀释液的注射器（尿激酶 10 万单位加入 0.9% 氯化钠 10ml），侧端连接 2ml 空注射器，回抽后关闭侧端，然后开入直端，尿激酶可因负压进入导管。关闭 5min 后再用侧端空注射器抽回血，若无回血可重复以上操作。三通溶栓 2～3 次后仍未通的应拔管。

3)机械性静脉炎:置管前充分评估患者血管,选择血管条件较好的部位选择合适的导管型号,在满足治疗需求的前提下,导管管径选择应越小越好。提高穿刺技术,尽量做到一次穿刺成功。同一血管穿刺时避免反复穿刺,以免引起血管壁机械性损伤。送管时动作应轻柔、缓慢而匀速,如遇阻力可调整导管位置再送管,不可强行送入,以免损伤血管内膜。置管时准确测量导管所需长度,确保导管尖端在中心静脉要求位置。避免输入刺激性较强的药物时引起化学性静脉炎。穿刺后24~48h内嘱患者抬高置管肢体,做握拳动作,改善静脉回流,减少静脉炎的发生。置管后及时观察上臂围的变化,倾听患者的主诉,及时发现静脉炎早期症状。发生静脉炎时应抬高患肢,局部采用30%~50%的硫酸镁湿热敷、外贴康惠尔水胶体敷料或配合理疗。

4)导管脱出:多由固定不妥、肢体活动过度或外力的牵拉所致。护理对策如下:置管成功后采用S型法固定好导管,固定部位避开关节及凹陷处;置管后做好患者宣教工作,教会患者下床活动、大小便、睡觉时保护管路的方法。对于不配合的患者可使用约束带以防止其将导管拔出。换敷贴时应顺着导管的方向由下往上揭,以免导管脱出。消毒后需待皮肤干燥后再贴新膜,贴膜需保证紧贴皮肤并将导管牢牢固定,也可在原有贴膜基础上采用丝袜套外固定的方法;置管时做好记录,更换敷料时注意观察导管的刻度。

7.2.3.2 锁骨下静脉插管的护理

锁骨下静脉解剖标志明显,是容易穿刺成功的几条大静脉之一。置管后不影响患者的活动,便于护理,是保证 HSCT 患者治疗顺利进行的一个重要环节。

1.用物准备

一次性无菌锁骨下静脉穿刺包一套(内有 5ml 注射器 1 支、穿刺针 1 支、不锈钢导丝 1 条、组织扩充器 1 个、静脉留置导管 1 条);无菌穿刺包(内有无菌手套 1 付、孔巾 1 条、固定线 2 条、纱布 3 块);另备 5ml 注射器 2 个、正压接头 2~3 个、常规皮肤消毒剂、输液器、静脉用液体、肝素、棉签、胶布、2%利多卡因等。

2.操作方法

(1)置管前对患者或家属行术前谈话,讲明置管的必要性并让患者签署知情同意书。锁骨下静脉插管由医生来完成,移植室护士密切配合。

(2)进行患者身份核对,询问有无利多卡因过敏史。协助患者去枕平卧,头转向对侧,必要时肩下垫一小枕,双上肢自然下垂靠在身体的两侧。

(3)穿刺点为锁骨下缘与第一肋骨夹角,即锁骨外 1/3 下缘下约 1cm 处。以穿刺点为中心,皮肤消毒范围直径不少于 20cm。

(4)打开锁骨下静脉穿刺包和无菌包,然后戴手套、铺孔巾,从穿刺点进针行局部麻醉。

(5)用5ml注射器抽取生理盐水稀释后的肝素抗凝剂3ml,连接穿刺针,从穿刺点进针(与胸壁成15°,以能穿过锁骨与第一肋骨之间的间隙为准),进针方向为穿刺同侧的胸锁关节或锁骨中部,紧贴锁骨下面。使注射器内形成负压后缓缓刺入,当有突破感并有静脉血回流时,固定穿刺针,放入导丝约18cm,用扩充器扩张皮下组织,沿不锈钢导丝置入静脉留置导管10～15cm,其末端用含肝素液的注射器轻轻抽吸,回血通畅,确认导管在静脉内,缓慢推注肝素液后连接正压无菌接头,缝合导管末端与皮肤固定,取下孔巾,以无菌敷料固定。

3. 护理

(1)做好心理护理,减轻心理压力:应向患者及家属耐心解释穿刺插管的目的、必要性、操作程序及注意事项,以帮助患者克服恐惧心理,解除思想顾虑,从而使其积极配合操作,提高穿刺成功率。

(2)加强指导,预防并发症发生:应使患者放松,保持平稳的呼吸,避免深呼吸和咳嗽。告诉患者若有不适感应及时说明,不要随意变动体位。穿刺时观察局部有无出血、有无气胸的表现(如胸痛、干咳、呼吸困难等)。穿刺后若患者出现不明原因寒战、发热、血象升高,在排除基础疾病因素后应对其穿刺部位、导管、液体进行常规细菌学监测。

(3)严格无菌操作,预防管路感染:HSCT患者机体免疫机能较差,若无菌操作不严格,易引起局部感染,严重者可引起败血症导致移植失败。因此,插管所需用物(如无菌手套、穿刺包等)都应放在紫外线灯箱内照射消毒1h后再用;插管时应严格无菌操作,穿刺部位用安尔碘消毒3次,面积为穿刺点周围10cm×10cm大小;插管及管路的维护严格按操作流程进行。

(4)保持插管通畅,防止管路堵塞:患者下床活动后,因剧烈恶心、呕吐、咳嗽等使胸腔内压力增高时,血液常反流回导管中,要随时调整滴速以防止血液在导管内凝集而发生堵塞。输注血制品、浓度高的液体应以生理盐水快速冲管。连续24h输液未能封管者,应在更换输液器的同时用肝素稀释液冲管。当管内发生堵塞时,可以用尿激酶稀释至1:2500,反复回抽,封闭30～60min后再次开管。仔细检查各管道的接头和位置,因医疗行为需要搬动患者时,勿使管道扭曲、脱落和折断,对昏迷躁动患者尤应引起重视。插管内液体要连续滴入,防止导管内凝血。若滴入不畅或插管内有回血,可用肝素盐水冲洗,不可强行推,以免形成栓塞。

(5)加强巡回,防止空气栓塞:空气栓塞是最危险的并发症。应经常巡视患者,注意观察输液及管道情况,及时更换液体,以免液体走空;输液前先排空输液器内的空气,输液管道与静脉插管接头处要连接紧密,避免患者活动时脱落使气体进入静脉而引起空气栓塞;指导患者在翻身活动、呕吐、剧烈咳嗽时应注意保护导管,以防由于不慎将导管拉出;应经常检查导管是否有裂痕、破损、脱出,导管夹是否关闭严密,防止空气栓塞。

(6)在整个移植过程中,要做到防感染、防脱落、防堵塞、防血栓。局部的护理应注意:导管局部换药每 2 日一次,白细胞低于 $1.0×10^9/L$ 时应每日换药。换药时,用安尔碘由里向外环形消毒 3 遍,局部涂以百多邦软膏,随后用无菌敷料覆盖。换药过程中应观察伤口有无红、肿、热、痛现象,以及有无液体渗漏、导管外脱等。如有上述情况,应立即报告医生并采取相应措施给予处理。此外,密闭式连续输液 24h 更换输液器一次;不需输液时,可用 50U/ml 的肝素盐水 10～20ml 封管,每周更换正压接头 1～2 次,用胶布固定于患者身上,防止导管脱出;患者变动体位、大便、恶心、呕吐或咳嗽时均可影响输液速度,需随时调整输液速度,以防发生导管内凝血;如通过导管输血、输入蛋白等大分子物质,应在输完后用生理盐水快速静脉滴注直至将管内冲干净,以防止管路堵塞;如果发生导管内凝血,严禁用力挤压,防止血栓进入静脉系统,可用 1：1000 的肝素液回抽,使管内血栓溶解。

7.3 造血干细胞采集及输注护理

外周血造血干细胞(peripheral blood stem cell,PBSC)移植由于具有采集简便、创伤小、合并症少、患者造血重建快、免疫功能恢复快及供者短期内可重复采集等独特优点,目前已经成为继自体骨髓移植之后治疗恶性血液病的主要治疗手段。HSCT 过程中,PBSC 的采集及输注是最为关键的一步。

7.3.1 外周血干细胞的采集

7.3.1.1 供者的心理护理

在采集 HSC 之前,对采集过程不了解,供者普遍存在顾虑和恐惧心理,担心承受不了采集外周血而出现危险,既想救人又害怕自己健康受到影响。因此,采集前护士应主动与供者沟通,做好捐心理疏导工作,向他们介绍 PBSC 采集技术的先进性、科学性及可靠性,详细讲解采集的过程、配合要点、可能出现的不良反应及处理措施;也要告知他们,在正常情况下,造血细胞生长和破坏是保持平衡的,当机体处于紧急失血状况或采集 HSC 时,造血速度会相应加快,而且采集的量只占人体总量的很小部分,因此对供者身体几无影响,经 1～2 周后可完全恢复。

7.3.1.2 PBSC 的用药护理

护士应熟悉 PBSC 动员用药的作用、用法、剂量、注意事项及药物不良反应;严格执行医嘱,注意用药剂量和时间;密切观察药物不良反应,如发热、头痛、注射部位胀痛、关节及全身肌肉酸痛不适等,并告知患者或供者这些都为用药后的常见反应,停药后可恢复正常;指导患者或供者在用药期间多饮水,促进代谢,以减轻症状;每日监测血常规变化。

7.3.1.3 PBSC的采集及护理

1. PBSC的采集

(1)采集的原理 PBSC的采集方法与成分血的单采技术类似,即用血细胞分离机分离采集单个核细胞和淋巴细胞组分。目前常用的是Cobe-spectra或CS-3000plus血细胞分离机,其优势为可以迅速处理大量血,采用持续流动方式,运行过程由血细胞分离机直接控制,采集效果佳。

(2)采集时的注意事项 ①采集成人PBSC时的血流速度为50～60ml/min,每次分离10～15个循环。收集PBSC一般于血象恢复期间,血小板及中性粒细胞迅速升高,采用血细胞分离机分离干细胞程序,循环血量10 000～14 000ml,连续2d。②进行静脉穿刺时,应该严格执行无菌操作,争取一次成功,以减少患者的痛苦。如果患者血管条件较差,应行股静脉插管后再采集。③开始采集时,全血流速宜慢,观察数分钟,待患者或供者紧张情绪消除、无反应后再以正常速度运行。采集期间密切观察患者生命体征,为防止发生过敏反应,应常规准备地塞米松、肾上腺素、葡萄糖、生理盐水等急救药物和急救设备。

(3)操作过程 打开血细胞分离机→细胞分离机开机后的自检(机器自动运行)→装载一次性自动干细胞采集管路管路→连接预充管路的生理盐水和抗凝剂→选择干细胞自动采集程序→预充管路→机器压力报警测试→输入患者或供者的基本信息→输入患者当日血常规的数值(白细胞、红细胞压积、淋巴细胞和单核细胞的比值)→连接患者或供者→机器正常运行并采集→采集结束,取下采集袋,冲洗管路→冲洗完毕,断开患者或供者→卸载并取下管路→断开电源,擦拭机器。

2. PBSC采集的护理

(1)采集前的护理 ①做好采集前的心理评估:通过安慰、心理疏导、悉心交谈等心理护理减轻患者心理负担,充分得到患者的信任,使者积极配合HSC采集。②掌握患者病情,做好分离用物、急救药品及急救用物的准备。采集前对患者进行充分的评估,对患者的病情做到心中有数,了解患者的生命体征及重要器官(心、肝、肾等)情况;对双侧肘部血管进行评估,以了解血管粗细及弹性,如血管条件差应提前行股静脉置管。③给予饮食指导:告知供者捐献前2周饮食中需增加含蛋白质、维生素、铁、钙丰富的食物,采集前3日及采集期间应进清淡饮食,避免油腻、牛奶及刺激性食物,以保证采集细胞的数量和质量。采集前应进食,以免空腹导致在采集过程中引起不适。因在采集时所使用抗凝剂会与供者体内的钙结合,自注射刺激因子时起就需补充钙剂。④告知患者或供者注意事项,嘱其注意休息,保持睡眠充足,并保持采血部位的清洁以减少污染。⑤血细胞分离室于采集前彻底清洁,紫外线照射消毒1h,采集过程必须严格执行无菌操作技术,护士应注意手卫生,操作过程包括装管道,生理盐水、抗凝剂的连接均严格按无菌操作进行。采集完毕立即给予热合机热合采集袋,杜绝一切可能污染途径。⑥供者在采集HSC前1周,需要注意休息,勿过度劳累,防止感冒,以保证采集细胞质量。供者在采集PBSC前排空大小便。

(2)采集过程中的护理 采集过程中,严密监测患者的情况及血液分离机的运行情况。①监测生命体征:给予心电监护,每隔30min测量血压、心率等并记录。观察患者的呼吸,以免由于紧张致呼吸加深加快而引起换气过度。②压力报警:由于供者或患者血管细小或天气寒冷、精神紧张等因素使周围血管收缩,外周血管充盈度降低,出现血流不畅。当出现血管低压报警时,用热水袋热敷四肢保暖,并在穿刺血管上方扎止血带,同侧手握拳以增加血管中的压力和血量,同时降低全血流速设定值(如原有速度60ml/min可降低至50ml/min),直到报警不再出现。③不良反应的观察:如果患者出现头晕、出汗、脉速、血压下降等,应减慢全血流速,使血流速度控制在50~60ml/mim,并延长采集时间;观察患者或供者有无手麻、脚麻、脸麻等低钙反应,及时予以对症处理。PBSC采集过程中,由于体内电解质的改变及抗凝剂的使用,容易引起电解质的紊乱,尤其是会出现低钙反应,从而会有诱发心律失常的危险性,所以在采集前应遵医嘱给予葡萄糖酸钙口服液或静脉注射10%葡萄糖酸钙预防,采集过程中每小时给10%葡萄糖酸钙10ml+5%葡萄糖注射液20ml静脉注射。如供者或患者出现口唇、四肢麻木等枸橼酸钠中毒反应,应立即静脉补充钙剂。④加强穿刺部位皮肤的护理:穿刺部位血肿、渗血,出现此类情况的原因可能是与穿刺针刺破血管壁,或是患者凝血功能障碍,血小板偏低有关,预防的关键在于提高穿刺技术,力求做到"一针见血",采集过程中嘱患者穿刺肢体适当制动。

(3)采集结束后的护理 包括穿刺部位的护理与术后指导。①生命体征的观察:继续观察患者的血压、心率等,注意有无出血倾向。②穿刺部位皮肤的护理:拔针后应先按压穿刺点5~10min,血小板低或凝血功能有异常的患者应适当的延长按压时间,当穿刺点无出血后消毒并贴上无菌敷料。③活动的指导:患者采集结束后,应卧床休息30min后再离开采集室。离开时选用平车或轮椅,避免步行。④饮食护理:继续口服钙剂2d。术后应进食清淡饮食,避免油腻及辛辣刺激食物,进食高蛋白、高维生素、富含铁及钙的食物。⑤定期复查血常规、电解质直至恢复正常。

7.3.2 外周血干细胞的输注

要准确掌握回输量,严格按医嘱输入干细胞。若输注细胞数过少,含有的HSC亦少,HSCT不易成功;但输注细胞数过多也无必要,除增加供体负担外,由于有核细胞数多,其中的淋巴细胞含量较多,可能加重GVHD,因此在回输时应严格按医嘱要求数量执行。PBSC 的回输分为自体 HSC 回输和异体 HSC 回输两类。

1. 骨髓液的输注

新鲜的骨髓液在输注前应先倒挂放置于 4℃冰箱内。冷藏的骨髓液保存期不超过 48h。冷冻保存的骨髓液需先在 40℃～42℃温水中快速摆动使之迅速溶化后输注。输注前禁止震荡骨髓袋。采用不带滤网的输血器,以免大量干细胞被滤网黏附而影响移植效果。输注前给予预防过敏反应的药物,另开一路静脉通道同时静脉输注适量鱼精蛋白以中和骨髓液中的肝素。输注速度开始宜慢,20min 后如无过敏反应要快速滴注达 70～80 滴/分钟。输注过程中,护士应在床旁观察,严密观察生命体征及有无过敏反应的发生。输至余下约 10ml 时,含脂肪颗粒的骨髓液应弃去,以免输入体内引起脂肪栓塞。供受者血型相同时可直接输注,反之则应使用血细胞分离机,选择骨髓淘洗程序,去除红细胞后再输注。

2. 自体 HSC 回输

干细胞从－80℃的冰箱取出后,在 41℃的恒温水箱中快速溶解,用无滤网的输血器回输。因为在 4℃情况下,体外放置 5min 使 HSC 损失 15%,放置 30min 则可造成干细胞损失 75%,因此为确保患者能回输到高质量冷冻保存的 HSC,减少干细胞损失,回输前 15～20min 应静脉注射地塞米松 10mg。复温好的 HSC 立即用无滤网的输液器从中心静脉导管输入,根据患者年龄、身体状况调整滴数,一般 5～10min 输完。最后用 50ml 生理盐水冲洗回输袋,以减少 HSC 损失。解冻后的 HSC 除了含有数量较多的 HSC 外,还有受损的细胞、细胞溶解的产物及二甲基亚砜,这些因素均能造成患者诸多的不良反应,如面色潮红、恶心呕吐、腹痛腹泻、胸闷头痛、呼吸困难等,一旦发生,应减慢输注速度或停输,待症状缓解后继续输注。

3. 异体 HSC 回输

选用无滤网的输血器回输。在输注过程中,先缓慢输注,严密观察有无过敏反应,15min 后若无不适,可加快输注速度(一般为每分钟 60～70 滴)并严密观察生命体征的变化。15min 左右协助患者排尿一次,观察有无排尿异常以及尿量、尿色的变化。

4. 回输前后的护理

(1)无菌操作 输注过程中要严格执行无菌操作技术,需输注的 HSC 袋放入无菌布袋后方可传递至层流仓。加强接管处严格消毒。

(2)回输前的护理 输注前给患者介绍过程及注意事项,以消除其紧张情绪,取得合作;回输前均应给予碳酸氢钠 250ml 碱化尿液、地塞米松 10mg 静脉注射、异丙嗪 25mg 肌肉注射,以防止发生过敏反应;干细胞回输前 30min,给予心电监护,检查急救药品及器械是否齐全、完好,输液系统是否通畅等。

（3）回输中的护理　每袋输毕均用生理盐水冲洗空袋 2 次，以便将残留在袋内的 HSC 全部输入患者体内；管道连接要牢固，严防渗漏，一旦发生立即处理；输注过程中应有专人守候在床旁，密切观察患者血压、脉搏、呼吸、尿量、尿色、皮肤变化、有无肺水肿征兆及其他不良反应。嘱患者若出现任何不适应及时告知医护人员，并给予及时处理；回输时及回输后几天都可能会闻到特殊气味，这是由冻存液中的二甲基亚砜在输入体内被血液稀释后经肺部大量呼出引起的，输注过程中嘱患者张口呼吸，以便尽快排出，无须特殊处理。

（4）回输后的护理　干细胞回输完后给予呋塞米 20mg 静脉注射，回输前后均应用生理盐水冲管，以免损失 HSC；遵医嘱输入碳酸氢钠碱化尿液；做好基础护理，调节患者饮食及鼓励多饮水，减轻患者疲劳，加强口腔护理；继续观察患者生命体征的变化；同时注意一些不良反应的发生，如高血压、头痛、发热、血红蛋白尿、室性早搏、Ⅲ度房室传导阻滞以及血容量负荷增加等，发现后及时给予以对症处理。

7.4　移植病房的全环境维护

全环境保护给 HSCT 患者预防和减少感染发生提供有效而可靠的环境条件，包括空间环境和人体环境两个方面.

7.4.1　患者入室前的准备

1. 层流仓的准备

经消毒后进行空气培养，合格后方可开仓使用。

（1）患者入室前，按标准检查室内一切物品，包括电视机、监护仪、微波炉、冰箱、抢救药品等。

（2）患者入层流仓前一周进行室内消毒处理。先用清水擦拭一切物品及天花板、墙壁、地面等，再以 1∶2000 健之素消毒液擦拭 2 遍，然后用 0.8% 过氧乙酸进行喷雾消毒，最后开机通风至无刺激气味。

（3）进行空气培养及物表取样培养，符合要求后患者方可入住。细菌指数为空气中≤10cfu/cm³，物品表面≤5cfu/cm³，医务人员手和皮肤黏膜≤10cfu/cm³ 者视为合格。

2. 患者的准备

（1）患者肠道、体表的无菌化　术前 1 个月患者常规体检，排除其体表、重大脏器感染灶的存在，并应清除各部位易感染的局部病灶。在患者无异常感染后方可进行移植准备。嘱患者加强个人卫生，每日三餐后及睡前用甲硝唑及碳酸氢钠交替漱口，便后用 1∶5000 高锰酸钾液坐浴。注意保暖，防止受凉。患者入室前 3d

进行肠道准备,进无菌饮食,同时给予口服肠道不吸收的抗生素(如新霉素、诺氟沙星、黄连素等)进行肠道消毒,以抑制肠道细菌繁殖,防止内源性感染。入仓前 1d 晚和当日晨还应给予清洁灌肠。患者入室前还要修剪指(趾)甲、剃头。

(2)药浴　药浴前用紫外线照射消毒浴室 1h,将浴池清洁,用 75% 酒精擦拭消毒,患者淋浴后经 1∶2000 洗必泰药浴,水温为 38℃~45℃,患者全身浸泡于药浴水中,头部敷以药浴液毛巾,交替采用仰卧、左侧卧、右侧卧和俯卧姿势以充分浸泡。注意充分清洗腋下、脐部、腹股沟及会阴部等皮肤皱褶处。用棉签清洁外耳道和耳廓,用眼药水点双眼、清洁双侧鼻孔,嘱患者向后仰头,两侧鼻孔分别点数滴眼药水至从鼻咽部流出,然后用生理盐水漱口。患者全身药浴的时间为 30min。药浴时须注意以下问题:①药浴时注意保暖,水温根据室温、季节变化随时调整,以防止患者受凉。②患者身体要尽量浸泡于药浴液中,身体的皱褶处要浸泡到位。③皮肤如有不完整处,如未愈合的骨髓穿刺针眼及锁骨下静脉插管等,局部伤口可敷以无菌塑料薄膜,药浴后立即更换敷料。④患者在药浴时,护理人员不能离开,注意观察和询问是否有头晕、恶心、乏力等不适反应,及时发现并及时处理。⑤药浴后,嘱患者坐起时动作要慢,避免出现体位性低血压、跌倒等不良反应的发生,患者更换无菌衣、裤、袜子、消毒拖鞋后入室。

(3)患者生活用品消毒处理　对耐高压、高温的物品,如衣物、书籍等进行高压灭菌处理,对手机、水果刀等其他物品采用环氧乙烷消毒或浸泡消毒。

3.对医护人员的要求

(1)手的消毒:强化手的清洁、消毒已成为医务人员日常工作的重要内容之一。医务人员在临床工作中,许多操作都是用手完成的,其手上各种病原菌的数量往往比其他人群多,手的微生物污染相当严重,因此医护人员操作前后、接触每例患者后都要洗手。平时不提倡使用消毒液进行快速手部消毒,层流仓洗手装置应有感应式水龙头、倒挂式液体皂、消毒擦手巾、干手纸、镜子、洗手步骤图示,洗手时间要求至少 30s,且洗净后用一次性纸巾擦干或感应器烘干。

(2)所有入室的工作人员要求无呼吸道感染、皮肤病、腹泻等传染病。

7.4.2　患者入室后的无菌化护理

1.环境及物表的消毒

(1)用 1∶2000 健之素消毒液擦拭天花板、墙壁、地面、室内家具等,每日 1 次;用紫外线照射消毒房间,每日 3 次,每次 1h;用 0.8% 的过氧乙酸喷雾消毒,每日 2 次。

(2)拖鞋、痰盂、便器使用后分别浸泡入 1∶2000 健之素液中 30min 后方可使用;消毒液、泡手液需每日更换。

(3)床单、被褥、衣裤、毛巾应高压消毒,每日或隔日更换;口罩、帽子、隔离衣用后即更换。

(4)百级仓内需提前准备治疗所需的用物,主要有无菌棉签、一次性注射器、敷料贴、安尔碘、无菌纱布、棉球等用物,放入前应在紫外线灯箱内照射消毒1h。

(5)定期物体表面细菌监测、空气培养,每2周1次。

2.患者的无菌化护理

(1)皮肤护理　用温开水配制1:2000洗必泰液进行擦浴,每日1次,擦浴各个部位的毛巾应分开使用;患者使用高压灭菌的脸盆、毛巾、大小便器等,常规每日更换一次,必要时随时更换。

(2)五官的护理　利福平和氯霉素眼药水交替滴眼,每日3次;红霉素软膏涂抹鼻腔、1:2000洗必泰溶液或0.05%碘伏擦拭外耳道、鼻前庭,每日2次。

(3)肛周的护理　晨起、睡前及便后均应用1:2000的洗必泰药液坐浴20～30min,干燥后予以碘伏涂肛周;进行全身皮肤黏膜护理时动作宜轻柔,避免损伤,同时注意有无出血和感染等症状,发现异常应及时报告医师并做出处理。

(4)中心静脉插管的护理　除常规每日1:2000洗必泰溶液全身擦浴、应用抗生素外,隔日应对锁骨下中心静脉导管或颈外插管及周围局部皮肤用0.5%碘伏消毒,以保持局部皮肤清洁干燥;及时更换75%乙醇无菌敷料,严格无菌操作;肝素钠封管液现用现配;及时观察插管处有无分泌物、红肿、疼痛等,若出现以上情况应及时做有关细菌培养及药物敏感试验。

(5)口腔黏膜的护理　经过大剂量的化疗及全身放疗后,部分患者可出现口腔炎,加之患者的免疫功能极其低下,出现口腔炎后极易发生感染,因此口腔护理是HSCT护理中最重要的环节之一。

每日晨起、睡前和三餐后漱口,并根据移植不同时期口腔护理的重点不同选择适宜的漱口液,一般以生理盐水、5%碳酸氢钠、甲硝唑交替使用,并适当延长含漱时间,每次3～5min,含漱时要使药液与舌下、颊部、咽部接触,以充分发挥药液的作用。患有口腔黏膜溃疡者,局部涂碘甘油或碘伏。文献报道,0.5%碘伏液漱口效果好。它能在创面形成一层杀菌薄膜,缓慢地释放有效碘,使细菌失活并丧失复制及遗传功能,对各类细菌、芽孢、病毒、真菌有广谱杀灭作用,且无毒、无味、无黏膜刺激。也可用生理盐水与3%硼酸溶液交替漱口以改变口腔酸碱度。当患者因口腔疼痛而影响进食时,用生理盐水250ml和5%利多卡因10ml含漱,可减轻疼痛。指导患者进食质软、少纤维食物,避免食用过热、生硬等有刺激性的食品,以避免增加口腔黏膜损伤和感染的机会;口服药物用紫外线双面各照射30min后服用。

3.工作人员的准备

(1)医护人员入室前应淋浴,更换清洁衣服。按标准洗手后,再用1:2000健之素液泡手5min;按无菌操作要求穿无菌手术衣、裤,戴无菌帽子、口罩;用灭菌王或1:2000洗必泰溶液棉签擦洗消毒鼻腔、外耳道;更换消毒拖鞋进入风淋室,经风淋1~2min后进入无菌层流仓。

(2)进入百级仓接触患者前,用灭菌王溶液刷手三遍,范围为双手、前臂至肘关节上5cm处。用流动水冲干净后再用无菌敷料涂灭菌王消毒双手及前臂。再次更换无菌拖鞋、穿无菌隔离衣和无菌靴套、戴无菌手套后方进入百级仓进行查体及治疗操作。一次进入病室人数不得超过3名,工作人员应尽量减少不必要的入室,以减少患者的感染几率。

4.物品的要求

(1)日用品的消毒 布、瓷、金属类物品用双层包布包好,经高压蒸汽灭菌后,逐层打开包进入层流仓,控制一切非必需物品进入洁净区。不能经高压蒸汽灭菌的物品用0.05%健之素浸泡30min,或用环氧乙烷气体消毒或用紫外线照射消毒1h。

(2)药物及输液器的消毒 大输液、针剂经1:2000的健之素液浸泡1h后沥干水方可应用;一次性输液器、注射器、输血器等均经紫外线照射1h后才能带入。

(3)食物的消毒 水果洗干净后用1:2000洗必泰液浸泡30min,然后去皮食用;每餐饭菜装入带盖的餐具后(无盖时用保鲜膜包裹),用微波炉消毒5~8min后,护士戴无菌手套将其递给患者食用。餐具每次用完清洗后也同时进行消毒。

(4)污物的处理 污物要包好经污物通道送出层流仓;患者衣物、床上用品经高压消毒后每周更换2次,白细胞低于$0.5\times10^9/L$时每日更换。

7.5 造血干细胞移植不良反应及并发症的护理

大剂量的放、化疗常使患者发生严重的消化道症状、骨髓受抑、免疫力下降、感染机会增多等预处理相关毒性反应,又由于供受体之间组织相容性抗原免疫差异可能致GVHD等并发症,这些都极大地增加了患者的痛苦,影响了移植的疗效。在移植各阶段针对患者的不良反应及并发症采取一系列的护理措施,不仅可以减轻患者痛苦,还可以减轻并发症的严重程度,提高患者的生存质量。

7.5.1 不良反应的护理

1.恶心、呕吐的护理

(1)病情观察 护士应了解患者恶心、呕吐的的诱因和性质、呕吐物的性状、呕吐持续时间和伴随的症状;准确记录出入量,每日测体温、脉搏、呼吸、血压各四次,称体重一次。

（2）合理用药　在进行预处理前，科学、合理使用止吐药物（如恩丹司琼、托烷司琼等）预防恶心、呕吐的发生，做到防患于未然。一般在化疗前30min、放疗前20min使用止吐药效果较好，尤其是放疗第一日，放疗前肌肉注射安定10mg、氯丙嗪12.5mg，可有效预防呕吐的发生；并要及时输注补充能量的液体，维持水、电解质平衡。

（3）饮食指导　给予清淡、易消化、高热量的无菌半流质或流质饮食，根据口味进温凉饮食，少食多餐；避免油腻、奶油或有强烈气味的食物；进餐与饮水间隔1h；少食甜食、奶制品和浓香料食物，以免增加肠道气体的产生，减轻腹胀；餐前半小时使用止吐药，饭后平卧1~2h；。呕吐、腹泻严重时禁食，注意环境清洁舒适，无不良刺激。

（4）腹痛护理　穿着衣裤要宽松，以利于肠功能的正常发挥。腹部隐痛、胀满不适时可用按摩手法对腹部进行轻度的按摩，以缓解症状。

2.腹泻的护理

（1）病情观察　护士应注意观察大便的次数、量、颜色、性状及伴随症状，及时、正确留取标本送检，注意患者生命体征变化，详细记录24h出入量。

（2）饮食指导　应避免富含纤维素多或对肠壁有刺激的食物，宜食用少渣、低脂及产气少的食物，多食面糊、稀粥、胡萝卜、菠菜等，既润肠又补充维生素。腹泻严重时应禁饮食。

（3）补液支持　对于大量频繁腹泻的患者，由于大量水分的丢失容易导致水、电解质、酸碱平衡紊乱，应给予液体及电解质的补充。每天查血、尿、电解质，及时发现并纠正电解质紊乱，口服和静脉注射抗生素防治肠道感染。

（4）肛周护理　每日早晚两次对肛周皮肤进行评估和护理。频繁腹泻可导致肛门或肛周皮肤黏膜损害，出现糜烂、疼痛、感染等不适。嘱患者卧床休息；排便后轻轻擦拭，并用1:2000的洗必泰溶液坐浴20min，肛周涂红霉素软膏，再用复方紫草油保护，还应保持局部黏膜的干燥、清洁。

3.口腔黏膜炎的护理

（1）口腔黏膜的评估　每天检查评估口腔有无损伤、肿胀、黏膜溃疡等，如有则确定大小、数目及时间。做好相关知识的宣教，介绍漱口的重要性，教会患者正确的漱口方法，预防和减低OM的发生。

（2）口腔护理　每日用0.05%的洗必泰、5%碳酸氢钠、0.5%的甲硝唑每2h漱口一次，每次含漱3~5min，含漱时使药液充分与舌下、颊部、咽部接触，以充分发挥药液的作用；每日用0.05%的洗必泰口腔护理三次，操作时动作轻柔，切忌损伤黏膜；口服长效维生素B_2预防口腔溃疡的发生。

（3）口腔溃疡的护理　口腔溃疡形成时，除继续加强漱口及口腔护理外，可交替使用贝复剂(b-FGF)、表皮生长因子(EGF),这些药能直接作用于创面促进新生血管形成,提高局部免疫力,从而促进溃疡愈合。口腔疼痛明显并合并感染时,于饭前和饭后用复方漱口水(含甲硝唑、利多卡因、庆大霉素、酮康唑、维生素 B$_6$、维生素 B$_2$)漱口,可起到消炎、止痛、促进溃疡愈合的作用。

(4)饮食指导 给予饮食调节,多食用水果蔬菜等富含维生素 C、维生素 B、维生素 E 及微量元素的食物,宜进清淡、高蛋白饮食,忌食热、硬、酸、辣、麻等食物,以减少对溃疡面的刺激。必要时可予细胞生长因子敷于伤口表面,促进溃疡修复。

4. 出血的护理

(1)鼻出血的护理 ①鼻出血的预防:鼓励患者多饮水,保持鼻黏膜湿润;养成良好的卫生习惯,不用手挖鼻孔;禁忌辛辣、燥性的食物。②鼻出血的护理:少量鼻出血时,用示指立即压迫出血侧鼻翼 5min 以上,然后轻轻放开手指即可;也可鼻部冷敷,用 1∶1000 肾上腺素棉球填塞压迫止血;严重时用油纱条做后鼻孔填塞止血。

(2)阴道出血的护理 女性患者在 HSCT 的过程中随着血象的下降和内分泌的变化易出现阴道出血。①健康宣教:在 HSCT 前给患者讲明可能出现阴道出血,嘱其准备全棉内裤和卫生巾等,使其有心理准备以减轻恐惧心理。保持外阴清洁,预防感染发生。②遵医嘱用药:给予己烯雌酚等雌激素,增厚子宫内膜起到止血作用,但要注意应用雌激素后要逐渐减量,否则有撤退性出血现象,同时给予酚磺乙胺等止血药物;及时输注血小板、凝血酶原复合物等,纠正凝血功能异常。③病情观察:观察出血量、颜色变化,特别注意血压的变化,准确观察记录出血量。

(3)口腔黏膜出血的护理 ①口腔护理:在 HSCT 过程中,勤漱口,每天清洁口腔护理 3 次,溃疡处涂以碘甘油,避免口腔黏膜的损伤。②出血的护理:首先用生理盐水充分漱口,然后用凝血酶药液的无菌棉片贴于出血部位,必要时配合全身给止血药物。③在 HSCT 前,清除感染灶,治愈黏膜炎。

(4)球结膜出血的护理 嘱患者卧床闭眼休息,禁止看书、看电视,每日用眼药水滴眼 3~5 次,预防感染;及时输注血小板和止血药物;观察患者视物情况及生命体征,严防眼底出血或颅内出血,必要时给予甘露醇等脱水药物输注。

(5)皮下出血的护理 嘱患者卧床休息,减少活动,避免挤压、磕碰等;进行治疗、护理操作时,动作要轻柔,避免损伤和长时间的压迫皮肤;及时给予血小板及止血药物输注。

7.5.2 感染的观察护理

7.5.2.1 细菌感染的护理

(1)患者在移植前 2 周开始口服肠道消毒剂,并对口腔、鼻腔、会阴部加强清洁护理,剪短指甲,剃去毛发,入室当天先洗清洁浴,再用洗必泰药浴后入住无菌层流仓。

(2)严格执行层流仓的规章制度,加强环境和人员的双方面管理,可有效减少经空气传播的微生物感染。工作人员注意手卫生,根据移植期不同阶段的要求严格进行手消毒,避免交叉感染。

(3)做好中心静脉置管的维护。插管时首选锁骨下插管,尽可能使用单腔管路,严格按操作常规和程序进行,如插管处皮肤的消毒、贴膜更换,保护导管末端,避免感染。

(4)预防口腔感染:患者移植前常规进行口腔检查,治愈口腔疾患。移植时和移植后按要求嗽口及口腔护理。

(5)预防肛周感染:移植前常规肛周检查,治疗痔疮等肛周疾患,保持大便通畅,预防肛裂,每次排便后用1:2000洗必泰溶液坐浴。

(6)遵医嘱输入抗生素:应合理安排输液顺序,注意药物的半衰期,严格按要求8h一次或6h一次,以保证疗效。

7.5.2.2 真菌感染的护理

目前有多种抗真菌药物用于防治真菌感染,常用的药物有伊曲康唑、两性霉素B等。HSCT病房常用伊曲康唑,但伊曲康唑价格较昂贵,药液配置要求严格,因而护士要加强对该药的学习,准确掌握药物剂量和用法并要严格执行医嘱。

1. 伊曲康唑用药护理

(1)治疗第1～2天,每12h静脉滴注一次,每次200mg,静脉滴注时间大于1h。从第3天开始,改为每天一次,每次200mg,静脉滴注时间仍大于1h。治疗7～14d后改为伊曲康唑胶囊(口服,100mg/d)或斯皮仁诺口服液(每天两次,每次200 ml)治疗。

(2)只能用包装中附有的0.9%氯化钠注射液稀释,切不可用其他任何液体(如注射用水、复方氯化钠注射液、葡萄糖注射液、氯化钠注射液)稀释;溶解药物时,用注射器先将25ml药液(含250mg伊曲康唑)注入50ml专用溶剂中,摇匀;插入输液管,输注时需使用随包装附带的配有过滤器的伊曲康唑注射液延长管与输液器连接,并排好气备用。

(3)静脉滴注时,输入前后用生理盐水冲管。若需要输注其他药液,应重新更换输液器。将混匀的药液以每分钟25滴左右的速度滴注,强调输液时间为1h,勿自行调节滴速,弃去输液管内剩余的液体,即表明已经滴入200mg伊曲康唑,保证了准确的用药剂量。

(4)伊曲康唑注射液是一种无菌的无色至微黄色的澄清透明的溶液,pH为4.5。与其他任何药液接触都会出现浑浊、沉淀现象,因此使用静脉留置针或深静脉置管的患者,每次静脉滴注后应用生理盐水进行彻底的冲管,避免残留的伊曲康唑药液与其后输入的其他药液发生反应,在导管内产生结晶而造成堵管。尽量避免从 PICC 管和锁骨下静脉插管内静脉滴注,防止管路堵塞。

(5)口服伊曲康唑胶囊是脂溶性药物,对胃肠道有刺激,故应嘱咐患者进餐时服药。

2. 伊曲康唑不良反应的护理

伊曲康唑静脉制剂具有良好的耐受性,常见不良反应为胃肠道反应、肝功能损害、电解质紊乱、迟发性皮疹等。

(1)肝功能损害的观察护理　用药期间定期检测肝功能的变化。同时,嘱患者卧床休息,进食高蛋白、富含维生素、易消化饮食。对症处理后均能缓解。

(2)消化道不良反应的护理　应用伊曲康唑治疗过程中,消化道不良反应也较常见,部分患者出现明显的恶心、呕吐等消化道症状,给予止吐治疗及静脉补液维持水、电解质及体液平衡。

(3)迟发性皮疹的护理　用药前详细询问患者有无过敏史,用药期间密切观察患者是否有过敏迹象,尤其是皮肤的变化,出现皮疹后可适当给予抗过敏药物。保持皮肤的清洁,嘱患者勿抓挠皮肤,以预防感染的发生。

7.5.3　出血性膀胱炎的护理

1. 充分的水化、碱化、利尿

对于预处理中使用环磷酰胺的患者,在用药前、后给予大量的静脉补液,每日液体摄入量在 6000～8000ml 之间,化疗前、后分别滴注 5% 碳酸氢钠 100～200ml,以碱化尿液,使尿 pH 值维持在 7～8 之间,减少药物降解产物对肾脏、膀胱的毒性损害。每次小便后测尿 pH,使 pH 值保持在 7 以上;每日查尿常规,观察有无血尿发生;保持 24h 恒速输入液体,达到恒定持续冲洗,恒定碱化尿液;给予利尿剂利尿,可根据尿量情况多次使用,保持 24h 尿量在 6000ml 左右,以保证有较多的尿量稀释尿液中环磷酰胺、马里兰及代谢产物。

2. 合理使用解毒剂

美司钠为特异性的解毒剂,因与环磷酰胺的毒性代谢产物丙烯醛形成无毒的复合物由肾脏排出,避免了膀胱黏膜的损伤。在用环磷酰胺 0h、用后 4h 和 8h 分别给予美司钠保护治疗,可预防和减少使用大剂量环磷酰胺引起的 HC。

3. 护士应做好宣教工作

向患者讲解定时排尿的重要性和必要性,尤其是夜间应督促患者定时排尿。指导患者多饮水,可给予果汁、菜汤等,保证摄入充足的水分,起到自行冲洗膀胱,减少细菌及病毒在膀胱停留、生长、繁殖的作用,达到自净的目的。

4. 加强病毒感染监测及预防 GVHD 的发生

迟发性 HC 多与病毒感染有关。在护理过程中严格执行无菌操作技术,加强患者五官及皮肤、肛周护理,预防病毒感染;女性患者做好会阴部清洁护理,每日 3 次,使患者舒适,避免造成皮肤感染;男性患者注意尿道口清洁,每日用温水清洗尿道口 2 次,待干后用 0.5% 碘伏消毒尿道口、包皮及尿管近端;每天更换无菌衣裤,防止发生逆行感染。

5. 严密观察患者排尿情况

注意有无排尿困难和肉眼血尿出现。如形成 3 级以上膀胱炎,则要给予保留尿管和膀胱冲洗。在冲洗过程中,要注意观察患者脉搏、血压、引流液颜色和量的变化,并做好记录;观察导尿管是否通畅,如不畅,可让患者变换体位或轻柔膀胱,如有堵塞可用注射器冲洗,确有困难者拔出导尿管 4~6h 后重新插管。

7.5.4 移植物抗宿主病的观察护理

7.5.4.1 皮肤 aGVHD 的护理

(1)护士应每日查看患者手掌(特别是大小鱼际)、耳后、面部、颈部、脚心皮肤,这些部位往往是最容易出现皮肤 aGVHD 的部位,一旦发现应正确及时按医嘱用药。

(2)观察皮疹发生的部位,每班记录皮疹范围、颜色及有无水疱。水疱较大时,在无菌操作下抽出水疱内的液体。

(3)此阶段因患者抵抗力低下,易导致皮肤感染。护士应协助患者用温水清洗皮肤,保持皮肤的清洁;涂以无刺激性的护肤品,保持皮肤湿润;出现皮肤瘙痒的患者应修剪指甲,不能抓挠皮肤,防止发生感染。

(4)更换清洁、柔软、宽松的内衣,保持床单清洁、干燥、平整;大面积皮肤破溃时,应使用支被架,以防止被单直接接触皮肤而引起患者不适。

7.5.4.2 肠道 aGVHD 的护理

(1)要观察大便的次数、量、颜色、性状,详细记录 24h 出入量及大便量。用白色或透明量杯测量便量,以便观察大便的颜色。统计大便量时注意不要与小便混合,便于医生诊断分型并及时调整用药。

(2)大便气味与病情变化有关。患者因长期禁食,解出水样便为胃肠液,病情不严重时仅为肠液气味。若有腥味时则提示病情加重,此时因排斥反应引起肠黏膜脱落,水样便中可能出现絮状物。

(3)嘱患者进食无刺激、清淡、少量的流食或半流食,尽量减少肠道刺激。3~4 度患者应禁食,合理安排补液,确保液体的按时输入。

(4)患者腹痛剧烈时按医嘱使用止痛药;有肠梗阻者给予胃肠减压;当肠道

GVHD 加重出现便血时,可用适量的去甲肾上腺素冰盐水灌肠,以促进肠道血管收缩,减轻出血症状。

(5)监测生命体征变化。嘱患者适当减少活动。如有异常及时报告医生。

(6)做好肛周护理,每天用 0.1‰温新洁尔灭溶液清洗患者会阴部,早晨、午睡后、晚间临睡前各一次;患者每次便后用洗必泰液冲洗肛周;不能坐浴者用灭菌王湿敷肛周 10min,保持肛周的清洁干燥,防止感染。

7.5.4.3 肝脏 aGVHD 的护理

护士应注意观察有无巩膜、皮肤黄染,恶心、呕吐等消化道症状及有无肝昏迷的征兆,定期测体重、腹围,保证患者有充足的能量供应,饮食应清淡、易消化,停止使用一切对肝脏有害的药物。aGVHD 治疗多采用静滴环孢素 A(CsA)或他可莫司(tacrolimus,FK506)及激素。

1. 应用环孢素 A(Cyclosporin A,CsA)的注意事项

(1)首次静脉滴注环孢素 A 的患者应加强用药反应的观察。由于药液中有蓖麻油溶剂,部分患者对此会有过敏,故用药初期,尤其开始滴注的 30min 内,应密切观察患者的反应,以防发生过敏反应。做好床旁急救的准备,出现变态反应时立即停止输液,遵医嘱给予氧气吸入、静注肾上腺素等。

(2)静脉滴注环孢素 A 应用生理盐水或葡萄糖稀释,应单独使用一条输液管,不要与其他药物混合;应在 24h 内持续、均匀滴注,输注速度波动过大起不到预防作用,还可产生较大的毒副作用。

(3)做好饮食宣教,接受环孢素 A 治疗患者应避免进食高钾食物,并且不能服用含钾药物。由于环孢素 A 会导致高钾血症,应对严重肾功不良患者进行血清钾的检测。嘱患者低脂饮食,可饭前半小时服用环孢素 A,并用牛奶、果汁、咖啡等饮料送服,既可减轻胃肠道反应,同时也能增加环孢素 A 生物利用度。

(4)环孢素 A 可与皮质醇联合应用外,不能与其他免疫抑制剂合用。患者使用不止一种药物时,注意避免或减少使用影响环孢素 A 血药浓度的药物(如大环内酯类抗生素、钙离子拮抗剂、抗真菌药物、类固醇激素等)可提高环孢素 A 血浓度;苯妥英钠、苯巴比妥、利福平、新青霉素 Ⅱ 等可降低环孢素 A 血浓度。

(5)使用环孢素 A 期间接种免疫疫苗效力有可能减低,应避免使用活疫苗。

(6)使用环孢素 A 前向患者讲解环孢素 A 可能出现的一些常见的毒副作用。做好用药后病情观察,严密血压、尿量的改变等,定期复查环孢素浓度、血常规、肝功能、肾功能。

(7)环孢素 A 浓度检测时应注意:血标本应在静脉输注环孢素 A 8h 后、口服环孢素 A 12h 后采集。禁止在中心静脉插管或 PICC 处采集标本,应在对侧肘静脉采集,以免影响检查结果。

2. 应用他可莫司（tacrolimus,FK506）的注意事项

其药物作用类似环孢素 A，但免疫抑制作用为环孢素 A 的 $10\sim100$ 倍，但注意该药与环孢素 A 存在配伍禁忌。

（1）应单独使用一条输液管，不要与其他药物混合；应在 24h 内持续、均匀滴注，输注速度波动过大是有害的；严格执行给药剂量、时间，并监测血药浓度，根据临床症状及 FK506 血药浓度及时调整。

（2）使用 FK506 前注意患者是否已怀孕或准备怀孕，是否母乳喂养，是否对 FK506 和辅助剂成分过敏。

（3）饮食指导：进食可影响药物吸收；脂肪性食物可明显延缓软胶囊的吸收；服用 FK506 时饮酒会增加视觉和神经系统不良反应。因此需低脂饮食，建议在空腹下口服，可饭前 1h 或饭后 $2\sim3h$ 口服，并忌酒。口服时需与抗酸药分开服用，两者间隔时间应在 2h 以上。

（4）不良反应观察：常见的副作用是头痛、恶心、呕吐、瘙痒、腹泻、腹痛和肾功能不全等，其他的副作用可有高血钙、高血脂、高胆固醇和秃发等。应注意患者生命体征、尿量、血糖等变化。

7.5.4.4　慢性移植物抗宿主病

（1）一般护理　患者外周血中性粒细胞 $< 0.5\times10^9/L$ 时仍居住于层流仓内，实行全环境保护性隔离。当外周血中性粒细胞 $> 0.5\times10^9/L$ 时可转入单人房间，限制探视，严格无菌操作，每日至少早、晚各通风一次，空气紫外线消毒 1h。给予相应清淡、易消化、营养丰富的饮食，低菌普食。

（2）口腔护理　每日口腔清洁护理 $1\sim3$ 次，口唇涂以无菌液体石蜡，保持湿润；嘱患者进食温热、无刺激的半流食，以免刺激口腔黏膜疼痛；因口腔 cGVHD 溃疡分泌物多，故每餐前后先用生理盐水漱口，再用 0.05％ 洗必泰含漱 2min 以上，才能起到较好的治疗作用。严重者用表皮生长因子稀释液含漱，睡觉前用表皮生长因子软膏涂以溃疡表面，使其形成一层膜状，既可减少分泌物，又能促进溃疡愈合。

（3）眼部护理　用眼药水滴眼，预防和治疗角膜、结膜炎；尽量减少强光刺激，外出戴墨镜；经常用热毛巾热敷双眼，促进眼部血液循环；尽可能不用手或毛巾揉眼睛，减少对眼的刺激。

（4）皮肤护理　嘱患者勤更衣，穿全棉宽松的内衣，以减少对皮肤的刺激，全身皮肤每天用温水擦洗一次，及时洗掉坏死的皮屑，保持皮肤清洁，减少或避免感染的机会；皮肤变薄、变硬或结痂时不能随意将硬痂去掉，以免造成皮肤出血感染；要经常用热水浸泡，擦干后在变薄、变硬的皮肤上涂红霉素软膏或无菌石蜡油以保持皮肤湿润；手掌、足掌由于神经丰富，常常疼痛明显，要避免负重，用冷敷可减轻疼痛。

（5）腹泻护理　腹泻严重时,适当给予止泻药物,但保证每天有大便排出;准确记录每次腹泻的时间和腹泻物的性质及数量;腹泻后以温开水清洗肛周,轻轻擦干,必要时局部涂少量无菌石蜡油,避免肛周黏膜干裂、破溃;腹痛时可给予解痉药物;发生肠梗阻时,遵医嘱行胃肠减压、禁食等对症处理。

7.5.5　巨细胞病毒感染的护理

（1）由于患者的白细胞、血小板低,护理时加强房间空气、被服、用物的消毒,注意口腔、皮肤、肛周、会阴的清洁卫生,采取保护性隔离,防止交叉感染。指导患者卧床休息,增加饮食营养;注意患者皮肤和黏膜有无出血点、瘀斑以及内脏出血征象。

（2）水肿、电解质紊乱的观察护理:轻度水肿一般不需特殊处理,下肢水肿明显者可抬高肢体减轻症状,全身水肿者必要时口服利尿剂以减轻症状。电解质紊乱者要监测肾功能,必要时静脉补充氯化钾、镁等电解质。

（3）消化道副反应的观察护理:用药后患者可出现恶心、食欲不振、胃胀不适,同时伴有呕吐、腹泻症状。对于轻度患者,指导其安静休息,减少活动,少量多次饮水可减轻症状,严重者遵医嘱给予对症处理。

（4）观察患者有无皮疹、末梢神经炎及局部血管刺激征。对于轻度的皮疹、手足麻木、疼痛不适,一般不做特殊处理,停药后症状可缓解,严重时给予抗组织胺类药(如扑尔敏)治疗。静脉滴注时将可耐加入 5％葡萄糖注射液 250ml 中稀释,以减轻可耐对周围血管及组织的刺激。如穿刺部位皮肤发红,应及时用硫酸镁湿敷。

7.5.6　间质性肺炎的护理

（1）病情观察:严密观察患者生命体征、神志、发绀与呼吸困难、咳嗽的变化。

（2）氧气治疗采用鼻导管、鼻塞或面罩给氧,注意吸入气体的温度和湿度。根据临床表现和血气分析的结果调节氧浓度和流量,必要时给予呼吸机加压给氧。

（3）按医嘱及时、准确采取血样进行血气分析。

（4）注意咳嗽的频率、音色、时间的变化。咳嗽较重者适当给予镇咳药,剧烈咳嗽时要防止发生晕厥等合并症。

（5）保持环境安静、舒适、空气新鲜、温度 18℃～20℃、湿度 60％左右。给予充足的水分以保证呼吸道黏膜的湿润与黏膜病变的修复。

7.5.7　肝静脉阻塞综合征的护理

1. 一般护理

患者居住于层流仓内,实行全环境保护性隔离,严格执行无菌操作。

2. 密切观察

患者有无肝区疼痛、皮肤巩膜黄染情况；注意体温、脉搏、呼吸、血压、神志、黄疸的变化；每天晨起空腹测体重和腹围各一次；每周至少检查肝肾功两次；注意有无呕血及黑便，有无精神异常，预防肝性脑病的发生。

3. 饮食

鼓励患者进食并调节口味，以防患者水、电解质紊乱及营养缺乏。如患者腹水明显，应限制钠盐的摄入，控制输液量和输液速度。

4. 休息

卧床休息可以减轻患者肝脏在代谢方面的负担。如腹水严重，平卧时有呼吸困难者可半坐卧位，定时变换体位。

5. 腹水的护理

(1)对于轻度腹水患者，平卧无不适者，尽量取平卧位，以增加肝脏血流量。对大量腹水者采取舒适的半卧位，以使膈肌下降，增加肺活量，减少肺脏淤血，有利于呼吸。

(2)大量腹水患者腹压增高可致脐疝，应防止和避免再增加腹内压的一切因素，如咳嗽、打喷嚏、便秘等。

(3)皮肤护理：可用温水擦身，保持皮肤清洁卫生，加强预防感染。对压疮好发部位进行按摩，经常改变体位，防止压疮的发生。局部加强保护，防止皮肤擦伤、破裂，如臀部、阴囊、下肢有水肿亦应保护，防止受压而使皮肤破损。

6. 使用抗凝剂的护理

(1)每日检查凝血功能，使用抗凝剂前、后抽血，检测凝血时间，及时发现异常并及时对症处理。

(2)严密观察皮肤有无出血点、瘀斑，避免搔抓皮肤，防止皮肤挤压及外伤。严密观察大小便及各种排泄物的颜色，严密监视出血倾向。

(3)对患者查体或技术操作动作要轻柔，避免肌肉、皮下注射，尽量缩短静脉穿刺时间。

7.6 造血干细胞移植的饮食护理

合理的营养治疗和护理能够减轻患者体重下降，维持水、电解质的平衡，作为护理人员，应加强对患者的饮食护理，改善患者的营养状况。

7.6.1 移植前的饮食指导

在移植前，患者接受多次化疗或合并感染等发生的营养不良状况，对移植的顺利进行影响很大,要向患者及家属说明充足的饮食营养是移植成功的前提,并为患者提供高蛋白、高热量、高维生素、低脂肪食物。

(1)采用的营养方式主要是经口进食,鼓励患者多进食,可选择牛奶、鸡蛋、鱼、虾、蟹、鸡、牛羊肉、豆腐、核桃、花生、红枣、各种蔬菜和水果。对一些轻度营养不良的患者给予口服肠内营养素或高蛋白全营养素,以改善患者营养不良状况。

(2)对于过度肥胖者应适当控制体重,否则因体重增加需要输入的干细胞数量也会相应增加,从而增加了供者的负担。同时,患者要多吃新鲜的蔬菜和水果,增加纤维素的摄入。

(3)注意饮食卫生,水果和蔬菜要新鲜干净,水果要去皮,勿食变质、变味、过期的食物,严防胃肠道感染的发生。

(4)辅助用药:注意补充 B 族维生素,以预防移植开始后 B 族维生素摄入合成减少和吸收利用障碍出现的舌炎、口腔炎、阴囊炎、眼睑炎等。

7.6.2　预处理期及移植过程中的饮食护理

早期的营养干预对于 HSCT 患者的器官功能、机体抵抗力及免疫功能的恢复均有重要意义。

1. 一般饮食护理

(1)无菌室的饮食要求:为保证肠道消毒灭菌,除使用预防肠道感染药物和无菌餐具外,提供无菌的饮食亦非常重要。患者进入层流仓的前 3d 开始食用无菌饮食,即将已做熟的食物用容器盛好,放在微波炉内高火加热消毒 5～8min。忌辛辣、刺激、油炸、海鲜、带刺及油腻食物,至预处理前食用经灭菌处理的普通食物。可食用消毒的新鲜水果。

(2)给予营养的途径首选胃肠道内营养,它不仅是为了维持患者的日常生理所需,更重要的是保护内脏器官的生理功能,如维护肠黏膜屏障、减少细菌易位等。

(3)此期间患者食欲不佳,应指导家属注意食物的色、香、味,为患者提供新鲜、清淡、易消化的食物(如瘦肉、虾仁、胡萝卜、南瓜等)并采用少量多餐的进食方法,以增加患者食欲。

(4)告知患者多吃水果,水果要削皮,不易清洗的水果不要吃,如葡萄、桃子、草莓等;避免食用富含咖啡因、香料太浓、油腻、刺激性强的食物;不吃带刺、粗糙的食物,以免损伤口腔黏膜。

(5)鼓励患者多饮水,保证尿量每日在 2000ml 以上,以促进代谢产物排泄,减少毒副作用。

(6)预处理期患者有恶心、呕吐时,在用餐前给予止吐治疗,待恶心减轻后再进食,应少食多餐。如有口服化疗药,进食时间应与服药时间间隔 2h。

(7)创造良好的进食环境,病室环境应清新、整洁;不要在进餐前换药或作检查治疗;进餐时可播放轻松优美的音乐,以分散患者的注意力,促进食欲。

2.肠外营养的护理

对于消化道反应严重,不能经口进食的患者可给予肠外营养支持。遵医嘱给予静脉输注氨基酸、脂肪乳、葡萄糖和多种微量元素,保证患者蛋白质、脂肪的供给,其余热量以葡萄糖补充,适量补充钾、钠、钙、镁等电解质。

静脉营养液配制、输入应注意以下事项:

(1)严格执行无菌技术操作原则,营养液的配制必须在无菌操作台中进行,避免导管及营养液的污染。

(2)按顺序混合,配制过程中避免将电解质、微量元素液直接加入脂肪乳剂中,这样会使脂肪颗粒相互靠近而发生聚集和融合,导致水油分层。

(3)钙剂和磷酸盐不能直接混合,以免发生磷酸钙沉淀。混合前应分别加在不同的溶液中充分混合。应选用葡萄糖酸钙而非氯化钙,因为氯化钙更易离解发生沉淀。

(4)营养液要现配现用,室温下 24h 内输注,最多不能超过 48h。暂不使用时置于 4℃冰箱内保存。

(5)确保营养液均匀速度输注,避免时快时慢引起血糖大幅度波动,避免速度过快导致高渗性利尿、脱水甚至昏迷。停止营养液输注时,必须先减慢速度。如须立即停止,应接输 10%葡萄糖溶液,以防止发生低血糖反应。

(6)保持中心静脉置管输液通畅,以保证肠外营养的顺利进行。

7.6.3　骨髓抑制期的饮食护理

HSC 输注后至造血功能重建之前,患者的白细胞、血小板处于低值,极易感染和出血,因此患者的餐具和食物更要严格无菌。患者应食用易消化吸收、富含多种维生素和微量元素、清淡的汤汁类少渣食物为宜。

7.6.4　骨髓恢复期的饮食护理

随着移植时间的延长,患者一般状态逐渐好转,胃肠道消化吸收功能逐渐恢复,食欲增强,患者的营养方式应由肠外营养恢复到肠内营养。

1.增加营养的摄入

由于患者仍然比较虚弱,体重较移植前下降 5kg 以上,血清白蛋白水平较前也有不同程度的下降,所以应加快患者的营养改善,选择营养丰富、易消化的食物如鸡、牛羊肉,多吃水果、蔬菜等。同时,注意补充铁、铜、叶酸、维生素 B 等造血原料。

2.禁忌的食物

仍应忌烟酒,不食油腻、刺激性强、不洁食物,以免发生腹泻而诱发 GVHD。

对食欲亢进的患者,应向患者讲解合理营养的必要性和过度营养的危害性,鼓励患者适当锻炼,防止发生肥胖症。

7.7 造血干细胞移植心理问题及护理干预

7.7.1 影响造血干细胞移植患者心理反应的因素

1. 知识缺乏,信心不足

由于缺乏移植的相关知识,患者对移植效果不能客观认识,对移植过程中出现的各种并发症估计不足,对疾病的预后和治疗措施持怀疑态度,缺乏疾病康复的信心。

2. 层流仓特殊的环境因素

干细胞移植需将患者转入与外界完全隔离的无菌层流仓,由于仓内空间小,没有亲人、朋友的陪伴,而饮食、活动受限,患者一时难以适应环境,容易产生心理应激反应。

3. 家庭支持系统

他人的支持能缓解患者的压力或消除不良情绪。对移植患者来说,家庭和亲人朋友的鼓励、关心是他们精神和情感的强大支柱。家庭和社会关系对移植患者的心理产生重要的影响。

4. 与干细胞移植相关的并发症

预处理阶段大剂量的放疗、化疗和干细胞输注后可并发的许多严重的并发症,包括恶心、呕吐、腹痛、腹泻、口腔溃疡、食管炎、感染、HC、GVHD 等,给患者带来严重的不适,这些都会引起患者的负面情绪。

7.7.2 造血干细胞移植患者的心理反应

在干细胞移植过程中,患者病情重而且变化快,并发症多,患者的心理反应在移植前期、移植期、移植后期、恢复期各有特点。

1. 移植前期的心理特点

患者入室前有一种恐惧感、神秘感,此期患者往往存在希望和恐惧交错不安的心理。HSCT 技术为恶性血液疾病患者根本性治疗带来一线希望,强烈的求生欲望使他们对 HSCT 抱有极强的生存寄托,但同时昂贵的医疗费用、无菌层流仓的陌生环境及对治疗手段的不了解,又使患者产生恐惧。希望和恐惧的心理交错在一起,使患者表现为烦躁不安、焦虑、失眠等反应。

2.移植期的心理特点

移植期间,因其严格的消毒隔离制度和保护性隔离措施的实施,要求 1～2 个月时间内患者独自住在无菌层流仓这个与外界隔离的环境中,不能直接与亲人、朋友接触,患者倍感孤独。同时,预处理中大剂量的放、化疗引起患者身体严重不适,这种躯体和心理的双重压力使患者承受着巨大的痛苦,因而患者易出现一种完全被控制的不自在感,孤独压抑的心理反应易使患者处于焦虑及苦闷之中,表现出消极对抗、烦躁、易怒等情绪。

3.移植后期和移植恢复期的心理特点

随着造血功能的重建,部分患者的身体状况明显好转,患者感到兴奋;部分患者出现各种移植后的并发症,他们担心疾病复发,担心工作、学习、家庭等问题,患者变得抑郁、退缩、依赖心理较强,过度躯体关注,因而出现敏感多疑、易怒、心理波动明显等心理特点。

7.7.3　造血干细胞移植患者的心理护理

1.移植前期的心理护理

此期患者最易接受有益的暗示,这是进行心理护理的良好时机。护理人员必须抓住时机帮助患者进行各种治疗前的心理准备,以消除患者对移植产生的恐惧不安心理和神秘感,坚定其战胜疾病的信心。

(1)建立良好的护患关系　针对移植前影响患者的心理因素及患者可能出现的心理变化,护理人员应对患者的性格、习惯、家庭等一般情况进行充分的评估,主动与患者和家属进行沟通交流,建立良好的护患关系。

(2)介绍环境及指导饮食　介绍进入层流仓的饮食要求、生活环境及治疗护理措施,使患者对进入层流仓的生活环境和治疗方法有一定的了解,以减轻焦虑症状。

(3)告知移植的并发症及应对措施　告知患者及家属移植的基本过程及可能出现的并发症与应对措施。例如,大剂量放、化疗前,向患者说明在放、化疗时可出现恶心、呕吐、腮腺肿大、乏力等临床表现,要有思想准备,使患者在放、化疗出现上述症状时不恐惧,并能配合治疗。

2.移植期的心理护理

护理人员在此阶段扮演重要的角色,应根据患者的生理状况和心理特点进行有针对性的护理。

(1)加强心理护理,勤与患者沟通:此期护理人员应密切与患者接触,态度和蔼、诚恳、热情,主动与患者交谈,及时了解患者的动态心理变化。体谅患者的身心痛苦,加强基础护理,对出现的并发症积极处理,治疗时减少操作性刺激,尽量减轻患者痛苦,积极为其排忧解难。

(2)指导患者每日进行皮肤、黏膜的消毒:帮助患者尽快适应层流仓的生活环境,熟悉口腔、眼、鼻、呼吸道、肛周及全身皮肤每日常规护理的方法及重要性,指导患者正确使用大小便器。

(3)着重将心理护理放在消除或减轻患者的恐惧、忧虑方面,在发生并发症时特别是病情严重时,更要注意调整患者的心理状态,用无声的语言、耐心细致的躯体护理建立护理人员与患者的情感。指导患者在放、化疗期间应注意休息、适当进食、按时服药、多饮水,以减轻放、化疗的副作用,对出现的并发症有心理准备,不紧张烦躁,使其充满信心地配合治疗和护理。

(4)根据患者的文化水平及兴趣,将经高压灭菌处理的书籍和提前备好的收音机、电脑放置床头供患者使用,以转移患者的注意力。建立传呼系统,如对讲机、电话等,也可传递书信、隔窗探视等,加强患者与家属的联系,充分利用亲属的作用调动家庭社会支持系统,关心患者,调节患者的心理,使其保持平衡的心态,从而配合治疗。

(5)造血功能重建前,患者尚处于骨髓空虚状态,可有发热、出血、口腔溃疡、明显乏力等临床表现。此时,患者最敏感多疑,情绪波动大,医生与护士口径要一致,可根据患者的心理状态决定是否将血象的真实情况告知患者,对情绪紧张者应适度隐瞒,对心理状态正常者可酌情提示其血象有所下降。注意严密配合治疗和护理,同时鼓励患者树立坚定的信念,可列举一些战胜该困难的事例,帮助其闯过难关。

(6)护理人员的良好素质是做好心理护理的先决条件:护理人员需具有高尚的道德观念、良好的医德医风和专业的心理护理知识,熟悉引起移植患者心理反应的各种因素和各移植期患者的心理特点,对于患者出现的心理问题,不是单纯地安慰、同情,而要以丰富的专业知识去说服患者,只有这样,才能真正理解患者,才能有针对性地做好心理护理。

3. 移植后期和移植恢复期的心理护理

此期患者敏感,情绪易波动。护士应做到以下几点。

(1)护理人员应抽出更多时间陪伴患者,多与患者交流,让他们理解治疗的意义,配合免疫抑制剂药物的治疗,密切观察疗效。当血象开始上升时,立即告知患者,使其增加信心。

(2)针对部分患者自我保护意识强而不敢接触外环境的心理,护理人员要理解患者,进一步讲解疾病治疗、转归的相关知识,多鼓励患者,帮助患者及家属正确认识病情,调动患者的潜力,鼓励患者参与制订治疗和护理计划,以增强患者信心,使其从层流仓患者的角色逐步回归社会。

(3)当患者血象恢复正常,可离开层流仓时,帮助患者适应外界环境。告知患者机体免疫力还未完全恢复,要注意自身护理和饮食卫生;保持良好的心理状态,正确对待可能出现的问题。

7.8 造血干细胞移植病房的安全隐患及护理对策

护理安全是患者在接受护理的全过程中,发生法律和法定的规章制度允许范围以外机体结构或功能上的损害、障碍、缺陷或死亡。它是反映护理质量高低的重要指标,是保证患者得到良好护理和优质服务的基础。随着《医疗事故处理条例》的颁布、社会经济的发展以及文明程度的提高,患者对医疗、护理工作提出了更高的要求,医患纠纷数量急剧上升。层流仓是相对封闭的场所,收治的是需要进行HSCT 的患者,是存在护理安全隐患的高危科室之一。HSCT 患者病情重、变化快、机体抵抗力差,层流仓内无家属陪护,护理工作基本是在无患方监督的情况下工作,家属要求高,不安全因素较多,易引起纠纷。在护理工作中加强护理安全管理,落实护理安全措施,提供优质高效护理服务成为干细胞移植病房的重要任务。应通过查找层流仓护理安全隐患,制定护理安全管理对策,加强对护理人员的安全教育、职业道德教育、专科知识和技能培训,健全护理安全质控体系,有效落实护理安全措施,最终达到消除护理安全隐患、提升移植层流仓护理服务品质的目的。

7.8.1 层流病房常见的护理安全隐患

1.护理人员的法规意识不强

护理人员法律意识不强,日常工作中更多考虑的是如何完成日常护理工作,如何尽快解决影响患者健康的根本问题,而忽视潜在的法律问题,对一些可能引发的护理纠纷认识不足,主要表现在以下几个方面。

(1)护理人员法规意识淡漠,缺乏护理风险的认知能力。例如,对移植患者实施治疗和护理前,忽视了患者的知情权,没有履行告知义务,或者只是口头告知,未及时让家属签字。

(2)护士对患者实行全补偿服务,照顾患者的衣、食、住。在日常护理中不注意保护患者隐私,随意谈起患者的病情及转归。

(3)不坚持原则,盲目执行医生的口头医嘱。层流仓作为特殊的护理单元,多为护士直接工作的场所,医生查房后便不再进入。当患者病情变化或治疗有疑问时,多数情况下通过电话联系或口头医嘱执行,存在较大纠纷隐患。

(4)层流仓作为特殊的治疗环境,存在“重治疗、轻记录”的现象,大部分的记录都在事后补记,护理记录不规范、不完整致使安全隐患大。

2.感染的风险

感染是 HSCT 中常见而严重的并发症,特别是预处理后骨髓抑制期,患者极易发生感染,工作中消毒隔离不严,未认真执行无菌操作技术,造成患者易出现感染。

3. 用药的安全隐患

(1)移植患者用药复杂、用量大、环节多,经常有 2～3 路液体同时输注、几种药物需定点执行的情况,容易出现差错。

(2)在这种隔离环境中,护士在执行各种治疗护理时,缺少他人监督的环节。

(3)护士管理的患者固定,自认为已经全面掌握了所管患者的全部情况,未能严格执行"三查七对"制度,简化查对步骤,导致一些差错事故的发生。

(4)HSCT 病房的护士每日接触患者的血、尿、粪,常年接触大剂量的化疗药物,增加了护士自身受伤害的风险。

4. 护理人员告知不到位

(1)层流仓是封闭式病房,将家属与患者隔开,护士与患者、家属接触时间少,患者独居在层流仓内,为保持层流仓的无菌要求规定护士不能长时间停留在仓内,这样就造成护士、患者及家属三者之间沟通渠道不畅。

(2)层流仓护士工作量大、人员少,工作时间忙于完成各项治疗和护理工作,尤其是预处理阶段,药物治疗繁杂,患者因超大剂量的放、化疗引引起严重的身体不适,护士忙于对患者躯体症状的护理,轻视人性化的护理,不主动与患者及家属进行交流,移植患者和家属关注的病情变化、饮食要求、用药情况、血象和费用等问题沟通解释不到位,导致患者及家属误解、不满。

5. 患者的意外伤害

(1)患者在单独的治疗环境中,无病友、家属陪伴,坠床、跌伤等意外伤害发生的可能性增加。

(2)护理人员缺乏安全防范意识或防范意识不强,对躁动患者未及时加用床护栏,导致患者坠床,或对其肢体约束太紧导致皮肤损伤。

(3)紫外线照射消毒或过氧乙酸喷雾消毒时对患者遮挡不严或护士巡回不及时,致使患者皮肤、黏膜烧伤。

(4)在整个移植过程没有家属的陪伴,长期狭小的封闭环境,使患者易产生孤独、寂寞、抑郁等心理,再加上治疗所带来的身体的痛苦不适,患者易发生自我伤害甚至自杀情况。

(5)插管固定不牢固,患者熟睡、活动时不慎将插管拔出;护士在为患者翻身、擦浴等护理操作时未将管路安置妥当,导致意外拔出管路,重新置管增加了患者的痛苦和感染机会。

6. 护理记录不规范,存在安全隐患

护理记录是护理服务的原始记录,具有法律效力,尤其是在层流仓,记录是最有力的证据,在发生医疗纠纷时是评价医疗护理活动的关键证据。但在层流仓容易出现以下情况。

(1)护士完成各项治疗和常规护理后再依记忆回顾性记录患者的病情变化、用药、剂量、大小便情况等,难免有失准确性。

(2)护士每日对患者做了大量专科治疗和护理,但认为是常规工作,不需要每次记录,导致记录不完整;护理记录内容与医疗病程不相符。

(3)护理记录缺乏连续性,未能动态反应患者的病情变化和治疗护理效果。例如,患者发热时只记录温度情况,而不记录患者用药及用药后的反应;患者出现腹泻时,只记录腹泻的次数、量及用药情况,而忽略相关护理措施的完整记录,未能体现整体护理。

(4)使用非医学术语,对患者情况叙述不准确,或者涂改护理记录,甚至出现错别字现象,大大降低了护理文件的法律效力。

7. 护理人力资源配备不科学,护理人员不足,护理人员职业暴露机会多

(1)随着患者的不断增加,医院招聘了大批的年轻护士,新护士综合素质偏低,技术操作不熟练,临床工作经验不足,责任心不强,这些因素将影响到护理安全。

(2)护理人员不足,护理工作量的增加使护士长期处于超负荷状态,服务不能完全到位,是使患者满意度下降的主要原因。

(3)层流仓护士每天接触大量的消毒剂、紫外线照射、化疗药物,以及患者的血液、体液、分泌物、排泄物等,这些都增加了护士自身受伤害的机会;层流仓净化系统的噪音的长期影响可引起头晕、耳鸣、失眠等。

7.8.2 护理对策

1. 成立层流仓安全管理小组

(1)建立由护理部—科护士长—护士长组成的三级护理安全管理体系,病房成立安全管理小组,由护士长担任组长,层流仓内护理人员均为成员。

(2)加强各项工作的检查和督导,重点检查层流仓环境的安全,消毒隔离制度、查对制度、交接班制度执行情况,以及护理文件书写是否规范。

(3)每周检查一次,及时发现问题及时整改;每月总结一次,组织全科护士对工作中客观存在的或潜在安全隐患进行识别、评估、分析,不断找出安全隐患;对潜在的问题,组织大家讨论并提出防范措施,做到防患于未然。

(4)对已发生的事件,及时组织护理人员进行讨论,查找原因,立即提出整改措施;使每位护理人员对移植仓内的不安全因素做到心中有数,以确保层流仓护理工作安全,高效运行。

2.制定相关的制度

针对护理安全的影响因素制定护理应急预案、管理规范、操作标准和流程,如层流仓突然断电的应急预案、输液反应的应急预案、患者心脏猝死的应急预案、配输血的管理规范、干细胞回输的管理规范、锁骨下静脉插管维护流程、药浴流程等,定期组织大家学习并将其落实到日常的工作中。

3.加强护理人员的培训

(1)加强护理人员的"三基三严"培训,即基础理论、基本知识、基本技能的训练,使护士熟练掌握层流仓的专业操作技术和护理常规,熟练掌握抢救器械的使用。建立进入层流仓工作前培训、工作中强化培训制度,每周床旁培训一次,每月业务学习一次,每季度考核一次,以提升护理人员的专业技能。

(2)加强护理人员职业责任感和慎独精神教育,提高护理人员整体素质。鉴于层流仓护理工作具有独立性、连续性、具体性,大多数护理活动都是在无人监督下完成,一切工作都需要护士自觉、自律,这就要求护士更应以慎独精神来约束自己,勤观察,多分析,多巡视,对特殊治疗、重点患者要做到心中有数,注重细节护理,从而赢得患者及家属的信任,避免一切差错事故的发生。

4.针对存在的安全隐患采取相应的护理措施

(1)加强对护理人员法规知识的学习

1)组织护士学习有关法律、法规和各项规章制度,全面理解和掌握《医疗事故处理条例》《护士条例》的内容。只有知法、懂法,护士才能在工作中依法、用法,自觉遵守各项规章制度,认真执行各项护理常规和操作流程,自觉规避安全隐患,避免差错事故的发生。

2)定期进行医疗护理案件分析,加强护士职业道德教育,树立"以患者为中心,以护理质量为核心"的工作理念,加强工作责任心,提高自我保护意识。

3)对患者及家属进行安全教育,以取得他们的理解与配合。

(2)感染的预防措施

1)患者入室前按清水—肥皂水—清水—消毒液流程清洁、消毒层流仓,然后用0.8%过氧乙酸 $30ml/m^3$ 进行喷雾,密闭 24h 后进行第二次喷雾,再次密闭 30min后开风机通风 24h,然后进行空气、物体表面细菌培养,符合要求方可入住。

2)患者入室后每日用含氯消毒溶液擦拭房间的墙壁、地面、物品表面一次,紫外线照射消毒 3 次,过氧乙酸喷雾消毒一次。

3)做好室内常用物品的消毒,根据物品性质不同分别进行高压蒸汽灭菌、含氯消毒溶液的浸泡消毒。

4)患者的无菌化护理:患者经洗必泰溶液药浴 30min 后更换无菌衣裤入室。入室后每日要进行药浴、点眼药、口腔护理、坐浴等全方位的无菌化护理,以预防感染的发生。

（3）用药的安全管理　干细胞移植用药复杂、用量大、环节多，为保证用药安全，护士必须做到以下几点。

1）熟知每种药物的适应证、禁忌证及注意事项。把药品说明书分类收集，建立新药说明书登记本，记录用法、用量、储存方法、配置要求等以便大家查阅学习。

2）严格执行"三查七对一注意"，即用药前、用药中、用药后查，对床号、姓名、药名、剂量、浓度、方法、有效期，注意用药后患者反应。

3）将患者的用药分类排列，注明药名、剂量、使用方法，以便医护人员准确辨认药品，防止辨认错误。

4）药瓶浸泡消毒前认真核对标签上的名称、剂量、浓度、效期，每次浸泡消毒一种药，防止因浸泡使标签脱落或字迹不清而导致用药错误。

5）采用药物警示标识加强用药的安全性，如使用硝普钠等特殊药物及膀胱冲洗、胃肠营养等多途径用药时应将警示牌挂在输液架上，以引起大家的注意，提高用药的安全性。

（4）加强护患之间、护士与家属之间的沟通

1）预处理的放、化疗给患者造成很大的躯体痛苦，此期患者对治疗护理的依从性变差，护士应多关心、体谅患者，说明此期配合治疗的重要性，以取得患者的配合。

2）多与家属沟通，介绍层流仓的规章制度，解释患者发生不良反应的原因、目前的治疗方法和护理上采取的一些措施，使家属能及时了解病情，从而减轻焦虑不安的情绪，积极配合医生、护士的工作。

3）护士主动告知患者家属关注的问题，如当天的血象及其他检查结果以及患者的情绪变化、进食量、费用情况等。

（5）患者的安全管理

1）移植前对患者进行充分的评估，了解其生理、心理、家庭等问题，做好解释工作，消除患者紧张、恐惧、孤独感，消除安全隐患。

2）针对移植中不同阶段患者易出现的生理、心理问题采取积极有效的措施，以减轻患者的躯体痛苦和心理压力。护理人员多关心患者，指导其家人和朋友关心爱护患者，树立患者战胜疾病的信心。

3）护理人员加强安全防范意识，对容易导致意外的环节加强照护。例如，在骨髓抑制期，患者三系细胞低，身体虚弱，易头晕、乏力，应指导患者卧床休息，预防跌倒、坠床的发生；在为患者紫外线照射消毒或过氧乙酸喷雾消毒时遮挡好患者，以免对患者造成伤害。

（6）保证护理记录的规范　护理记录必须遵循卫生部颁发的《病历书写规范》要求，做到客观、真实、及时、准确、完整。书写符合要求、无涂改。

1）护士长及责任组长要每天检查重危患者的护理记录，对重危患者何时发生

病情变化、抢救过程、用药情况必须详细描述,医护记录时间必须一致,避免缺项、漏记等错误。

2)当班护士必须及时完成所有护理文件记录,包括体温单和医嘱执行单的签字、医嘱单的打印等。尤其是在节假日上班护士少时,对危重患者的特护记录更应及时完成,做到有备无患。

(7)合理配置人力,改善超负荷工作状态,减轻护士的身心压力

1)排班时注意老、中、青的合理搭配,对年轻护士加强理论与技能操作的培训,经考核合格后才能进入层流仓工作。

2)重视护士的身心健康,合理安排人力,实行弹性排班,如发生突发事件或者工作量剧增时随时调配护理人员,减轻当班护士的工作压力;在工作量相对较小时,应减少在班护士数量,为护士提供休息时间,避免因长期的工作压力导致护士处于高度紧张的疲惫状态,从而降低护理风险。

3)护士为患者实施治疗、护理时均实行标准预防,正确掌握各种预防标准、各种防护用品的使用方法,强调双向保护,既要保护患者,又要保护工作人员。严格执行化疗药物配置规范,减少护理人员的药物伤害。护士在配置化疗药物时,要求戴无菌手套、双层口罩,穿隔离衣,配置使用后的注射器、输液空瓶丢弃在专用的戴盖容器中,满时及时更换。

7.9　造血干细胞移植患者的家庭康复护理

近年来,随着经济的快速发展及医学水平的提高,越来越多的血液病患者通过HSCT获得重生,但移植后患者的康复过程有长期性和不稳定性,免疫抑制剂的长期使用,慢性排斥反应的出现,加之免疫系统还未完全恢复正常,患者抵抗力低下,不仅需要住院时的护理服务,多数患者出院后仍然需要继续治疗和康复护理,家庭护理作为整体护理一部分,具有影响和调节的动力,直接影响到患者的生存质量、治疗和疾病的预后,因此移植后的家庭康复护理就显得十分重要。

7.9.1　设立电话随访服务

(1)由高年资经验丰富的医护人员负责听取和解答患者及家属的咨询电话,定期进行护理人员随访。出院后一个月内每周电话随访一次。一个月后患者病情稳定时,一个月进行一次电话随访,并做好用药、饮食、休息、预防感染等方面的指导。

(2)督促患者按时来院复查:出院后每隔1~2周查一次血常规。如果血常规稳定在正常范围内可适当延长复查时间。HSCT后3个月、6个月、1年、2年、3年要全面复查。患者如有不适,应及时去医院检查。

(3)定期组织医护、家属、患者交流会,进行预防知识讲座及健康宣传。同时,

为患者及家属提供一个病友之间相互交流的平台,以便他们之间进行经验交流,增强战胜疾病的信心。

7.9.2　家庭康复护理

1.心理支持

患者因病程长、病情不稳定,易出现焦虑、消沉、烦躁不安,严重影响患者的休息、睡眠,不利于康复。家庭环境决定患者的心理状态,关系着患者的治疗效果。因此,要创造良好的家庭康复环境,营造出健康和快乐的气氛,使其产生安全感,解除生理及心理方面的紧张。

(1)根据患者不同的年龄、性格、爱好、文化程度、经济状况、家庭情况做好心理评估,针对不同病程阶段的患者存在不同的心理问题,给予及时的心理疏导,鼓励其经常与移植后恢复良好、性格开朗的病友进行电话联络及心理沟通,以帮助患者增强康复的信心,积极配合治疗和护理。

(2)对于患者因预处理和用药而引起外在形象改变(如头发脱落、皮肤改变)所造成的心理压力,给予理解和支持,告知患者一般在半年内能慢慢恢复,在恢复之前可戴假发套。

(3)亲人的关心照顾和精心护理是患者康复的精神支柱和坚强后盾。作为家属,对患者恢复过程中病情的反复应保持镇静,要营造良好的家庭康复环境,精心照顾患者的生活,多与患者交谈,从精神上鼓励患者,从情感上支持患者,使其产生安全感,以解除生理及心理方面的痛苦。同时也要避免对患者的情绪刺激,以防止病情的加重或复发。

(4)指导患者适当地参加娱乐活动,如听音乐、下棋等,做一些力所能及的家务劳动,使其觉得自己是一个有用的人,以调节其心态,使其情绪稳定,尽快地适应社会生活。

2.预防感染

HSCT 后患者的免疫机能仍很低下,可持续一年之久。因此,加强预防感染知识的宣教,提高患者及家属对预防感染重要性的认识,掌握家庭常用的消毒隔离方法,对患者移植后避免发生感染,对疾病的康复具有重要意义。需要做到以下几点。

(1)保持室内空气清新,加强对日常用物的消毒,可有效地预防感染的发生。家庭常用消毒液配制法见表 7-1,家庭生活用品及室内空气消毒方法见表 7-2。

(2)避免患者到公共场所;尽量减少亲友的探视;禁止与呼吸道感染的患者接触,防止交叉感染;及时添加衣物避免着凉。

(3)养成良好的卫生习惯,注意个人清洁卫生,特别是皮肤、口腔、肛周的清洁。

保持皮肤清洁,勤洗澡,每日用热水泡脚、清洗会阴部。指甲、头发不宜过长,不要用力抓挠皮肤,保持床单和被褥的清洁、整齐、柔软,衣物要经常换洗;注意口腔卫生,保持口腔清洁,用软毛牙刷刷牙;保持大便通畅,预防便秘,防止肛裂,便后认真清洗肛周,以有效预防感染。

(4)注意饮食卫生,不吃腐败、霉变的食物,吃生食需烫洗消毒,食具应消毒,饭前便后注意洗手。

表 7 - 1　家庭常用消毒液配制法

消毒液名称	配制比例	使用范围
健之素	(0.05%)	物品表面、地面的擦拭消毒
过氧乙酸	(0.08%)	空气消毒,预防呼吸道感染
食醋	5~10ml/m³ 加水 1~2 倍煮沸	空气消毒,预防流感
洗必泰	1g：2000ml(0.05%)	坐浴、肛周消毒

表 7 - 2　家庭生活用品及室内空气消毒方法

物品名称	消毒方法	消毒时间
枕芯、棉褥、毛纺品	紫外线照射	1h
	或阳光下暴晒	6h
毛巾、内衣、布类	煮沸消毒	5~10min
	0.5%健之素消毒液浸泡	30min
餐具、口杯	煮沸消毒	5~10min
	微波消毒	5min
手机、电脑、遥控器等	70%酒精擦拭消毒	
	0.5%健之素擦拭消毒	
室内空气	通风换气 2~3 次/天	每次 30min
	紫外线照射	1h
	食醋煮沸	

7.9.3　饮食调配

(1)强调营养的重要性,合理饮食可以改善患者的健康状况,增强机体抵抗力。由于移植中放、化疗及多种药物的应用,患者的味觉变得很差,口腔中常有异味,同时常伴有消化道黏膜的损伤,患者的食欲往往很差,注意调节饮食的色、香、味,以增进患者的食欲。

(2)饮食要有规律,应给予高热量、高蛋白、高维生素、易消化饮食。选择优质高蛋白饮食,如牛奶、鸡蛋、牛肉、鱼等,饮食宜清淡、多样化,以增加食欲。供给足够的纤维素、维生素和适量的矿物质。富含纤维素的食物有草莓、菠萝、蘑菇、韭菜、芹菜等;维生素 A 多见于红萝卜、肝脏、牛奶、蛋类;维生素 B 多见于杂粮和全谷类、干果、无花果、绿豆;维生素 D 多见于动物肝脏、全奶、豆类、蛋类;高钙食物有蛋黄、芝麻酱、豆制品;高铁食物有动物肝脏、蛋黄、豆类。多吃新鲜的蔬菜、水果、食物,多选用有抗癌、防癌作用和抗自由基的食物,如核桃、山楂、苹果、杏仁、西红柿、苦瓜、香菇、蘑菇、灵芝、枸杞、大豆及其制品。

(3)少吃增强免疫力的食物,如黑木耳、大枣、蜂蜜、蜂王浆、人参等,因为这类补品能增加机体免疫力,干扰免疫抑制剂的作用。也要少吃引起过敏的食品,如虾、蟹、贝类等。

(4)避免暴饮暴食;禁食辛辣、过硬、油腻、油炸食品;忌烟酒;不饮浓茶、咖啡。

(5)患者因长期使用激素导致应激性溃疡及骨质疏松,嘱患者每天早餐食用500ml 牛奶中和胃酸,选择含钙高的食物,口服钙片。

7.9.4　用药指导

(1)患者在出院后 3 个月至 2 年内仍需服用免疫抑制剂维持治疗,应告知患者用药与疾病康复的重要意义,使其熟悉药物的副作用和逐渐减量的方法。

(2)环孢素 A 是强有力的免疫抑制剂,为预防 GVHD 的最常用药。主要毒副作用为肾毒性,当血清肌酐超过自身基础水平两倍以上需减量。其次为胃肠道反应、血压升高、多毛症、震颤、肝功能受损、齿龈增生等。普乐可复作用同环孢素 A,主要毒副作用是血压升高、震颤、头痛、失眠、知觉障碍、视觉失常,其次是肾毒性、胃肠道反应、电解质紊乱。这些副作用随着药物剂量的减少、停药后会逐渐减轻甚至消失。

(3)确保患者在规定的时间内服用免疫抑制剂,通常间隔 8h 或 12h 一次,以维持血药浓度的恒定。服药时应空腹并用温水送服,避免冷水。糖皮质激素应定时、定量,在饭后半小时服用,同时加用保护胃黏膜药物,不得随意增减药物剂量,或者停用药物;严格按医嘱减量,减量后应密切观察反应,如有异常,及时与医护人员联系。

(4)嘱患者定期来院复查,用药期间每 1~2 周要检查血常规、肝肾功能、电解质一次,每 1~2 个月查一次血药浓度,以便根据药物毒副作用、血药浓度调整药物种类、剂量。HSCT 50d 后按每周 5% 逐渐减量。

7.9.5　休息与运动

HSCT 后一般可正常活动,应让患者尽快转换角色,减少对别人的依赖,适当地休息与运动。

(1)休息可以消除疲劳,恢复充沛的精力,保证健康的恢复。首先,要有科学的睡眠,一般要求患者睡眠在10h以上,一般主张取右侧卧位,有利于血液循环和呼吸,并可放松肌肉。其次,要为患者创造舒适的睡眠环境,睡前1h精神不要过度兴奋或激动,不要喝浓茶、咖啡等刺激兴奋的饮料,以保证睡眠质量。

(2)运动有利于各系统器官的功能。它可增加肺活量,改善呼吸系统的功能;推迟骨关节肌肉的老年性变化;能改善思维和反应能力,使神经系统处于良好状态;能改善消化系统功能,降低便秘的发生。干细胞移植后患者应根据年龄、性别、身体状况等情况选择适宜的锻炼项目,合理掌握运动量。锻炼方法应因人而异,可采用瑜伽、太极拳、散步等方式。

(3)日常生活及运动过程中注意自我防护,防止损伤皮肤、黏膜及其他创伤的发生。

7.9.6 移植物抗宿主病的观察

患者及家属应密切观察以下反应,如有异常应及时就诊。

(1)应密切观察皮肤症状,一般以手脚、面颊部、额部皮肤出现皮疹或皮肤瘙痒为最早表现,逐渐可发展到脱皮屑、皮肤色素沉着、皮肤干燥,皮肤渐行性变硬等。

(2)口腔味觉功能减退,口腔溃疡经常发生。

(3)眼睛视物模糊,分泌物增多、干燥等。

(4)肝脏和肠道早期反应以恶、心呕吐和少量腹泻为主,肺部有咳嗽、咳痰、气粗、呼吸困难等表现。

7.9.7 发热的家庭护理指导

HSCT后患者发生感染是难免的,家庭康复护理应注意以下几个方面。

(1)家属和患者应学会体温、脉搏、呼吸、血压的测量方法,并掌握正常范围,学会观察口腔、肛周、皮肤等部位感染的征象,发现异常时及时就诊。

(2)学会物理降温法。患者发热时用毛巾包裹冰袋或冰块分别置于额头、双侧颈部、腋窝、腹股沟等大血管处,禁止将冰袋置于心前区、脚心等部位。还可用温水擦浴达到降温的作用。患者有寒战、发冷时禁用物理降温法。

(3)高热时鼓励患者多饮水,进食高热量、高蛋白、高维生素、易消化的流食或半流食。

(4)做好口腔、皮肤的清洁护理,出汗多时及时更换衣物,大量出汗时观察患者脉搏、血压变化,防止虚脱的发生。

7.9.8 性功能指导

几乎所有接受全身性大剂量放、化疗治疗的患者均可能出现性功能障碍。特别是青春期以后接受TBI治疗的患者,这种损害是不可逆的,不孕、不育几乎不可避免。患者性欲减低明显,有的终生不恢复。但在青春期以前接受 TBI 治疗的患者在移植后数年,性功能、生殖功能有可能恢复。对 HSCT 后的患者应定期随访性功能,女性患者长期雌二醇水平低可能导致心血管疾病及骨质疏松,应定期检查,必要时给予替代治疗。

(郭彩利)

参考文献

[1]刘纯艳.器官移植护理学[M].北京:人民卫生出版社,2008.

[2]陈运贤.现代造血干细胞移植[M].广州:广东科技出版社,2004.

[3]胡产钰.骨髓移植病房的护理风险管理[J].徐州医学院学报,2011,31(12):855-856.

[4]陈娥,吴李花.重症监护病室护理安全隐患分析与对策[J].全科护理,2011,09(26):2418-2418.

[5]王晓珍,吕玉芳,范祖燕.造血干细胞移植术后的家庭康复护理[J].全科护理,2009,7(9):2342-2343.

[6]柴燕燕,赵洁.造血干细胞移植患者的家庭康复护理[J].解放军护理杂志,2007,24(11A):51-52.

[7]谷景棉,曾中洲,赛亚,等.SLE 患者造血干细胞移植后的健康教育[J].中国误诊学杂志,2006,6(6)1190-1191.

[8]何红燕,林伟青,黄雪琴,等.手污染的控制与医院感染的预防[J].中华医院感染学杂志,2008,18(10):1407-1409.

[9]王栩轶,石健,魏华.病室控制医院感染的管理[J].中华医院感染学杂志,2006,16(4):421-422.

[10]王仲迪,陈君英,周瑾.碘伏治疗口腔溃疡的临床观察[J].中华护理杂志,1999,34(7):438-439.

[11]陈燕华,王惠珍.造血干细胞移植患者心理反应及其护理研究[J].护理研究杂志,2004,18(14):1230-1231.

[12]曹履先,陈虎.移植学[M].北京:军事医学科学出版社[M],2008.

[13]韩爱芝.造血干细胞移植术后出血性膀胱炎的预防与护理[J].蚌埠医学院学报,2011,31(10):1155-1156.

[14]侯彩研,王焕英,刘娜,等.巨细胞病毒感染提早治疗毒副反应的观察与护理43 例[J].中国实用护理杂志,2004,20(9):25-26.

[15]彭群英,严早健,洗彩莲.异基因造血干细胞移植后口腔黏膜的护理体会[J].临床医学工程,2011,18(9):1416-1417.

[16]杜锋蔚,赵小萍,孙彩虹.伊曲康唑治疗白血病化疗后深部真菌感染患者的护理[J].中国实用护理杂志,2008,24(11):41-42.

[17]袁媛,胡海兰,孟繁珠,等.非清髓造血干细胞移植患者3阶段营养支持及护理[J].现代临床护理,2011,10(4):46-47.

[18]李福宣,白晓霞,敬洁,等.手术室实施优质护理服务的效果探讨[J].护理实践研究,2012,9(7):135-136.

[19]张颖,张曦,陈幸华,等.造血干细胞移植过程中颈内静脉插管的临床护理[J].重庆医学,2008,37(17):2009-2010.

[20]袁媛.恶性肿瘤患者应用PICC的护理效果观察[J].当代护士(专科版),2011,6:133-134.

[21]姜承英,叶玲荣,余丽娟,等.38例肿瘤患者PICC并发症分析及护理对策[J].中国现代医生,2012,50(l):106-108.

[22]刘贻好,腾淑萍,李碧香,等.异基因造血干细胞移植预处理期的护理[J].中国实用医药,2010,5(27):209-210.

[23]王淑华.异基因外周血造血干细胞移植预处理期的护理[J].现代护理,2006,12(22):2120-2121.

[24]吴德沛,孙爱宁.临床造血干细胞移植[M].合肥:安徽科学技术出版社,2010.

第 8 章　自体造血干细胞移植

内容提要:HSCT 是 20 世纪中期随着 HLA 系统的发现和免疫学的发展而逐渐发展起来的一种现代医疗技术,主要用于血液病、放射病、放化疗敏感的实体肿瘤、自身免疫性疾病、遗传代谢性疾病和缺血性疾病等的治疗。根据 HSC 来源的不同,HSCT 主要包括骨髓移植、外周血干细胞移植和脐血干细胞移植。按供者类型不同又分为异体移植和自体移植。本章主要讨论自体外周血干细胞移植治疗白血病、多发性骨髓瘤、淋巴瘤以及其他疾病。

Auto－HSCT 是指在给患者进行大剂量化疗或(和)放疗清髓性预处理后,再将事先保存的患者自身外周血干细胞(PBSC)或(和)骨髓(BM),进行或不进行特殊处理后回输患者体内重建造血功能与免疫功能的过程。该方法主要适合于急性白血病(AL)、恶性淋巴瘤(ML)、多发性骨髓瘤(MM)、慢性淋巴细胞白血病(CLL)、自身免疫性疾病(AID)及某些实体肿瘤(ST)患者。与异基因造血干细胞移植(Allo－HSCT)相比较,Auto－HSCT 具有干细胞来源不受限制、患者年龄限制较宽、无 GVHD 等并发症、移植相关死亡率(TRM)较低、移植后晚期严重感染发生率较低、患者移植后生活质量较高等优点。Auto－HSCT 的缺点是复发率较高。因此,提高 Auto－HSCT 疗效的关键是减少移植后复发,故移植前进行大剂量巩固化疗等体内净化以及移植物体外净化、移植后 MRD 监测及维持治疗等措施十分关键。

1. 自体外周血造血干细胞的动员与采集

自体造血干细胞来源主要包括外周血干细胞(PBSC)与骨髓干细胞(BMSC)。PBSC 采集比较简单,在大剂量化疗加用粒细胞集落刺激因子(G－CSF)动员后采用血细胞分离机采集,造血植入重建快,因此 PBSCT 是目前应用较多的一种方法。

(1)APBSC 动员、采集　APBSC 动员方法主要有大剂量化疗、单用造血生长因子(HGF)、化疗联合 HGF 以及采用新的干细胞动员剂等。单用化疗或 HGF 的动员效果有效,二者联合明显增加动员的 PBSC 含量。应用上述方法仍有少数患者不能动员到足够的 PBSC。新的动员剂普来沙福(AMD3100,CXCR4 拮抗剂)联合造血因子可改善动员效果,且不增加毒副作用,从而能够改善患者预后。目前,最普遍的应用化疗＋细胞因子的动员方案为:环磷酰胺 $2\sim4g/m^2$ 一次静脉滴注,当外周血白细胞降至最低值时开始皮下注射细胞因子[$G-CSF$ $5\sim10\mu g/(kg\cdot d)$],一旦白细胞升至 $5\times10^9/L$ 以上,即可开始 APBSC 采集。一般认为应用 Baxter 公司生产的 CS-3000plus 型和 Cobe 公司生产的 Spectra 型血细胞分离机 APBSC 分离效果相近。

(2)APBSC 的采集量　一般认为 $(1\sim2)\times10^6/kg$ 的 $CD34^+$ 细胞或 $(15\sim20)\times10^4/kg$ 的 CFU-GM 回输是快速重建造血的最低阈值,上限阈值为 $(5\sim8)\times10^6/kg$ 的 $CD34^+$ 细胞或 $50\times10^4/kg$ 的 CFU-GM。权威专家建议完成快速重建造血所需输注的理想 MNC 数量为 $(4\sim5)\times10^8/kg$,而完成重建长期造血所需输注的最低 MNC 数量则为 $1\times10^8/kg$。冷冻保存后细胞回收率一般为 $70\%\sim85\%$,所以在采集中 MNC 数量一般在 $(5\sim6)\times10^8/kg$ 即可。

2. 移植物体外净化处理

Auto-HSCT 后治疗失败的主要原因是复发。一方面预处理后宿主体内残存的白血病细胞或其他肿瘤细胞是复发的根源;另一方面自体移植中肿瘤细胞污染也是恶性血液病 Auto-HSCT 后复发的重要原因。因此,为了降低 Auto-HSCT 的复发率,有必要在移植前通过强烈巩固治疗及预处理进行体内净化,同时对自体移植物(骨髓或外周血造血干细胞采集物)通过体外处理清除肿瘤细胞以提高疗效。

体外净化自体造血干细胞采集物中的白血病细胞的基本原理为:利用白血病细胞与正常造血干/祖细胞的生物学差异,在最大限度地杀伤白血病细胞的同时,尚能保存足够用以重建造血的正常干/祖细胞,以达到最大限度地减少 Auto-HSCT 后来源于回输物中白血病细胞所致的复发。目前体外净化移植物肿瘤细胞的方法很多,主要有物理学方法(如低温或高热、光敏物质照射)、药物学方法(如4HC、ASTA-Z)、免疫学方法(如补体介导细胞毒法、免疫毒素介导细胞毒法、免疫物理技术)、生物学方法(如长期液体培养法、天然低分子肿瘤抑制物、反义寡核苷酸)以及上述方法的不同方式的联合使用。上述方法体外均有一定的净化作用,但由于无法做到彻底清除肿瘤细胞,其对提高临床疗效是否有实际意义尚无定论。因此,大多数 Auto-HSCT 仍采用不做体外净化的移植方式。

3. Auto-HSCT 的预处理方案

Auto-HSCT 的预处理方案与异基因干细胞移植的预处理基本相似,针对肿瘤性疾病的预处理方案的目的是在保证患者最大耐受的条件下,最大限度地清除患者体内的肿瘤细胞。预处理方案分为两大类:

(1)经典的方案　TBI 加环磷酰胺(CTX),经过长期临床应用,疗效较好。

(2)其他方案　①包括 TBI 或无 TBI 的其他预处理方案,如 TBI＋VP-16(依托泊苷)、TBI＋TT(塞替派)＋CTX＋ATG、阿糖胞苷＋TBI、白消安＋环磷酰胺、环磷酰胺＋ATG 等。②主要用于淋巴瘤的方案,如 BEAM(卡莫司汀、白消安、阿糖胞苷、马法兰)、CBV(环磷酰胺、卡莫司汀、依托泊苷)和 BAVE(卡莫司汀、安吖啶、依托泊苷、阿糖胞苷)等。

因 TBI 所致的远期继发性肿瘤的发生率较高,目前发展趋势是更多强调使用不含 TBI 的方案。另外,应该强调 TBI 在某些放疗更为敏感的肿瘤(如 ALL 和恶性淋巴瘤)的治疗中很难被其他药物所代替。

4. Auto‐HSCT 的适应证及疗效

(1)白血病 急性髓性白血病(AML)、急性淋巴细胞白血病(ALL)、慢性粒细胞白血病(CML)、慢性淋巴细胞白血病(CLL)均可应用 Auto‐HSCT,但以 AML 患者效果最佳,对 M3 复发患者二次移植仍有效。ALL 标危患者的疗效较高危患者好。Auto‐HSCT 是无 HLA 匹配同胞供者的患者有效治疗方法之一。CML 患者行 Auto‐HSCT 后很难达到分子生物学缓解,故现在已经很少采用。应用 Auto‐HSCT 治疗 CLL 尚在探索阶段。

(2)多发性骨髓瘤(MM) Auto‐HSCT 作为初诊患者的后续治疗手段,优于常规方案的化疗,可以明显提高 CR 率或可能延长总的生存期。在自体和异体 HSCT 中一般选择前者,因为 MM 患者年龄大,伴有重要脏器损伤,且后者相关死亡率高。使用二次自体干细胞移植治疗 MM 正处于临床研究中,初步结果良好。

(3)霍奇金淋巴瘤(HL) 大多数 HL 患者可以通过常规化疗达到完全缓解并长期无病生存,但仍有 15%～20%的患者初始化疗后疾病进展或复发。对于初始诱导化疗失败或复发的患者,采用各种传统挽救性治疗后缓解率低,缓解持续中位时间短,很难获得长期无病生存(DFS)。对于那些初治不能达到完全缓解的高危患者采用自体造血干细胞治疗可使其 5 年生存率达到 60%。尤其对于复发的 HL 患者,大剂量化疗加 Auto‐HSCT 为首选治疗。

(4)非霍奇金淋巴瘤(NHL) 大剂量化疗后 Auto‐HSCT 可以明显延长 NHL 患者 DFS 时间,提高其总生存(OS)率。缓解期早期应用 Auto‐HSCT 治疗 NHL 的效果较疾病复发期好,长期无病生存分别为 60%和 20%。所以 Auto‐HSCT 应该作为有高危因素的高度及中度恶性 NHL 患者的巩固治疗,在诱导化疗达完全缓解后尽早完成。

(5)非造血系统恶性肿瘤 对放、化疗敏感的实体瘤均可采用 Auto‐HSCT,通过 Auto‐HSCT 既可尽量杀伤肿瘤细胞,又可顺利重建造血及免疫系统。应用 Auto‐HSCT 治疗最多的实体瘤是乳腺癌,完全缓解率为 45%～60%,长期无病生存率可达 15%～25%。自体干细胞移植还可用于治疗复发难治的卵巢癌,无病生存率达 10%～33%。通过 Auto‐HSCT 治疗复发难治的生殖细胞肿瘤和进展期及预后不良的神经母细胞瘤,也可延长患者生存期。

（6）自身免疫性疾病（AID）　近年应用移植治疗 AID 受到广泛关注。动物实验表明通过移植可使疾病症状明显改善。国外报道开展 Auto－HSCT 治疗多发性硬化、系统性硬化和系统性红斑狼疮（SLE）较多，国内开展 Auto－HSCT 治疗病种包括 SLE、干燥综合征、混合性结缔组织病，近期疗效满意，远期疗效有待观察。但另有一些报道则显示其早期复发和治疗无效，故究竟自体移植是否可长期控制疾病进展，还需要更多研究观察加以明确，目前尚无定论。

8.1　自体造血干细胞移植治疗白血病

Auto－HSCT 依据移植物中回输的 HSC 来源可分为：自体骨髓移植（AB-MT）、自体外周血干细胞移植（APBSCT）和自体脐带血移植（ACBT）三类。目前，Auto－HSCT 及其治疗白血病的发展动态是：Auto－HSCT 数量急剧增长，已超过 Allo－HSCT 的年数量；而且，Auto－HSCT 治疗中越来越多采用自体PHSCT，而自体骨髓移植的数量日渐减少。

8.1.1　急性髓细胞白血病

1.移植适应证

根据 EBMT 2004 年 HSCT 指导手册，对于 AML 现有的共识为：M3 型患者除非在初始化疗后复发者以外，不宜进行 HSCT。按细胞遗传学将 AML 患者分为预后良好、中度危险和高度危险三组。预后良好组仅需给予化疗；中危组推荐进行 Auto－HSCT，但并非适合所有患者，也可以行 HLA 完全相合的同胞供者的Allo－HSCT；高危组则应进行 Allo－HSCT。其中预后良好组为具有 t(8；21)或inv(16)的患者，中度危险组为不具有异常核型或仅有 Y 的患者。虽然对于 Auto－HSCT 疗效是否优于 4～5 个疗程的化疗未取得共识，但仍广泛用于无合适供者的CR1 期 AML 患者。此外，对于采用净化的 Auto－HSCT 的疗效是否优于未净化的 Auto－HSCT，因至今仍无有说服力的前瞻性随机对照临床研究，故仍未取得共识。

2.移植疗效

根据 IBMTR/EBMTR 2004 年公布资料，在不同疾病状态下，接受 Auto－HSCT 的 CR1 期≤20 岁和＞20 岁的两组患者，3 年预期存活率分别为 62%±5%及 48%±2%；≥CR2 期的相应两组患者的 3 年预期存活率分别为 48%±8%及37%±4%；处于未缓解期的相应两组患者的 3 年预期存活率差，仅为 20% 左右。此外，EBMT 在 2004 年资料（1996—2001 年）2100 例 AML 患者接受 Auto－HSCT 后 5 年无病存活率（DFS）为 43%，总体存活率（OS）为 51%，复发率（RI）为

53%,移植相关死亡率为 9%。处于 CR1 期及≥CR2 期患者接受完全相合的同胞供者的 Allo‑HSCT 治疗的 3 年预期存活率分别为 61%±3% 及 48%±2%,疗效略好于 Auto‑HSCT。而无关供者的 Allo‑HSCT 的疗效与 Auto‑HSCT 相仿。综合分析结果说明 Auto‑HSCT 的确是 AML 患者治疗应予重视的一种治疗方法。

3. 预处理方案

AML 患者 Auto‑HSCT 预处理方案的目的是消灭患者体内残留的瘤细胞,选择方案时应考虑其对瘤细胞的敏感性及其髓外毒性。目前多数移植中心仍采用异基因 HSCT 的预处理方案。TBI＋CY、BuCY2 作为 AML 患者经典预处理方案,在 Auto‑HSCT 治疗 AML 中取得较好疗效,但仍然有 30%～50% 患者会复发。

为了最大限度地减少自体移植物中可能残留的肿瘤细胞,应在自体造血干细胞采集前给予患者尽可能强而有效的巩固强化治疗,使患者在达到 CR 基础上进一步减少体内白血病细胞的负荷,尽可能最大限度地达到体内净化,以尽量减少复发。

4. 干细胞来源

目前,Auto‑HSCT 干细胞来源主要包括 PBSC 和 BM。G‑CSF 动员的外周血比骨髓易于采集,移植后造血恢复快。一般认为 CD34$^+$ 细胞数量绝对数的检测是确定外周血干/祖细胞是否足够、可靠而可行的方法。自体干细胞移植后成功植入所需干细胞的最小推荐量为 $2 \times 10^6/kg$ CD34$^+$ 细胞,更高的干细胞数量可以使血小板恢复更快。约 10%～20% 的患者单用 G‑CSF 或化疗联合 G‑CSF 不能动员足够数量的 CD34$^+$ 细胞。最常用的再次动员方法是 AMD3100 联合 G‑CSF。研究证实利用 AMD3100 动员进行 Allo‑HSCT 也可以达到快速而稳定的植入。

8.1.2 急性淋巴细胞白血病

1. 移植适应证

成人 ALL 在 CR1 后采用何种方式治疗能达到最佳效果至今仍在争议中。一般认为成人 ALL 的治疗效果远比不上 AML,CR1 后 ALL 患者复发率很高,尤其是 Ph$^+$ ALL 预后更差。关于成人 ALL 的治疗策略,目前比较公认的观点是:获得缓解后如果存在 HLA 匹配的同胞供者,应优先考虑异基因移植,其次是 HLA 相合的无关供者移植、自体移植、HLA 位点不合的亲属供者移植,最后是巩固强化治疗。总体而言,Auto‑HSCT 治疗 ALL 的资料不太多,尚未得出一致的意见,包括移植适应证、移植方式、移植时机等也没有统一的规范。

2. 移植疗效

近年来文献报道 CR1 期成人 ALL 患者 Auto - HSCT 后 5 年 DFS 为 45%～65%。EBMTR 资料显示,1336 例 CR1 期 ALL 患者 Auto - HSCT 后 DFS 与 OS 分别是 36% 与 42%,而 CR2 期移植者 DFS 与 OS 分别为 21% 与 24%。虽然目前尚缺乏大系列随机对照研究证实 Auto - HSCT 治疗成人 ALL 的疗效优于联合化疗,但众多研究均发现 Auto - HSCT 疗效高于联合化疗。根据 IBMTR/ABMTR 2004 年公布资料,接受 Auto - HSCT 的 CR1 期、≥CR2 期及未缓解期的 ALL 患者,3 年预期存活率分别为 51%±4%、44%±7% 及 10%±6%;接受 HLA 相合的同胞供者的 Allo - HSCT,≤20 岁和 >20 岁的两组以及处于 CR1 期和 ≥CR2 期的患者 3 年预期存活率分别为 62%±2% 和 48%±2%、52%±2% 和 38%±2%。而 CR1 期接受无关供者的 Allo - HSCT 的相应 3 年预期存活率分别为 46%±3% 和 42%±3%。上述结果说明 Auto - HSCT 是 ALL 患者治疗中的有效方法,也是无 HLA 匹配同胞供者的患者有效治疗方法之一。

3. 预处理方案

对于移植预处理的选择多主张采用含 TBI 的方案。由于淋巴细胞来源的白血病细胞比髓细胞来源的白血病细胞对放射线更敏感,分次全身照射对于减少复发有益。通常 TBI 与 CY、VP - 16、Mel 等联合应用。一般认为包含 TBI 的预处理方案优于联合化疗药物方案。

Auto - HSCT 前应给予缓解后早期序贯强化巩固治疗 4 个疗程,以达到"体内净化",在达到较高缓解质量、体内肿瘤负荷较低时采集 HSC;结合移植后的免疫治疗和(或)短期小剂量维持化疗进一步清除移植后微小残留病灶(MRD),可以提高总体疗效。

4. 移植后维持治疗

一些研究者认为 ALL 患者 Auto - HSCT 后维持化疗 2 年对于减少复发具有一定的作用。研究表明,ALL 患者 Auto - HSCT 后维持化疗者复发率明显低于未采用维持化疗者,DFS 及 OS 前者明显较高。Sirohi 等对 CR1 成人 ALL 进行 Auto - HSCT,造血重建后采用 6 - MP、MTX 、VCR 及 PRED 维持化疗 2 年,结果发现采用 0 个、1 个、2 个、3 个药物维持化疗后 7 年 DFS 分别为 15%、29%、58%、61%($P<0.001$),结果充分说明 Auto - HSCT 维持化疗对于提高疗效具有重要的作用。

中国医学科学院血液病医院报告 CR1 期 ALL 患者自体干细胞移植后 5 年 DFS 为 52.9%±7.1%,RR 为 37.1%±7.5%,作者认为取得较好疗效与下列综合措施有关:①移植前进行强烈的诱导、巩固与强化治疗,尤其是包含中剂量阿糖胞苷及甲氨蝶呤的联合化疗方案,且巩固强化治疗以 4～6 个疗程为宜;②移植物进行净化处理;③预处理采用含 TBI 的方案;④移植后进行维持化疗 2 年等。

另外,目前对 Auto - HSCT 后的治疗还包括进行免疫治疗或生物治疗,使用诸如白细胞介素 - 2、LAK 细胞、CIK 细胞、细胞毒 NK 细胞、CTLS 细胞,以及 DC 以杀灭残留的白血病细胞,但因无前瞻性随机对照临床研究,究竟作用如何至今尚无法确定。

5. Ph⁺/BCR - ABL 阳性 ALL 的治疗

大多数学者认为,Auto - HSCT 对于 Ph⁺ ALL 疗效较差。也有学者认为体外净化处理移植物可以提高 Auto - HSCT 疗效。Mizuta 等对 14 例 CR1 Ph⁺ ALL 患者骨髓采用单克隆抗体体外净化处理,结果移植后 6 例患者获得长期 DFS,5 年 DFS 达到 47.1%。至于酪氨酸激酶抑制剂治疗使 Ph⁺ ALL 患者获得分子缓解,是否能提高 Auto - HSCT 疗效还有待研究证实。

8.1.3 慢性淋巴细胞白血病

1. 移植适应证

CLL 是一种高度异质性的恶性疾病,临床转归差异较大。无临床症状及不良预后因素的患者自然生存期可长达 8～10 年,且早期无须治疗,而高危 Rai Ⅲ 和Ⅳ期、Binet C 期、具有不良预后因素的患者预计生存期不足 3 年。因此,对于这些年轻、高危、具有不良预后因素且无 HLA 匹配供者的 CLL 患者,建议早期采用 Auto - HSCT。目前,复发率高仍是 Auto - HSCT 后的一个重要问题。因此,现阶段 Auto - HSCT 对于 CLL 患者仍然不是治愈的手段,仅能延长高危患者的生存期。总之,Auto - HSCT 的治疗仍处于探索阶段。

2. 临床疗效

根据 IBMTR/ABMTR 2004 年公布的资料,接受 Auto - HSCT 和以 HLA 完全相合的同胞为供者的 Allo - HSCT 患者 3 年预期存活率分别为 83%±4% 和 50%±3%,表明以 Auto - HSCT 疗效为优。但应考虑到接受 Allo - HSCT 的患者多具有更多的预后不良因素,而 Auto - HSCT 的安全性也是其疗效较好的原因之一,只是从理论上讲 Auto - HSCT 不可能治愈本病。

GCLLSG 与 MRC 分别报道了 Ⅱ 期多中心临床研究结果:159 例和 115 例患者均为 Binet B 期、C 期,以 TBI/CY 为预处理方案,中位随访时间分别为 42 个月和 89 个月,结果 TRM 分别仅为 5% 和 3%,5 年 OS 分别为 82% 和 80%,中位无进展生存期(progression-free-survival,PFS)分别可达 54 和 59 个月。该疗效要明显优于单用烷化剂或 Flud 治疗(中位无进展生存期<2 年)。但目前尚无大规模随机临床研究来比较 Auto - HSCT 与化疗联合免疫治疗 CLL 的疗效差异。

3. 移植时机

CLL 患者确诊后接受 Auto‐HSCT 越早,与传统化疗相比预后越好。EBMT 通过比较 621 例 Auto‐HSCT 和 630 例化疗患者的疗效,发现确诊后 18 个月内行 Auto‐HSCT 组的疗效明显优于确诊 18 个月后行移植组。

此外,Auto‐HSCT 的疗效与移植时疾病状态密切相关。Montserrat 研究小组通过分析 124 例进行 Auto‐HSCT 患者的疗效,发现移植时处于 CR 或 VGPR 患者疗效明显优于移植时疾病处于活动期的患者。因此,对于高危、具有不良预后因素的 CLL 患者,确诊后如无 HLA 匹配的同胞供者,都宜尽早在疾病处于缓解时进行 Auto‐HSCT 治疗。

4. 干细胞的动员、采集和净化

CLL 患者 PBSC 动员方案主要为 G‐CSF 或化疗联合 G‐CSF。研究显示,既往接受过嘌呤类似物特别是 Flud 的治疗以及移植前疗程过多均可影响 HSC 的动员和采集的效果。此外有学者指出,末次应用 Flud 治疗与 PBSC 动员至少间隔 3～6 个月同样有助于提高动员的成功率;足够的骨髓储备功能,包括血小板计数 $>100 \times 10^9$/L 是 PBSC 动员和采集成功的重要因素。

Auto‐HSCT 后 2/3 以上的患者可以达到分子水平缓解,但大多数患者最终会复发。干细胞净化理论上可以减少由肿瘤细胞污染所带来的复发风险。多项研究初步证实干细胞净化能降低移植后的复发率,但仍需长期随访并进行大规模前瞻性研究来进一步证实。已有多项研究显示,美罗华和阿伦单抗可有效净化 CLL 患者体内干细胞,并且还可以克服体外净化所造成的干细胞丢失问题。此外,在移植后应用美罗华进行维持治疗可能会减少复发。

5. 预处理方案

慢性淋巴细胞白血病细胞对烷化剂和放疗非常敏感。因此,CLL 患者预处理方案通常以 CY 和 TBI 为基础,并可联合 Flud、Bu、Mel、利妥昔单抗、阿伦单抗等。但是,一系列回顾性研究发现不同预处理方案对移植后疗效的影响并无明显差异。近年有报道采用包含阿伦单抗的预处理方案的 Auto‐HSCT 后可发生自体移植物抗宿主病(Auto‐GVHD),这可能有助于在分子水平上减少疾病的复发。

近年,Auto‐HSCT 后继发 MDS/AML 受到关注。EBMT 统计了 1139 例 Auto‐HSCT 患者,移植后 5 年 MDS/AML 的发生率达 5.8%,中位发生时间为移植后 28 个月。美国哈佛大学医学院 Pana Farber 报道其发生率高达 12%,并且其他第二肿瘤发生率可达 19%。有学者初步认为:采用包含 TBI 的治疗方法、患者年龄大于 40 岁、Flud 与 CTX 合用、回输 HSC 数量低等是发生 MDS/AML 可能的危险因素。

8.2 自体造血干细胞移植治疗多发性骨髓瘤

MM 是一类分化不完全浆细胞的恶性肿瘤。虽然许多靶向治疗药物的相继出现使 MM 的治疗效果有了进一步提高,但是迄今 MM 仍然是不可治愈的疾病。HSCT 自 20 世纪 80 年代中期开始应用于 MM 的治疗。目前,大剂量化疗(HDT)继以 Auto-HSCT 已是 MM 的标准治疗模式。

8.2.1 自体造血干细胞移植的疗效

综合文献资料表明,Auto-HSCT 较常规化疗都有明显的优势。Auto-HSCT 可以提高 MM 的完全缓解率(CR)、无事件生存率(EFS)。虽然对 Auto-HSCT 能否延长 MM 患者的总生存时间(OS)仍有争议,但鉴于移植相关死亡率(TRM)很低(<5%),各种 MM 的治疗指南均以高证据级别推荐 Auto-HSCT 用于适合移植 MM 患者的治疗。

许多文献已经证明,大剂量化疗联合不同来源 Auto-HSCT 对化疗敏感的复发 MM 及原发难治性 MM 也是一种有效的挽救性治疗措施,但对难治和复发的 MM 疗效有限。对于初发 MM 患者,Auto-HSCT 是安全而有效的巩固治疗,完全缓解率高达 30%~50%。法国骨髓瘤协作组(1990 年)及英国 MRC(2003 年)报道随机前瞻性研究比较 Auto-HSCT 和常规化疗(CC)对初诊 MM 患者的疗效表明:HDT 的 CR 率、EFS 和 OS 均明显优于 CC 组。

另外,多项研究证明,HDT+Auto-HSCT 对于年龄小于 65 岁的初治 MM 患者应作为标准的治疗措施。大部分 MM 患者在诊断时年龄大于 65 岁。Auto-HSCT 的标准预处理方案为美法仑 $200mg/m^2$,此剂量对于 70 岁以上的患者过于强烈。随后研究表明降低美法仑用量同样安全有效。近年研究应用沙利度胺、硼替佐米和雷那度胺与 Auto-HSCT 的联合方案,明显提高了移植前后的 CR 率、EFS 和 OS。目前,推荐适合 Auto-HSCT 的初治 MM 患者应在 2~4 个疗程的诱导化疗后再进行 Auto-HSCT。近年来多种靶向药物的应用使初治 MM 患者 CR 率已升至 30%左右,VGPR 达到 50%以上。

8.2.2 移植的适应证

Auto-HSCT 可作为初次诱导治疗后的巩固治疗(即早期移植),也可作为疾病复发进展的挽救治疗(即晚期移植)。许多文献表明,初发 MM 在诱导治疗的早期,一般在标准诱导 2~4 个疗程后进行 Auto-HSCT 比较有利,早期移植患者的中位 EFS 明显长于晚期移植患者。蛋白酶抑制剂等靶向药物的应用明显提高了 MM 患者的疗效。对于应用新药治疗已获得 CR 的 MM 患者,是否有必要进行早期移植还存在争议。尽管如此,多数学者仍推荐进行早期移植。第 1 次 Auto - HSCT 后未获 CR 的患者,通过序贯二次 Auto - HSCT 可获得 CR,可能延长 OS。对于具有 del(13q14)、del(17p)、t(4;14)、t(14;16)、亚二倍体或浆细胞标记指数≥3% 的高危患者,Auto - HSCT 可作为二线治疗。

8.2.3 病例选择与移植时机

1. 病例选择

一般情况下,Auto - HSCT 在年龄小于 65 岁、体能状态 0~2 级及无肾功能不全的患者中进行。尽管 G-CSF 等细胞因子的应用使 Auto - HSCT 的安全性明显提高,年龄更大的老年患者也可进行,而且 CR 率较化疗组有所提高,但疾病无进展生存期(PFS)和 OS 却未见改善。西班牙报道的回顾性研究表明,肾功能不全患者 Auto - HSCT 治疗相关性病死率高达 29%。因此,对肾功能不全患者进行 Auto - HSCT 需慎重。

2. 移植时机

尽管疾病早、晚期均可进行 Auto - HSCT ,但尽早移植疗效更佳。文献报道早期移植患者中位 EFS 明显优于晚期移植患者。早期移植的患者接触的烷化剂少,移植后继发 MDS 或白血病的风险降低。Arkansas 研究组及 Morris 分别研究认为确诊后 12 个月或移植前化疗时间≤12 个月者 Auto - HSCT 疗效更佳。

3. 移植前化疗

移植前常给予 4~6 个疗程的化疗。因为烷化剂可损伤 HSC,故拟行 Auto - HSCT 患者不宜应用。VAD 方案起效快,不影响 HSC 采集,是移植前常用的诱导方案。近年来,由于新药(如硼替佐米、沙利度胺、雷那度胺等)的应用,已出现许多新的方案(DT、VD、PAD、VTD),且疗效更佳,已取代 VAD 用于移植前的诱导治疗,明显提高了 CR 或 VGPR。目前临床研究显示,包含新药的三联化疗方案优于两药联合。

8.2.4 自体造血干细胞的动员、采集

1. 干细胞来源

由于 MM 患者容易接受、易于操作、造血重建快、肿瘤细胞污染可能性小等优点,目前自体外周血干细胞作为 MM 患者移植的干细胞来源几乎取代了骨髓。随着 Auto - HSCT 在 MM 患者巩固治疗中地位的上升与确立,越来越多的证据支持在 MM 疾病早期即动员和采集自体干细胞(甚至采集能满足两次移植的 HSC),以备后期治疗应用。

2. PBSC 动员和采集

MM 患者最佳干细胞动员方案尚未确定,目前采用大剂量 CTX($2\sim$ $4g/m^2$)$+$G-CSF 的动员方案应用较多,可以降低肿瘤负荷,增加干细胞质量。一般多选用 CY $4g/m^2$,其血液学毒性和非血液学毒性不大,并且 CD34$^+$ 细胞采集量较好。此外,也有仅采用 G-CSF 动员以减少死亡率和降低总费用。对于干细胞采集质量不佳的患者,可采用 SCF$+$G-CSF 的动员方案。

常用的细胞分离机(如 CS-3000、COBE 等)是通过持续分离循环血液中的 HSC 达到采集 HSC 的目的。采集的干/祖细胞的目标值为:CD34$^+$ 细胞$>2.0\times$ 10^6/kg 或 MNC$>2.0\times10^8$/kg;但理想的巨核系重建数量为 CD34$^+$ 细胞($4\sim6$)$\times$ 10^6/kg;满足二次 Auto-HSCT 的比较合理的 CD34$^+$ 细胞采集量为($8\sim10$)$\times$ 10^6/kg。移植前的化疗方案避免应用烷化剂。此外,研究发现使用雷那度胺后 CD34$^+$ 细胞采集量下降,故宜尽早进行 AHSC 的采集。基于 PCR 检查发现几乎所有的 PBSC 都有肿瘤细胞污染,但对采集物进行检测的预后意义还不明确。此外,对采集物进行净化的确切临床意义还未明了。因此,目前非净化的 APBSC 仍然是 MM 患者进行 Auto-HSCT 的首选来源。

8.2.5 预处理方案

Auto-HSCT 最佳预处理方案尚未明确。目前多数研究者推荐 Mel 200mg/m^2 作为 MM 标准预处理方案,年龄更大患者宜减少剂量至 $100\sim140$mg/m^2 较为合适。研究证实 HDMel 200 方案的 CR 率高达 70%,且髓外毒性较少,故目前多采用此种预处理方案。

另外,其他的预处理方案有美法仑联合放射性核素,以及美法仑加白消安(其 EFS 和 OS 相对较长),这些结果尚有待随机对照临床研究的证实。体内外研究均证实硼替佐米和美法仑具有协同作用,且两者的毒副作用不同,前者主要为神经毒性,而后者以血液学毒性为主,这为两药的联合应用提供了理论基础。根据 IFM 研究结果发现预处理方案为美法仑(200mg/m^2,-2d)及硼替佐米(1mg/m^2,-6d,-3d,$+1$d,$+4$d),取得 CR 率 32%、VEPR 64% 的良好疗效。总之,预处理方案选用硼替佐米等新药联合美法仑与单用美法仑比较,提高了移植后的 CR 率且不增加移植相关死亡率。

8.2.6 双次自体移植

IFM90 研究显示,MM 患者高质量的缓解与生存时间相关,获得 CR 对 MM 患者的长期生存非常重要。而且,提高缓解率的方法是重复进行大剂量化疗。目前,由于采用 APBSC 和造血因子的使用,使得完成两次大剂量化疗成为可能,大大提高了完全缓解率,甚至获得细胞遗传学缓解。

因此,第一次 Auto-HSCT 治疗效果不佳的患者可考虑二次移植。二次移植使患者获得更高的 CR 率,明显延长单次 Auto-HSCT 后未获得 VGPR/CR 疗效患者的生存期。IFM 和意大利的研究结果表明,只有第一次未能获得 VGPR 的 MM 患者才能从二次移植中获益。此外,随着沙利度胺等新药作为 Auto-HSCT 后的维持或巩固治疗,临床疗效与二次移植相当。

研究表明,移植时机是提高双次 Auto-HSCT 疗效的关键问题。目前研究提出序贯移植,即在复发前或第一次 Auto-HSCT 后 12 个月内,进行第二次 Auto-HSCT,是双次 Auto-HSCT 最佳时间,能够明显提高双次 Auto-HSCT 的 CR 率和延长 OS。相反,挽救性移植(即在第一次 Auto-HSCT 复发后再进行第二次 Auto-HSCT)并不能改善患者的预后。但是,对于第一次移植后 2～3 年以上的复发患者、初次诱导后的复发患者以及单次 Auto-HSCT 后病情仍进展的患者,进行第二次 Auto-HSCT 是有益的。

8.2.7　预后因素

研究表明,MM 患者常规化疗的预后因素对 HSCT 同样具有十分重要的意义。发现 β_2-MG、CRP、LDH 升高和白蛋白降低是不良预后因素。

遗传学异常也是重要的预后因素。研究双次移植经验表明,低二倍体、−13 和 MDS 样异常是 Auto-HSCT 的不良预后指标。涉及 14q32 易位、伴 17p−患者即便进行 HDT 甚至 Auto-HSCT,EFS 和 OS 都较短。对于 11 和 13 号染色体异常、高 β_2-MG 的高危患者,即使行二次 Auto-HSCT,中位生存期也小于 2 年。

综合多种预后因素可以对 MM 分组:①β_2-MG、LDH 正常且无细胞遗传学异常组,Auto-HSCT 的预后最好;②高 β_2-MG、具有细胞遗传学异常(低二倍体或 13 号染色体缺失)组,即使两次移植,预后也很差,因此需要研究新的治疗方案。

预后因素有助于判断哪些 MM 患者可能从 Auto-HSCT 中受益。MRC7 研究发现 Auto-HSCT 似乎能克服高 β_2-MG 对 MM 患者生存期的不利影响。IFM94 根据 β_2-MG 和 LDH 对初治 MM 患者进行分组的随机对照研究提示,双次移植的疗效优于单次移植。对于单次移植后 3 个月仍未获得 VGPR 的患者,双次移植的优势比较明显。

8.2.8　移植后维持治疗

Auto-HSCT 后是否需要维持治疗及应用何种药物尚无定论。由于 Auto-HSCT 并不能治愈 MM,移植后进行维持治疗可能更有利于控制疾病进展。在 IFM94 试验中,Auto-HSCT 后的 7 年 EFS 仍为 20%,说明患者的复发率较高,Auto-HSCT 后需要进行维持治疗以延长缓解期。因此,对于 Auto-HSCT 后未达到 CR 或 VGPR 的患者,沙利度胺维持治疗可进一步提高 CR 或 VGPR。初步的临床研究提示硼替佐米、雷那度胺也具有相同的作用。对于 Auto-HSCT 后已获得 CR 或 VGPR 的患者,是否需要维持治疗及应用何种药物尚无一致意见。大多学者认为采用主动或被动免疫治疗清除 Auto-HSCT 后的微小残留病灶是有希望的治疗措施。

8.3 自体造血干细胞移植治疗恶性淋巴瘤

恶性淋巴瘤分为霍奇金淋巴瘤(HL)和非霍奇金淋巴瘤(NHL)两大类,属于对放化疗敏感的恶性肿瘤。虽然目前的常规化放疗已经可以使部分患者获得长期无病生存,但是原发耐药和复发的患者常规解救治疗的效果不佳,需要新的治疗策略来改善预后。根据提高药物的剂量强度可以相应增加对肿瘤细胞杀伤比例的理论,学者们开始了高剂量治疗(HDT)的探索。Auto-HSCT 技术使得 HDT 的应用成为现实,既可最大限度地杀伤肿瘤细胞,又保护了患者的造血功能。随机临床研究证实,HDT 联合 Auto-HSCT 治疗敏感复发的 NHL,与常规化疗相比,患者的 OS 和 DFS 均有提高。目前,HDT 联合 Auto-HSCT 在恶性淋巴瘤患者的治疗中得到了广泛应用,大量的临床研究使得适应证更加明确,安全性和临床疗效不断提高。

8.3.1 霍奇金淋巴瘤

1. Auto-HSCT 的治疗效果

大多数 HL 患者可以通过一线化疗得到治愈,但仍有 15%～20% 的患者初始化疗后疾病进展或复发。对于初始诱导化疗失败或复发的患者,采用各种传统挽救性治疗后,缓解率低,缓解持续中位时间短,很难获得长期 DFS。对于化疗难治或复发的患者,选择 HDT 联合 Auto-HSCT 治疗,与传统二线化疗相比,可以明显延长其 DFS 时间。尤其对于复发的 HL 患者,HDT 联合 Auto-HSCT 为首选治疗。

化疗后复发的 HL 患者再次缓解率约 50%,缓解持续时间约 21 个月,生存率较低。多项研究表明,HDT 联合 Auto-HSCT 治疗复发 HL 患者的 5 年 DFS 及 OS 分别为 31%～70% 和 43%～90%。

HDT 联合 Auto-HSCT 在耐药和复发 HL 中的治疗价值,从回顾性和前瞻性的对照研究中已得到肯定,接受移植者的无事件生存期(event free survival,EFS)明显优于常规解救者,但 OS 没有明显差异。复发、难治(初始诱导化疗失败)的 HL 患者经挽救性化疗后 5 年 OS 仅为 12%～30%,5 年 DFS 为 10%～19%,中位生存期极短。多项单中心研究表明,原发难治的 HL 患者选择 HDT 联合 Auto-HSCT 治疗,与传统二线治疗相比,可以明显延长其 DFS。总之,多中心临床研究资料表明,只有对诱导化疗有一定敏感性的患者才能从移植中获益,而完全耐药的患者则不宜应用 HDT 联合 Auto-HSCT。

2. 移植前的挽救性化疗

复发 HL 移植前是否取得 CR 是影响 Auto-HSCT 疗效的重要因素。因此,移植前应选择适当的挽救性化疗,使患者至少获得 PR,尽量减少化疗毒性,尤其减少对 HSC 的损伤,以免影响后续 HSC 的采集效果。常用方案如下:①Dexa-BEAM 及 Mini-BEAM,早年常用,骨髓抑制强,化疗相关死亡率高。②以铂类为基础的方案,如 ESHAP 或 ASHAP、DAHP 等,疗效较好,对 HSC 损伤轻。③异环磷酰胺为主的方案,如 ICE、IVE 等,总体有效率高,非血液学毒性少。④以吉西他滨为基础的方案,常用 IGEV、GDP 等。吉西他滨保护 HSC 的动员和采集,与其他药物无交叉耐药性。

3. 大剂量序贯化疗后 Auto-HSCT

移植前挽救性化疗可降低 HL 患者的肿瘤负荷,但仍有部分患者多次化疗后仍不能缓解。研究者尝试对原发耐药的、高危的 HL 患者给予大剂量序贯化疗后再行 Auto-HSCT,即第一阶段的 HDT 最大程度地杀灭肿瘤细胞,第二阶段的 HDT 巩固这一效应。据报道,大剂量序贯化疗后再行 Auto-HSCT 的患者 5 年 DFS 达 49%~59%,OS 为 54%~78%。Sloan-Ketbering 癌症中心报告以 ICE 方案化疗两个疗程,病变局部照射治疗,再进行 HDT 联合 Auto-HSCT,结果随访 43 个月,ICE 有效率 88%,OS 及 EFS 分别为 73%、58%;其中完成 Auto-HSCT 治疗的患者 OS 及 EFS 分别高达 83%、68%。

4. 常用的预处理方案

关于 HL 的 Auto-HSCT 最佳预处理方案尚无定论。常用的预处理方案按含有放射的预处理方案和不含放射的预处理方案分为两类:含有放射的预处理方案主要是经典的 CY/TBI、CY/TBI/VP-16 等;不含放射的预处理方案有 CBV、BEAM、BEAC 等。一般认为,对既往未接受过局部放疗的患者,应选择含有 TBI 的预处理方案;对于在移植前接受过根治性放疗的 HL 患者,可以多选用不含 TBI 的预处理方案。对于 HL 患者,可能 BEAM 方案更为有效。考虑到应用包含 TBI 的方案可能会增加二次肿瘤发生率,现多选用不含放疗的联合化疗方案。

5. 影响 Auto-HSCT 疗效的因素

复习有关文献,在接受 HDT 联合 Auto-HSCT 的患者中,最为一致的移植后不良预后因素为:①对诱导化疗耐药和既往治疗的方案数多。HDT 联合 Auto-HSCT 前反复解救治疗不仅增加了近期和远期毒性,还可能诱导耐药。②其他可能的不良预后因素包括 CR 后 1 年内复发、巨块型、B 症状和结外受侵等。

通常认为:①HL 患者的病理类型对 Auto-HSCT 疗效影响较少,但有一项研究认为淋巴细胞为主型较其他类型移植后疗效较高。②近年研究发现移植前功能性的影像学检查阴性能预测患者移植后疗效理想。③HL 移植后的治疗可降低移植后的复发率(RR)。④Auto‐HSCT 后复发是影响 HL 总生存的最重要的因素。移植后采用局部放疗,既可以预防复发,又可以使移植后 PR 的患者获得 CR,并且减轻了在移植前进行放射治疗的较强的毒副作用。⑤一些研究者对 HL 患者移植后进行 3~4 次联合化疗,可以降低移植后 RR。而序贯移植则为降低移植后复发率最强的治疗手段。⑥HL 患者移植后复发的患者应根据移植前治疗、当前血象、总体情况等采用个体化治疗。可考虑化疗、放疗、局部手术、二次 Auto‐HSCT 或接受 Allo‐HSCT。研究表明 HL 患者 Auto‐HSCT 后复发采用 Allo‐HSCT 治疗以降低预处理强度为宜,其 OS 和 EFS 比较理想。

8.3.2 非霍奇金淋巴瘤

非霍奇金淋巴瘤(NHL)根据其生物学行为和临床表现,可分为惰性、侵袭性和高度侵袭性三大类。这三类 NHL 在治疗原则上各具特点,而 HDT 联合 Auto‐HSCT 在三者中的作用也各不相同,下面分别予以讨论。

8.3.2.1 惰性淋巴瘤

根据 WHO 2011 年的 NHL 分类,惰性 NHL 包括小淋巴细胞型、淋巴浆细胞型、滤泡型、边缘带细胞型和黏膜相关型等 B 细胞来源的 NHL。目前惰性 NHL 的治疗仍是一个存在争议的问题。近年取得的进展包括利妥昔单抗和以氟达拉滨为基础的化疗方案在滤泡型 NHL 中的应用。这些药物虽提高了缓解率,明显延长了患者的无病生存期,但是否能够延长 OS 还需长期的随访观察,而且目前仍没有证据表明药物可以治愈此类肿瘤,同样也没有证据显示 HDT 联合 Auto‐HSCT 可以治愈惰性 NHL。

1. Auto‐HSCT 的治疗效果

惰性 NHL 进行 HDT 联合 Auto‐HSCT 的研究资料较少,而且缺乏随机对照研究。一些应用 HDT 联合 Auto‐HSCT 治疗惰性 NHL 的 Ⅱ 期临床研究总结显示可以延长惰性 NHL 患者的无病生存期,但总生存率并没有改善。总体来看,大部分研究中的生存曲线没有出现平台期,显示患者仍不能治愈。

首程化疗达 CR 后应用 HDT 联合 Auto‐HSCT 治疗具有不良预后因素的惰性 NHL 患者,可能会改变这些患者的自然病程。由于此类患者的生存期一般为 8~15 年,所以评价 HDT 联合 Auto‐HSCT 对生存期的影响需要更长时间的随访结果。

对于惰性 NHL,Allo‐HSCT 可能较 Auto‐HSCT 更为有效,但前者的移植相关死亡率高(25%~30%),所以在 OS 上较 Auto‐HSCT 没有优势。一些惰性

NHL 最终会转化为侵袭性 NHL,其预后不良。虽然对转化型 NHL 是否应行 HDT 联合 Auto - HSCT 尚存争议,但已有研究显示对于化疗敏感的转化型 NHL,移植是正确的选择。

2. Auto - HSCT 治疗滤泡型淋巴瘤(FL)

FL 为最常见的低度恶性淋巴瘤,分为三级,1~2 级为低度恶性,3 级为高度恶性。3 级患者虽然对化疗较敏感,但容易复发,首次复发后 DFS 时间仅为 11~13 个月,中位生存期为 4.5 年。因此,对于复发难治的患者应选择 Auto - HSCT 治疗。但对于 CR1 的患者是否进行 Auto - HSCT 治疗还存在争议。

(1)对于复发的 FL 患者,特别是移植前再次获得 CR 的复发 FL 患者,Auto - HSCT 能明显改善 DFS 和 OS。此外,采用抗 CD20 单克隆抗体利妥昔单抗提高了复发 FL 的疗效。早期的一些 Ⅱ 期临床试验表明,部分 CR1 期的高危 FL 行 Auto - HSCT 治疗能获得持续 CR,患者生存期延长。而近年 Ⅲ 期试验表明,与传统疗效相比,Auto - HSCT 能提高 CR1 期患者 DFS,但是否能改善其 OS 还存在争议。

(2)Auto - HSCT 治疗 FL 患者的主要并发症为出现第二肿瘤,10 年发生率约为 11%~25%,大部分为 MDS 或 AML,少部分为实体瘤。此外,Auto - HSCT 治疗后的患者容易患白内障、甲状腺功能减低、心功能不全等并发症。

(3)影响 FL 自体干细胞移植疗效的因素有:①HSC 的来源。研究表明,外周血干细胞较骨髓干细胞易采集,且毒性反应低,故现在多采用 PBSCT。②预处理方案。FL 患者常用预处理方案可分为三类:包括 TBI 的方案、以 BCNU 为基础的方案(如 BEAM、BEAC、CBV 等)、以 Bu 为基础的方案(如 BuCy、Bu + VP - 16 等)。前两种方案应用较广泛。③肿瘤细胞的净化。研究表明对自体造血干细胞体外净化可以减少肿瘤细胞污染,降低复发率(RR)。但至今尚缺乏前瞻性大样本随机对照试验比较净化与不净化移植物的疗效差异。目前认为采用抗 CD20 单克隆抗体利妥昔单抗体内净化具有一定的作用。

8.3.2.2 侵袭性淋巴瘤

1.研究现状

在 WHO 2001 分类中,侵袭性 NHL 主要包括以下几种:弥漫大 B 细胞淋巴瘤(DLBCL)、外周 T 细胞淋巴瘤(PTCL)、间变大 T 细胞淋巴瘤(ATCL)、套细胞淋巴瘤(MCL)等。侵袭性 NHL 一线治疗采用 CHOP 和 CHOP 样方案的 CR 率为 60%~70%,其中 30%~40% 的患者可获得长期无病生存(DFS),而 60%~70% 的患者会复发,复发患者常规解救治疗的长期生存率仅为 10%~25%。

HDT 联合 Auto - HSCT 对于复发的侵袭性 NHL 患者的治疗地位由 PAR-MA 研究结果得以确立,此后多项临床研究探索 HDT 联合 Auto - HSCT 在各种不同类型和疾病状态的 NHL 患者中的应用,使得 HDT 联合 Auto - HSCT 的适应证逐渐明确:①敏感复发的侵袭性淋巴瘤。根据前瞻性大样本随机对照的 PARMA 研究结果,确认 HDT 联合 Auto - HSCT 为年龄小于 60 岁敏感复发的侵袭性 NHL 患者的标准治疗方案。②伴有高危不良预后因素的初始侵袭性淋巴瘤。多项临床研究结果为 IPI 评分为中、高危的侵袭性 NHL 患者一线应用 HDT 联合 Auto - HSCT 提供了有利的支持依据。针对一线应用 HDT 联合 Auto - HSCT,曾有多项临床研究讨论移植前最佳的诱导化疗方案、化疗周期数,得出了在 HDT 联合 Auto - HSCT 前必须完成充足的诱导化疗的结论。另外,对 IPI 预后指数较高的中、高危 DLBCL 患者加用利妥昔单抗优于单纯化疗组。此外,还有几项研究讨论了不同病理类型的侵袭性 NHL 应用 HDT 联合 Auto - HSCT 的疗效,结论是移植可以改善 B 细胞来源的 NHL 患者预后,但不能改善非特异性外周 T 细胞型 NHL 患者的预后。③原发耐药的侵袭性淋巴瘤。原发耐药的患者往往预后较差。有资料显示,那些对二线化疗敏感的患者可以从 HDT 联合 Auto - HSCT 中获益。美国骨髓移植登记处的分析资料显示,对化疗敏感是唯一的生存影响因素。④套细胞淋巴瘤(MCL)。MCL 表现出较强的侵袭性,应用 CHOP 样方案无法获得痊愈。MCL 具有独特的生物学特征——Cyclin D1 过度表达和 t(11:14)异位导致的 BCL - 1 的表达异常。美国 M D Anderson 癌症中心设计的 hyper - CVAD联合高剂量化疗有可能提高 MCL 患者的疗效。研究结果提示单纯的 HDT 联合 Auto - HSCT 并不能治愈 MCL。另外,近期公布的两项研究结果表明,HDT 联合 Auto - HSCT,联合利妥昔单抗做体内净化和维持治疗对于有移植条件的初治 MCL 患者可能是一个较好的选择,但此结论还需要随机对照的临床研究证实。

2. Auto - HSCT 治疗弥漫大 B 细胞淋巴瘤

(1)DLBCL 是成人 NHL 中最常见的一种侵袭性淋巴瘤类型。抗 CD20 单克隆抗体利妥昔单抗联合化疗能使部分 DLBCL 患者得到治愈,但部分高危患者诱导治疗无效,且有相当一部分患者缓解后复发。HDT 联合 Auto - HSCT 可以提高高危诱导治疗无效或是缓解后复发患者的生存率。对于一般情况较好的、年龄小于 65 岁的、复发难治的患者及年轻的高危患者,可以选择 HDT 联合 Auto - HSCT 治疗。

(2)随机对照临床研究已经证实,HDT 联合 Auto - HSCT 对于复发、难治的 DLBCL 患者为首选治疗。对于原发难治的 DLBCL 患者,Auto - HSCT 治疗可以使患者长期 PFS 达 20%～30%。但是,Auto - HSCT 能否作为 DLBCL 的一线治疗则存在争议。建议年轻的高危患者可以在 CR1 期行 Auto - HSCT 治疗,而其他 CR1 期患者均采用利妥昔单抗联合化疗。

(3)影响 DLBCL Auto - HSCT 疗效的因素有:①移植前、后应用抗 CD20 利妥昔单克隆抗体显著提高了 DLBCL 患者的疗效。②预处理方案。常用预处理方案可分为三类:包含 TBI 的方案(常加 VP-16 及 CY)、以卡莫司汀为基础的方案(BEAM、BEAC、CBV)和以 Bu 为基础的方案(BuCy、Bu+VP-16)。其中 TBI-VP-16-CY 方案疗效较好,但因 TBI 导致移植后第二肿瘤发生率较高而逐渐少用。另外,BEAM 方案因移植相关毒性低而疾病缓解率高应用较多。近期报告采用标记了 CD20 抗体的^{131}I 及^{90}Y 放射免疫处理后行 Auto-HSCT 治疗获得较长的 OS 和 PFS,但其确切疗效还需要更长时间的随访。③其他因素。一般认为 TRM 随患者年龄增加而增加。移植前对化疗敏感为最重要的影响因素。复发至移植时大于或小于 12 个月为影响 OS 及 PFS 的独立愈后因素。近年发现移植前 PET-CT 检查阳性的患者增加移植后复发率。

3. Auto-HSCT 治疗血管免疫母细胞淋巴瘤

血管免疫母细胞淋巴瘤(AITL)占外周 T 细胞淋巴瘤患者的 15%～20%。传统化疗比较差,总体生存率仅 30%左右,中位生存时间 18 个月。新的治疗如免疫抑制剂、抗血管新生药物等均不能显著改善生存率。HDT 联合 Auto-HSCT 可以延长部分 AITL 患者的 DFS,尤其对化疗敏感的患者疗效较好。

由于 AITL 发病率较低,大系列的 HDT 联合 Auto-HSCT 发病率较低,将 HDT 联合 Auto-HSCT 治疗作为一线治疗或挽救性治疗尚有争议。早年资料报道 HDT 联合 Auto-HSCT 治疗 AITL 疗效较差,近年随着支持治疗及治疗水平的提高,其疗效有所提高。

综合多篇文献报道,Auto-HSCT 常用预处理方案为:BEAM 或 BEAC、包含 TBI 的方案。多因素分析显示:①移植前是否存在骨髓侵犯或淋巴结外病变;②移植前是否存在耐药、难治,年龄调整的 IPI 分值较高;③移植前疾病状态。移植前达 CR 的患者,移植后 2 年 PFS 为 56%;移植前达部分缓解的患者,移植后 2 年后 PFS 为 30%;而移植前化疗耐药的患者仅为 23%。

综上所述,对于化疗敏感的患者,HDT 联合 Auto-HSCT 可以延长部分 AITL 患者 DFS,有条件者应于 CR 或 PR 后尽早行 HDT 联合 Auto-HSCT 治疗。

4. Auto-HSCT 治疗外周 T 细胞淋巴瘤

PTCL 常用类似于侵袭性 B-NHL 的化疗方案,但缓解率低,早期复发率高,尤其是高危 PTCL 患者效果更差,除去 ALK$^+$ 间变大细胞淋巴瘤(ALCL)的患者,5 年 OS 仅为 25%～30%,而 HDT 联合 Auto-HSCT 可以改善 PTCL。

(1)HDT 联合 Auto-HSCT 治疗复发、难治的 PTCL　Auto-HSCT 作为挽救性治疗,疗效与侵袭性 B-NHL 相当,化疗敏感与否为最主要的影响预后的因素,常用的预处理方案与 B-NHL 方案相似。RodrigllezJ 等报道 123 例复发、难治的 PTCL 患者进行了 Auto-HSCT 挽救性治疗,全部患者移植后 5 年 OS 和

DFS 分别为 45％和 34％,TRM 仅为 5％。单因素分析发现,移植前 IPI 高、对化疗耐药为影响疗效的不利因素,移植前取得 CR 的患者 5 年 DFS 可达 47％。可见对化疗敏感的复发、难治 PTCL 患者进行 HDT 联合 Auto－HSCT 治疗的疗效与侵袭性 B 细胞淋巴瘤相当,但是原发难治患者、一线化疗方案未获得 PR 的患者不能从 Auto－HSCT 治疗中获益。

(2)HDT 联合 Auto－HSCT 作为 PTCL 的一线治疗　HDT 联合 Auto－HSCT 是否可以作为 PTCL 的一线治疗仍存在争议。因为 PTCL 的疾病异质性和发病率低,很难进行大规模的前瞻性随机对照临床试验来评价 Auto－HSCT 的疗效。GEL/TAMO 研究组一项大系列回顾性研究表明,移植后患者 5 年 OS 及 DFS 分别为 68％和 63％,TRM 为 10％,移植后患者主要死亡原因为疾病进展。

综合目前大多数 HDT 联合 Auto－HSCT 作为一线治疗的前瞻性研究结果可以看出,能接受 Auto－HSCT 的患者疗效优于传统化疗,但有 1/3～2/3 患者因疾病进展等原因未能获得 Auto－HSCT 机会,进一步提示 Auto－HSCT 前优化诱导及巩固化疗方案的重要性。

5. Auto－HSCT 治疗套细胞淋巴瘤

(1)MCL 占成人 NHL 的 4％～6％,虽然对诱导化疗敏感,但在短时间内易复发,复发后中位存活期仅 3 年左右,尚缺乏有效的治疗方法。应用抗 CD20 抗体治疗后疗效有所提高,但疗效仍较其他 B-NHL 差。与传统化疗相似,Auto－HSCT 支持下的 HDT 可以延长 MCL 患者生存期。

(2)HDT 后行 Auto－HSCT 对于治疗复发性 MCL 患者疗效欠佳,而对于处于疾病早期阶段及 CR1 期的患者疗效较好。因此,对于疾病早期、身体状况较好的 MCL 患者应尽早进行 Auto－HSCT 治疗。

(3)早期文献报道,Auto－HSCT 患者 3 年 OS 仅为 18％～30％,新近大多数研究表明疗效已有所提高。有研究者对 EBMTR 报道的 195 例接受 Auto－HSCT 治疗的 MCL 患者资料进行回顾性分析,发现 MCL 患者 5 年 OS 及 PFS 分别为 55％、33％,单因素分析显示处于 CR1 期行 Auto－HSCT 治疗的患者较对化疗敏感但非 CR1 期移植的患者死亡率低 33％。

(4)影响 MCL 的 Auto－HSCT 疗效的因素有:①Auto－HSCT 治疗 MCL 患者 Auto－HSCT 后,仍有部分患者出现复发,其原因可能与移植物中污染肿瘤细胞或体内残存的 MRD 有关,因此在 MCL 治疗中加入单抗可起到体内净化或移植后清除 MRD 的作用。有研究报道,在移植前后应用利妥昔单抗能起到增强疗效的作用。②预处理方案。Auto－HSCT 治疗 MCL 的预处理方案与其他 B-NHL 方案类似,常用包含 TBI 的方案、以 BCNU 为基础的方案以及含 Bu 的方案(如 Bu＋CTX,Bu＋VP－16)等,前两种方案应用较广泛。标记了单克隆抗体的靶向放射治疗(即 RIT)可以减少正常组织器官的放射剂量,增加肿瘤组织放射剂量,从而降低 TRM。近年来有研究者将 RIT 应用于 Auto-HSCT 治疗后复发的 MCL 患者二次 Auto-HSCT 治疗的预处理中,结果提高放射免疫预处理对于提高晚期 MCL 患者 Auto-HSCT 疗效可能有益。③患者年龄。部分研究者认为年龄大于 60 岁的患者进行 Auto-HSCT 的疗效略差,但 Molina 和 Freedman AS 等研究发现大于 60 岁的患者疗效与小于 60 岁患者相近,认为年龄不是影响疗效的因素。④强烈诱导化疗。因 MCL 患者具有易复发及难治的特点,有研究者建议改采用强化诱导化疗方案以增加移植前缓解率。文献报道,虽然 hyper-CVAD 组感染发生率高,5 年 OS 也高于 CHOP 组,但 hyper-CVAD 组 4 年 RR(25%)明显低于 CHOP 组(67%)。强烈 hyper-CVAD 诱导方案对 Auto-HSCT 确切疗效还需要随机对照试验来进一步证实。

8.3.2.3 高度侵袭性淋巴瘤

高度侵袭性 NHL 在 REAL/WHO 分类标准中包括淋巴母细胞型淋巴瘤(LBL)、伯基特淋巴瘤(BL)和伯基特样淋巴瘤(BLL)。

1. 淋巴母细胞型淋巴瘤

LBL 在成人是少见的类型,80% 的 LBL 来源于 T 淋巴细胞。在成人患者中应用类似急性淋巴细胞白血病(ALL)的强烈化疗方案和中枢神经系统预防性治疗可使 70%~80% 的患者达到完全缓解,长期无病生存率 40%~60%。但是,即使如此强烈的化疗,复发率仍较高,而复发患者的预后非常差。

HDT 联合 Auto-HSCT 在成人 LBL 中的作用尚无定论。根据欧洲骨髓移植登记组(EBMTG)应用 HDT 联合 Auto-HSCT 治疗 214 例患者,其中作为一线巩固治疗患者的 6 年 OS 为 63%,而患者的复发率仅为 15%。另外,EBMTG 报告一项有关用 HDT 联合 Auto-HSCT 作为一线巩固治疗 LBL 的随机对照研究,结果提示 HDT 联合 Auto-HSCT 较常规治疗可以减少 45% 的复发危险性($P=0.065$)。虽然在统计学上 HDT 联合 Auto-HSCT 没有显示出优于常规的维持治疗,但是 HDT 联合 Auto-HSCT 可以代替 2 年的维持和强化治疗,可显著减少患者的治疗时间。

2. 伯基特淋巴瘤和伯基特样淋巴瘤

BL 和 BLL 多累及儿童及青年人,其中约 20% 的患者可检测到 EB 病毒感染。伯基特淋巴瘤具有独特的分子生物学特点——Ki-67 阳性和 c-myc 原癌基因的过度表达。由于伯基特淋巴瘤快速增殖的特点,CHOP 样方案往往仅能诱导短期的缓解。EBMTG 报道初治未缓解与敏感复发的儿童患者经 ABMT 后的 EFS 分别为 43% 和 48%。此外,Smeland 报道成人伯基特淋巴瘤和伯基特样 NHL 患者应用 MmCHOP+HDT 联合 Auto-HSCT 和 BFM 方案均可使成人患者取得较 CHOP 样方案更满意的结果。中国医学科学院肿瘤医院报道应用 HDT 联合 Auto-HSCT 治疗 123 例 NHL 患者,预计所有患者的 5 年 OS 为 62.5%,EFS 为 60.9%,发现 T 细胞或 B 细胞来源对患者移植后的 OS 和 EFS 没有显著影响,应用含有 TBI 和不含 TBI 的预处理方案对 OS 和 EFS 无显著影响。

8.4 自体造血干细胞移植治疗其他疾病

8.4.1 特殊类型恶性血液病

1. 慢性髓细胞白血病(CML)

随着格列卫的广泛应用及其良好疗效,CML 移植的总数量已经明显减少且移植的地位通常处于第二位。而且对于 CML 患者,目前通常更多采用 Allo-HSCT。从 1997 年开始,研究者就在试行 Auto-HSCT 治疗 CML 慢性期早期患者,但因疗效不佳,至 2006 年已为大多数学者所放弃。因此,如果选择移植,若在 55~60 岁以下的 CML 患者,可考虑进行 HLA 完全相合同胞供者的 Allo-HSCT,以在诊断后慢性期一年内进行最为理想。但在加速期的合适病例中也可进行。若无上述合适供者,也可考虑以 HLA 完全相合的无关供者进行 Allo-HSCT。但仍有相当一部分患者无此类供者可用。在此情况下当患者仍处于慢性期或加速期时可考虑在某些患者中试行 Auto-HSCT,特别是在使用格列卫使患者达到细胞遗传学缓解后,也可考虑以高分辨有 1~2 个位点不合的无关供者或半相合的血缘供者进行 Allo-HSCT。Auto-HSCT 难以治愈处于任何阶段的 CML,多用于达到延缓病情进展的目的。

2. 骨髓增生异常综合征(MDS)

HSCT 是目前可能根治 MDS 的唯一有效方法。在 MDS 的各个阶段均可考虑进行 Allo-HSCT,尤其是在 RAEB 阶段,或经过化疗达到 CR 后。目前认为其适应证为:中危-Ⅱ及高危者;中危-Ⅰ及以下伴预后不良染色体核型者;严重多系血细胞减少或输血依赖者。有研究证实 BuCy 预处理方案在降低非复发死亡率、复发率及改善预后等方面优于含全身放射治疗为主的方案。采用的 Allo-HSCT 最好是使用 HLA 完全相合同胞供者,此时患者年龄一般限于 55 岁以下。如选用 HLA 完全相合或高分辨配型 1~2 个位点不合的无关供者,则患者年龄应低于 45 岁。也可考虑进行半相合血缘间 Allo-HSCT。Auto-HSCT 因对 MDS 的疗效差,而不宜过早进行,唯在经过化疗达到 CR 后方考虑进行,但仅能起到控制病情延长生存的目的。

3. 骨髓增殖性疾病(非 CML)和慢性淋巴细胞白血病(CLL)

非 CML 包括原发性血小板增多症、真性红细胞增多症及原发性骨髓纤维化,上述疾病目前探索进行 Allo - HSCT,其中包括 HLA 完全相合的同胞供者,或 HLA 完全相合或高分辨有 1~2 个位点不合的无关供者的 Allo - HSCT。因只有 HSCT 为本病治愈的唯一途径。另外,对 CLL 患者可进行 Auto - HSCT,但仅为达到延缓疾病进展而非治愈的目的,部分患者可使疾病稳定多年,提高了患者的生存质量。因此,对于 CLL 患者,Auto - HSCT 仍有一定的使用价值(详见 8.1.3),不过近年来 Allo - HSCT 使用比例有明显上升趋势。

8.4.2 卵巢癌

晚期卵巢癌的治疗方法主要为肿瘤细胞减灭术及术后辅以铂类药物为主的化疗,一线化疗反应率达 60%~80%,但仍有 55%~75% 患者于治疗后 3 年内复发,5 年生存率只有 30% 左右。耐药是化疗失败的主要原因。HSCT 支持下的高剂量化疗在近年研究中取得一定效果。Szotek 等对 48 例未经治疗的晚期卵巢癌患者给予外周 HSCT 支持下的高剂量紫杉醇($250mg/m^2$)和卡铂方案治疗,随访 8 年后中位无进展生存期和中位总生存期分别为 13.3 个月和 37.0 个月,5 年无进展生存率和 5 年总生存率分别为 18% 和 33%。外周 HSCT 的支持加速了造血恢复,毒性相对较低,有可能改善卵巢癌患者的预后,但由于样本量较少,尚需进一步研究。Muramatsu 等研究了 105 例经 HDC 治疗的晚期及复发性卵巢癌患者,认为 HDC 与传统化疗相比虽然治疗初期化疗反应率较高,但完全缓解期很短暂,长期生存率只有 10%~20%。Mobus 等将 149 例肿瘤细胞减灭术后的卵巢癌患者随机分为标注联合化疗组和外周 HSCT 支持下的 HDC 组进行治疗,认为 HDC 在无进展生存期和总生存期方面并不优于传统剂量化疗。

目前大多数研究均基于小样本量,有较大局限性,与常规剂量化疗或其他剂量化疗相比 HDC 的优越性尚需进一步大样本量的前瞻性随机研究来验证。该方法有可能在不久的将来成为卵巢癌化疗的重要方法之一。

8.4.3 乳腺癌

乳腺癌治疗必须针对原发灶和转移灶两大目标,即需采用局部治疗(手术或放疗)和全身治疗(化疗和内分泌治疗)相结合的综合治疗方法。欧洲骨髓移植登记处资料显示,1991 至 2002 年共 27 902 例实体瘤患者接受 HSCT,其中乳腺癌 13524 例(48%),异基因 HSCT 占 2%。Pedrazzoli 等报道欧洲血液及骨髓移植登记处资料,自 1990 年 1 月至 1999 年 2 月共 7471 例乳腺癌患者接受 HDC 联合自体 HSCT 治疗,结果显示 HDC 联合自体 HSCT 的病例数有逐渐上升趋势,并具有可行性。Cheng 等报道 177 例转移及高危乳腺癌患者用大剂量 CBT(环磷酰胺、卡铂、塞替派)预处理方案及自体 HSCT 治疗,随访 63 个月,5 年无进展生存率及总生存率分别为 62% 及 68%,说明高剂量 CBT 方案联合自体 HSCT 治疗高危乳腺癌是可行的。

　　近来研究表明，HDC＋Auto－HSCT 治疗乳腺癌后因体内残留瘤细胞，肿瘤转移复发比较常见。异基因 HSCT 治疗晚期及高危乳腺癌效果较好，一是由于高剂量化疗作用，二是由于存在由供者 T 淋巴细胞介导的移植物抗肿瘤效应。因此供者淋巴细胞输注可以进一步增强抗肿瘤作用。Stemmler 等报道 33 例转移乳腺癌患者，17 例在 HDC＋Auto－HSCT 后行淋巴细胞输注联合三联单抗（抗 Ep-CAM＋抗-CD3＋抗 Her2）治疗，中位总生存时间 47.2 个月，明显高于未接受免疫治疗组。HDC＋Auto－HSCT 治疗乳腺癌疗效的确切评价还需要大样本的随机资料。

8.4.4　肾细胞癌

　　肾细胞癌的干细胞移植国内开展较少。Barkholt 等对来自欧洲 21 个移植中心的 124 例 HSCT 治疗的肾癌患者进行研究，主要用了四种减低剂量预处理方案：①53 例氟达拉滨（125mg/m²），环磷酰胺（120mg/kg）；②1 例每日噻替哌 5～10mg/kg，2d，移植前 4d 和 3d 给氟达拉滨 30mg/m²，29 例联用环磷酰胺30mg/kg，于移植前 4d 和 3d 给药；③18 例氟达拉滨 125mg/m²，马利兰 8mg/kg，联用抗胸腺细胞球蛋白；④23 例氟达拉滨 30mg/m²，移植前 4d 到 2d 给药，全身照射2Gy。对供者连续 5～7d 给予粒细胞集落刺激因子 10μg/（kg·d）后用血浆分离置换法采集外周血干细胞，以受者体重计算，按平均细胞数为 5.5 ×10⁶/kg 为受者输入CD34⁺细胞。GVHD 的预防方案包括环孢素 A 单用、环孢素 A 联用甲氨蝶呤、环孢素 A＋泼尼松龙、环孢素 A＋霉酚酸酯。结果表明，在减低剂量预处理后行异基因 HSCT，除 3 例外其余患者均成功植入，第 1 年移植相关死亡率为 16％。缓解率与诊断到进行移植的时间间隔及急性Ⅱ至Ⅳ期 GVHD 有关。与生存率相关的因素包括 cGVHD、供者淋巴细胞输注。17 例发生 cGVHD 和行供者淋巴细胞输注的患者 2 年生存率70％，说明移植后供者淋巴细胞输注和适宜的 GVHD 可以提高患者存活率。

8.4.5　其他实体瘤

　　非小细胞肺癌、结直肠癌、肉瘤等接受 HSC 治疗病例数较少，缺乏大样本资料，其疗效有待进一步评估。

8.4.6　自身免疫性疾病

　　自身免疫性疾病是机体免疫系统功能发生紊乱，对自身抗原产生免疫应答，产生自身抗体和（或）自身致敏淋巴细胞，攻击自身靶抗原，引起病理损伤和功能障碍的一组疾病，主要包括系统性红斑狼疮（SLE）、多发性硬化（MS）、类风湿关节炎

(RA)、特发性血小板减少性紫癜(ITP)等几十种疾病。HSCT 治疗 AID 的原理一般认为有两个方面:一是在预处理时通过大剂量化疗或全身照射摧毁患者的自身免疫系统,对自身免疫病起缓解作用;二是移植 HSC 以重建正常的免疫系统。后者被认为是 HSCT 治疗自身免疫病并使其长期缓解的主要原理。Allo - HSCT 在理论上可完全或接近完全地重建患者的免疫系统,是治愈 AID 最理想的方式,但由于多方面原因其实际应用受到限制。相反,Auto - HSCT 治疗因其副作用少、移植相关死亡率低、供者来源不受限制等优点而被广泛应用和不断深入探索,故目前主要采用 Auto - HSCT 治疗 AID。

目前治疗 AID 多采用自体外周血 CD34 细胞移植,作为严重的 AID 的一种替代治疗,其短期疗效是令人满意的。根据 EULAR 及 EBMT 共同制定的 Auto - HSCT 治疗候选疾病范围,对常规治疗失败、严重致残或威胁生命和器官功能的严重的 AID 患者应进行 Auto - HSCT,但不主张对脏器已有不可逆损伤的患者实施 HSCT。HSCT 治疗适应证包括:①风湿性疾病(如 MS、RA、SLE);②神经系统疾病(如 MS、重症肌无力、肌萎缩侧索硬化);③自身免疫性血液病(如 ITP、AIHA、Evans 综合征);④其他,如克罗恩病、溃疡性结肠炎、1 型糖尿病等。预处理是成功进行干细胞移植的关键。为避免全身照射诱发肿瘤及合并多脏器损害耐受性差,普遍采用非清髓方法。目前,EBMT/EULAR 和 IBMTR/ABMTR 自身免疫性疾病工作组推荐的预处理方案有四种:①CTX/ATG;②CTX + TBI;③BuCy;④BEAM。国际上公认的较为理想的预处理方案是第一种。虽然 HSCT 治疗严重的 AID 取得了令人鼓舞的结果,但 Auto - HSCT 治疗后复发仍是一个重要的问题,有待进一步解决。

(刘心)

参考文献

[1]张之南,郝玉书,赵永强,等.血液病学[M].2 版.北京:人民卫生出版社,2011:1551~1561.

[2]马军,张伯龙.白血病[M].北京:北京大学医学出版社,2007:168 - 183.

[3]Colvin OM. Pharmacological purging of bone marrow[M]//Thomas ED, Blume KG,Forman SF,eds. Hematopoietic Cell Transplatation,2nd ed. Abingdon:Blackwell Science Inc,1998:217 - 224.

[4]Gribben JG. Tumor contamination of stem cell products:The role of purging [M]//Soiffer RJ,ed. Stem Cell Transplatation for Hematologic Malignancies. Totowa:Humana Press,2004:417 - 429.

[5]Loberiza F. Summary slides 2003[Z]. IBMTR/ABMTR Newsletter,2003,10:

7 - 10.

[6] Apperley J, Gluckman E, Gratwohl A. Blood and Mrrow Transplantation [M]. France: Art Direction/Layout, 1998.

[7] Apperley J, Gluckman E, Gratwohl A. Blood and Marrow Transplantation [M]. 2000 revised edition. France: European School of Haematology, 2000.

[8] Apperley J, Carreras E, Gluckman, et al. Haematopoietic Stem Cell Transplantation [M]. 2004 revised edition. Genoa: Forum Service Editore, 2004.

[9] Gratwohl A, Organisational Aspects[M]//Apperley J, Gluckman E, Gratwohl A, eds. Blood and Marrow Transplantation. 2000 revised edition. France: European School of Haematology, 2000.

[10] Apperley J, Gratwohl A. Introduction to the EBMT[M]//Apperley J, Carreras E, Gluckman E, eds. Haematopoietic Stem Cell Transpantation. 2004 revised edition. Genoa: Forum Service Editore, 2004.

[11] Goldman JM, Schmitz N, Niethammer D. Indications for stem cell transplantation[M]//Apperley J, Gluckman E, Gratwohl A, eds. Blood and Marrow Transplantation. 2000 revised edition. France: European School of Haematology, 2000.

[12] Stein AS, Forman SJ. Autologous hematopoietic cell transplantation for acute myloid leukemia[M]//Thamas ED, Blume KG, Forman SJ, eds . Hematopoietic Cell Transplantation. 2 nd ed. Abingdon: Blackwell Science Inc, 1998.

[13] Carella AM, Frassoni F, Van Lint MT, Autologous and allogeneic bone marrow transplantation in acute myeloid leukemia in first complete remission: A update of the Genoa experience with 159 patients [J]. Ann Hematol, 1992, 64: 128 - 131.

[14] Mehta J, Powles R, Singhal S, et al. Autologous bone marrow transplantation for acute myeloid leukemia in first remission: Identification of modifiable prognostic factors [J]. Bone Marrow Transplant, 1995, 16: 499 - 506.

[15] Ball ED, Phelphs V, Wilson J. Bone marrow transplantation for acute myeloid leukemia in remission or first relapse using monoclonal antibody-purged marrow [J] . Blood, 1996, 88: 485a.

[16] Linker CA, Ries CA, Damon LE, et al. Autologous bone marrow trans- plantation for acute myeloid leukemia using busulfan plus etopside as a preparative regimen [J]. Blood, 1993, 81: 311 - 318.

[17] Laporte J, Lopez DM, Labopin M, One hundred twenty five adult patients with primary acute leukemia autografted with marrow purged by Mafosfa-

mide：a 10 year single institution experience ［J］. Blood，1994，84：3810 - 3818.

［18］Frassoni F. Stem cell transplantation in adults：Acute leukemia ［M］ // Apperley J，Carreras E，Gluckman E，eds. Haematolopoietic Stem Cell transplantation ［M］. 2004 revised edition . Genoa：Forum Servise Editore，2004.

［19］Jaffe ES，Harris NL，Stein H，et al. World Health Organization Classification of Tumours：Pathology and Genetics of Tumours of Haematopoietic and Lymphoid Tissues［M］. Lyon：IARCP Press，2001.

［20］Sucin S，Mandell，F de Witte T，et al. Allogeneic compared with autologous stem cell transplantation in the treatment of patients younger than 46 years with acute myeloid leukaemia（AML）in first complete remission（CR1）：An intention-to-treat analysis of the EORTC/GIMEMAAML-10 trial ［J］. Blood，2003，102：1232 - 1240.

［21］Burnett AK，Goldstone AH，Stevents R，et al. Randomised comparison of addition of autologous bone-marrow transplantation to intensive chemotherapy for acute myeloid leukemia（AML）in first complete remission：Results of MRC AML 10 trial ［J］. Lancet，1998，351：700 - 708.

［22］Burnett AK，Current controversies：Which patients with acute myeloid leukemia should receive a bone marrow transplantation? An adult treater's view ［J］. Br J Haematol，2002，118：357 - 364.

［23］Gleissner B，Gokbuget N，Bartram CR，et al. Leading prognostic relevance of the BCR-ABL translocation in adult acute B-lineage lymphoblastic leukemia：A prospective study of the German Multicenter Trial Group and comfirmed polymerase chain reaction analysis ［J］. Blood，2002，99：1536 - 1543.

［24］Hoelzer D，Gokbuget N，Ottman O，et al. Acute lymphoblastic leukemia ［J］. Hematology（Am Soc Hematol Educ Program），2002，20（2）：162 - 192.

［25］Hoelzer D，Gokbuget N. New approaches in acute lymphoblastic leukaemia in adults：where do we go ［J］? Semin Oncol，2000，27：540 - 559.

［26］Billett AL，Ritz J. Autologous hematopoietic cell transplantation for acute lymphoblastic leukemia ［M］. In：Thomas ED，Blume D KG，Forman SJ，eds. Abingdon：Blackwell Science Inc，1998.

［27］Clavell LA，Gelber RD，Cohen HJ，et al. Fouragent induction and intensive asparaginase therapy for treatment of children acute lymphoblastic leukemia ［J］. N Engl J Med，1986，315：657 - 663.

［28］Haines ME，Goldman JM，Worsley AM，et al. Chemotherapy and autograf-

ting for chronic granulocytic leukemia in transplantation: Probable prolonga-
tion of survival for some patients [J]. Br J haematol,1984,58:711 - 721.

[29]Reiffers J,Trouette R,Marit G,et al. Autologous blood stem cell transplan-
tation for chronic granulocytic leukemia in transformation: A report of 47 ca-
ses [J]. Br J Haematol,1991,77:339 - 345.

[30]Khouri IF,Kantarjian HM,Talpaz M,et al. Results with high-dose chemo-
therapy and unpurged autologous stem cell transplantation in 73 patients
with chronic myelogenous leukemia: The MD Anderson experience [J]. Bone
Marrow Transplant,1996,17:775 - 779.

[31]Maguer-Satta V,Petzer AL,Eaves AC,et al. BCR-ABL expression in differ-
ent subpopulations of functionally characterized ph$^+$ CD34$^+$ cells from pa-
tients with chronic myelogenous leukemia [J]. Blood,1996,88:1796 - 1804.

[32]Takahira H,Ideguchi H,Hirata J,et al. Appearance of chromosomally nor-
mal hemopoiesis during busulfan-induced remission in a case of Ph1 positive
chronic myelogenous leukemia [J]. Rinshoketsueki,1989,30:251 - 255.

[33]Carella AM,Podesta M,Grassoni F,et al. Selective overshoot of ph-negative
blood hemopoietic cells after an intensive idarubicin-containing regimen and
their repopulating capacity after infusion [J]. J Haematother,1994,3:199 -
202.

[34]张伯龙. 外周血干细胞的动员[M]//达万明,裴雪涛. 外周血干细胞移植. 北
京:人民卫生出版社,2000.

[35]Gratwohl A. Principles of conditioning regimens [M]//Apperley J,Carreras
E,Cluckman E,eds. Haematopoietic stem Cell Transplantation. 2004 revised
edition. Gencoa:Forum Service Editore,2004:90 - 104.

[36]Gribben JG. Antibody-mediated purging [M]//Thomas ED, Blume KG,
Forman SF,eds. Hematopietic Cell Transplantation. 2nd ed. Abingdon:Black-
well Science Inc,1998:207 - 216.

[37]刘心. 实用临床血液学新进展[M].西安:陕西科学技术出版社,2000:21 - 25.

[38]侯健,李建勇,邱录贵.多发性骨髓瘤理论与实践[M].上海:上海科学技术出
版社,2011:195 - 203.

[39]Moreau P, Garban F, Attal M,et al. Long-term follow-up results of
IFM99-03 and IFM99-04 trials comparing nonmyeloablative allotrans- plan-
tation with autologous transplantation in high-risk de novo multiple myelo-
ma[J]. Blood, 2008,112:3914 - 3915.

[40]Bruno B,Sorasio R,Patriarca F,et al. An update of a comparison of nonmye-

第8章 自体造血干细胞移植

loablative allografting with autografting for newly diagnosed multiple myeloma. Presented at the 35th Annual Meeting of the European Group for Bone Marrow Transplantation[J]. Goteborg,Sweden,2009.

[41]Giralt S,Stadtmauer EA,Harousseau JL,et al. International myeloma working group(IMWG)consensus statement and guidelines regarding the current status of stem cell collection and high-dose therapy for multiple myeloma and the role of plerixafor(AMD 3100)[J]. Leukemia,2009,23:1904 - 1912.

[42]Trotman J,Presgrave P,Kwan Y,et al. Consensus guidelines for 'rainy day' autologous stem cell harvests in New South Wales[J]. Intern Med J,2008, 38:229 - 234.

[43]Lahuerta JJ,Mateos MV,Martínez-López J,et al. Influence of pre-and post-transplantation responses on outcome of patients with multiple myeloma:sequential improvement of response and achievement of complete response are associated with longer survival[J]. J Clin Oncol,2008,26:5775 - 5782.

[44]Flomenberg N, Devine SM, Dipersio JF,et al. The use of AMD3100 plus G-CSF for autologous hematopoietic progenitor cell mobilization is superior to G-CSF alone[J]. Blood,2005,106:1867 - 1874.

[45]Cavo M,Tosi P,Zamagni E,et al. Prospective,randomized study of single compared with double autologous stem-cell transplant- ation for multiple myeloma:Bologna 96 clinical study[J]. J Clin Oncol,2007,25:2434 - 2441.

[46]Abdelkefi A,Ladeb S,Torjman L,et al. Single autologous stem-cell transplantation followed by maintenance therapy with thalidomide is superior to double autologous transplantation in multiple myeloma:results of a multicenter randomized clinical trial[J]. Blood,2008,111:1805 - 1810.

[47]Rajkumar SV, Rosiñol L, Hussein M,et al. Multicenter, randomized, double-blind, placebo-controlled study of thalidomide plus dexamethasone compared with dexamethasone as initial therapy for newly diagnosed multiple myeloma[J]. J Clin Oncol,2008,26:2171 - 2177.

[48]Anderson KC, Alsina M, Bensinger W, et al. Multiple myeloma. Clinical practice guidelines in oncology[J]. J Natl Compr Canc Netw,2007,5:118 - 147.

[49]Fenk R, Ak M, Kobbe G,et al. Levels of minimal residual disaese detected by quantitative molecular monitoring herald relapse in patients with multiple myeloma[J]. Haematologica,2004 ,89:557 - 566.

[50]Harousseau JL,Attal M, Leleu X,et al. Bortezomib plus dexa-methasone as

induction treatment prior to autologous stem cell transplantation in patients with newly diagnosed multiple myeloma:results of an IFM phase II study [J]. Haematologica,2006,91:1498 - 1505.

[51]Jagannath S,Richardson PG,Sonneveld P,et al. Bortezomib appears to overcome the poor prognosis conferred by chromosome 13 deletion in phase 2 and 3 trials[J]. Leukemia,2007,21:151 - 157.

[52]Eom HS,Min CK,Cho BS,et al. Retrospective comparison of bortezomib - containing regimens with vincristine-doxorubicin -dexamethasone(VAD)as induction treatment prior to autologous stem cell transplantation for multiple myeloma[J]. Jpn J Clin Oncol,2009,39:449 - 455.

[53]Koreth J, Cutler CS, Djulbegovic B,et al. High-dose therapy with single autologous transplantation versus chemotherapy for newly diagnosed multiple myeloma:A systematic review and meta-analysis of randomized controlled trials[J]. Biol Blood Marrow Transplant,2007,13:183 - 196.

[54]Cavo M,Zamagni E,Tosi P,et al. Superiority of thalidomide and dexamethasone over vincristine-doxorubicindexamethasone(VAD)as primary therapy in preparation for autologous transplantation for multiple myeloma[J]. Blood, 2005,106:35 - 39.

[55]Barlogie B,Pineda-Roman M, van Rhee F,et al. Thalidomide arm of Total Therapy 2 improves complete remission duration and survival in myeloma patients with metaphase cytogenetic abnormalities[J]. Blood, 2008, 112: 3115 - 3121.

[56]Roussel M,Moreau P,Huynh A,et al. Bortezomib and high-dose melphalan as conditioning regimen before autologous stem cell transplantation in patients with de novo multiple myeloma:a phase 2 study of the Intergroupe Francophone du Myelome(IFM)[J]. Blood,2010,115:32 - 37.

[57]石远凯. 淋巴瘤[M]. 北京:北京大学医学出版社,2007:365 - 373.

[58]Appelbaum FR,Deisseroth AB,Graw RG,et al. Prolonged complete remission following high dose chemotherapy of Burkitt's lymphoma in relapse[J]. Cancer,1978,41:1059 - 1063

[59]Suzuki R,Kako S,Hyol R,et al. Hematopoietic stem cell transplantation for extranoda60]NK/T-cell lymphoma,nasal type:the Japan society for hematopoietic cell transPlantation(JSHCT)lymphoma working party[J]. Ann Oncol,2011,22(suppl 4):94 - 95.

[60]Van Imhoff GW,van der Holt B,Mackenzie MA,et al. Impact of three cour-

ses of intensified CHOP prior to high-dose sequential therapy followed by autologous stem-cell transplantation as frist-line treatment in poor-risk, aggressive non-hodgkin's lymphoma:comparative analysis of Dutch-Belgian Hemato-Oncology Cooperative Group studies 27 and 40[J]. J Clin Oncol,2005, 23:3793 - 3801.

[61]Haioun C,Mounier N,Emile JF,et al. Rituximab vs observation after high-dose consolidative firstline chemotherapy（HDC）with autologous stem cell transplantation in poor risk diffuse large B-cell lymphoma. Final analysis of the LNH98-B3 GELA study[J]. Blood,2005,106:677a.

[62]Tomblyn M,Bronstein C,Linda LJ,et al. Similar and promising out-comes in lymphoma patients treated with myeloablative or nonmyeloab-lative conditioning and allogeneic hematopoietic cell transplanta-tion[J]. Biol Blood Marrow Transplant,2008,14(5):538 - 545.

[63]Lavoie JC,Connors JM, Phillips GL,et al. High-dose chemotherapyand autologous stem cell transplantation for primary refractory or re-lapsed Hodgkin lymphoma:long- term outcome in the first 100 patientstreated in Vancouver[J]. Blood,2005, 106(4):1473 - 1478.

[64]Engelhardt BG,Holland DW,Brandt SJ,et al. High-dose chemolher-apy followed by autologous stem cell transplantation for relapsed or re-fractory Hodgkin lymphoma:prognostic features and outcomes [J] . Leuk Lympho-ma,2007,48(9):1728 - 1735.

[65]Copelan EA. Hematopoietic stem cell transplantation [J]. N Engl J Med, 2006,354(27):1813 - 1826.

[66]levine JE,Harris RE,Loberiza FR Jr,et al. A comparison of allogeneic and autologus bone marrow transplantation for lymphohlasticlymphoma [J]. Blood,2003,101(7):2476 - 2482.

[67]Sweetenham JW. Diffuse large B-cell lymphoma:risk stratificalion andmanagement of relapsed disease [J]. Hematology Am Soc Hematol EducProgram,2005,4(7) :252 - 259.

[68]Naparstek E. The role of the anti-CD20 antibody rituximab in hematopoietic stem cell lransplantation for non-Hodgkin's lymphoma [J]. CurtHematol Rep,2005,4(4):276 - 283.

[69]Khouri IF,Saliba RM,Hosing C,et al. Concurrent administration of high-dose rituximab before and after autologous stem-cell transplantation for re-lapsed aggressive B-cell non-Hodgkin's lymphomas [J]. J ClinOncol, 2005,

23(10):2240 - 2247.

[70] Lee MY, Chiou TJ, Hsiao LT, et al. Rituximab therapy increased post - transplant cytomegalovirus cwmplications in Non-Hodgkin's lym-phoma patients receiving autologous henmatopoietic stem cell transplantat- ion [J]. Ann Hematol,2008,87(4):285 - 289.

[71] Neumann F, Harnren S, Martin S, et al. Rituximab long-term main-tenance therapy after autologous stem cell transplantation in patientswith B-cell non-Hogkin's lymphoma [J]. Ann Hematol,2006,85(8):530 - 534.

[72] Szotek PP, Pieretti-Vanmarcke R, Masiakos PT, et al. Ovariancancer side population defines cells with stem cell-like characteristicsand Mullerian Inhibiting Substance responsiveness [J]. Proc Natl AcadSci USA,2006,103 (30):11154 - 11159.

[73] Muramatcu T, Shinozuka T, Hirasawa T, et al. Treatment strategy for recurrent and refractory epithelial ovarian cancer:efficacy of high-dose chemotherapy with hematopoietic stern cell transplantation [J]. ActsHistochem Cytochem,2006,39(3):61 - 67.

[74] Mofbus V, Wandt H, Frickhofen N, et al. Phase III trial of high-dosesequential chemotherapy with peripheral blood stem cell support com-pared with standard close chemotherapy for first-line treatment of ad-vanced ovarian cancer: intergroup trial of the AGO-Ovar/AIO and EBMT [J]. J Clin Oncol, 2007,25(27):4187 - 4193.

[75] Stemmler HJ, Salat C, Lindhofer H, et al. Combined treatment of metastatic breast Cancer(MBC)by high-dose chemotherapy(HDCT)and bispecific antibodies: a pilot study [J]. Anticancer Res,2005,25(4):3047 - 3054.

[76] Barkholt L, Bregni M, Remberger M, et al. Allogeneic haematopoi-etic stem cell transplantation for metastatic renal carcinoma in Eu-rope [J]. Ann Oncol,2006,17(7):1134 - 1140.

[77] Conrad R, Remberger M, Cederlund K, et al. A comparison between low intensity and reduced intensity conditioning in allogeneic hemato- poietic stem cell transplantation for solid tumors [J]. Haematologica,2008,93(2):265 - 272.

[78] 马军,王建祥,邵宗鸿,等.造血系统疾病诊疗规范教程[M].北京:北京大学医学出版社,2009:428 - 490.

[79] Song KW, Barnett MJ, Gascoyne RD, et al. Primary therapy for adults with T-cell lymphoblastic lymphoma with hematopoietic stem-cell transplantation

第 8 章 自体造血干细胞移植

results in favorable outcomes [J]. Ann Oncol,2010,18(3):535 – 540.

[80]Gross TG, Hale GA, He W, et al. Hematopoietic stem cell transplantation for refractory or recurrent non-Hodgkin lymphoma in children and adolescents[J]. Biol Blood Marrow Transplant,2010,16(2):223 – 230.

[81]Fortune A, O Leary H, Gilmore R, et al. T- lymphoblastic leukemia/lymphoma:a single center retrospective study of outcome [J]. Leuk Lymphoma, 2010,51(6):1035 – 1039.

[82]Kwong YL. Hematopoietic stem-cell transplantation in natural killer cell lymphoma and leukemia [J]. Int J Hematol,2010,92(5):702 – 707.

[83]Boehm B, Walcherberger B, Sperr WR, et al. Improved outcome in patients with chronic myelogenous leukemia after allogenetic hematopoietic stem cell transplantation over the past 25 years:a single-center experience [J]. Biol Blood Marrow Transplant,2011,17(1):133 – 140.

[84]Nicolini FE, Basak GW, Soverini S, et al. Allogenetic stem cell transplantation for patients harboring T315I BCR-ABL mutated leukemias[J]. Blood, 2011,118(20):5697 – 5700.

[85]Nishihori T, Alsina M. Advances in the autologous and allogeneic transplantation strategies for multiple myeloma [J]. Cancer Control,2011,18(4):258 – 267.

[86]Topcuoglu P, Arat M, Ozcan M, et al. Case-matched comparison with standard versus reduced intensity conditioning regimen in chronic myeloid leukemia patients [J]. Ann Hematol,2012,91(4):577 – 586

[87]Attal M, Lauwers-Cances V, Marit D, et al. Lenalidomide maintenance after stem-cell transplantation for multiple myeloma [J]. N Engl J Med,2012,366 (19):1782 – 1791.

[88]Sonneveld P, Schmidt-Wolf IG, van der Holt B, et al. Bortezomib induction and maintenance treatment in patients with newly diagnosed multiple myeloma: results of the randomized phase III HOVON-65/GMMG-HD4 trial [J]. J Clin Oncol,2012,30(24):2946 – 2955.

第9章 异基因造血干细胞移植

内容提要：本章主要介绍 Allo－HSCT 在恶性血液病（如急、慢性白血病）及非恶性血液病治疗中的应用以及脐血、HLA 半相合、非血缘及非清髓造血干细胞移植的应用。

9.1 异基因造血干细胞移植治疗急性白血病

9.1.1 急性髓细胞白血病

1.急性髓细胞白血病的异基因造血干细胞移植现状

Allo－HSCT 仍然是目前根治急性髓细胞白血病最有效的方法。近年来，随着移植技术的发展，移植的效果明显提高。根据国际骨髓移植登记处（IBMTR）公布的 1994 至 1999 年登记的移植病例，共 5126 名患者接受了 Allo－HSCT，在 HLA 配型相合的供者中，当移植在首次缓解期施行时，其 3 年无病生存率达 60% 左右，而移植手术在第二次缓解期或更晚的时期进行，3 年无病生存率降至 40% 左右。就长期生存来说，综合近年世界各地骨髓移植中心的数据显示，Allo－HSCT 较化疗效果好，年青患者效果优于年长者。

2.AML 预后与移植时机的选择

急性髓细胞白血病的预后与 FAB 分型、染色体改变、患者的年龄及性别、发病时白细胞计数、治疗措施等有关。其中细胞遗传学和基因的改变尤为重要，它对急性白血病分型、治疗方法的选择、疗效以及预后都有重要影响。根据细胞遗传学对预后的影响，目前可将 AML 分为预后良好组、中危组和高危组三类。

根据 AML 患者所属危险组及有无合适供体，治疗方案的选择有所区别。

（1）具有预后良好核型者，如 t(8;21)、inv(16)、t(15;17)，经诱导化疗达到缓解后行巩固化疗，不立即进行移植，进行观察。一旦复发或处于 CR2 期则应尽早行 Allo－HSCT，如无合适供体则 Auto－HSCT 或强烈化疗辅以自体干细胞支持为首选。

（2）中危组及高危组诱导化疗缓解者，应在 CR1 期尽早进行 Allo－HSCT。

(3)对不能达到 CR 或经过标准化疗后复发者,应尽可能快速行同胞间 BMT 或无关供体的 Allo - HSCT。

3. 异基因造血干细胞移植

异基因骨髓移植是传统治疗急性髓细胞白血病的方法,但由于骨髓来源困难,近年来更多应用异基因外周血干细胞移植治疗急性白血病。异基因 PHSCT 使用 G - CSF 或 GM - CSF 动员造血祖/干细胞进入外周血,收集 $CD34^+$ 细胞进行移植的技术已日趋成熟。Allo - PBHSCT 的早期植入率高,在 HLA 中相合同胞兄弟姐妹 BMT 中,中性粒细胞数恢复至 $0.5 \times 10^9/L$ 的时间约为 21d,而 PBSCT 约为 $10 \sim 15d$。在 HLA 不相合供者移植中,PBSCT 提高植入率,与 BMT 相比可获得较满意的免疫功能重建。PBHSCT 回输淋巴细胞数较多,aGVHD 的发生与 BMT 相似,但慢性 GVHD 的发病率增高。复发难治性患者 PBHSCT 后的生存率可能高于 BMT。CBT 受细胞数量的限制主要用于儿童患者,近年采用 HLA 配型一致的双份 CBT 已取得成功,但长期疗效有待观察。

(1)HLA 相合同胞供体 Allo - HSCT 目前实施最多的 Allo - HSCT 仍是 HLA 相合同胞供体移植,CR1 期 AML 患者约 58% 可以获得长期无病生存。治疗相关的死亡因素主要为感染、急性和慢性 GVHD、VOD。根据 EBMT 回顾性研究,500 例 CR1 期 AML 患者根据危险程度分为预后良好、中等及预后差三组,行 Allo - HSCT 后 DFS 分别为 67%、57% 和 29%。

(2)HLA 半相合亲缘供体 Allo - HSCT 由于患者在同胞兄弟姐妹中能找到 HLA 全相合的供者几率仅为 1/4,故可选择 HLA 部分相合的亲属供者。HLA 半相合 Allo - HSCT 是另一种可选择的治疗方案,AML 患者没有 HLA 相合的同胞供体,虽然可以接受化疗和 Auto - HSCT 治疗,但难治及耐药性 AML 效果很差,而且高危 AML 患者行 Auto - HSCT 后预后极差。患者拥有半相合供者的概率很大,其父母和子女都具有与之相合的单倍型,且拥有 HLA 半相合同胞的概率为 50%,近亲中也有 HLA 半相合的供体。半相合 Allo - HSCT 后 GVHD 发生率明显升高,所以对移植物处理及免疫抑制技术要求增高。近年来随着 GVHD 防治手段及辅助支持措施的提高,以及供者移植物处理方法更加合理,HLA 半相合的 Allo - HSCT 得到快速发展。

(3)HLA 相合无关供体 Allo - HSCT(URD - HSCT) 对于在同胞兄弟姐妹中找不到 HLA 相合配型的供者,可选择 HLA 相合 URD - HSCT。AML 患者行 URD - HSCT,年龄 $1 \sim 55$ 岁,大多数采取 CY/TBI 方案预处理,采用 CSA/MTX 预防 GVHD,CR1 期患者 DFS 为 50%,CR2 期 DFS 为 28%,aGVHD 和 cGVHD 发生率分别为 77% 和 65%。恶性程度高者(包括初次诱导失败)DFS 更差。移植时机处于 CR 者复发率明显低于复发与难治病例。移植物细胞数高者($\geqslant 3 \times$

10^8/kg)及 CMV 阴性者预后佳。这组患者 DFS 结果与其他同胞全相合移植研究所报道的 DFS 相似,但 GVHD 的风险高于同胞间移植。NMDP 以清髓性预处理方案对 1755 例 AML 进行 URD - HSCT,患者分为三组:CR1、CR2、CR3 以上或复发者,结果证实 CR1 与 CR2 期患者生存率无明显区别,但是远远高于 CR3 和复发者。另一项研究分析了 70 例接受 URD - BMT 的 AML 患者,处于 CR1 或 CR2期者 2 年 DFS 为 45%,恶性度更高者 DFS 为 19%。以上研究均提示,对于无相合同胞供者高危 CR1 期、CR2 期及耐药复发 AML 病例,应优先考虑应用 URD - HSCT。

(4)减低剂量预处理 HSCT 传统的预处理方案受患者年龄、身体状态、重要器官功能状态及疾病类型等限制,且费用昂贵、住院时间长、发生重症感染及排斥等并发症的概率高。近年来减低剂量预处理 HSCT 备受关注,预处理方案一般由氟达拉滨(Flu)、抗胸腺球蛋白(ATG)、环磷酰胺(Cy)为主,CSA 或 FK506 联合短程甲氨蝶呤或甲泼尼龙等预防 GVHD。减低剂量预处理在明显减小细胞毒性药物剂量的同时增强了免疫抑制,避免了致死量放、化疗造成严重的骨髓和髓外毒性,因此患者造血恢复快,需要血液制品减少,也降低了因白细胞过低导致感染的风险。通过减低剂量预处理,移植患者年龄可以放宽,且明显降低移植费用。减低剂量预处理 HSCT 患者体内形成供受体造血细胞混合嵌合状态(MC),淋巴细胞形成供受体双向免疫耐受。TBI+氟达拉滨方案明显降低了移植物被排斥的风险,甚至有回顾性研究报道认为处于嵌合状态的患者 GVHD 的发生率低,无病生存率提高。EBMT 多中心联合研究结果显示:900 例行减低剂量预处理 HSCT 的患者中,Ⅲ~Ⅳ度 aGVHD 发生率为 12%,广泛 cGVHD 发生率为 42 %,TRM 为20%。

4.影响 AML 患者 HSCT 预后的主要因素

一般而言,年轻、女性、初诊时白细胞小于 $20×10^9$/L、外周血原始细胞数低、无肝脾肿大、一次诱导化疗达 CR、从有症状到初诊时间短、从初诊到移植间隔少于 120d,不并发 aGVHD 及间质性肺炎的患者的总体生存率明显较高。免疫表型也用于初诊 AML 的预后分析,CD98、CD10、CD14 低表达及 CD33 不表达者提示预后不良;CD13、CD33、CDw65、CD117 及 MPO 均表达者预后不良。

(1)CR1 期的 AML 行 Allo - HSCT 以往 HSCT 多用于治疗疾病进展的AML,如复发、第二次缓解或 CR2 以上的缓解,或者是耐药的 AML。随着 Allo - HSCT 中非复发死亡率的减低,CR1 期 AML 同胞全相合 Allo - HSCT 的应用逐渐增加。总体而言,CR1 期 AML 同胞全相合 Allo - HSCT 者的存活指标比用标准剂量化疗的同期患者好得多,但是对于不同预后因素组其具体结果有所差异。

(2)CR2 期 AML 行 Allo - HSCT IBMTR 报道 257 例 CR2 的 AML 行 Allo -

HSCT,244 例行单纯化疗,结果 HSCT 组 3 年 DFS 为 26%,化疗组为 17%。另一报道对 163 例 CR2 的 AML 行 Allo-HSCT,106 例行 Auto-HSCT,结果 3 年 DFS 分别为 43% 与 27%。还有研究比较了 17 例第一次复发患者及 25 例 CR2 患者行 Allo-HSCT 的治疗结果:两组生存率分别为 29% 和 22%,但第一次复发患者组 OS 仅 10%。EBMT 研究认为,CR2 患者行 Allo-HSCT 后复发率明显低于 Auto-HSCT 组,但是 OS 无明显区别。

(3)难治和复发 AML 行 Allo-HSCT 难治性 AML 获取长生存的唯一挽救治疗方法是 Allo-HSCT。但难治的 AML 患者 Allo-BMT 5 年生存率达 18%± 5%,复发 AML 达 27%±6%。对年轻、有良好或中等预后核型、CR1 期>1 年的复发患者也可行 Auto-HSCT。对于原发诱导失败、持续处于复发状态及用标准剂量化疗髓外复发的 AML,Allo-HSCT 疗效虽然差,但仍是值得考虑的方法。

(4)细胞遗传学异常 初诊时细胞遗传学异常是一个重要的预后因素。IB-MTR 分析 708 例行同胞全相合移植 AML 患者,根据核型分为预后良好、中等、差及正常核型组,在预后良好、中等及正常核型组 DFS 无明显区别,为 50%~56%,而预后差核型组 DFS 仅 24%。

(5)化疗对 Allo-HSCT 影响 IBMTR 研究 CR1 期 AML 患者 HSCT 前选择不同剂量强度阿糖胞苷巩固化疗,甚至在 HSCT 前是否行巩固化疗对移植的影响,认为不采取巩固、按照标准剂量阿糖胞苷或大剂量阿糖胞苷方法巩固化疗,三者 DFS、OS 及复发率无明显区别。

(6)预处理方案对 Allo-HSCT 影响 对 CR1 期 AML 行 Allo-HSCT 采取何种预处理方案最好?有研究报道 63 例 CR1 期 AML 行 Allo-HSCT,随机接受 CY/TBI 或 BU/TBI 方案进行预处理,生存率无明显区别。EBMT 对 536 例 CR1 期 AML 行 Allo-HSCT,分别用 BuCy 或 TBI+CY 方案预处理,其 aGVHD、复发率及生存率均无差别。北欧移植组认为 BuCy 或 TBI+CY 方案预处理,其 aGVHD、复发率及生存率均无差别。北欧移植组认方案 cGVHD 及阻塞性支气管炎发生率升高。也有报道以 BuCy 方案预处理髓外复发率升高,高剂量 TBI 方案处理组移植后复发率减低,但是重度 GVHD 风险明显升高。

(7)GVHD 预防方案对 Allo-HSCT 影响 GVHD 一直是 Allo-HSCT 的重要死亡因素。一项研究比较 91 例 CR1 期行 Allo-HSCT 的 AML 患者,两组不同剂量 CSA 预防 GVHD:1~2mg/kg 和 5mg/kg,结果表明高剂量 CSA 组 OS 低,复发风险高,但是两组 TRM 无区别。

除 CSA 等免疫抑制剂预防 GVHD 外,另一种预防 GVHD 方法是去除移植物中 T 淋巴细胞。MSKCC 报道 31 例 CR1 期 AML 患者接受去 T 细胞 Allo-HSCT,3 年 DFS 为 45%,复发率为 13%,植入失败率为 15%。Dana-Far-ber 肿瘤中心 28 例 CR1 期 AML 患者接受 Allo-HSCT,采用单抗去除 CD6$^+$ T 淋巴细胞,结果 TRM 为 5%,4 年 DFS 为 63%,OS 为 71%,但是复发率升至 25 %,GVHD 发生率为 15%,1 例患者植入失败,2 例患者发生晚期植入失败。总体而言,目前尚不能判定去 T 淋巴细胞 Allo－HSCT 毒性反应减低,GVHD 发生减少。

5. HSCT 后复发

(1)Auto－HSCT 复发后行 Allo－HSCT　Auto－HSCT 后复发者可行二次 HLA 相合或不全相合供者移植。EBMT 报道 95 例 AML Auto－HSCT 复发,行 Allo－HSCT,2 年复发率为 15%。FHCTC 报道 59 例 Auto－HSCT 复发后 Allo－HSCT,其中 AML 24 例,2 年 DFS 占 46%,非复发死亡率为 30%,复发率为 25%,其中儿童患者预后更好。因此在 Auto－HSCT 失败后 Allo－HSCT 可以发挥 GVL 作用,但是相关死亡率仍然很高。

(2)Allo－HSCT 后复发 AML 的治疗　复发仍旧是 AIlo－HSCT 治疗 AML 最主要的失败原因,现今移植后复发者多采取 DLI 产生 GVL 作用。移植后患者一旦表现出分子学、遗传学或者临床复发,停用免疫抑制剂并行 DLI。对于肿瘤负荷高者应先进行化疗,后用 DLI。EBMT 报道 135 例移植后复发患者,有 21 例行诱导化疗继以 DLI 或单独行 DLI,只有 6 例获得 CR,DLI 的严重副作用有 Ⅱ～Ⅲ 度 GVHD(占 41%,其中有 14 人死亡)及重度全血细胞减少。目前进行 DLI 所需要细胞量尚无统一标准,一般认为逐次增加细胞剂量($1\times10^7\rightarrow5\times10^7\rightarrow1\times10^8/kg$)比单次大剂量($1.5\times10^8/kg$)效果好,aGVHD、系统性 cGVHD 及重度全血细胞减低的副作用减少,而 GVL 作用相当。

9.1.2　急性淋巴细胞白血病

1. 急性淋巴细胞白血病异基因造血干细胞移植治疗现状

急性淋巴细胞白血病(ALL)患者通过化疗可获得较高的缓解率,许多 ALL 患者用化疗能够获得长期 DFS,尤其小儿 ALL 用化疗可以达到 90% 以上的 CR 率,长期生存率也较高。这些患者做 HSCT 的疗效并不明显优于化疗,并不需要急于在 CR1 时就进行 HSCT。但高危 ALL 患者的化疗效果差,成人 ALL 复发率较高,故 Allo－HSCT 治疗 ALL 仍具有重要的地位。IBMTR 资料表明:在 CR1 期移植效果优于 CR2 期,年龄<20 岁组的 ALL 患者 3 年无病存活率明显高于年龄>20 岁组;而处于疾病进展期的患者无病生存率明显降低。

2. 预后因素与移植时机的选择

ALL 在儿童与成人患者之间无论在疾病的自然特征和治疗反应上都差别。ALL 的亚型在两类患者中的分布也不同,由此决定了治疗的选择和疾病的预后具有差异。儿童的前 B 细胞 ALL 通常发病高峰在 3～11 岁,在成人发病不到 5%,这种类型的 ALL 通过化疗就可达到很高的治愈率;反过来,预后很差的 ALL 类型,如 Ph 染色体阳性(t 9;22)、(t 4;11)、ALL 伴有髓细胞表型,null 细胞表型多在成年人发病,且预后很差。另外 T 细胞淋巴瘤、外周血白细胞>$50×10^9$/L、纵隔大包块以及中枢神经受累者均强烈提示预后差。因此正确选择 Allo-HSCT 的时间十分重要。儿童标危组的 ALL 因化疗效果好,通常在 CR1 期可不推荐 Allo-HSCT,儿童高危组 ALL 患者则应在 CR1 期移植。成人 ALL 主张在 CR1 期应尽快行 HSCT,移植的疗效远高于持续化疗。ALL 复发后获得第二次缓解,无论儿童还是成人,均应尽快施行 HSCT。处于疾病进展期的患者移植效果取决于患者的年龄和时间。因此青少年患者应尽早移植,以便取得较好效果。

3. 不同类型供者的 ALL 患者 Allo-HSCT 的结果

根据 IBMTR 的统计,采用兄妹 HLA 相合供者,移植后长期无病生存率为52%~59%,如能在其双亲的家庭成员找到 HLA 表型相合的供者,移植后长期无病生存率达 28%~59%,与前组比较并无统计学差异,提示在家庭成员中扩大选择 HLA 表型相合供者的可行性。来自骨髓库 HLA 配型相合的移植 3 年无病生存率为 45%,但通常伴有更高的 GVHD 发生率。采用 HLA 不完全相合的家庭成员或单倍体匹配的半相合供者以及不完全相合的无关供者移植对于那些未能寻到合适同胞和无血缘关系供体的 ALL 患者无疑是一种可供选择的治疗策略,但该类移植的相关风险较大,TRM 高。

4. ALL 患者 Allo-HSCT 的适应证及并发症

2004 年 EBMT 公布 Allo-HSCT 在 ALL 治疗中的适应证为:CR1 的高危/极高危患者 Ph^+、诱导缓解化疗无反应、T-ALL 且泼尼松反应不良、诱导化疗 6 周后 MRD> 10^{-2} 等];CR2 患者(CR1 持续时间<30 个月或者 CR1 期 MRD 持续高水平)。成人标危 ALL 在 CR1 时一般也不积极进行移植,但若供体和患者年龄均较轻、供体为男性且与患者 HLA 全相合尤其是同胞间的也可以进行移植。Gputa 等曾报道 55 岁以下 ALL 患者行 Allo-HSCT 组 6 年的 DFS 和 OS 均明显优于单纯化疗组。Ph^- ALL 患者中具有任何其他高危因素(尤其是年龄和初诊时白细胞计数等)的行 Allo-HSCT 组和单纯化疗组 5 年的 DFS 分别为 45% 和 23%。

按照移植的方式不同可分为清髓性和非清髓性两种。目前多用清髓性移植方式;高危的老年 ALL 患者对大剂量化疗和清髓性的 Allo-HSCT 耐受性差,有研究显示对此类患者行 HSCT 前联合化疗和强烈的免疫抑制(氟达拉滨、ATG)进行非清髓灭绝性移植可以减少治疗相关死亡率,但是因为移植治疗 ALL 时移植物抗白血病(GVL)作用较弱,这一方式的疗效正在进一步验证中。

Allo-HSCT 的主要并发症和死亡原因仍为 GVHD。多家研究中心都有以下类似的结论:HSCT 首选同胞间 HLA 相合供体;若无此条件且时间允许也可行无血缘关系 HLA 相合的 HSCT,由于目前配型精确性的提高加上移植前后处理方案进一步完善,无血缘关系移植的疗效在逐步提高。由于 HLA 相合同胞和无血缘供体的缺乏,也有高危病例选择单倍型移植,疗效正在观察中。HSCT 治疗在 ALL 总的疗效不如 AML。

5.异基因造血干细胞移植中的特殊问题

(1)移植前的强化治疗　对 CR1 期的 ALL 患者,移植前通常至少给予一个疗程以上强化巩固治疗。强化治疗的方案尚无统一的意见,大多数移植单位采用大剂量甲氨蝶呤。中枢神经系统白血病的预防应避免使用中枢神经系统放射治疗,因为对于那些近 3 个月内接受过颅脑放疗的患者,放疗可能增加预处理时发生严重的中枢神经系统损害的几率,通常给予 6 次鞘内注射 MTX、Ara－C 等化疗药物预防移植后中枢神经系统白血病复发。

(2)髓外复发的防治　Allo－HSCT 可降低髓外复发的最有力的证据是移植后中枢神经系统白血病发生率有明显降低,TBI 对此起了重要的作用。除中枢神经系统以外,睾丸也是髓外复发的常见部位,目前主张在 ALL 患者移植前给予睾丸 5Gy 放疗。

(3)预处理方案和 GVHD 的预防　尽管目前有很多多药联合预处理方案,但还没有足够的证据认为其优于经典的"TBI-Cy"方案,在"TBI-Cy"加入大剂量足叶乙甙可能有更好的长期生存。由于 ALL 患者移植后有较高的复发率,在同胞供者的移植中,GVHD 的预防不推荐供者淋巴细胞去除,目前最常用的仍然是环抱素 A＋短程 MTX 预防。

(王梦昌)

9.2　异基因造血干细胞移植治疗慢性粒细胞白血病

慢性粒细胞白血病(chronic myelogenous leukemia,CML)是骨髓造血干细胞克隆性增殖形成的恶性肿瘤,占成人白血病的 15％,全球年发病率为 1.6～2.0/10 万。我国 1986 至 1988 年在 22 个省(市、自治区)46 个调查点进行白血病发病情况调查,显示 CML 的年发病率为 0.36/10 万。此后国内几个地区的流行病学调查显示 CML 的年发病率为 0.39～0.55/10 万。中国 CML 患者较西方更为年轻化,国内几个地区的流行病学调查显示 CML 中位发病年龄为 45～50 岁,而西方国家 CML 的中位发病年龄为 67 岁。

CML 治疗的主要目标是达到细胞遗传学甚至分子生物学缓解、预防疾病进展、延长生存期、提高生活质量和治愈疾病。目前,Allo－HSCT 是唯一有望治愈 CML 的方法,但酪氨酸激酶抑制剂(TKI)伊马替尼的出现使移植的一线治疗地位受到挑战。在 CML 的治疗中应该详细评估患者的全面情况后,向其推荐优势治疗选择,参考患者的治疗意愿,进行下一步治疗。

9.2.1　移植适应证

自从上世纪末伊马替尼应用于 CML 的治疗以来,TKI 逐渐取代 Allo－HSCT 成为 CML 治疗的一线方案。但作为目前唯一可治愈 CML 的治疗方案,Allo－HSCT 仍广泛应用于 CML 患者的治疗。特别是在中国,与其他亚洲国家一样,CML 的发病年龄较西方国家显著偏低,年轻患者对疾病的治愈有更高的需求。在 TKI 治疗时代,应当准确评估患者疾病状态,充分考虑 TKI 与 Allo－HSCT 治疗对患者的风险与生存获益,结合患者的治疗意愿进行治疗方案的选择。可参照如下原则进行 Allo－HSCT 患者的筛选:①新诊断的儿童和青年 CML 患者。②对于慢性期患者,如果 Sokal 评分(见下面公式)高危而 EBMT 移植风险积分(见表 9－1)≤2,且有 HLA 相合供者,可以选择一线 Allo－HSCT 治疗。③对于标准的伊马替尼治疗失败的慢性期患者,即伊马替尼治疗 3 个月时未达到血液学缓解(hematologic response,HR),6 个月时未达到任何细胞遗传学缓解(cytogenetic response,CyR),12 个月时未达到部分细胞遗传学缓解(partial cytogenetic response,PCyR),18 个月时未达到完全的细胞遗传学缓解(complete cytogenetic response,CCyR),或治疗过程中任何时候丧失原来的血液学或细胞遗传学反应,可根据患者的年龄和意愿考虑行 Allo－HSCT。④在伊马替尼治疗中任何时候出现 bcr/abl 基因 T315I 突变的患者,首选 Allo－HSCT。⑤对第二代 TKI 治疗反应欠佳、失败或不耐受的所有患者。⑥加速期或急变期的患者。

移植前建议给予 TKI 治疗至少至完全血液学缓解(copmlete hematologic response,CHR),且在移植前 TKI 停药至少 2 周,不能接受 TKI 者亦需用羟基脲、三尖杉酯碱类或其他化疗,待获得 CHR 后接受 Allo－HSCT。

对于 CML 加速期低危患者,国内有专家报道单独应用伊马替尼治疗和 Allo－HSCT 两种不同方法治疗能够获得相似的较好的无事件生存、无疾病进展生存和总生存。

Sokal 积分＝exp[0.0116(年龄－43.4)]＋0.0345(脾脏大小－7.51)＋0.188([血小板计数/700] 2－0.563)＋0.0887(原始细胞－2.1)

其中血小板计数以"$\times 10^9/L$"为单位,年龄以岁为单位,脾脏大小为肋缘下"cm"值。该积分＜0.8 为低危,0.8～1.2 为中危,＞1.2 为高危。

表 9－1　EBMT 移植风险积分

影响因素	分类	积分
供者来源	HLA 相合同胞	0
	无关供者	1

影响因素	分类	积分
疾病阶段	慢性期	0
	加速期	1
	急变期	2
患者年龄	＜20 岁	0
	20～40 岁	1
	＞40 岁	2
供受者性别匹配	男性受者女性供者	1
	其他	0
移植时机	诊断 12 个月内	0
	诊断 12 个月后	1

9.2.2　供者及移植方案的选择

　　HLA 相合同胞仍是 CML 患者移植首选的最佳供者,在国外此类供者约占 30%,而 2/3 的患者并无 HLA 相合的同胞供者,此种情况在我国更为多见。IBMTR、EBMT 及 NMDP 有大量报道(表 9 - 2)。但随着 HLA 配型精确度的提高,无关供者移植的 GVHD 发生率显著下降,移植后患者长期生存率与同胞供者移植趋于一致。因此,如果 CML 患者有移植适应证,即使没有同胞供者时,也可考虑选择 HLA 相合的无关供者。对于伴有 T315I 突变的慢性期患者,对第二代 TKI 治疗反应欠佳、失败或不耐受的患者,或加速期、急变期的患者,在没有 HLA 全相合的供者情况时,可根据移植单位从事 HLA 半相合移植的经验与患者的意愿,选择 HLA 半相合供者行 Allo - HSCT,其疗效与移植时病情状态及 HLA 位点不合的多少有关。

表 9 - 2　HLA 配型相合的 Allo - HSCT 治疗 CML

中心	例数	特点	复发率	生存率	无病生存率
IBMTR	2876	＜1 年			69%(5 年)
	2040	＜1 年			57%(5 年)
EBMT	373		9%		47%(8 年)
NMDP	450	＜ 1 年		68%	68%(5 年)

在移植方案的选择上,清髓预处理方案是目前应用最为广泛的标准的移植方案,尤其适用于加速期与急变期患者。有研究表明,加速期和急变期患者使用伊马替尼治疗回到慢性期后再行 Allo - HSCT,可明显降低复发风险,且药物不良反应轻微。对于慢性期患者,清髓和减剂量预处理方案孰优孰劣尚无定论。但由于减剂量预处理方案具有移植相关并发症相对较低的特点,在年龄偏大的人群和要保留一定生育能力的人群中的应用具有越来越广泛的趋势。白血病病灶清除上的不足可以通过 DLI、干扰素或格列卫治疗来补足。有报道认为 PBSCT 比 BMT 后 CML 残存病灶少,白血病复发率低。Elmaagacli 等报道 PBSCT 后分子生物学及细胞学复发分别为 7% 和 0,而 BMT 后此值分别为 47% 和 44%,无关供者 PBSCT 在移植后 1000d 时,94% 患者存活,而 BMT 后只有 66% 的患者存活。

9.2.3 预处理方案

预处理方案选用骨髓清除性方案最多,主要是 TBI 或马利兰联合环磷酰胺(具体方案组成详见 HSCT 预处理方案章节)。据 IBMTR 报道,用于 CML 的 Allo - HSCT 的各个预处理方案在白血病复发和无病生存率上无显著差异。TBI 分次照射比总量单次照射毒性低,进一步提高照射剂量至 15.5Gy(分 7d 给予)则可降低复发率,但不论是分次还是提高照射剂量,对总体生存率没有影响。尽管应用 TBI 和马利兰预处理的效果没有差异,但应用马利兰预处理者的 VOD、HC、永久性脱发、cGVHD 和阻塞性支气管炎等并发症的发生率高于 TBI,而生育能力的保留则优于 TBI,去 T 淋巴细胞移植的白血病复发率明显增高,无病生存率显著降低,对分次放疗者尤为明显。

9.2.4 移植物抗宿主病和移植物抗白血病效应

在强烈预防 GVHD 的同时也抑制了 GVL 作用,增加了白血病复发率,如何将 GVHD 和 GVL 作用有效分离一直是移植免疫学领域研究的热点,尽管在动物实验中取得了成功,但距离临床应用甚远。一般认为,对伴有移植后发生重度 GVHD 高危因素的患者(如 HLA 不合、供者多次怀孕和无关供者的移植)适宜选用强烈的 GVHD 预防方案,如 CsA+MTX 联合 ATG 或 MMF 或部分去除 T 淋巴细胞。CsA 联合 MMF 预防 GVHD 更具应用前景,而 FK506 虽可有效防治 GVHD,但对生存率没有影响。TNF-α 在刺激供者 T 淋巴细胞导致 GVHD 和其他并发症中起了十分重要的作用,应用 TNF-α 单克隆抗体治疗可以降低 GVHD 的发生率和严重程度,但多数只是推迟并不能防止 GVHD 发生。

当前增强 GVL 作用的措施主要是在移植后进行 DLI(详见供者淋巴细胞输注章节),其次是对移植后 30d 内缺乏 GVHD 反应者酌情递减免疫抑制剂用量,尤其适于难治性病例。GVL 的作用已经证明同 HLA - C 位点不合相关,但目前何种类型白血病细胞对这种 HLA 介导的 GVL 最敏感尚不清楚。次要组织相容性抗原与 GVHD 和移植物排斥有关已得到公认,但是在 GVL 中的作用还不清楚。

9.2.5 微小残留病监测与白血病复发

CML 细胞具有明确的标记性 BCR/ABL 融合基因和 Ph 染色体,因此成为监测 CML 的微小残留病变、预报早期复发并及时进行治疗的关键证据。在 CML - CP 患者和移植后发生 cGVHD 患者的复发率明显降低,反之以及去 T 淋巴细胞移植患者的复发率高。利用细胞遗传学方法因受细胞分裂相的影响敏感性较差,应用 FISH 结合 BCR/ABL 融合基因探针的方法能够大幅度提高敏感性,但所检测的细胞量远不如定量 PCR 方法。CML 患者 Allo - HSCT 后 3 个月时,做 PCR 检测 BCR/ABL 融合基因,仍有 40% 以上为阳性,6~12 个月时此值下降到 27%,此时 PCR 检测为阴性的患者仅有 3% 复发,而 PCR 法检测 bcr/abl 融合基因为阳性的患者有 42% 复发($P<0.0001$)。在移植后 18 个月以上时,此值分别为 1%(289 例)和 14%(90 例)。因此利用定量 PCR 技术监测微小残留白血病具有重要意义。Allo - HSCT 后 CML 的复发率为 15% ~20%(1~3 年),其处理包括停用免疫抑制剂、化疗、再移植、淋巴细胞输注等。自 1990 年 Kolb 等报道 DLI 以来,其主要用于 Allo - HSCT 后 CML 复发后的治疗,有效率为 64%~86% ,但常伴有 GVHD 及全血细胞减少。

Allo - HSCT 是当前公认的治愈 CML 的可靠方法,大量研究证明诊断后进行移植的时间越早越好,当病程晚期移植时效果最差。如何提高 CML 中晚期患者的移植效果,延长患者生存期,是需要深入研究和尚待解决的问题。移植后微小残留白血病细胞的监测需要重视,可靠敏感的监测方法尚待普及,为了增强 GVL 作用,GVHD 预防的药物何时开始减量和 DLI 的最佳时机尚缺乏成熟的经验,还需更多实践探索。GVL 效应中更多的靶抗原有待发现。CML 的发病年龄较大,符合 Allo - HSCT 治疗条件者仅占全部 CML 的 1/3,如何使另 2/3 患者得到安全有效的 Allo - HSCT 治疗也是需要移植工作者努力解决的问题。

(习杰英)

9.3 异基因造血干细胞移植治疗骨髓增生异常综合征

骨髓增生异常综合征(myelodysplastic syndrome,MDS)是一组以骨髓髓细胞发育异常和无效造血、外周血细胞减少以及具有向急性髓系白血病(acute myeloid leukemia,AML)转变风险为特征的造血细胞克隆性疾病,是一组异质性很高的疾病。MDS 在任何年龄均可发病,多为 50 岁以上,随年龄增长其发病率逐渐增高。HSCT 是目前唯一能够治愈 MDS 的方法。由于 MDS 多为老年患者,移植相关死亡率高,但随着移植技术的日益成熟,更多的患者可受益于 HSCT。

9.3.1　移植适应证和时机的选择

MDS 患者 Allo - HSCT 的最佳时机尚不确定,特别是低危与中危-1 组的 MDS 患者,目前移植时机的确定主要基于临床回顾性研究,缺乏前瞻性临床研究证据。通过一些大型、无交叉的数据库证实:对于 IPSS 评分在低危和中危-1 的患者最佳移植时机是向白血病转化时;而中危-2 和高危的患者可以从早期移植中获益。可以确定的是,一些重要的临床事件包括新的输血要求、反复感染、反复出血会促使进行移植。2012 年中华医学会血液学分会制定的适应证为:①FAB 分类中的难治性贫血伴原始细胞增多(RAEB)、RAEB 转化型(RAEB-t)、慢性粒-单核细胞白血病(CMML)及 MDS 转化的 AML 患者;②IPSS 系统中的中危-2 及高危 MDS 患者,IPSS 高危染色体核型的患者;③严重输血依赖,且有明确克隆证据的低危组患者,应该在器官功能受损前进行 Allo - HSCT;④有强烈移植意愿者。

目前 Allo - HSCT 治疗 MDS 的指征是以 FAB 分型和国际预后积分系统(IPSS)评分为基础的。1982 年颁布的 FAB 分型从骨髓形态学及骨髓幼稚细胞计数上对 MDS 进行亚型划分,并以此建立了分型与预后的相关性。对于接受异基因移植的 MDS 患者而言,FAB 分型亦与移植后的无病生存率与复发率相关。国际骨髓移植登记组(IBMTR)的数据分析显示,难治性贫血(RA)和(或)伴有环状铁粒幼细胞增多的难治性贫血(RARS)、伴原始细胞过多的难治性贫血(RAEB)、转化型原始细胞过多的难治性贫血(RAEB-t)以及慢性粒-单核细胞白血病(CMML)移植后中位随访 1 年无病存活率(DFS)分别为 49%～73%、31%～40%、19%～25%以及 28%～31%,复发率分别是 0～13%、45%、25%～61%以及 58%。IPSS 评分体系在 FAB 分型的形态学观念基础上强调了染色体异常与预后的关联,并考虑到了 1 系或多系血细胞减少对治疗策略的影响。在 20 世纪末期,即已经通过长期观察确认了 IPSS 评分对于移植后转归的预测价值。染色体核型好、中、差的 MDS 患者同胞人类白细胞抗原(HLA)全相合移植后 7 年 DFS 分别为 51%、40%和 6%,而复发率为 19%、12%和 82%。IPSS 评分中危-1 以下、中危-2 及高危患者移植后 5 年 DFS 分别为 60%、36%和 28%。2009 年欧洲血液学会议也再次强调了以 WHO 诊断分型标准为基础的 WPSS 预后评分体系是治疗选择的必要依据。WPSS 预后评分体系包括 WHO 分类、染色体核型、输血依赖。与 IPSS 评分系统相比,该系统可以实时评估预后,更好地指导进一步治疗方案。如新出现的细胞遗传学异常或输血需求量的增加均可重新评估疾病预后,指导治疗的调整。而 IPSS 评分系统仅根据患者最初确诊时的状态来评估预后。

动态随诊病情的变化,尽早确认具有移植适应证的患者以便适时移植对临床转归至关重要。尽管各种临床报告中的结论不尽一致,但是移植前数年的长病程给移植患者带来了低植入率、一般状况差、器官功能差和高移植相关病死率等情况。IBMTR 的大宗病例回顾性分析认为,40～50 岁的患者中 IPSS 评分为中危-2 或高危组可以从一经诊断即接受清髓性移植的治疗策略中获益,而低危和中危-1 患者则应推迟考虑异基因移植。有研究提出,诊断之后 1 年之内即接受移植的患者 TRM 显著低于延迟移植的患者,DFS 亦显著好于后者。由于危险度分级较低的患者移植后效果明显好于危险分级较高者,因此需要在患者危险度进展时及早确定移植时机。而目前 MDS 的诊断分型缺乏明确而广泛的相关标志物,依赖于骨髓形态与活检的形态病理判断而动态监测疾病进展、多参数评估分型变化和危险因素、及时调整治疗策略就显得尤为重要。

铁超负荷对 HSCT 移植的患者带来负面影响。移植前血清铁蛋白水平升高是 HSCT 后常见致命并发症之一的肝窦阻塞综合征的独立风险因素,与移植后总体生存率、无病生存率呈负相关。一些研究认为治疗铁超负荷会提高 HSCT 疗效,尽管还没有前瞻性临床研究提示去铁治疗可以改善移植愈后。

9.3.2　造血干细胞来源

首先选择 HLA 相合的血缘供者,其次是 HLA 相合非血缘供者,最后可选择脐血。当前正尝试采用单倍体相合的供者。来自骨髓、脐血及 PHSCT 具有不同的预后。一项回顾性研究表明,通过 G-CSF 动员血缘供者外周血干细胞进行移植治疗 MDS 患者,比进行 BMT 患者的治疗成功率高。近期的一项研究中,纳入了 1111 名成年患者,接受高剂量预处理后,以 HLA 相合的亲属作为供者,比较外周血干细胞移植及骨髓干细胞移植的疗效。结果发现,外周血干细胞移植组复发率低,因此有较高的生存率及生活质量,但 GVHD 发生率高。对于非血缘供者的实施方法尚无定论。何广胜等把用高解析 HLA 配型法选择的非血缘供者移植结果与 HLA 基因型相同的同胞间移植结果进行了比较,确实有证据表明无关供者组移植后的复发率更低。目前脐血干细胞用于治疗 MDS 的临床研究较少,但不失为一种新的选择。在没有适合供者的情况下,也可以采用自体 HSCT。自体移植不会产生 GVHD,但没有 GVL 效应,因此有较高复发风险。随着脐血干细胞移植及单倍体相合的供者移植技术的发展,已很少应用自体 HSCT 治疗 MDS。

9.3.3　移植前诱导化疗和预处理

对于进展期 MDS 移植前是否必须化疗,目前尚存争议。人们较容易接受对 RAEB-t 和 AML 者进行积极的诱导化疗以求达到完全或部分缓解。但必须注意的是,这部分患者经过化疗获得缓解的机会不足 50%～60%,而且化疗还可能带来致死性的器官毒性和感染等合并症,需要视一般状况、器官功能、输血依赖情况对化疗的利弊进行多方面的综合评价。如果移植前的准备已经充分,对于 1～2 个疗程未达到缓解的患者来说,移植可能会比接下来的挽救性化疗具有更大的优势。这一问题迄今尚无前瞻性对照性研究数据证实,而回顾性分析的结果间存在矛盾。Nakai 等报道 RAEB-t 和进展到 AML 的患者未化疗组与化疗达 CR 组移植后 5 年存活率差异无统计学意义(57％对 54％,$P=0.81$)。也有证据显示移植前接受化疗并能达到 CR 会获得较好预后;但如果化疗未达 CR,在未缓解状态下移植会比未化疗的患者疗效更差。RIC 移植之后因顾及复发问题,所以建议尽可能使进展期的 MDS 在 RIC 移植前通过诱导化疗达到完全缓解。进一步的共识认为,达到 CR 者 RIC 移植前应用过多疗程的强化或巩固化疗无益,建议一个疗程巩固化疗后尽快移植。

去甲基化药物可诱导白血病细胞分化,增加肿瘤相关抗原表达。一项回顾性研究表明,移植前给予 5-氮杂胞苷可降低复发风险,1 年后总生存率、无复发生存率、累积复发率分别为 47％、41％和 20％,而对照组分别为 60％、51％和 32％。

许多研究比较 RIC 与传统清髓性移植的疗效,多数得到相似的结果。Corey 等比较了应用不同预处理方案分层移植的 136 例 MDS 或 AML 患者,2 年总生存率在 RIC 组与清髓组无差异(28％对 34％;$P=0.89$);但两组治疗失败原因显然不同,复发率 RIC 组高(61％对 38％;$P=0.02$),而治疗相关死亡率清髓组更高(移植第 100d,32％对 15％)。Martino 等报道的来自欧洲骨髓移植协作组(EBMT)的数据提示相类似的结果。最后,一项来自国际骨髓移植登记处(CIBMTR)的回顾性研究显示,在 550 例接受亲缘全相合移植的 50 岁或更高龄的患者中,RIC 与清髓性方案预后无差异。上述这些研究均未把移植前患者合并症的情况加以综合分析,但基本可以确定的是 RIC 组患者移植前合并症更多。由于两种预处理方式预后相当,而 RIC 组移植后相关并发症和治疗相关死亡率均低,故目前许多没有合并症的患者也选择早期接受 RIC 方案的移植。

(习杰英)

9.4　异基因造血干细胞移植治疗其他血液病

9.4.1　地中海贫血

地中海贫血是一种单基因遗传性慢性溶血性疾病,是由一种或一种以上珠蛋白基因突变或缺失而造成血红蛋白珠蛋白肽链合成受抑制,导致肽链失衡而引起的慢性溶血性疾病,可危及生命,广泛分布于地中海沿岸、中东及亚洲国家,源于这些国家和地区的移民,其发病率也高。在某些地区,如希腊、意大利地中海地区、伊朗、前苏联南部、印度、南亚地区,有 10％～15％的人群携带 β-地中海贫血基因,纯合子出生率为 1∶200～1∶150,仅地中海地区就有 20 多万人患有纯合子 β-地中海贫血。我国广东、广西、福建、湖南、云南地区是地中海贫血的高发区。据不完全统计，我国南部β-地中海贫血基因携带率为3％，香港为6％。许多地中海贫血患者在儿童时期死亡，死因一是慢性贫血及并发症，二是死于未适当的使用铁螯合剂而导致的铁沉积病。该病预防是关键，逐步阻断地中海贫血基因遗传是是消灭本病的最佳措施。目前主要通过输血支持和正确使用铁螯合剂来治疗，虽然支持治疗能改善症状和延长生命，但目前临床上根治本病的唯一方法是 HSCT，包括BMT、UCBT、PBHSCT 和宫内造血干细胞移植（IUSCT）。迄今，全世界地中海贫血患者中行 HSCT 者超过 1500 余例。近几年随着移植预处理方案及支持治疗的改进，血红蛋白病的 HSCT 有了很大的提高。

1. 异基因移植治疗β-地中海贫血

（1）受体的选择　只要有 HLA 相合的血缘相关供者，早期移植治愈的可能性大于90％。重症β-地中海贫血患者移植前病情程度与移植效果密切相关，因此移植前对患者的评分十分重要，目前通常采用意大利 Pesaro 危险度评分分类标准，此标准对于β-地中海贫血患者移植的预后具有较好的预测价值，包括三个危险因素：肝肿大＞2cm；门静脉纤维化状态；不定期的铁螯合治疗。肝纤维化及铁负荷是重要危险因素。根据这三个危险因素将患者分为三个等级（表 9－3），由于年龄大小与病程长短、铁负荷、器官损伤程度是一致的，故本病年龄越小，移植效果越好，HSCT 疗效顺序为Ⅰ级＞Ⅱ级＞Ⅲ级。由于患者移植前长期反复输血，慢性溶血等使患者处于骨髓造血极度活跃状态，导致移植排斥可能性更高。因此详细了解移植前的输血史、铁螯合剂治疗史和肝活检情况极为重要。

表 9－3　β-地中海贫血的 Allo－HSCT 的危险因素

分级	风险	特定
Ⅰ级	低度	任一个危险因素
Ⅱ级	中度	两个危险因素
Ⅲ级	高度	三个危险因素

（2）供体和预处理方案的选择　HLA 完全相合同胞供体移植的临床疗效达到53％～94.5％，非血缘相关供者 HLA 完全相合移植后长期存活率达 61％，而HLA 不全相合同胞或父母供者移植的七年长期生存率约 21％。因此 HLA 配型相合对移植能否成功治疗重症β-地中海贫血有重要指导意义。选择顺序为首选同胞 HLA 相合供体→表（堂）兄弟姐妹→双亲 HLA 相合供体，但仅 35％～40％患者可找到 HLA 相合的家系成员供体。Polchi 等报道 18 例 TM 患者接受 HLA不全相合（分别为 1、2、3 个位点）血缘相关的 BMT，随访 6 个月至 10 年，生存率及无病生存为 58％及 26％，排斥率为 41％，总死亡率为 44％。因此，由于 HLA 不

全相合移植排斥率高,需慎重开展,只有在找不到 HLA 相合供体且无法接受输血及去铁胺治疗者才考虑进行 HLA 不全相合的移植。

Allo-HSCT 预处理方案为 Bu 14mg/kg＋CY 200mg/kg。意大利 Pesaro 中心的研究结果显示,重症 β-地中海贫血 Ⅰ级和Ⅱ级患者的 DFS 分别为 91％和 84％,Ⅲ级患者的治疗效果明显下降,DFS 为 58％,有较高的移植死亡率。虽然减低剂量的预处理方案,其治疗结果可以达到 79％的 OS,但移植排斥率明显提高。Ⅰ度、Ⅱ～Ⅲ度、Ⅲ度以上的 GVHD 发生率分别为 72.9％、26.0％和 13.5％。意大利 Pesaro 中心目前已做了 1400 多例 HLA 相合同胞 BMT,但很少做 PBSCT 移植。在我国东南沿海和西南地区 β-地中海贫血发病率较高,许多单位也进行了此病的移植工作,结果与国外报道的一致。

2. 无关供者的 HSCT 治疗 β-地中海贫血

非血缘相关移植治疗重症 β-地中海贫血难度大于亲缘供者移植。由于非血缘相关供受者间组织相容性从基因角度存在较大差异,因此移植后植入时间更长,排斥率、严重 GVHD 等并发症发生率和移植相关死亡率等都比亲缘移植更高。移植排斥是主要的影响移植成功的因素。HLA-Ⅱ类抗原应用高分辨配型技术进行精确配型及在预处理方案中加入 ATG 可降低排斥发生率。在缺乏亲属 HLA 相合供体时,又对去铁胺治疗依从性低或发生次要血型抗原同种免疫反应者才考虑 HLA 全相合的 UD-BMT。

最近公布的最大的一组病例的治疗结果令人鼓舞。选择 HLA 相合的供体,Pesaro 中心根据危险度进行 CY 分级用药(Ⅰ级、Ⅱ级、Ⅲ级分别为:200mg/kg、160mg/kg、120mg/kg)及 Bu 14mg/kg、TT 10mg/kg,采用调整的预处理方案,预防 GVHD 用药为持续 CsA ＋短疗程 MTX,结果长期生存率为 66％,治疗相关死亡率为 25％。

3. 脐血移植治疗 β-地中海贫血

近年来,同胞间 CBT 已经用于 β-地中海贫血的治疗。其最大的优点在于能克服 HLA 不全相合的障碍,GVHD 的发生率和程度均比 BMT 低。一组研究报道,在 33 例同胞间 CBT 患者中,7 例发生移植排斥,3 例有稳定的混合性嵌合。预处理方案包括单用 BuCy,也有联合 TT、Bu＋Flud 治疗结果无病生存率达到 79％,但移植排斥率为 21％,GVHD 发生率低。很少有无关 CBT 成功的报道。

4. HSCT 治疗 sickle cell 疾病

最近的研究显示,在 24 个不同的研究中心中,HSCT 治疗 sickle cell 疾病结果为:无病生存率为 84％～94％,移植排斥发生率为 10％,主要的移植合并症为静脉闭塞症。疾病早期的患者接受移植治疗效果较好。同胞间的 CBT 治疗 sickle cell 疾病长期生存率为 90％,移植排斥率为 10％ 。

9.4.2　阵发性睡眠性血红蛋白尿症

阵发性睡眠性血红蛋白尿症（PNH）是造血干细胞获得性克隆性疾病,是由于发生在 X-连锁的 PIG-A 基因发生体细胞突变,导致合成的 GPI 锚链蛋白附着在细胞膜表面而对补体高度敏感,引起补体介导的细胞溶解。近十年来对 PNH 的发病机制研究和早期特异性诊断的方法有了长足的进展,但 PNH 的治疗与上述相比进展不大。目前,除 Allo-HSCT 外尚无其他方法能够根除 PNH 的异常造血干细泡,但需承受较大风险。考虑到部分患者可自行缓解及其他有潜力的治疗手段,HSCT 应限于同基因供者或合并有骨髓衰竭患者。患者合并有 AA 时,常对 ALG 或 CsA 的免疫抑制治疗有反应。非清髓异基因干细胞移植可适用于一些患有危及生命的血栓患者。

1999 年国际骨髓移植登记处（IBMTR）报告了 1978 至 1995 年全世界 31 个研究中心的 57 例 PNH 患者 Allo-HSCT 治疗的结果,其中 48 例 HLA 相合同胞供者间移植,2 例同基因移植,7 例其他供者（1 例为 HLA 单倍体移植,6 例为 HLA 相合的无关供者）的异基因移植。有 7 例患者包括 1 例同基因进行了二次移植。诊断至移植中位时间为 26 个月（2～240 个月）,移植中位年龄为 28 岁（10～27 岁）。移植预处理方案为:单用 CY（3 例）;CY＋TBI（12 例）;CY＋区域照射（11 例）;BuCy（30 例）。移植的骨髓细胞数:中位数为 $2.5×10^8$（$0.3～6.8×10^8$）,其中 6 例进行 T 细胞去除。预防 GVHD 药物有 CsA、VITX、激素等。移植结果:HLA 相合同胞供者间移植 27 例（56％）生存中位超过 44 个月;5 例患者由于移植失败接受二次移植,仍未成功;2 例同基因移植中,1 例在第一次移植时未进行预处理,移植失败,二次移植时接受 CY＋TBI 的预处理,移植成功并已存活 12 年以上,另 1 例接受 BuCy 的预处理,移植成功并已存活＞8 年;6 例 HLA 相合的无关供者的移植,仅 1 例存活超过 5 年,其余死于移植失败、间质性肺炎、器官衰竭等;1 例亲属间单倍体移植死于移植失败。

异基因移植治疗 PNH 的进展取决于世界范围如国际骨髓移植登记处的广泛合作。对于年轻的患者,若有合适的干细胞供者,确诊后应尽早进行移植治疗,以减低移植相关的死亡率。

（王梦昌）

9.5　异基因造血干细胞移植治疗再生障碍性贫血

再生障碍性贫血（aplastic anemia,AA）是一组由某种或多种因素引起的骨髓造血功能衰竭性疾病,分为重型再生障碍性贫血（severe aplastic anemia,SAA）和非重型再生障碍性贫血（non-severe aplastic anemia,NSAA）。诊断标准（Camitta

标准)包括以下几方面：

(1)SAA ①骨髓细胞增生程度＜正常的25％；如≥正常的25％但＜50％，则残存的造血细胞应＜30％。②血常规：需具备下列三项中的两项——ANC＜0.5×10⁹/L；校正的网织红细胞＜1％或绝对值＜20×10⁹/L；BPC＜20×10⁹/L。③若ANC＜0.2×10⁹/L为极重型。SAA的治疗主要有免疫抑制治疗和Allo-HSCT。此节主要讨论Allo-HSCT治疗SAA。

(2)NSAA 未达到SAA标准的AA。NSAA用雄激素、CsA及支持治疗等，可使病情相对稳定；而SAA进展迅速，病死率高，多数自然病程少于6个月。

9.5.1 重型再生障碍性贫血的治疗选择

SAA的标准疗法是对年龄≥40岁或年龄虽＜40岁但无HLA相合同胞供者的患者首选ATG/ALG和CsA的免疫抑制剂加促造血治疗；对年龄＜40岁且有HLA相合同胞供者的SAA患者，如无活动性感染和出血，可首选HLA相合同胞供者BMT。HLA相合无关供者BMT仅用于ATG/ALG和CsA治疗无效的年轻SAA患者。2009年英国再生障碍性贫血诊疗指南提出至少一个疗程ATG和CsA无效，且无全相合同胞供者的50岁以下（或身体状况良好，50～60岁）SAA患者，可考虑行HLA相合无关供者BMT。

9.5.2 供者的选择

供受者间的HLA匹配程度、性别与ABO血型的差异等都会影响移植的效果。通常供者的选择可遵循以下顺序：①HLA全相合同卵双生同胞。②HLA全相合异基因同胞供者，HSCT后长期缓解率可达70％～90％。③HLA全相合非亲缘供者。Sebastien Maury等研究认为在年轻患者（＜30岁）中采用等位基因水平上10个高分辨率HLA位点（A、B、C、DRB1、DQB1）完全匹配的非亲缘供者与亲缘供者比较可取得相近的移植效果。④HLA单倍体相合的亲缘供者。⑤脐带血细胞。Martin Stem等回顾了28个国家的154个研究中心的1481例采用造血干细胞移植治疗的再生障碍性贫血患者，供受者性别相同的患者移植后五年生存率明显高于供受者性别不同的患者，建议尽量选用性别相同的供者进行移植。有研究认为纯红细胞再生障碍性贫血（pure red cell aplastic anemia，PRCA）是ABO血型不合移植的主要并发症，A型供O型可能是ABO血型不合Allo-HSCT后并发PRCA的危险因素。

9.5.3 造血干细胞来源

不同的造血干细胞源（即不同的移植方式）对于不同疾病的移植效果是具有一定影响的。SAA可供选择的HSC来源有以下几种。

（1）骨髓 其中不仅含有造血恢复所需要的干细胞，还具有造血微环境所必需的基质细胞等成分，被认为是理想的 HSC 源，回输单个核细胞建议至少 3×10^8/kg，CD34$^+$ 细胞至少 3×10^6/kg。

（2）外周血 HSC 外周血 HSC 移植后的中性粒细胞及血小板数量恢复较快，但慢性 GVHD 发生率较高，生存率低于 BMT。另一方面由于儿童患者中，同胞间移植如选用骨髓，对供者来说，失血量多，创伤较大，故有日本学者认为外周血 HSC 采集对儿童供者方便，选择外周造血干细胞移植对供、受者均有益处。

（3）脐带血 HSC 包括患者出生时所预存的自身脐带、同胞脐血干细胞与非亲缘脐带血。临床应用较多的为 HLA 配型相合的非亲缘脐带血，但其整体疗效较 BMT 差。对于自身脐带血细胞，仅有个案报道。

（4）骨髓及外周血混合移植 原理是经粒细胞集落刺激因子动员后的骨髓和外周血干细胞联合移植具有造血恢复快和 cGVHD 发生率有所下降的优点。

9.5.4 预处理方案

SAA 预处理的目的与恶性血液病不同，主要是抑制受者的免疫功能，使受体失去对异体骨髓的排斥能力，有利于造血功能的重建；其次为移植的骨髓提供"空间"，有利于异体骨髓的顺利植入。尤其对移植前反复输血致敏的受者，应加强免疫抑制强度。HLA 相合同胞供者 BMT 的预处理：年龄<30 岁患者，目前标准预处理方案是环磷酰胺 50mg/(kg·d)×4d(−5～−2d)、兔源 ATG 3.75mg/(kg·d)×3d(−5～−3d)和甲泼尼龙 2mg/(kg·d)×3d(−5～−3d)。甲泼尼龙通常不用于儿童 BMT 患者。年龄>30 岁患者，目前尚无最佳预处理方案。HLA 相合的无关供者 BMT 的预处理：目前尚无最佳方案，EBMT 对年轻患者推荐使用环磷酰胺 300mg/(m²·d)×4d、氟达拉滨 30mg/(m²·d)×4d 和兔源 ATG 3.75mg/(m²·d)×4d(或阿仑单抗 0.2mg/(kg·d)至最大剂量 10mg/d×5d)。老年患者减少 ATG 用量，加用 200cCy 全身照射。目前 BMT 治疗 SAA 建议在儿童及年轻患者中避免含照射的预处理方案，即使是低剂量照射也应避免，代之以氟达拉滨。老年患者给予低剂量的照射可能对降低排斥反应有益。近期以 T 细胞为特异性目标的药物(氟拉达滨和新颖单克隆抗体及甲苄肼)临床效果显著，但长期效果仍需进一步观察。

9.5.5 移植排斥

移植物排斥分早期排斥(即无造血植入的证据)和晚期排斥(指短暂供者型造血重建后发生排斥)，发生率在 9%～15%。现认为移植物排斥相关危险因素有：①诊断到移植的时间间隔长、移植前输血次数多使患者对供者的次要组织相容性复合物致敏；②输注的单个核细胞数<3×10^8/kg；③患者年龄，大于 45 岁者移植

排斥多见。

由随机输入血制品中所含的树突状细胞介导,宿主对供体的次要组织相容性复合物致敏导致移植排斥,早期异基因骨髓移植治疗 SAA 的移植排斥率曾高达 30%～60%;若未输血即移植,则排斥率仅 10%,但只不到 15% 的 SAA 患者在移植前未接受输血。对于准备行异基因骨髓移植的 SAA 患者,应输注经辐照和白细胞去除的血制品,能有效防止宿主对次要组织相容性复合物致敏及排斥。

放疗虽然能降低排斥发生率,但却导致 aGVHD 和间质性肺炎的发生率增加,总生存率并没有获得提高。而且,放疗还导致了远期肿瘤发生率增高,对生长、发育、生育也有不同程度的影响,故不赞成在预处理方案中加入全剂量 TBI 和全淋巴结照射。有研究者认为,小剂量 TBI(200cGy)＋CY/ATG 作为预处理,足以使移植物植入,而无严重放疗毒性。

有实验报道,非全身性照射的预处理方案对成人 SAA 患者的 BMT 同样可以保证移植物的持续植入,生存率达 74.6%。降低移植物排斥率最大的进展是预处理方案中使用抗胸腺细胞球蛋白(ATG)＋环磷酰胺(CTX)强化免疫抑制。最近的预处理方案中加入氟达拉滨,既可腾空骨髓,又有免疫抑制作用,减少了移植排斥,值得进一步研究。使用 CsA ＋ MTX 能有效降低近期排斥率,且 CSA 逐渐减停,持续至 9 个月,可助于减少远期排斥。STR 分析可表明嵌合度是暂时性还是持久性变化,若受者细胞占 20% 以上,则有高度危险发生移植物排斥。

9.5.6　移植物抗宿主病的预防

预防 GVHD 常用方法是 CsA ＋短程甲氨蝶呤(MTX),即 CsA 3mg/(kg・d),从 −1d 开始,使血 CsA 浓度维持在 200 ～ 400ng/ml;MTX 15mg/m^2, ＋ 1d, 10mg/ m^2,＋ 3d、＋ 6d 及＋ 11d。而且考虑到再生障碍性贫血患者晚期植入失败的风险,建议对 GVHD 的预防治疗持续 12 个月,从 9 个月之后开始逐渐减量。对有 cGVHD 高危因素的患者,如先前发生过 aGVHD、女供者男受者、年龄大等情况时,应适当延长 CsA 治疗时间(＞1 年),可减少 cGVHD 的发生。有研究显示,在预处理方案中加入抗 CD52 单克隆抗体(Campath-1H) 可以降低急、慢性 GVHD 的发生率,在这种情况下,甚至可以单用 CsA 预防 GVHD。

此外,有以下因素会影响无关供者 BMT 治疗 SAA 的疗效:

(1)年龄　偏大者预后差,20 岁以下者生存时间显得更长些。

(2)性别　同性别移植后的生存率高于不同性别移植生存率。男供女时,移植物排斥增加;女供男时,重度 GVHD 发生率上升。行移植的时间:在诊断 1 年内行移植的患者生存率高于诊断 1 年以上移植者。

(3)预处理方案　不使用放疗的儿童患者生长发育及生育能力正常,第二肿瘤的发生率亦低;运用含 Campth-1H 的预处理移植病例中,病毒感染如 CMV 和腺病毒感染的危险性增加。

（习杰英）

9.6 脐血造血干细胞移植的临床应用

脐血又称胎盘血或脐带血，是胎儿出生时脐带内和胎盘近胎儿一侧血管内的血液。脐血造血干细胞移植（cord blood transplantation，CBT）对 HLA 配型要求相对较宽松，且移植后 GVHD 风险较低。故自 1988 年首例 CBT 成功至今，世界范围内已有 20 000 例以上的儿童和成人患者接受了同胞或非血缘脐血移植（unrelated cord blood transplant ation，UCBT）。脐血正被越来越广泛应用于儿童及成人的恶性和非恶性血液病的治疗。

9.6.1 脐血造血干细胞和脐血移植的特点

9.6.1.1 脐血的生物学特性

1. 具有高度自我更新及增殖能力

大约 1% 脐血单个核细胞为 $CD34^+ lin^-$，该类细胞具有极强的增殖与分化能力。脐血干细胞在体外可维持长期造血。在同样条件下，体外培养的脐血及骨髓来源的单个核细胞，培养至 5 周时由 LTC - IC 生成的 CAFC 两者相当，但培养延长至第 8 周时，骨髓来源的 CAFC 所占比例较脐血明显下降。用免疫磁珠分离脐血 $CD34^+$ 细胞，加入 IL - 3＋SCF＋EPO 体外培养 10d 后检测细胞表现标记，可见细胞表面表达 CD14、CD15、GPⅡb/Ⅲa 以及血型糖蛋白 A，说明脐血干细胞具有多向分化的潜能。

2. 免疫表型不成熟

虽然脐血中 B 细胞总数与外周血相当，但脐血中约半数的 B 细胞表达不成熟的抗原表型 $CD5^+/CD19^-$，与外周血比较，脐血 T 细胞中含有更多的 $CD45RA^+$ 的原始 T 细胞，而表达 $CD45RO^+$ 的前 T 细胞比骨髓少，另外表达 CD3 的 T 细胞在脐血中含量相对较少，产生的细胞因子少，脐血表达 IFN - γ、IL - 4 和 IL - 10 mRNA，低表达 IL - 2，因此脐血细胞免疫抗原性较弱，CBT 后 GVHD 发生率低。新鲜脐血中 NK 细胞较幼稚，细胞毒作用低下，但在外源性 IL - 2 的作用下，脐血 NK 细胞杀伤性明显增强。脐血中 LAK 细胞毒性极易诱导，用同种异抗原刺激，脐血 LAK 前体细胞频率较成人外周血为高，并更易溶解于 ALL、AML 和 CML 白血病靶细胞，这表明 CBT 后虽然 GVHD 发生低，但由于有大量 LAK 前体细胞存在，在适当的外源性细胞因子刺激下，脐血细胞仍能够产生足够强大的 GVL 效应。且脐血 $CD4^+$ Th 细胞在功能性分化上主要表现为 Th_2 型细胞，其优势分泌的细胞因子为 IL-4、IL-5、IL-6、IL-9、IL-10、IL-13，因此产生 GVHD 的能力低下，而保留了产生正常 GVL 效应的潜能。

9.6.1.2　脐血移植的特点

（1）由于有胎盘屏障的保护作用，脐血不易被巨细胞病毒和 EB 病毒等感染，CBT 移植后并发 CMV 及 EB 等病毒感染机会减少。

（2）脐血来源丰富，能耐受冷冻储存而长期保存，可随时取用，UCBT 组织配型查询时间只需 1 周左右，避免了非血缘骨髓或外周血干细胞移植供者在整个查询和采集过程中的时间延误和其他不确定因素。

（3）脐血采集方便，采集过程对母亲和胎儿均无危害，也不存在应用胚胎干细胞相关的伦理问题.

（4）脐血 T 淋巴细胞较原始且又缺乏 T 淋巴细胞活化/生长因子，抗原表达既弱又不成熟，UCBT 后 GVHD 发生率低且程度轻，而移植物抗肿瘤效应却并不减弱；⑤脐带血免疫原性较弱，人类白细胞抗原Ⅱ类抗原表达率低，几乎不产生抗体，能耐受 HLA 1～2/6 个位点不合的移植，几乎所有患者都能找到至少一份 HLA 4～6/6 相合的脐血。但由于脐血中造血干/祖细胞数目少，有核细胞数仅为 BMT 有核细胞数的 1/10 左右，因此植入率低，植入时间较长，移植早期易并发感染致移植相关死亡率较高。

9.6.2　脐血库及脐血造血干细胞移植的现状

从 1993 年美国 Rubinstein 建立的第一个公共脐血库开始，脐血库在全世界快速兴起，截止到 2003 年，全世界成立了 100 多家脐血库，冻存了 400 000 份以上的脐血备用。根据 IMBTR 的移植资料显示，1998 年至今，在小于 20 岁的年轻患者的 HSCT 中，有 20% 以上的患者接受 CBT(IBMTR Newsletter)。目前在日本，约 50% 的非血缘造血干细胞移植采用 CBT，至 2005 年 6 月 CBT 患者已超过 2100 例。近年来，我国的脐血库建设也取得了飞速发展。早在 1996 年，中国在北京建立了脐带血库，至今卫生部正式批准 7 家脐带血库，库存脐血总量约 4 万份。但截至目前我国仅完成 CBT 约 400 例，主要为无关供者脐血移植(URUCBT)。

IBMTR 的多中心、大宗病例研究对 UCBT 与非血缘 BMT 采用多因素对比分析，结果显示：接受 UCBT 的患者 HLA 不合程度高、aGVHD 的发生率低、中性粒细胞和血小板恢复延迟，而 cGVHD、TRM、DFS 均无明显差异。这进一步确立了 UCBT 在儿童和成人非血缘造血干细胞移植的地位。

UCBT 目前已成为儿童患者非血缘移植的首选方法；对于成人患者，若无 HLA 基因匹配的骨髓供者，UCBT 也是一种可以接受的治疗手段。但脐血 HSC 数量有限以及脐血植入延迟引起的移植早期较高的感染率仍是阻碍 CBT 广泛应用于成人和高体重患者的最大的瓶颈。

9.6.3　脐血移植的临床应用

1.脐血移植的适应证与禁忌证

(1)CBT 的适应证　①对放/化疗敏感的恶性肿瘤,如白血病、神经母细胞瘤等;②需要造血重建的非恶性血液系统疾病,如范可尼贫血、再生障碍性贫血、地中海贫血等;③需要免疫重建的难治性疾病,如原发性免疫缺陷病等。随着双份脐血及脐血扩增等研究的开展,目前 CBT 也用于成人恶性血液病及非恶性疾病,包括一些自身免疫性疾病。

(2)CBT 的禁忌证　与其他 HSCT 类似:具有严重精神病,严重的心、肝、肺、肾疾病;有不能控制的严重感染或合并有其他致命危险的疾病。受者年龄仅是一个相对禁忌证。

2.脐血移植的常用预处理及 GVHD 预防方案

(1)美国

1)恶性血液病或重型再障:TBI 13.5Gy,分 9 次(−8d～−4d);CTX 60mg/(kg・d)×2(−3～−2d);ATG(马)总量 90mg/kg(−3～−1d)。

2)遗传代谢性疾病及其他非恶性疾病:经典 BuCy+ATG 为基础的方案。

3)小于 2 岁婴儿白血病:Bu 16mg/kg,分 16 次口服(−8～−5d);马法兰 45mg/(kg・d)(−4～−2d),ATG(马)总量 90mg/kg(−3～−1d)。

GVHD 预防:CsA+MP。CsA 3mg/(kg・d),−1d 开始,MP 1mg/(kg・d)从−4d 至 0d,2mg/(kg・d),+5d 至+19d,然后每周减 0.2mg/kg。

4)成人非清髓脐血移植:Flu 30mg/m² + CTX 500g/m²(−5～−2d),ATG(马)30mg/(kg・d)(−3～−1d),TBI 200cGy/d。

aGVHD 预防:CsA+MP 或 MMF。MP 0d 至+4d 剂量 0.5mg/(kg・d),+15d至+20d 剂量 2mg/(kg・d),然后每周减 0.2mg/kg;MMF 1g/次,2 次/日,口服,若无 GVHD 疗程为 6 个月。

(2)欧洲

1)TBI+CTX:TBI:12Gy,分 6 次(−7～−5d);CTX 60mg/(kg・d)×2(−3～−2d),ALG 总量 600U/kg(−6～−3d)。

2)GVHD 预防:CsA+MP。CsA 3mg/kg,−1d 开始。MP 2mg/(kg・d)从−4d 至 0d,其后 1mg/(kg・d),+30d 开始减量。

(3)日本

1)TBI+Ara-C:TBI 12Gy,分 4 次(−9～−8d),Ara-C 每次 3g/m²(−5d、−4d,2 次/日),CTX 60mg/(kg・d)×2(−3～−2d)。

2)aGVHD 预防:CsA+短程 MTX。

3.脐血供体选择标准参考

(1)HLA 匹配程度 ①选择顺序为 6/6、5/6、4/6；②若多份 UCB 在同一水平 HLA 相合可用,则选 HLA-DRB1 相合且更高量脐血总有核细胞数(TNC)者优先(有更好 OS/DFS);③HLA-A 相合。

(2)脐血细胞量 ①对恶性病 TNC 量≥2.5×10^7/kg(融冻后),CD34$^+$细胞数>1.7×10^5/kg;对非恶性病,TNC 量≥3.5×10^7/kg;②CFU-GM 量>1×10^4/kg。

4.脐血移植在儿童疾病中的应用

儿童 CBT 的病种主要包括白血病等恶性血液病,其植入率高于非恶性血液病,排斥率低于后者。Rocha 等对<8 岁 HLA 相合同胞 CBT(113 例)与 BMT (2052 例)病例进行对比分析,结果表明:两组中性粒细胞(ANC)植入率分别为89%(UCBT)和 98%(BMT),时间为 26d 和 18d,≥Ⅲ度 aGVHD 为 2%和 10%,cGVHD 为 6%和 15%,TRM(40d 内)为 14%和 12%,3 年总存活率(OS)为 64%与 66%。Eapen 等比较了来自 IBMTR 和 NCBP(1995—2003 年)多中心 URU-CBT/BMT 治疗儿童白血病的结果,各组病例数分别为 503 例和 282 例,结果显示:①HLA 高分辨相合的非血缘 BMT 与非血缘 UCBT 的 aGVHD/cGVHD 危险率相同。②HLA 6/6 相合和 5/6 相合含高有核细胞(NC)量 UCBT 的 TRM与相合 BMT 相同,但 4/6 和低 NC 量 5/6UCBT 则高于 BMT 者。③各组白血病复发率相同,且 4/6 相合者复发率更低。④5 年的无病存活率相同。上述资料表明,无论是 HLA 相合同胞还是非血缘小儿 UCBT,与 BMT 相比植入率稍差(90%),造血恢复延迟,TRM 较高,但 aGVHD 较轻,cGVHD 发生率低,肿瘤复发及 OS 无差异。不少作者认为 HLA 相合的 UCBT 优于相合的 BMT,小儿非血缘异基因 UCBT 完全可替代非血缘异基因 BMT。选择非血缘 UCBT 供者的优点之一是可很快获得移植物,特别是对于病情需要紧迫移植又不要求 HLA 全相合的供者,则首选 UCBT。

非恶性病的 UCBT 治疗是近年来 UCBT 新的进展。应用 CBT 的非恶性疾病包括血红蛋白病、遗传代谢性疾病及免疫缺陷性疾病。

(1)血红蛋白病 已有临床经验证明,β-地中海贫血和镰状细胞贫血时 BMT优于 CBT,以 HLA 全相合同胞 BMT 优于非同胞的 BMT,但易有晚期排斥。同胞 CBT 的移植 DFS 为 60%~90%。欧洲多个中心报告 DFS 为 81.6%,β-地中海贫血为 79%,镰状细胞贫血为 90%。

(2)遗传代谢病 美国 Duke 大学报道,20 例 Hurlers 综合征患者行 URU-CBT,移植年龄为 16(2~33)个月,体重 12 kg(5~15kg)。输入 ANC 量 8.34×10^7/kg,植入率 85%,ANC 恢复时间为 24 d(10~39d),外周血酶活性正常;其另

一组 Krabbes 病,分别于无症状新生儿期(11 例)和症状期婴儿期(14 例)作移植,移植时患儿年龄分别为 12~44d 和 142~352d,体重分别为 4kg 和 7.2kg,输入 TNC 量分别为 22.07×10^7/kg 和 17.2×10^7/kg,植入率两组均为 100%。ANC 于 17d 和 18d 恢复正常,3 年存活率分别为 100%(改善)和 43%。另有报道 69 例(平均 1.8 岁)溶酶体/过氧化物酶贮积病,植入率为 84%,5 年 OS 为 72%。

(3)联合重症先天性免疫缺陷病(SCID)及其他原发性免疫缺陷病 Heredia 等报道,15 例原发免疫缺陷病患者(SCID 11 例,其他 4 例)行 UCBT。患儿中位年龄为 11.6 个月(2.6~25 个月),体重为 7kg,输入 TNC 量为 7.9×10^7/kg(2.9×10^7~25×10^7/kg),CD34$^+$ 细胞为 2.9×10^5/kg(1.0×10^5~7.5×10^5/ kg)。植入率为 100%(ANC 为 31d),Ⅱ 至 Ⅳ 度 aGVHD 8 例,cGVHD 1 例,4 例死亡,5 年 OS 为(73 ±12)%,完全重建免疫。文献报道 15 例 Wiskott-Aldrich 综合征(WAS)患者行 UCBT,植入 13 例,5 年 OS 为 80%。

5. 成人无关供者脐血移植

由于每份脐血中所含细胞量仅为 BMT 物的 1/10,限制了 CBT 在成人的广泛应用,但随着双份 CBT 及非清髓 CBT 的进展,近年成人 CBT 数已明显增加。成人 URUCBT 的主要研究仍集中于血液系统疾病方面,如急慢性白血病、骨髓增生异常综合征、淋巴瘤、骨髓纤维化以及重型再生障碍性贫血等。Rocha 等分析比较了欧洲 1998 至 2002 年 682 例成人急性白血病非血缘 CBT/BMT 结果,多变量分析显示异基因 CBT 后 aGVHD 低,二者 cGVHD 相同,TRM、白血病复发率和 DFS 均无显著性差异,其他有关成人 UCBT 与成人非血缘异基因 BMT 相比具有相似的结论。近年来日本 CBT 进展较快,2007 年东京大学 Taka rashi 等报道,成人恶性血液病非血缘异基因 CBT 与 BMT 相比,移植后 60d 总植入率 UCBT 为 91%,BMT 96%;aGVHD(Ⅱ 至 Ⅳ 度)发生率两组相同,但＞Ⅲ 度在 UCBT 者中明显减少,广泛性 cGVHD 发生率也少于 BMT。移植后 100d 和 1 年的两组 TRM 分别为 8% 和 4%、9% 和 13%,3 年白血病复发率为 17% 和 26%,3 年 DFS 为 70% 和 60%。上述的结果表明,对于成人白血病患者,若无 HLA 全相合 BMT 供体,完全可选择 HLA 不全相合 UCBT。目前报道的患者最大年龄为 62 岁,中位年龄为 29~31.4 岁,最大体重为 116kg,中位体重为 69.2~70kg。成人 URUCBT 脐血单位的选择主要考虑有核细胞数(NC)、CD34$^+$ 细胞数、ABO 血型以及 HLA 位点相合类型及数目等。多数人认为:冻存脐血中 NC 大于 2×10^7/ kg,至少 4 个 HLA 位点与受者相同,HIV、HBV、HCV、HTLV－1 及 CMV－IgM 检测均为阴性是可以安全植入的指标。目前,URUCBT 的预处理方案与其他 Allo－HSCT 相同。近几年一些非清髓性方案试用于成人 URUCBT 并取得较好的效果,Barker 等报道对 17 例恶性血液病成人患者以非清髓性预处理方案进行 URUCBT,14 例存活至 25d 时,12 例取得完全的供者核型,2 例自体造血重建。中位随访至

137d,3 例死于复发,9 例存活。1 例有 Ⅲ 到 Ⅳ 度 aGVHD,2 例发生 cGVHD。URUCBT 的 GVHD 预防尚无特殊方案,与其他 Allo - HSCT 一样,多用环孢霉素 A(CSA)、FK506、甲氨蝶呤和皮质激素(甲基强的松龙或强的松)的单用或联用,以联合用药为主。研究表明,单药预防 GVHD 的 2 年 EFS 较差,aGVHD 发生率、移植相关死亡率、复发率均较联合用药高。成人 URUCBT 后白细胞植活通常较早,中性粒细胞绝对值(ANC)$\geqslant 0.5 \times 10^9$/L 的时间为 $13 \sim 59$d,而血小板植活则常常延迟,血小板$\geqslant 20 \times 10^9$/L 的时间为 $26 \sim 176$d。Laughlin 等报道 ANC$\geqslant 0.5 \times 10^9$/L 的中位时间为 27d(13~ 59d),血小板$\geqslant 20 \times 10^9$/L 中位时间为 58d (35~142d)。Sanz 等的报道与之相似。髓系植活率为 81%~ 92%。比较成人与儿童 URUCBT 的研究表明,尽管每公斤体重移植的 NC 数、CD34$^+$ 细胞数较低,成人 ANC$\geqslant 0.5 \times 10^9$/L 与血小板$\geqslant 20 \times 10^9$/L 的时间与儿童相似。而与其他类型的移植相比,成人 URUCBT 造血重建的时间明显延长。如 Ooi 等报道与 URBMT 相比,ANC$\geqslant 0.5 \times 10^9$/L 中位时间分别为 20d 和 15d,血小板$\geqslant 50 \times 10^9$/L 的中位时间则为 48d 及 25.5d,前者存在明显的造血重建延迟,由于脐血中淋巴细胞的免疫不成熟性,URUCBT 后的 GVHD 发生率低于其他移植,且 HLA 不合及疾病状态并未明显增加 aGVHD 的发生率。对于儿童患者的研究表明,尽管存在更高程度的 HLA 不相合,URUCBT 后发生急、cGVHD 的风险低于 BMT。多项成人 URUCBT 的报道也支持这一点,如 Rocha 等报道 aGVHD(26%)和 cGVHD (26%)均低于 HLA 相合的 URBMT(分别为 64% 和 55%)。然而最近的一项研究则认为成人 URUCBT 与 URBMT 比较,aGVHD 发生率相近,但 cGVHD 的发生率似乎更高。发生 GVHD 者的治疗与其他的移植相同。由于造血重建延迟、预处理毒性作用及 GVHD 等的影响,成人 URUCBT 后的 TRM 较高。30d TRM 为 9%~ 12%,100d 为 43% ~54%。主要死亡原因是预处理相关毒性及感染。

9.6.4　影响脐血移植效果的因素

目前认为 CBT 的移植效果受多种因素影响,受体因素包括病种、年龄、预处理强度等,供体因素中最重要是 HLA 相合程度和输入的细胞数量。

1. 输入的细胞量

当 HLA 不合可接受条件下,细胞量是保证 CBT 后植入和提高存活率最重要因素。目前用于检测脐血细胞量指标分别是 TNC(有核细胞总量)、CD34$^+$ 细胞及 GM - CFU 含量。所有研究表明,CBT 疗效与输注细胞量有关,直接与中性粒细胞及血小板数的恢复相关,高细胞量移植后受体造血恢复速度快于低细胞量者。达到稳定植入和早期 TRM 低的细胞量阈值在恶性血液病患者为:冻存 TNC 量$\geqslant 3.7 \times 10^7$/kg,融冻后输入 NC 量$\geqslant 2.5 \times 10^7$/kg,CD34$^+$ 细胞数$> 1.7 \times 10^5$/kg。

在非恶性病者为:冻存 TNC 量≥4.0 ×10^7/ kg(平均丧失细胞量约 27%),TNC 量高/低的存活率分别为 60%、40%,输 TNC 数< 3.5 ×10^7/kg 者存活率极低。增加细胞数量可促进植入和克服 HLA 不合的影响。高植入率与输入 CD34$^+$ 细胞(> 1.4×10^5/kg),CD3$^+$ 和 CD8$^+$ T 淋巴细胞(15.7×10^5/kg)量明显相关,CD34$^+$ 细胞< 1.4×10^5/kg 时植入的时间延迟 4d。移植物中 GM-CFU 含量代表造血祖细胞含量,融冻后输入 GM-CFU 量不但是预测植入速度最好参数,而且是影响 DFS 的唯一因素。因此,融冻后输入 GM-CFU 量是选择 CB 最有用参数,要求 CFU-GM>1×10^4/kg(约 3.8%无 CFU-GM)。在双份 CBT 中优势植入单位 GM-CFU 明显高于非优势者。

2. HLA 相合程度

HLA 相合程度及类型对 CBT 疗效影响不一:①HLA 位点不合数增加,可导致植入和造血恢复延迟、aGVHD/cGVHD 发生率和 TRM 增加、复发率减低,而增加输入 TNC 量可部分克服上述的缺点。HLA5/6 或 6/6 相合有较好植入。②HLA-A、HLA-B、HLA-C 和 HLA-DRB1 是影响非血缘 HSCT 结果最重要位点,对其他 Ⅱ 类位点(DQB1 和 DP1)的作用仍有争议,高分辨 HLA-DRB1 可改善 EFS 和减少 aGVHD 发生,HLA-A 全相合似乎有更好的结果。③HLA-A、HLA-B、HLA-C、HLA-DRB1、HLA-DQ 测序高分辨配型对 CBT 结果仍未定论。④恶性血液病者 HLA 不相合不影响存活率,而非恶性病(无须 GVL)者 > 2 个抗原不相合则严重影响植入和患者的存活,使 GVHD 发生率增加。⑤受体抗 HLA 抗体检测可预见植入差的危险性,有任一型 HLA 抗体阳性者,慎用 CBT(因可能存在识别 HLA 抗原分子的 CD 8$^+$ CTL 克隆)。

3. 疾病种类

非恶性血液病患者进行 CBT 时多发生移植失败及排斥,其相关因素是:①骨髓衰竭综合征、遗传性血红蛋白病等反复输血导致异基因抗原致敏;②β$_2$-地中海贫血时骨髓造血功能亢进,肝脾肿大;③移植前未进行反复化疗,免疫系统正常患者,其要求 HLA 相合程度高、输入 TNC 量多。

4. 移植时疾病状态

CMV 血清学阳性,疾病晚期或反复强化疗(从诊断至移植时更长)都影响植入率、TRM、复发率及 OS 等。恶性血液病患者行 CBT 时疾病状态影响存活率,晚期仅 20%,早期/中期为 38%。从诊断至移植的间隔时间长短与 CBT 效果相关,移植时间早可防止疾病进展,减少过度治疗(放疗/化疗)所致组织器官毒性累积及损伤可降低 TRM 和减少复发。

5. 预处理及 GVHD 预防方案

预处理及 GVHD 防治方案对促进植入、减少排斥、GVHD 发生、TRM 及感染等至关重要。对恶性血液病如白血病者以经典清髓方案尽可能杀灭残留白血病细胞,如 Taka rashi 等用于 AML 的预处理方案含 Ara-C 加 G-CSF,以 G-CSF 预刺激白血病干祖/细胞进入细胞周期及增敏 Ara-C 杀灭更多 G_0 期肿瘤细胞,减少复发。不用 ATG 等强免疫抑制剂,无 GVHD 者移植后 6~9 周开始递减 CsA 剂量,有器官功能紊乱者以 fludarabin 代替环磷酰胺减少对器官的毒性等,这些措施均有利于 UCBT。对非恶性疾病患者的预处理方案常加用 ATG 或 Campath-IH;对原发性免疫缺陷病患者采用非清髓性预处理方案效果优于清髓方案,但非清髓预处理方案不适用于 CML、β_2-地中海贫血、HLH 和 MDS。GVHD 小儿 HLA 全相合 RUCBT 时 Ⅱ 至 Ⅳ 度 aGVHD 和广泛性 cGVHD 发生率分别为 3%~20% 和 6%~14%,而不相合者则为 20%~50% 和 5%~30%,低于 RBMT 和 URBMT,与去 T 细胞的 BMT 效果相当。HLA 相合和 CD3+ 细胞量与 aGVHD 发生率及严重度无关。成人 URUCBT 中 Ⅱ 至 Ⅳ 度 aGVHD 的发生率为 30%~70%,cGVHD 发生率为 20%~50%,前者低于 BMT,但高于去 T 细胞 BMT,但 Takashi 等报告 aGVHD / cGVHD 发生率与 RBMT 相同。GVHD 不仅延迟免疫重建和破坏黏膜屏障,而且还需额外免疫抑制治疗,机会感染(OI)及感染相关死亡率(IRM)明显增加。

6.免疫功能重建延迟

CBT 后免疫缺陷主要是:①ANC 恢复延迟。②移植物中缺乏足够的成熟记忆淋巴细胞和树突状细胞大多数为不成熟的 T 淋巴细胞。③胸腺功能受损(特别是合并 GVHD 时)。④更积极过度的 GVHD 预防及 GVHD 加重了免疫损伤及延迟免疫重建等因素,导致 CBT 后 3~4 个月发生高感染率及 TRM。然而,CBT 后小儿受体 T 和 B 淋巴细胞特异性免疫重建快于 BMT,移植后 2 个月 NK 细胞量及功能已迅速恢复,移植后 3~4 个月 B 淋巴细胞恢复,并在 6~9 个月达正常,9 个月后 T 细胞恢复速度与 UD2BMT 相当或更好。Parkman 等报道,在 CBT 后,早期可检出抗原特异性 T 细胞反应,如单纯疱疹病毒(HSV)早至移植后 29d、带状疱疹病毒移植 49d,CMV 移植后 44d 可检出。在头 3 年中任一时间点检出抗 HSV 特异性淋巴细胞增殖反应可代表免疫重建成功。小于 18 岁的急性白血病患者 UCBT 后 HSV 特异性淋巴细胞增殖反应阳性率 41.1%,其 TRM、感染率及相关死亡率明显低于阴性组。

9.6.5　脐血移植存在的问题及对策

目前 CBT 主要存在成人移植脐血数量不足、CBT 后造血免疫恢复延迟、感染发生率及 TRM 增加等。解决这些问题的相关方法及研究总结如下。

1.选择有核细胞数(TNC)及 CD34+ 细胞数较高的脐血

临床实践证实,脐血中所含有的 TNC 以及 CD34+ 细胞数是 CBT 后造血及免疫恢复以及最终影响移植效果的决定性因素。Eurocord 推荐:①HLA 不合≤2/6 位点时,应选用 TNC>3×10⁷/kg 或者 CD34⁺细胞≥2×10⁵/kg 的脐血进行移植;②对非恶性血液病患者,由于排斥的风险较大,应避免采用 HLA≥2/6 个位点不合的脐血进行移植,同时应选用 TNC>3.5×10⁷/kg 的脐血进行移植;③如果单份脐血不能满足以上要求,可以考虑双份 UCBT,HLA 不合应尽量<1/6 个位点。另外,研究发现 CBT 中造血生长因子的应用与中性粒细胞的较早恢复相关,而 HLA 相合程度与中性粒细胞恢复的关系尚不明确。

2. 脐血 HSC 体外扩增

为了增加脐血的细胞数量,研究者尝试脐血细胞进行体外扩增,以增加移植物中祖细胞的绝对数量。目前,体外扩增的方法包括液体培养扩增、基质共培养扩增、持续灌注扩增三种。从现有临床试验来看,应用体外扩增的脐血细胞进行移植是安全的。

3. 双份脐血移植

由于受到单份脐血细胞数量的限制,目前大约有 25% 需行 CBT 的成人患者找不到符合移植条件的单份脐血。国内外学者尝试用双份脐血共移植。发现双份脐血移植与有核细胞数相当的单份脐血移植能够更快地植入,而无病生存率、总体生存率与接受单份 CBT 患者相当,且恶性血液病患者进行双份脐血移植后疾病复发的风险可能降低。

4. 加入低剂量半相合的 CD34⁺ 细胞或间充质干细胞共移植

Ⅰ、Ⅱ期临床试验表明,CBT 联合单倍体动员纯化的 CD34⁺细胞(第三方)共同移植,移植后早期形成第三方短暂髓系植入,再经过一段时间脐血和第三方的混合嵌合状态后,最终移植后 100d 内大部分的患者均获得脐血的完全嵌合。而移植后患者中性粒细胞恢复的时间缩短且感染的机会减少,GVHD 发生率和复发率降低,OS 和 EFS 与 HLA 相合的同胞移植基本相同。另外有研究表明,CBT 联合第三者骨髓间充质干细胞进行移植,也可以安全有效地促进脐血植入。

5. 改善脐血 HSC 归巢缺陷

脐血 HSC 归巢能力的缺陷也是脐血植入延迟的重要因素。目前,研究 HSC 归巢能力缺陷的热点集中在骨髓微环境和细胞因子两个方面。在已知的细胞因子中,基质衍生因子 1(stroma derived factor 1,SDF-1)是对归巢影响最强的一种分子,减弱其活性会导致 HSC 归巢能力的下降,而 CD34 分子具有蛋白水解酶活性,其受体就包括 SDF-1。如能对其进行活性阻断,去除或抑制 CD34 细胞表面的一种二肽基肽酶,可以提高鼠 HSC 在致死量 X 线照射后小鼠体内的归巢和再植。此外,岩藻糖基化工程可以修复选择蛋白配体活性基团在干细胞表面的低表达,对提高干细胞归巢能力具有直接效应。有研究将脐血采用骨髓腔内注射,也可以促进植入、缩短血小板重建的时间和降低 aGVHD 的发生率,但还需要多中心、大宗临床病例的研究结果进一步证实。

6. 减低强度的 CBT

减低强度非血缘脐血移植(reduced intensityunrelated cord blood transplantation,RI-UCBT)为高龄及脏器功能受损的血液病患者提供一种新的治疗选择,扩大了 CBT 适应证。但 RI-UCBT 对受者体内肿瘤细胞杀伤作用比清髓性预处理方案弱,这使得移植后受者体内残留较多肿瘤细胞,移植后原发病复发率增高,另外移植后慢性 GVHD 的发生率也可能增加。不过由于 CBT 较强的 GVL 作用,RI-UCBT 越来越多应用于临床。目前对 RI-UCBT 最佳预处理方案的确定,短程 MTX 及 ATG 的使用是否延缓或降低植入以及 CBT 后 GVHD 和 GVL 作用如何取得平衡还未有统一规范,尚有待于多中心随机临床对照研究进一步明确。

7. 促进免疫重建

针对 CBT 后免疫重建特点有以下促进免疫重建的策略:①采取预防性措施,减轻预处理强度,减少对 TEC 损伤,采用非清髓移植;应用胸腺保护剂重组角化细胞生长因子及胸腺增生因子等,增加胸腺细胞量,加速淋巴细胞恢复和中期免疫重建,KGF 还可减少口腔炎及 GVHD。②增加输注 HSCs 量,使胸腺细胞增加。③仿体内扩增诱导有功能的免疫活性细胞回输过继免疫。④OKT3＋TFN－γ＋IL－2刺激扩增的脐血源性 CIK 细胞输注,CIK 细胞强力杀灭各种肿瘤靶细胞(B、T 淋巴瘤、AML)及新鲜急性白血病细胞。⑤IL-15 具有扩增 $CD4^+CD25^+$ 和 $CD8^+CD44^+$ 细胞的作用,可用于 CBT 后诱导免疫重建。

(张梅)

9.7　HLA 半相合造血干细胞移植

HLA 完全相合的 Allo－HSCT 是治疗恶性血液病的有效手段,理想的供者是健康的 HLA 相合的血缘相关或无关供者。据统计,目前约有 40％的患者无 HLA 完全相合的供者。但大部分患者有 HLA 半相合的亲属(父母、子女、表亲)。故而 HLA 半相合移植有广泛的应用前景,是目前 HSCT 领域的热点问题。自 20 世纪 70 年代末,Klift 等首先开展 HLA 半相合细胞移植以来,相关的实验和临床研究就一直没有停止过,特别是近十余年来,随着移植相关理论和技术的飞速发展,亲属间 HLA 半相合干细胞移植也取得很大的发展。

9.7.1　HLA 半相合造血干细胞移植的概念及特点

人类主要组织相容性抗原又称为人类白细胞抗原(HLA)。编码 HLA 的基因群位于第 6 号染色体短臂上,其在一条染色体上的等位基因构成一个单体型,两个单体型构成一个基因型。在遗传过程中单体型保持相对稳定,它们分别来自父方和母方,呈共显性表达。HLA 半相合移植就是指将 HLA 一条单体型相合的供者 HSCT 给受者。在通常检测的 HLA 6 个位点中,HLA 半相合有 3 个位点不合。但由于 HLA 连锁遗传的不平衡性,有亲缘关系的供受者 HLA 1 或 2 个位点不合也应属 HLA 半相合。

与 HLA 完全相合的 HSCT 相比,HLA 半相合移植失败率高,发生严重 GVHD 几率大,免疫重建慢。但是,HLA 半相合移植也有以下特点:需要移植的患者可以立即找到合适的供者;可以根据年龄、疾病状态以及最近建议的供、受者之间不同的杀伤细胞免疫球蛋白样受体(KIR)等多方面因素选择最佳的供者;可以有效控制细胞采集和移植物组成成分;如果移植后需要,可以立即获得供者来源的细胞治疗。

9.7.2 预处理方案

由于 HLA 半相合移植的排斥率明显高于 HLA 全相合移植,移植排斥主要由受体同种异体反应性细胞毒 T 淋巴细胞和 HLA 特异性抗体介导。因此,包括抑制受体免疫功能在内的预处理措施在整个移植过程中十分重要。

1.清髓性预处理

由于 HLA 半相合 HSCT 需要跨越 MHC 屏障,植入困难,早期的半相合移植都加大了预处理强度,包括大剂量全身照射或强烈的清髓性药物。但过强的预处理带来了巨大的毒性。Beatty 等比较研究了 HLA 半相合和全相合移植的结果发现:移植排斥率明显增高,为 5% 和 1%;aGVHD 明显增加,为 70%~80% 和 30%~60%,造血重建明显慢于 HLA 全相合移植。先前的研究发现,常规剂量的 TBI 预处理仅能使 75% 左右的移植成功。Downey 等在联合应用免疫抑制剂的同时,将 TBI 剂量提高至 13.3~15.5Gy,结果发现接受大剂量照射的受者较接受小剂量照射的受者造血重建明显加快。以后的研究证实,加大全身照射剂量虽然可以提高移植成功率,但同时大剂量 TBI 也增加了全身毒性,使 TRM 及 cGVHD 发病率明显提高,总体疗效并没有改善。因此,更多的临床结果使人们认识到大剂量 TBI 并非必需。为了达到既有利于植入又减少 TBI 相关毒性的目的,人们开始研究强烈骨髓清除性药物在预处理过程中的使用,结果显示使用强烈的骨髓清除性药物有利于 HLA 半相合的供者干细胞植入,这些药物包括塞替哌、白消安等。Aversa 等在 17 例接受 HLA 半相合移植患者中,预处理为 TBI(8 Gy)+CY(120mg/kg)的基础上加用 10mg/kg 塞替哌,结果 16 例长期植入。无论是大剂量照射还是强烈的骨髓清除性药物,其副作用都是不可避免的,因而在促进植入的同时,移植相关

2. 非清髓性预处理

近年来由于免疫抑制剂的发展,预处理方案倾向于较低的毒性和更强的免疫抑制。目前大多数移植中心预处理方案大致相似,包括全身照射、马利兰、环磷酰胺、氟达拉滨、塞替派和抗胸腺细胞球蛋白等的不同组合。

氟达拉滨最早用于 CLL,可以抑制淋巴细胞的生长,近来用于单倍型 HSCT,也显示出较好的临床疗效。国外 Tamaki 等用 Flu、马法兰、ATG 做非清髓性预处理,给 6 例白血病患者进行半相合 HSCT,未见移植排斥,很快获得完全供者嵌合,aGVHD 发生早,但限于 Ⅰ 至 Ⅱ 度。国内艾辉胜等应用非清髓方案对 25 例白血病患者采用了 HLA 半相合移植,髓细胞白血病均采用方案 A:甲基环己亚硝脲(Me-CCNU)250mg/ m² ×1d,口服(−10d);阿糖胞苷(Ara−C)4g/m² ×2d,静脉滴注(−9d,−8d);白消安(Bu)4mg/(kg·d)×3d,口服(−7d,−6d,−5d);CY 1.89/(m² · d) × 2d, 静脉滴注(− 4d, − 3d)。ALL 采用方案 B: Me − CCNU 250mg/m²×1d,口服(−8d);一次性 TBI 8Gy(−7d);Ara−C 4g/m²×2d,静脉滴注(−6d,−5d);CY 1.8g/(m² · d)×2d,静脉滴注(−4d,−3d)。所有患者采用加强的联合免疫抑制方案,在环孢菌素 A 加短程甲氨蝶呤(MTX)方案基础上,再加用霉酚酸酯(MMF)及 ATG,少部分患者还加用舒莱(抗 CD25 单抗)预防 GVHD,并且将 CsA 和 MMF 提前至−10d 开始使用。CsA 3mg/(kg·d)静脉滴注,−10d 开始,肠道恢复正常时改为口服。CsA 在 + 40 ～ + 50d 开始减量,如果无 cGVHD,+180d 停用。MTX 15mg/m² 静脉滴注 +1d,10mg/m² + 3d、+ 6d、+ 11d。MMF 1.0g/d 口服,−10d 开始至 +30d 开始减量,如无 cGVHD,+90d 停用。兔抗人 ATG 2.5mg/(kg · d)× 4d,−5 ～ − 2d。出现 Ⅱ 度及 Ⅱ 度以上 aGVHD 则加用甲泼尼龙或抗 CD25 单抗或更换 CsA 为普乐可复(FK506)等治疗,所有患者均获得造血重建。A 组达到 ANC ⩾ 0.5×10⁹/L 的中位时间为 12d (10～20d),BPC ⩾ 20×10⁹/L 的中位时间为 19 d(13～44d);B 组达到 ANC ⩾ 0.5× 10⁹/L 的中位时间为 11d(10～12d),BPC ⩾ 20×10⁹/L 的中位时间为 16d(13～30d)。性别不合者移植后 30d 和 60d 行 FISH 检测性染色体,所有患者定期检测 STR 和 ABO 血型证实为完全嵌合,25 例患者中 21 例发生 aGVHD,其中 Ⅰ 度 8 例,Ⅱ 度 6 例,Ⅲ 度 2 例,Ⅳ 度 5 例。Ⅱ ～ Ⅳ 度和 Ⅲ ～ Ⅳ 度 aGVHD 累积发生率分别为 48.0% 和 28.6%,12 例发生 cGVHD,累积发生率 48.0%,均为局限性。总的结果是未发生移植排斥、造血重建较快、重度 aGVHD 相对较低、移植相关并发症较少,表明了免疫抑制剂在这类移植中的作用是值得肯定的。

9.7.3　超剂量 CD34⁺ 细胞

在小鼠试验中证明,用去 T 细胞的超剂量的 CD34⁺ 细胞可以跨越 MHC 屏障,提高植入率。随着造血生长因子的应用,HLA 半相合移植的又一进展是大剂

量 $CD34^+$ 细胞的输注。有文献报道采用 $CD34^+$ 细胞 $10\times10^6/kg$ 以上剂量时,植入明显加快,同时 GVHD 的发生也有所降低,若能达到 $20\times10^6/kg$ 则更好,可惜成人往往难以达到这个剂量。研究发现,$CD34^+$ 细胞具有"否决"效应,即能破坏特异性针对自身 MHC-Ⅰ类抗原的细胞毒性 T 细胞的前体细胞(CTL-p)。此外,增加移植物中造血干细胞量,可加强与宿主体内残存干细胞的竞争力,从而利于移植物植活,也有研究表明大剂量造血祖细胞可诱导宿主对移植物的免疫耐受。这些因素的共同作用构成了大剂量 HSCT 提高植活的理论基础。

9.7.4 移植物抗宿主病的预防

GVHD 是异基因 HSCT 后最严重的并发症之一,由供体 T 细胞攻击受者同种异型抗原而致。一般认为,HLA 差异越大则 GVHD 发生率越高。无血缘关系的 HLA 相合的无关供者,比有血缘关系的 HLA 相合者其 GVHD 发生率和严重程度均增加。有妊娠或输血史者,通过次要组织相容性抗原使供者致敏,其 GVHD 也较突出。另外,高龄者胸腺消除同种反应性 T 细胞能力降低,细菌和疱疹类病毒的抗原和组织相容性抗原可能有交叉性,感染后在宿主细胞上能够更强地表达这些抗原,受者移植前反复多次输血,这些因素都能促进 GVHD 发生。

除了预处理过程中加用免疫抑制剂和移植中加大 $CD34^+$ 细胞输注剂量并配合 MSC 共同输注外,临床上还有一些有效的预防 GVHD 的方法。

1. 移植物 T 细胞去除(TCD)

由于移植物中的 T 细胞是引起 GVHD 的主要效应细胞,许多研究者在进行 HLA 半相合移植中采用 TCD 策略预防 GVHD,使 aGVHD 发生率显著降低。但过度的 TCD 也导致了移植排斥增加、造血恢复延迟和疾病复发率升高等后果。最近在佩鲁贾和芝加哥会议上,认为 $CD3^+$ T 细胞剂量应小于 $2\times10^4/kg$,最好小于 $1\times10^4/kg$。目前 TCD 的方法包括逆淘洗法、密度梯度法、大豆凝集素加 E 花环法、抗 T 细胞单克隆抗体以及 $CD34^+$ 细胞分选法。最近一般应用磁性细胞分离器,在分选 $CD34^+$ 细胞的同时去除 T 细胞。在去除 T 细胞的同时,B 细胞也大量去除,所以移植后 B 淋巴细胞相关增殖性疾病的发生率明显下降。

2. 诱导免疫耐受

通过阻断 T 细胞活化的共刺激信号途径诱导免疫耐受。T 细胞的活化需要 HLA 多肽和共刺激信号的共同作用。如果第一信号和共刺激信号均传递给抗原特异性 T 细胞,T 细胞即活化并产生效应。CTLA4 是 B7 分子的受体,利用 CT-LA4 分子可溶性片断和人类免疫球蛋白的融合蛋白 CTLA4-Ig,竞争性地与 B7 结合从而阻断 B7 和 CD28 结合,这样 T 细胞就不能被活化,导致 GVHD 无法启动。调节性 T 细胞在维持免疫耐受中起关键作用并预防 GVHD 的潜能,近来受到广泛关注,如 $CD4^+/CD25^+$ T 细胞。Taylor 等在鼠模型中发现,移植物中去除 $CD4^+/CD25^+$ T 细胞会使 GVHD 发生率增加,而输注经体外扩增的 $CD4^+/CD25^+$ T 细胞可有效预防 GVHD。但由于这类细胞对同种抗原的抑制没有特异性,所以推测其缺乏抗病毒和抗白血病效应。

最近,胎-母免疫耐受的概念在 Allo - HSCT 特别是半相合移植中被多次提及。所谓胎母免疫耐受,即胎儿的造血细胞存在于母亲血液中,反之亦然,表明了在母亲和子代中存在着免疫耐受。在半相合移植中,父母双方都可以作为半相合单倍体的供者,提供非遗传性母系抗原(noninherited maternal antigens,NIMA 单倍型)或非遗传性父系抗原(noninhenrited paternal antigens)(NIPA 单体型)。van Rood 等发现在非 TCD 的半相合移植中,同胞供受者之间因 NIMA 不合而导致的急、慢性 GVHD 的发生率和 TRM 均低于 NIPA 不合者,证实了子代可与表达 NIMA 的半相合亲属产生耐受。Shlmazak 等基于这种设想,对 5 例进展期恶性血液病患者行非 TCD 的半相合移植,其中 4 例 HLA 3 个位点不合,1 例 2 个位点不合,应用他克莫司和小剂量 MTX 预防 GVHD,所有患者均获得植入。除 1 例发生他克莫司脑病外,其余 4 例都出现了≤Ⅱ度 aGVHD。

3. 移植后的免疫抑制剂治疗

在控制和预防 GVHD 方面,免疫抑制剂的应用也很重要,方法有移植后的加强免疫治疗、利用 G - CSF 诱导供体免疫耐受和应用包括 ATG 在内的免疫抑制剂诱导受体免疫耐受的双向免疫耐受等。G - CSF 体内应用后可使骨髓及外周血移植物内免疫细胞的构成发生改变,尤其是 T 细胞增殖能力下降。而且 G - CSF 对供者骨髓和外周血作用机制也不完全相同,动员后的外周血采集物及 G - CSF 激活的骨髓采集物按不同比例混合后,其中 T 细胞和 DC 免疫功能状态也不尽相同,上述移植物用于 HSCT,可能有利于免疫耐受的形成。G - CSF＋IL - 11 联合作用于供者体内,对 T 细胞功能具有更强的免疫抑制作用,在动物模型中能进一步减轻 GVHD,应用于人体还没有明确的结论。

9.7.5 移植物抗白血病效应

为了加强移植后 GVL 效应,人们探索了很多方法。NK 细胞表面的杀伤细胞免疫球蛋白样受体(KIR)介导的异源反应活性也是研究 GVL 效应的热点内容之一。人 KIR 可以识别多种 HLA - Ⅰ类分子(即配体),但与 HLA-C 类抗原分子结合占显著优势。在异基因移植中,当受体表达的 HLA - Ⅰ类分子不被供体的 KIR 识别时,其效应部位的酪氨酸残基磷酸化,转导活化信号,最终导致 NK 细胞释放穿孔素及颗粒酶,引起靶细胞溶解。当 KIR 配体不匹配时,NK 细胞能消灭宿主的 APC,使宿主的抗原不能被呈递给移植物中的 T 细胞,而 T 细胞正是 GVHD 的启动所必需的,这样就减少了 GVHD 的发生。髓细胞白血病的肿瘤细胞表面

HLA-Ⅰ类分子的表达下调或缺失,GVHD 方向的 KIR 配体不匹配,使得 NK 细胞的 KIR 不能识别相应的配体而对其发动攻击。Ruggeri 等体外研究表明异基因反应性 NK 细胞对 CML 和 AML 的白血病细胞具有潜在的细胞毒活性,但对大多数 ALL 白血病细胞却没有作用,这是因为 ALL 患者原始细胞缺乏 NK 细胞结合靶细胞所必需的黏附分子。一组对 57 例半相合 HSCT 的高危 AML 患者长期随访显示,NK 细胞的异基因反应性对复发率有显著影响。20 例 KIR 不相合的患者无一例复发,而缺乏潜在反应性的 37 例移植患者中 28 例复发($P<0.001$),这些明显的 GVL 效应并不伴随 GVHD 发生,即 KIR 不相合的患者 GVHD 的发生率反而显著降低,但 ALL 患者 GVL 效应不明显。在 HLA 半相合移植中,当 KIR 不相合发生 GVHD 反应时,GVL 效应可能由 NK 细胞的异基因反应性介导产生;而在 HLA 相合的移植中,GVL 效应由 T 细胞介导,前者的 GVL 独立于 GVHD。鼠模型中证实由供者 NK 细胞介导的 GVL 有助于清除受者抗原递呈细胞(APC),而这是启动 GVHD 的关键。所以供受者之间的 KIR 不相合可作为髓系恶性肿瘤实施半相合移植时供者筛选的主要标准之一。在半相合 HSCT 中,TCD 可明显减弱 GVL 效应,而选择性 TCD 可保留 CTL 对髓系肿瘤抗原的应答,恢复半相合移植中 CTL 介导的 GVL 效应。

9.7.6　免疫功能重建

　　HLA 半相合移植后免疫功能重建迟缓是影响预后的又一重要因素,受者在移植后有相当长的一段时间处在严重病毒、真菌和其他机会性感染的高风险中。免疫重建延迟与 TCD 策略、成人胸腺功能下降、长期使用细胞毒药物和免疫抑制剂对免疫功能造成严重破坏等有关。对移植后细胞亚群及功能的研究表明,HLA 半相合移植免疫重建至正常低限水平的时间可延迟至移植后 1.0～1.5 年。

　　移植后恢复特异性免疫的一个很有前途的方法就是过继性细胞治疗。对移植后包括念珠菌、曲霉菌和弓形虫等严重感染,可以给受者输注针对这些病原体的特异性的 T 细胞来获得免疫力。来自于西亚图 Fred Hutchinson 癌症研究中心的报道显示,输注针对 CMV 特异性的 T 细胞克隆可以产生对 CMV 的特异性免疫。CMV 特异性的 T 细胞克隆来自于同一个 HLA 半相合供者。虽然存在技术复杂、过程费时等缺点,但对于临床上减少移植后致死性 CMV 感染不失为一个很有希望的办法。

9.7.7　HLA 半相合移植后复发

　　HensleeDowney 等认为移植前疾病状态是影响复发的主要因素。Aversa 等报道 111 例急性白血病 HLA 半相合移植,其中 84 例难治、复发白血病的患者 5 年无病生存率为 20%,复发率高达 60%,而 27 例虽属高危急性白血病,但在移植前处完全缓解状态(CR1/CR2)的患者 5 年无病生存率达 45%,复发率仅 10%。

DLI 作为一种过继免疫疗法,目前主要用于 Allo‐HSCT 后白血病、MM 等恶性血液病的复发治疗,取得了较肯定的疗效。Lewalle 等对 DLI 在成人 HLA 半相合移植中的应用进行了研究,12 例患者均为难治(复发)或进展期恶性血液病,移植物去除了 T、B 淋巴细胞,结果 2 例在移植后第 28 天接受 DLI 发生 Ⅱ 度 GVHD,而移植后第 28 天、56 天、84 天连续 3 次 DLI(输入 $1×10^4 CD3^+$ 细胞/kg),6 例患者中仅 2 例发生 Ⅰ 度 GVHD,3 例患者移植后第 28 天每千克体重输入 $1×10^4 CD3^+$ 细胞,第 56 天每千克体重输入 $3×10^4 CD3^+$ 细胞,1 例患者发生 Ⅱ 度 GVHD,1 例患者发生 Ⅲ 度 GVHD,1 例无 GVHD 发生。虽最终有 6 例患者出现复发并死亡,但移植后 1 年内无复发相关死亡。

9.7.8 存在的问题与展望

HLA 半相合移植的开展扩大了供者选择范围,但同样存在诸多问题:大剂量的预处理导致高 TRM;为获得稳定植入需要 $CD34^+$ 细胞数量较多,常规措施往往难以达到;移植后免疫重建缓慢,各种病原体感染机会增加,影响了长期生存率;GVHD 与全相合比,相对较重;大量免疫抑制剂使用后出现疾病的复发;在免疫重建方面 ATG 的应用时间、淋巴细胞的回输时间和回输量都有待于进一步的研究。

最近发现,母体和子女可长期存在微嵌合,妊娠期间胎儿的免疫系统会接触到母亲的非遗传性母本抗原(NIMA),同时母亲的免疫系统也会接触胎儿的遗传性父本抗原(IPA),从而有可能在母子之间建立某种程度的免疫耐受,微嵌合现象即是这种假说的证据。Van 等报道,在 NIMA 不同的同胞间单倍型 HSCT 中,急、慢性 GVHD 的发生率显著降低,同时以母亲作为供者的单倍型移植后的慢性 GVHD 的发生率比父亲供髓者低,利用 NIMA 部分免疫耐受可能对提高移植质量有所帮助。

(贺鹏程)

9.8 非血缘异基因造血干细胞移植

Allo‐HSCT 根据供者的来源可分为同胞供者 HSCT 和非血缘供者 HSCT(unrelated allogeneic hematopoietic stem cell transplantation, URD‐HSCT)。URD‐HSCT 据干细胞来源的不同又分为非血缘外周血、骨髓及脐血 HSCT。自 1973 年第一例非血缘供者异基因骨髓移植获得成功以来,目前 URD‐HSCT 已成为治疗乃至治愈血液系统恶性疾病的最有效方法,同时也是治疗某些免疫缺陷性疾病、遗传性疾病、代谢性疾病及部分实体瘤的有效治疗方法之一。目前全球范围大约已有超过 50 个国家成立了造血干细胞捐赠登记中心,已登记的捐赠志愿者及脐血干细胞资料超过 1400 万份。我国大陆中华骨髓库登记的资料已超过 113 万人份,为患者提供造血干细胞 1600 余份。自 1998 年起,骨髓捐赠全球网已列出来自全球 44 个国家的 63 个造血干细胞登记中心和 26 个国家的 44 个脐血库的 HLA 分型资料,巨大的协作网络推动了 URD‐HSCT 技术的蓬勃发展。

9.8.1　HLA 配型技术与供者选择

　　URD‐HSCT 所取得的巨大成功与 HLA 分型技术的进步分不开。以往的观点认为,植入失败的发生主要和 HLA‐Ⅰ类位点不合有关,而 aGVHD 的发生与 HLA‐Ⅱ类位点不合有关。NMDP 在最新报告中回顾性分析了 1988－2003 年 3857 例 URD‐HSCT,HLA 等位基因 8/8、7/8、6/8 相合患者的 1 年存活率分别为 52%、43%、33%,即每增加一个 HLA 等位基因不合则患者的存活率约降低 10%;HLA‐A、HLA‐B、HLA‐C 或 HLA‐DRB1 任意一个位点不相合移植的 aGVHD 的发生率和 TRM 均随之增高,而其对疾病的复发、cGVHD 和移植物植入无显著影响。患者的长期存活率与 HLA‐A、HLA‐B、HLA‐C 和 HLA‐DRB1 基因位点不合有关,而与 HLA‐DQ、HLA‐DP 无关。在无 HLA 8/8 基因位点相合的供者时,单个 HLA‐B 或 HLA‐C 等位基因不相合的移植疗效较单个 HLA‐A 或 HLA‐DRB1 位点不相合好。此外,不同的临床研究表明 HLA‐A 基因位点不合和 cGVHD 密切相关,HLA‐C 基因位点不合患者植入失败发生率明显增加。由于近年来 HLA‐DP 在移植中的作用逐渐被人们所认识,在有多个匹配供者的情况下可考虑进行 DPB1 分型的检测。一般认为 HLA‐DPB1 不相合对移植患者总存活率没有影响,但增加 aGVHD 的发病率,降低了恶性疾病患者的移植后复发率,认为 HLA‐DPB1 不相合与 GVL 效应有关。最近 Rutten 等对 5929 例 URD‐HSCT 的研究进一步支持了以上观点,且 HLA4DPB1 相合所引起的 GVL 效应在 HLA‐A、HLA‐B、HLA‐C、HLA‐DRB1 和 HLA-DQB1 均相合的患者中更明显,但移植时是否考虑选择 HLA‐DPB1 不相合的供者,必须仔细权衡 GVHD 和复发对患者存活率的影响。全球造血干细胞资料库的建立和完善为寻找适合的供者提供了便利。供者的选择不仅受到当前对已知 HLA 基因分型的制约,患者的原发病和疾病的状态是决定是否进行 URD‐HSCT 的重要因素。NMDP 对 URD‐HSCT 的回顾性研究显示,在进行 HLA 8/8 或 7/8 基因位点相合的 Allo‐HSCT 后,处于疾病早期患者 1 年存活率分别为 63% 和 50%,而疾病中期患者 1 年存活率仅为 48% 和 40%。在疾病低、中危险组中 HLA 单个位点不相合对移植后死亡的风险较高危组明显增加;但对疾病高危组患者而言,移植后复发是引起死亡的主要因素,而 GVHD 和移植相关并发症对病死率无显著影响。因此,患者应在疾病早期尽早选择移植治疗,而对于高危组的患者,在找不到 HLA 全相合供者的情况下,可选择 1～2 个 HLA 等位基因不相合的非血缘供者,但此须由经管医生对移植患者进行全面的评估。

9.8.2 供受体 HLA 相合程度对非血缘异基因造血干细胞移植的影响

HLA 不相合程度是影响植入成功的重要独立因素。无关供体移植植入成功率为 90%～95%,植入失败率高于相关供体移植。在 HLA－Ⅰ类抗原不相合时,不论原发还是继发植入失败率均较高,C 位抗原不相合与无关供体移植植入失败也可能相关。HLA－Ⅱ类抗原不相合程度是影响 GVHD 发生率及程度的重要的独立因素,HLA－DRB1 位点相合能降低 aGVHD 发生的危险性和改善生存率。

寻找 HLA 完全相合的供者显然可提高移植成功率,但有些患者 HLA 抗原频率较低或病情较急,不允许长时间进行配对检查,HLA 不全相合的供者也可选用。西雅图移植组分析了 292 例 URD－HSCT 治疗的 CML 患者的供受体 HLA 相合情况。HLA 完全相合 146 例和单个Ⅰ类抗原不合 50 例的植入失败率均为 2%,单个或多个Ⅱ类抗原不合的 31 例无植入失败者,而 1 个Ⅰ类和Ⅱ类抗原同时不合的 34 例,植入失败率为 12%,多个Ⅰ类抗原不合的 31 例,失败率最高,为 29%。以 HLA 完全相合者发生Ⅲ度以上 aGVHD 的相对危险性为 1,则单个Ⅰ类抗原、多个Ⅰ类抗原、单个Ⅱ类抗原和单个Ⅰ类和Ⅱ类抗原同时不合者发生重度 aCVHD 的相对危险性分别为 1.1、1.4、1.8 和 2.0,后二者相差有显著意义。若以 HLA 完全相合非血缘移植共 146 例,发生移植相关死亡的危险性定为 1,则单个Ⅰ类抗原(55 例)、多个Ⅰ类抗原(35 例)、单个Ⅱ类抗原(24 例)和单个Ⅰ类和Ⅱ类抗原(37 例)同时不合者发生移植相关死亡的相对危险性分别为 1.2、3.5(P<0.001)、1.0 和 3.3(P<0.001)。结果提示,单个Ⅰ类抗原或单个Ⅱ类抗原不合者可以进行移植,而多个Ⅰ类抗原或Ⅰ类与Ⅱ类抗原同时不相合者,不宜进行移植。

9.8.3 非血缘外周血造血干细胞、骨髓及脐血移植的特点与应用

PBHSCT 具有移植后造血功能重建快及干细胞采集无须麻醉等优点,自 1989 年 Kessiger 等率先开展以来发展迅速。非血缘 PBHSCT 与 BMT 相比,亦具有造血功能恢复快的优势,尤其是粒系统恢复优势明显,而在急慢性 GVHD 发生率、疾病复发率、移植相关死亡率、无病生存率等方面均无明显差异。瑞典和德国的一个协作组对一组 214 例患者进行配对研究发现,PBHSCT(107 例)移植者在造血功能重建方面明显优于 BMT(107 例),但 cGVHD 分别为 61% 和 76%,移植相关死亡率分别为 42% 和 31%,3 年生存率分别为 46% 和 45%,复发率分别为 25% 和 31%,DFS 分别为 43% 和 46%,均无显著差别。Fauser 等对 37 对在 HLA 配型、诊断、年龄和性别等方面配对的患者在 MUD－PBHSCT 和 MUD－BMT 后进行了对比研究,病种包括 AML、ALL、CML、MDS 和 NHL,预处理方案为 BuCy 或 TBI＋Cy,GVHD 预防均为 CsA＋MTX＋Pred。结果两组 2 年 DFS 分别为

59.5％和51％,复发率、TRM、cGVHD发生率均无差异,但Ⅱ至Ⅳ度aGVHD发生率PBHSCT组(40％)高于BMT组(20％)。

CBT的优点主要有:①可较快地获得HSC;②对供体无害;③传播传染性疾病如CMV及EB病毒感染的机会极低;④aGVHD的危险性可能较低。截至1999年12月,全世界已进行了1800例同胞及无关供体CBT。脐血具有足够的细胞保证植活,至少对于体重小于40kg的患者是如此。但细胞数低仍是延迟植活和移植失败的主要原因。欧洲CBT协作组研究了从1988年10月至2000年10月665例CBTHLA配型和脐血有核细胞数对植活、aGVHD和TRM的影响,其中相关供体占24％,无关供体占76％。患者年龄小于15岁的占77％,中位数年龄7岁(6d至53岁),中位数体重为24kg(3~110kg),73％为急、慢性白血病等恶性肿瘤性疾病。输注有核细胞中位数为$3.5×10^7/kg[(0.2~36)×10^7/kg]$,CD34$^+$细胞中位数为$1.6×10^5/kg[(0.01~78)×10^5/kg]$(已扣除冻存损失约20％)。无关供者中HLA全相合的占17％,1个位点不合者占58％,2个位点不合的占23％,而相关供者中81％HLA完全相合。在2个以上位点不合的124例中,HLA-A与HLA-B位点均不合者占48％,A或B位与DRB位点同时不合的占36％。预处理方案中含TBI者占44％,含ATG者占70％。57％是1998年以后移植的。与中性粒细胞恢复(60d内中性粒细胞$≥0.5×10^9/L$)相关的有利因素包括非再生障碍性贫血疾病、体重$≤30kg$、ABO血型相合、相关供体、HLA相合、采集细胞数$≥4.6×10^7$、输注细胞数$≥3.7×10^7/kg$等,这些因素也与血小板恢复和移植相关死亡率相关。HLA全相合的212例中,86％植入,1个Ⅰ类抗原不合、1个Ⅱ类抗原不合、Ⅰ类和Ⅱ类同时不合者,植活率分别为78％、76％和72％。全相合、5/6相合、4/6相合及2-3/6相合移植者的植活率分别为85％、82％、73％和55％。输注有核细胞数$≤1×10^7/kg$和$≥4×10^7/kg$者,植活率分别为62％和85％,细胞数越多,植活率越高;CD34$^+$细胞数$≤1.6×10^5/kg$和$≥1.6×10^5/kg$者,植活率分别为76％和84％($P<0.0005$)。移植相关死亡与GVHD(15％)、植活失败(10％)、感染(37％)、药物毒性(28％)等有关。无关供体(507例)移植Ⅱ至Ⅳ度GVHD发生率为37％,而相关供体(158例)为18％。作者认为,采集的有核细胞$≥4.6×10^7/kg$或输注的细胞数$≥3.7×10^7/kg$是最重要的预后因素。其次是HLA相合程度,1个位点不合者,Ⅰ类不合优于Ⅱ类,A位点不合优于B位点;2个位点不合者,仅Ⅰ类不合或仅Ⅱ类抗原不合,优于Ⅰ类和Ⅱ类抗原同时不合。

9.8.4 非血缘异基因造血干细胞移植的疗效

1. 慢性粒细胞白血病(CML)

伊马替尼开创了CML的分子靶向治疗时代,但Allo-HSCT作为目前已证实的可治愈CML的唯一有效方法,在CML的治疗中有重要的地位。尽管近年来

CML 患者移植治疗比例显著降低,但对于加速期和急变期 CML,移植仍作为首先治疗方案,且其比例呈上升趋势。此外,在伊马替尼治疗过程中,出现原发或继发耐药、药物不耐受等情况时,同胞 HSCT 或 URD - HSCT 仍是 CML 治疗的首选方案。当伊马替尼治疗失败或疾病复发时,在缺乏 HLA 相合的同胞供者情况下,能否迅速找到合适的非血缘供者、争取最佳的移植时机成为影响 CML 疗效的主要因素。基于上述原因,2009 年 NCCN 指南对患者 HLA 配型的时间做了修正,将其提前至 CML 患者初次就诊时,在伊马替尼治疗失败或复发之前,使之有充分的时间寻找到合适的供者。据统计在 1988 至 1996 年间,NMDP 共接受 7752 例 CML 患者配型申请,其中 23% 进行了 MUD - BMT。92% 的移植受体可在移植后 42d 以内植活,中位数植活时间为 20d(8～42d)。CML 不同阶段对移植生存率有较明显的影响。NMDP1997 年报道了有关 CML～CP1、CP2 和加速期移植、急变期移植的多中心研究,结果显示:2 年生存率分别为 46%、26% 和 11%。在首次慢性期诊断后 1 年内进行 HLA 完全相合无关供体移植且年龄小于 35 岁者,5 年 DFS 最好,为 64%～74%。早期移植相关死亡率 20%～30%,因此 CML 最好在确诊后 1 年内进行移植治疗。Ⅱ 至 Ⅳ 度 aGVHD 的发生率约为 40%～50%,Ⅲ 至 Ⅳ aGVHD 的发生率已从早期的 40% 降至 28% 左右。西雅图移植组报告,年龄小于 40 岁者 8 年生存率为 79%,41～50 岁者为 54%,但大于 50 岁者生存较差,这一结果接近亲缘关系移植。CML 患者在慢性期移植、T 淋巴细胞去除和采用 HLA 相合供体移植可降低重度 GVHD 发生的危险性。CML 无关供体移植后复发的机会低于 10%,复发主要与移植时患者的疾病状态有关,CP1、加速期和 CP2、急变期移植后 3 年复发率分别为 5.7%、25.3% 和 56%。

随着 HLA 配型技术的进步,特别是高分辨率分子生物学配型技术的应用,无关供者移植结果与血缘供者移植的结果越来越接近。NMDP 前瞻性对比分析了一组 2464 例无关供者 BMT 的 CML 患者与 450 例血缘供者 BMT 患者,与血缘供者移植相比较,无关供者移植后造血功能恢复较快。无关供者移植患者的 Ⅲ 至 Ⅳ 度 aGVHD 发病率高于血缘供者。但首次慢性期(CP1)无关供者与血缘供者组血液学复发率相似。无关供者组总生存率和无病生存率均显著高于血缘供者组,但在慢性期早期移植的患者,无关供者与血缘供者组移植后的 5 年生存率相似,其差距随年龄增大而增加,提示在慢性期早期应用 HLA - A、HLA - B 和 HLA - DRB1 相合的无关供者移植,可取得与 HLA 相合同胞供体移植相近的长期生存率和无病生存率。

2. 急性白血病

对于 AML 而言,目前普遍认为 URD - HSCT 主要适用于缺乏同胞供者的中高危 AML 患者,其疗效接近同胞供者移植并显著优于大剂量化疗。EBMT 急性白血病工作组(EBMT - ALWP)公布的 2000 至 2007 年 Allo - HSCT 治疗 AML

数据显示,在化疗首次缓解后接受同胞和非血缘供者移植患者 DFS 为分别为 55％和 46％。目前 NCCN 指南已将 Allo－HSCT 列为中高危组 AML 患者的一线治疗策略;而对于低危 AML 患者,一般认为 CR1 阶段不一定要做 Allo－HSCT,但初次诱导缓解失败或 CR≥2 的患者可选择同胞或 URD－HSCT。

由于 Allo－HSCT 强大的抗白血病效应,其在 ALL 治疗中的地位日益受到重视。但是 Allo－HSCT,尤其是非血缘供者移植后移植并发症及其高病死率往往掩盖了移植的优势,因此 URD－HSCT 较多用于 Ph⁺ 和 CR2 成人 ALL 的治疗。Chim 等对 108 例成人 ALL 进行 Allo－HSCT 15 年长期随访的结果显示,HLA 相合同胞供者 HSCT 和 URD－HSCT 的 DFS 分别为 28.2％和 63.2％($P=0.03$),移植相关病死率分别为 17.3％和 14.9％($P=0.82$),而 URD－HSCT 后复发率显著低于同胞供者移植(30.2％对 64.3％,$P=0.03$)。因此在缺乏合适同胞供者的情况下,通过造血干细胞登记中心寻找 HLA 匹配的非血缘供者是一个合适的选择。

无关供者移植和血缘供者移植治疗小儿 ALL 的结果相似。加拿大多伦多移植组报告了共 66 例,其中血缘供者 37 例,无关供者 29 例,两组在年龄、白血病分型、缓解状态、GVHD 预防(MTX、CsA)及感染预防等方面无显著差别。结果两组 3 年 DFS 分别为 48％和 47％,aGVHD 发生率分别为 55％和 41％,复发率为 34％和 41％,此外两组在植活时间、cGVHD 发病率等方面亦无显著差异。英国伦敦的报告与此类似,他们报告了 130 例血缘供者和 135 例无关供者移植治疗小儿 ALL,5 年 DFS 分别为 50％和 45％。

3. 非血缘异基因造血干细胞移植治疗非恶性疾病的结果

无关供者移植治疗较多的疾病有重型再生障碍性贫血、遗传性代谢性疾病、遗传性免疫系统疾病以及骨髓增生异常综合征(MDS)等。治疗结果见表 9－4。

表 9－4　非恶性疾病移植治疗的结果

	移植数	2 年生率
重症再生障碍性贫血	212	39％±7％
骨髓增生异常综合征及相关疾病	386	34％±5％
其他非恶性疾病	332	45％±6％

应当指出的是,上述治疗结果多为早年应用骨髓移植的结果。随着 PBHSCT 的广泛应用,预处理和对症支持治疗的改进,MUD 移植的结果在不断改善。

(贺鹏程)

9.9 非清髓异基因造血干细胞移植

非清髓异基因造血干细胞移植(nonmyeloablative allogeneic bliood stem cell transplanta-tion,NST)又称非清除(nonablative)或非致死 Allo - HSCT、小移植(mini-transplantation)、亚移植、低剂量(低强度)预处理 Allo - HSCT 等。严格地讲,完整的 NST 概念应包括非清髓预处理、移植前后免疫治疗及细胞治疗共三个部分。NST 实际上是在总结传统移植方案机制和疗效的基础上,采取以诱导供受者免疫耐受为主的非清髓预处理方案,使供者细胞稳定植活,通过植人细胞及DSI/DLI 的 GVL 效应以清除受者残存肿瘤细胞的新尝试。从理论上讲,它是对传统移植方法的改进和更新,因此称 NST 为低毒的造血干细胞嵌合性移植似乎更为合理。

9.9.1 移植的特点

NST 是对传统 Allo - HSCT 的发展和改进。NST 的主要特点及其与传统Allo - HSCT主要有三方面不同:①预处理不同。NST 的预处理强度弱于传统Allo - HSCT,在非清髓预处理后如果不进行 HSCT,患者能够恢复自体造血,而且非清髓预处理几乎均加用了免疫抑制剂,如氟达拉滨、抗 T 淋巴细胞球蛋白(ATG)、抗 CD3 单克隆抗体等;且 NST 认为预处理应有一定强度(特别对增殖快的恶性疾病),以尽可能多地杀灭肿瘤细胞,但预处理更重要的作用是诱导宿主细胞对供体细胞产生特异性的无反应性,促进供体稳定植入(完全或部分),并发挥GVL 效应。②植入方式不同。传统 Allo - HSCT 几乎均为完全植入,而 NST 则多为混合性嵌合体(2.5%～97.5%)或完全性植入。③NST 强调采用 DSL/DLI等新的更有效的抗白血病治疗手段,以治疗肿瘤及白血病和预防复发。

9.9.2 移植的适应证

NST 主要适用于年老体弱、移植前伴有某些器官功能障碍而不适于进行强烈放、化疗的患者。目前已有报道的病种包括:恶性血液病中的急慢性白血病、淋巴瘤(尤其是惰性淋巴瘤)、MM、骨髓增生异常综合征等,遗传性血液病中的地中海贫血、镰状细胞贫血等,免疫异常疾病中的难治复发的系统性红斑狼疮、类风湿关节炎等。以上各类疾病均有很多治愈病例报道,患者年龄为 1～75 岁。鉴于 GVL效应对该类移植的长期生存率起重要作用,移植后的免疫治疗在整个疾病治疗过程中的地位很重要,故移植最佳适应证是那些病情相对稳定、短期内快速进展可能性小、对 GVL 敏感的病例。而急性进展期白血病由于在移植后可能出现复发的时间往往较短,这样 GVL 效应就会来不及发挥作用,所以这类患者就目前的技术水平来说还不适合做非清髓性造血干细胞移植。

9.9.3 预处理方案

非清髓性预处理除剂量明显减弱外，大多用较小剂量的全身照射或者不用，目的主要是免疫抑制而不是骨髓抑制。目前国外报道的非清髓预处理方案有 20 余种，归纳后大致分为三大类：①以氟达拉滨（Ful）或（和）ATG 为主，结合环磷酰胺（Cy）、阿糖胞苷（Ara－C）等组成预处理方案；②以低剂量 TBI（加或不加 ATG）结合马利兰等化疗药物组成预处理方案等；③其他方案。临床上常用的非清髓预处理有以下几种：①采用总剂量为 2Gy 的全身照射（剂量率 7cGy/min）加氟达拉滨每日 30mg/m²，计 5d，在 0d 和－1d 开始使用霉酚酸酯及环孢素 A，持续至移植后 4～5 周；②CTX、ATG 与 7Gy 的胸腺照射，移植后继续使用 ATG 及环孢素 A；③氟达拉滨联合马利兰、ATG，氟达拉滨每日 30mg/m² 连用 5d，马利兰 4mg/（kg·d）连用 2d，ATG 5～10mg/（kg·d）连用 4d。

9.9.4 临床应用

1. NST 治疗血液病

迄今为止，国外已报道 NST 1000 余例，国内完成 100 余例，其中有关血液病的报道较多。安德森肿瘤中心对 44 例急性髓细胞白血病（AML）及骨髓增生异常综合征（MDS）患者进行 NST，12 例曾用过 Flu 的患者预处理给予 2-CDA（12mg/m²×5d）＋Ara－C（2g/m²×5d），32 例未用过 FLu 的患者预处理给予 Flu（30mg/（m²·d）×4d）＋IDA（12mg/（m²·d）×3d）＋Ara－C（1g/（m²·d）×4d）。结果发现 NST 后 100d 及 360d 时非复发死亡率（NRM）前者为 25％/ 2 5％，后者为 18％/ 20％；1.5 年总生存率（OS）及疾病无进展生存率（EFS）前者为 25％/ 16％，后者为 44％/12％。Ⅱ至Ⅳ及Ⅲ至Ⅳ度 aGVHD 前者为 1/1 例、后者为 6/3 例；cGVHD 前者为 1 例、后者为 6 例。同时采用 NST 治疗 54 例晚期 AML/MDS 患者，中位年龄为 54 岁（22～75 岁），移植前完全缓解（CR）7 例，未缓解（NR）47 例，移植后 100d 及 360d NR 同胞供者组为 17％/ 23％，无关供者组为 41％/ 48％，1.5 年 OS 及 EFS 前者为 36％/ 34％，后者为 37％/ 33％。

为了明确 NST 对不同疾病的治疗效果，EBMT 对 AML、ALL、MDS 患者 NST 后 18 月无病生存率进行评价，AML－CR1 期及难治性患者分别为 52％、13％，ALL－CR1 期及难治性患者分别为 21％、13％，MDS 为 59％。他们认为 NST 时应慎重。EBMT 对 46 例 CML 患者进行 NST，结果发现首次慢性期（CP1）患者 1 年总生存率（OS）和复发率分别为 80％、11％，加速期患者分别为 45％、25％，由于 DLI 对 CML 疗效可靠，因此前景较乐观。Dreger 等报道多中心对 CLL 患者进行 Allo－HSCT，结果发现移植相关死亡率为 30％～40％，5 年 OS

最高者为 59%。鉴于 CLL 患者通常年龄较大，TRM 高，因此 CLL 患者不建议采用 Allo - HSCT，倾向于进行 NST。预处理方案以 Flu 为主，联合应用 Bu+ Mel、ATG/ALG 及 Ara - C 等。Flu 是一种合成的嘌呤类似物，是治疗 CLL 的有效药物，主要抑制 DNA 和 RNA 合成，据文献报道，其疗效与 CAP（环磷酰胺、阿霉素、强的松）和 CHOP（环磷酰胺、长春新碱、阿霉素、强的松）相似，较瘤可宁为佳。Mel 具有广谱抗肿瘤、免疫抑制作用，与嘌呤类似物及烷化剂有协同作用，老年人对 Mel 亦有良好的耐受性，故 Mel(80mg/m^2)＋Flu(125mg/m^2)亦是常用的非清髓性预处理方案之一。

西雅图研究组采用一种较温和的预处理方案，移植前仅给予 TBI 2Gy，移植后给予骁悉(MMF)0～27d 及足量 CSA 治疗 1～35d，后渐减量至 56d 时停用。结果表明 44 例患者[中位年龄 56 岁(31～72 岁)]中，7 例 CLL 者中有 5 例获得缓解，效果最好，TRM 为 6.8%，Ⅱ 至 Ⅳ 度 aGVHD 发生率为 39%，GVHD 发生率较其他预处理方案无明显增高，该 NST 与清髓性造血干细胞移植疗效接近，值得推广。MM 患者进行传统清髓移植死亡率较高，是否将 Allo - HSCT 作为首选一直存在争议。Auto - HSCT 虽有较高抗肿瘤效应，TRM 低，但治愈率低。Lekhorst 等研究表明，DLI 后产生的移植物抗 MM 效应比 DLI 治疗 CML 更有效。Beluui 等对 9 例 MM 患者进行 HLA 匹配同胞供者清髓移植，移植物去除 CD6$^+$ T 淋巴细胞，预处理方案为 TBI＋Cy 及 BuCy，移植后未用免疫抑制治疗。移植后 3 例 PR，2 例 CR，2 例疾病进展，2 例处于稳定状态，于移植后 6 个月给予患者输注供者 CD4 淋巴细胞 3×10^7/kg，输注后 2 例 CR 者仍处于 CR；另 7 例均获得疗效，其中 5 例 获 CR，2 例 PR。Badros 等报道 MM 患者在 NST 后 DLI 前缓解率较低，但经 DLI 后产生 cGVHD，多数患者可获得缓解，疗效好，但这尚需大系列临床研究研究进一步证实。

2. NST 治疗非血液系统疾病

Allo - HSCT 在恶性肿瘤和其他疾病的治疗上都发挥了重要的作用。自体和异体动员 PBHSCT 被用于治疗恶性肿瘤、遗传异常、免疫缺陷等疾病。以往应用大毒性的清髓性预处理来清除宿主来源的造血细胞，然而非清髓预处理能够更有效地清除宿主免疫造血系统细胞，但是毒性却相对减小。

非清髓性预处理目前作为免疫疗法应用于许多肿瘤的治疗中。干细胞移植后产生的移植物抗肿瘤细胞效应(GVTR)在肿瘤免疫治疗中发挥重要的作用。治疗过程基本上分为两步：首先用免疫抑制预处理使得异基因造血干细胞植入，诱导宿主抗移植物免疫耐受；然后通过一次或多次 DLI 诱导移植物抗肿瘤效应，清除最后一个肿瘤细胞。文献对 NST 治疗实体瘤的疗效给予肯定。Bregni M 等应用噻替哌、氟达拉滨、环磷酰胺预处理治疗 6 例乳腺癌和 7 例肾癌患者，并应用了 DLI，结果认为 NST 应用＋治疗实体瘤是可行的，并且 DLI 后的 GVTR 效应明确。

Allo - HSCT 后,供者来源的免疫细胞重建宿主免疫系统,可用于治疗自身免疫病,如多发性硬化症(MS)、系统性硬化病(SSe)、系统性红斑狼疮(SLE)、类风湿性关节炎(RA)、幼年特发性关节炎(JIA)以及治疗免疫缺陷病如 AIDS。

Amvrolia 等用氟达拉滨和 ATG 组成非清髓预处理方案对 8 例遗传缺陷病行 NST,全部病例均有供体细胞植入,免疫功能恢复良好并且无 GVHD。Andrews 等对 55 例 HLA 相合的地中海贫血行 NST,20 例发生移植排斥,20 例宿主细胞全部消失,15 例形成稳定混合嵌合体达 1~17 年,临床症状改善或恢复正常。Walters 等用马利兰+Cy+ATG 作预处理,对 22 例镰状细胞贫血患者行 NST 治疗,16 例完全植活,4 年生存率和无病生存率分别为 91% 和 73%。Woolfoy 等用 NST 治疗 3 例免疫异常缺陷病,2 例移植后形成稳定的混合嵌合体,免疫功能重建较快,疗效可靠且安全易行。以上研究提示,NST 在遗传性血液病治疗中也有较广阔的前景,只要诱导形成含正常供体细胞 20% 以上的混合嵌合体,就有可能纠正多数患者的临床症状。此外,近来也已有用 NST 治疗获得性免疫缺陷病(如难治复发性系统性红斑狼疮、类风湿性关节炎甚至 AIDS 等)的尝试。

9.9.5 移植物抗宿主病的预防

近年来的文献报告倾向于认为 NST 的 GVHD 较轻。Khouri 等最近报告 15 例 NST,5 例发生 I 至 II 度 GVHD,无一例发生重度 GVHD。Storb 等最近报告 156 例 NST,II 至 IV 度 aGVHD 占 20%。笔者报道的 33 例中 GVHD 预防分两组:其中 6 例采用 CsA+MTX 方案,MTX 15mg/m^2,+1d,+3d,+6d,+9d,+11d。CsA 4~5mg/(kg·d),-5d 开始静脉点滴,至 0d 后减量为 1.5mg/kg 至患者能耐受口服后改为 3mg/(kg·d),共 12 周后减量至停用。另 27 例采用 CsA+MMF 方案。CsA 用法同前。MMF 2.0g/d(-6d~+90d)。结果 7 例(21.2%)发生 GVHD,重度 GVHD 占 6.1%。22 例早期 MC 患者的中 aGVHD 发生率仅 9.1%,明显低于早期 FDC 组的 45.5%(P<0.05)。此结果不但明显低于传统的清髓性移植,亦低于国外文献 NST 的结果。我们分析 GVHD 发生率降低的原因除可能与预处理明显减轻及大多数患者采用 CsA+MMF 新方案预防 GVHD 等因素有关外,早期 MC 可能对降低 GVHD 的发生起更重要的作用,这可能为 GVHD 的预防提供了新思路。

9.9.6 存在的问题与展望

cGVHD 被认为是 NST 的一个主要问题之一。如能减少这个问题,将显著降低移植相关发病率及死亡率。目前预防和治疗 cGVHD 的努力除去保留异基因 HSCT 的有利方面外,涉及多种机制方法,针对移植程序的各个环节,包括受者的准备、移植包含不同免疫细胞群的移植物及 GVHD 的预防和治疗。目前利用异基因的 GVT /GVL 效应而减少 TRM,在非去 T 细胞的移植中,GVHD 治疗相关并发症 GVHD 的预防感染仍旧是一个严峻的挑战。用一些策略将 GVT 与 GVHD 分隔开来,且去 T 细胞可降低 GVHD 的发生率,但增加了免疫缺陷及复发的危险,DLI 降低这种风险,但会出现 GVHD,从长远来看,很好地从分子水平理解 GVHD 和 GVT,将会有一个更深入的研究。在 NAST 中应用抗 CD52 抗体(alemtuzumab)减低了 aGVHD 和 cGVHD 的发生率,减低了 GVHD 相关的死亡率,但延迟了免疫重建,增加了病毒感染率。目前世界上已有逾 2000 例 NST 报道,总的结果令人鼓舞。但对 NST 的概念尚有争论,最适的预处理剂量尚未确定,还缺少与传统清髓性 HSCT 的随机比较研究(RCT)。需要指出的是,NST 降低肿瘤负荷的能力较小,对进展期或预后不良的患者,进行较强的清除肿瘤细胞的预处理仍然十分必需。对于进展期增生迅速的肿瘤,如中度或高度淋巴瘤和急性白血病,NST 能否产生足够的 GVT 以及 DLI 在混合嵌合体转变为完全嵌合体以及治疗移植后顽固或复发疾病中的作用还需进一步探讨,这些效果通常是和显著的 GVHD 相联系的。目前的研究包括将 GVHD 降到最低(延长免疫抑制时间)但却要产生足够的 GVT 效应。今后的研究将包括确定移植后免疫抑制的用药时间以获得最佳的 GVT 效应而不会产生严重的 GVHD。将来在治疗恶性和非恶性疾病中,非清髓移植将成为年轻患者在疾病早期可以选用的方法。目前,关于清髓性预处理和 NST 的争论和研究,是人们长期以来探索最佳预处理方案的过程和继续,并没有改变 allo- HSCT 治疗疾病的本质,但必将使 HSCT 向更安全、更有效、更经济的方向发展,并将进一步扩大移植适应证,以造福广大患者。

(贺鹏程　韦素华)

参考文献

[1]Rowe JM,Tallman MS. How I treat acute myeloid leukemia[J]. Blood,2010,116(17):3147-3156.

[2]Walter RB,Pagel JM,Gooley TA,et al. Comparison of matched unrelated and matched related donor myeloablative hematopoietic cell transplantation for adults with acute myeloid leukemia in first remission[J]. Leukemia,2010,124(7):1276-1282.

[3]Alin,Adil SN,Shaikh MU,et al. Allogeneic stem cell transplantation in acute myeloid leukemia[J]. Hematol Rep,2012,19(4):218-223.

[4]Aversa F,Terenzi A,Tabilio A,et al. Full "haplotype-mismatched hematopoietic stem-celltransplantation:a phase II study in patients with acute leukemia at high risk of relapse[J]. Clin Oncol,2005,23:3447-3454.

[5]Gratwohl A,Baldomoro H,Frauendorfer K,et al. Results of the EBMT activity survey 2005 on haematopoietic stem cell transplantation:focus on increasing use of unrelated donors[J]. BMT,2007,2(18):3971 - 3987.

[6]Sandmaier BM,Mackinnom S,Chids RW. Reduced intensity conditioning for allogeneic hemato poietic cell tansplantation:current perspectives[J]. Biol Blood Marrow Transplant,2007,13:87 - 97.

[7]曹履先,陈虎.骨髓移植学[M].北京:军事医学科学出版社,2008:221 - 223.

[8]陈运贤.现代造血干细胞移植[M].广州:广东科技出版社,2005:171 - 177.

[9]吴德沛,孙爱宁.临床造血干细胞移植[M].合肥:安徽科学技术出版社,2010:392 - 397.

[10]陈波,王志国,张颢,等. HLA 相合同胞异基因外周血造血干细胞移植治疗急性白血病[J]. 中国组织工程研究与临床康复,2011(27):5123 - 5126.

[11]肖娟,于力.异基因造血干细胞移植治疗急性淋巴细胞白血病[J]. 中华内科杂志,2009(8):692 - 694.

[12]王静波,达万明,张建平,等. 强烈预处理异基因外周血造血干细胞移植治疗高危难治性白血病[J]. 中华血液学杂志 2010,31(8):505 - 509.

[13]谢新生,万鼎铭,孙慧,等.异基因外周血造血干细胞移植联合骨髓移植治疗白血病 30 例 [J]. 白血病·淋巴瘤,2009(11):657 - 658.

[14]Mcclune B,Buadi F,Aslam N,et al. Intrathecal liposomal cytarabine (Depocyt)is safe and ef-fective for prevention of meningeal disease in patients with acute lymphoblastic leukemia and high-grade lymphoma treated with the hyperCVAD regimen [J]. Blood(ASH Annual Meeting Abstracts), 2005,106:4 594.

[15]Daniel M,Maunel R,Luis R,et al. Combination of imatinib and cytarabine for the treatment Philadelphia chromosome positive acute lymphoblastic leukemia[J]. Leuk Lym,2005,46:297 - 298.

[16]傅华睿,黄河.成人急性淋巴细胞白血病造血干细胞移植的选择[J].国际输血与血液学杂志,2009(3):213 - 216.

[17]Aversa F,Terenzi A,Tabilio A,et al. Full "haplotype-mismatched hematopoietic stem-cell transplantation:a phase II study in patients with acute leukemia at high risk of relapse[J]. Clin Oncol,2005,23:3447 - 3454.

[18]Gratwohl A,Baldomoro H,Frauendorfer K et al. Results of the EBMT activity survey 2005 on haematopoietic stem cell transplantation:focus on increasing use of unrelated donors[J]. BMT,2007,3971 - 3987.

[19]Sandmaier BM,Mackinnom S,Chids RW. Reduced intensity conditioning for

allogeneic hemato poietic cell tansplantation：current perspec- tives[J]．Biol Blood Marrow Transplant，2007，13：87－97．

[20]Mcclune B，Buadi F，Aslam N，et al．Intrathecal liposomal cytarabine (Depocyt) is safe and effective for prevention of meningeal disease in patients with acute lymphoblastic leukemia and high-grade lymphoma treated with the hyperCVAD regimen [J]．Blood(ASH Annual Meeting Abstracts)，2005，106：4594．

[21]Daniel M，Maunel R，Luis R，et al．Combination of imatinib and cytarabine for the treatment Philadelphia chromosome positive acute lymphoblastic leukemia[J]．Leuk Lym，2005，46：297－298．

[22]中华医学会血液学分会．中国慢性髓系白血病诊断与治疗指南(2011 年版) [J]．中华血液学杂志，2011，32(6)：426－433．

[23]Zuckerman T，Katz T，Haddad N，et al．Allogeneic stem cell transplantation for patients with chronic myeloid leukemia：risk stratified approach with a longterm follow-up[J]．Am J Hematol，2012，87(9)：875－879．

[24]Luo Y，Zhao Y，Tan Y，et al．Imatinib combined with myeloablative allogeneic hematopoietic stem cell transplantation for advanced phases of chronic myeloid leukemia[J]．Leuk Res，2011，35(10)：1307－1311．

[25]中华医学会血液学分会．骨髓增生异常综合征诊断与治疗专家共识[J]．中华血液学杂志，2012，33(4)：347－352．

[26]刘代红，黄晓军．骨髓增生异常综合征的异基因造血干细胞移植[J]．中国实用内科杂志，2010，30(5)：392－394．

[27]Alyea EP，Kim HT，Ho V，et al．Impact of conditioning regimen intensity on outcome of allogeneic hematopoietic cell transplantation for advanced acute myelogenous leukemia and myelodysplastic syndrome[J]．Biol Blood Marrow Transplant．2006，12：1047－1055．

[28]Kim H，Lee JH，Joo YD，et al．A randomized comparison of cyclophosphamide vs．reduced dose cyclophosphamide plus fludarabine for allogeneic hematopoietic cell transplantation in patients with aplastic anemia and hypoplastic myelodysplastic syndrome [J]．Ann Hematol，2012，91(9)：1459－1469．

[29]徐宏贵，万建培．造血干细胞移植治疗重型 β 地中海贫血[J]．中国小儿与血液肿瘤杂志，2012，2：49－56．

[30]Gaziev J，Lucarelli G．Hematopoietic stem cell transplantation for thalassemia[J]．Curr Stem Cell Res Ther，2011，6：162－169．

[31]Sabloff M,Chandy M,Wang Z,et al. HLA-matched sibling bone marrow transplantation for β-thalassemia major[J]. Blood,2011,117:1745－1750.

[32]王春燕,谭获,黄振倩,等. 同基因造血干细胞移植治疗阵发性睡眠性血红蛋白尿1例[J]. 临床血液学杂志,2011,24(11):691－692.

[33]中华医学会血液学分会红细胞疾病(贫血)学组.再生障碍性贫血诊断治疗专家共识[J]. 中华血液学杂志,2010,31(11):790－792.

[34]Maury S,Balere-Appert ML,Chir Z,et al. Unrelated stem cell transplantation for severe acquired aplastic anemia:improved outcome in the era of high-resolution HLA matching between donor and recipient [J]. Haematologica,2007,92(5):589－596.

[35]Kang HJ,Shin HY,Park JE,et al. Successful engraftment with fludarabine,cyclophosphamide, and thymoglobulin conditioning regimen in unrelated transplantation for severe aplastic anemia:A phase II prospective multicenter study[J]. Biol Blood Marrow Transplant,2010,16(11):1582－1588.

[36]Watanabe T,Kajiume T,Abe T,et al. Allogeneic peripheral blood stem cell transplantation in children with hematologic malignancies from HLA-matched siblings[J]. Med Pediatr Oncol,2003,34(3):171－176.

[37]Tseww,Zang SL,Bunting KD,et al. Umbilical cord blood transplatation in adult myeloid leukemia [J]. Bone Marrow Transplant,2008,41:465－472.

[38]Gluckman E. Cord blood transplantation [J]. Biol Blood Marrow Transplant, 2006,2:808－812.

[39]Lori AP,Arcese W,Milano F,et al. U nrelated cord blood transplant in children with high risic acute lymphololastic leukemia:a long term follow up. Haematologica,2007,92:1051－1058.

[40]Eapen M,Rubinstein P,Zhang MJ,et al. Outcomes of transplantation of unrelated donor umbilical cord blood and bone marrow in children w ith acute leukemia:a comparision study [J]. Lancet,2007,369(9577):1947－1954.

[41]黄绍良,周敦华.非血缘异基因脐血造血干细胞移植现状、问题与对策[J]. 中国实验血液学杂志,2009,17(1):1－7.

[42]Rutten CE,van Luxemburg-Heijs SA,Griffioen M,et al. HLA-DP as specific target for cellular immnotherapy in HLA class expressing B-cell leukemia [J]. Leukemia,2008,22(7):1387－1394.

[43]Chim CS,Lie AK,Liang R,et al. Long-term results of allogeneic Bone marrow transplantation for 108 adult patients with acute lymphoblast ic leukemia:favorable outcome with BMT at first remission and HLA-m atched un-

related donor[J]. Bone Marrow Transplant,2007,40(4):339 - 347.

[44]Walter RB,Page JM,Gooley TA,et al. Comparison of matched unrelated And matched related donor myeloablative hematopoietic cell transplan tation for adults with acute myeloid leukemia in first remission [J]. Leukemia,2010,124(7):1276 - 1282.

[45]Terwey TH,Kim TD,Arnold R. Allogeneic hematopoietic stem cell transplantation for adult acute lymphocytic leukemia[J]. CurrHematolM alig Rep,2009,4(3): 139 - 147.

[46]傅华睿,黄河.非血缘造血干细胞移植现状与问题[J].中国实用内科杂志,2011,31(2):146 - 149.

[47]Badros A,Barlogie B,Morris C,et al. High response rate in refractory and poor-risk multiple multiple myeloma after allo-transplantation using a nomyeloablative conditioning regimen and donor lymphocyte infusions [J]. Blood,2001,97(9):2574.

[48]Storb RF,Champlin R,Riddell SR,etal. Non myeloablative transplants for malignant disease [J]. Hematololgy(Am Soc Hematol Educ Program),2001,1(3):375 - 391.

[49]Garban F,Attal M,Rossi JF,e tal. Immunotherapy by non-myeloablative allogeneic stem cell transplantation in multiple myeloma:results of a pilot study as salvage therapy after autologous transplantation [J]. Leukemia,2001,15(4):642 - 646.

第 10 章　非血液系统疾病与造血干细胞移植

内容提要：本章主要介绍自体及异基因造血干细胞移植在实体瘤及自身免疫性疾病中的应用。

10.1　造血干细胞移植在实体瘤中的应用

目前实体瘤的治疗仍以手术切除并辅以手术前后放化疗为主要治疗手段,但由于手术机会选择的局限性以及传统放化疗存在严重不良反应及耐药等一系列问题的存在,促使广大研究者另辟蹊径,寻找其他的实体瘤治疗手段。HSCT 就是目前涌现的治疗实体瘤的有效方法之一。对于某些恶性疾病来说,HSCT 甚至是根治的唯一方法。

10.1.1　自体造血干细胞移植在实体瘤治疗中的应用

1. 概述

Auto‐HSCT 是指通过将骨髓造血干细胞移植给患者,或者将从外周血采集的造血干细胞经体外培养扩增后再移植给患者。Auto‐HSCT 可在杀灭体内肿瘤细胞的同时并重建受者的免疫系统功能。Auto‐HSCT 分为 Auto‐BMT 和 APBHSCT 两种。APBHSCT 相对 BMT 有诸多优点:采集到的干细胞体积小,易于保存;干细胞的量比较充足,利于造血重建;采集物受肿瘤细胞污染的几率较小,提高了移植成功率。

APBHSCT 最早应用于各种急、慢性白血病,现已广泛应用于各种恶性实体瘤,如淋巴瘤、横纹肌肉瘤和神经母细胞瘤。晚期神经母细胞瘤已成为 Auto‐HSCT 治疗小儿恶性实体瘤的首选病种。1995 年美国费城儿童医院回顾分析 207 例Ⅳ期神经母细胞瘤患者资料,认为行 HSCT 患者的肿瘤复发的相对危险度为不移植坚持常规化疗的 50.8%,4 年无瘤生存率前者为 40%,后者为 19%。

APBHSCT 联合大剂量化疗治疗实体瘤是当今一种新技术。1986 年 Kessinger 等首次报道了 APBHSCT 治疗实体瘤。1995 后美国骨髓移植登记中心每年超过 3800 例,其中乳腺癌超过 1700 例。由于 APBHSCT 具有更多的优点,现正逐步取代骨髓移植,欧洲或血液骨髓移植协会统计 1995 年的资料在 8243 例的自体移植中 79％的是 APBHSCT,1995 年时外周血干细胞移植与骨髓移植(PBH-SCT/BM)比例为 7.2∶1。在这方面乳腺癌和淋巴瘤被研究得较多。目前此项技术已成为治疗乳腺癌、淋巴瘤及 MM 等实体瘤的重要手段之一。

包括乳腺癌、淋巴瘤、小细胞肺癌等许多实体瘤对放、化疗敏感,增加放、化疗剂量可以显著提高对肿瘤的杀伤作用。但放、化疗对正常骨髓的严重抑制以及耐药性的出现限制了放、化疗剂量的增加以致影响疗效。APBHSCT 的治疗过程是在先采集患者自身正常的 APBHSC,然后患者接受大剂量的放、化疗,以尽可能地杀灭肿瘤细胞,最后将预先采集的自体干细胞回输以解救受抑制的骨髓,这样做既达到杀伤肿瘤细胞的目的,又可避免正常骨髓严重受抑带来的危险并发症,从而提高了实体瘤的缓解率并可望使部分患者达到痊愈。目前国内外已开展了 APBH-SCT,研究结果表明能增加某些实体瘤的完全缓解率及无病生存率。但对复发、转移的乳腺癌以及小细胞肺癌、生殖系统肿瘤等的疗效尚不能得出结论。还需要更大规模的随机对照研究才能正确评价 APBHSCT 治疗实体瘤的疗效。

2. APBHSCT 与卵巢癌

卵巢癌是妇女常见的恶性肿瘤,多发生于 40～70 岁,卵巢癌早期多无症状又无特异的诊断方法,就诊时常属晚期。卵巢癌具有以下几个特点适合行 APBH-SCT 的依据有如下四条:①卵巢癌对化疗敏感性较高,在常规化疗中烷化剂和顺铂都有效;②研究显示卵巢癌患者对烷化剂和顺铂的剂量反应呈正相关性;③卵巢癌转移到骨髓病例较为罕见,外周血来源的干细胞多不含肿瘤细胞克隆;④许多卵巢癌常规化疗中应用的化疗药物已用于 Auto - HSCT 时的预处理,并且无明显的髓外毒性。正是以上四个特点决定了 APBHSCT 对于治疗卵巢癌有效。Benedet-ti-panici 等报道 20 例 Ⅲ、Ⅳ 期卵巢癌患者经诱导化疗后行大剂量化疗(顺铂 $100mg/m^2$,VP - 16 $650mg/m^2$,卡铂 $1.8g/m^2$)加 APBHSCT,结果有效率为 84％,5 年生存率为 45％～60％;51％的患者仍无病存活,表明 APBHSCT 联合大剂量化疗对卵巢癌有重要的治疗作用,疗效显著优于常规化疗。

3. APBHSCT 与乳腺癌

乳腺癌是女性最常见的恶性肿瘤之一,已位居女性恶性肿瘤发病率的首位。在我国,乳腺癌的发生率在逐年上升。目前的治疗手段包括手术、化疗、放疗以及内分泌治疗等,治愈率在 50％左右,但复发或已发生转移的乳腺癌常规放化疗效果很差,因此改进治疗方案以提高乳腺癌的疗效就成为一个重要的研究领域。目前对乳腺癌发生、复发和转移尚无较好办法。从 20 世纪 80 年代起,有学者开始应用大剂量放、化疗结合 APBHSCT 治疗转移性中、晚期乳腺癌,并且使高危和晚期转移性乳腺癌的生存率得到明显改善,并由于 APBHSCT 具有它特殊的优点,在乳腺癌的治疗中 APBHSCT 已取代了 AMBT。

APBHSCT 治疗乳腺癌的适应证为:①复发耐药者。复发耐药的晚期患者常规解救方案化疗很难奏效,二线解救方案虽然可使 30% 左右的患者获得 PR,但 CR 及长期无病生存者极少。②初治的 IV 期患者。综合有关文献,初治的 IV 期乳腺癌 CAF 方案化疗的 CR 率为 16%,持续 CR 率仅为 5%。诱导化疗达 CR 或接近 CR 的 PR 者再行移植,3 年 DFS 可达 20%~30%。研究结果表明,对诱导化疗敏感的初治的晚期患者可行移植,而移植后长期生存者大都是诱导缓解后达 CR 者。③腋淋巴结转移 10 个以上的 II、III 期患者。对于此类患者,常规化疗的 5 年复发率高达 55%~87%,在根治手术及术后辅助化疗后实施 APBHSCT,再行局部放疗及内分泌治疗,可提高长期 DFS。国外正在进行更大规模的前瞻性随机对比研究,已确定 APBHSCT 作为这类患者综合治疗的一部分。

随着 APBHSCT 技术的不断完善,大剂量化疗结合 APBHSCT 治疗乳腺癌的研究已经取得不菲的成绩,尤其对常规化疗敏感的患者,APBHSCT 的治疗效果更佳。Williamst 等报道了对纳入研究的 44 例乳腺癌患者均采用常规化疗后行 APBHSCT 的治疗方案,结果显示对常规化疗反应敏感的患者移植后复发率低。19 例有多个淋巴结肿大的乳腺癌患者行 APBHSCT,年龄 18~60 岁,预处理方案为 MCT(米托蒽醌 $10mg/m^2 \times 4d$,环磷酰胺 $1500mg/m^2 \times 4d$,塞替派 $150mg/m^2 \times 4d$),回输 $CD34^+$ 细胞$(4\sim10)\times10^6/kg$,回输后所有患者均恢复造血,化疗相关的并发症的死亡率为 0;所有病例共随访 2 年,预计 3 年后无病生存率为 88%。以上结果表明早期大剂量根治性化疗结合 APBHSCT 对高危组乳腺癌的治疗效果是肯定和满意的。转移性乳腺癌患者行 APBHSCT,3 年无病生存率为 72%(对照组为 35%),210 个淋巴结肿大的乳腺癌 5 年生存率为 50%~56%;相关死亡率由 10 年前的 25% 降至 3%~5%。Williams 等学者还报道 27 例转移性乳腺癌 APBHSCT 的总有效率为 78%,完全缓解率达 21%。这些研究结果均表明 APBSCT 能够有效地治疗转移性乳腺癌。Bezwoda 等报道 45 例接受常规化疗和 45 例进行 APBHSCT 的转移性乳腺癌的疗效,结果为移植组总有效率为 95%,51% 达完全缓解(CR);常规化疗组有效率为 53%,4% 达 CR,两组生存期有显著差异。这些结果说明 APBHSCT 治疗转移性乳腺癌效果优于常规化疗。

另据国际骨髓移植登记中心报道,1990 至 1996 年间 APBHSCT 治疗的 9162 例乳腺癌患者中,1536 例 II 期患者 3 年生存率为(75 ± 3)%;1366 例 III 期患者 3 年生存率为(68 ± 4)%;570 例恶性乳腺癌的患者 3 年生存率为(55 ± 6)%;5690 例转移性乳腺癌的患者 3 年生存率为(33 ± 2)%。可见大剂量化疗结合 APBHSCT 是治疗乳腺癌的一种较为有效的方法。

在治疗高危及转移性乳腺癌中,其疗效各家报道不一。来自 1999 年美国临床肿瘤学会年会报告指出大剂量化疗联合 APBHSCT 治疗高危及转移性乳腺癌研究的大宗随机研究显示,乳腺癌强化治疗存在争议,与常规剂量对照组相比,大剂量化疗治疗转移性乳腺癌患者生存期延长与无变化结果各占 50%,高危性乳腺癌组仍不能定论,炎性乳腺癌组及其他亚组正在观察。近年来的一些大病例的研究结果认为,APBHSCT 对高危性乳腺癌的预后没有帮助。Peter 等人在用 HDC＋APBHSCT 治疗 60 例腋窝淋巴结 10 个以上阳性的乳腺癌患者时,其 5 年无病生存率为 68%,而常规化疗治疗这类患者大约有 50%～70% 要在 5 年内复发。由于随访时间较短和病例选择等问题的存在,进一步的随访与更大规模的随机化研究将有利于正确评价 APBHSCT 对高危乳腺癌的作用。近几年,欧美等国的 BMT 中心相继开展了 APBHSCT 治疗高危和晚期转移乳腺癌的 I、II 期临床试验。目前,美国 ECOG、CALGB 和 SWOG 的随机对照研究正在进行中。

近 30 年来,APBHSCT 有了很大发展,APBHSCT 已能作为一线治疗用于原发的难治性乳腺癌,这样就可以提高 CR 率,最大限度地杀灭肿瘤细胞,减少复发。

4. APBHSCT 与小细胞肺癌

小细胞肺癌(SCLC)发病率占全部肺癌的 15%～25%,是肺癌中发展最迅猛的一种。SCLC 具有独特的组织学和生物学特性,恶性程度高,早期易血行转移,对放、化疗高度敏感。常规化疗的有效率为 70%～80%,但几乎没有可能完全治愈,长期无病生存率和总生存率低,5 生存年率仅为 3%～10%。Fetscher 等采用 IPE(VP－16,异环磷酰胺,顺铂)化疗方案治疗 100 例小细胞肺癌,31 例化疗后行 APBHSCT,结果局限性小细胞肺癌有效率为 81%,CR 率为 33%,PR 率为 48%;广泛性小细胞肺癌的有效率为 77%,CR 率为 18%,PR 率为 58%。局限性和广泛性小细胞肺癌 2 年生存率分别为 53% 和 9%。

近年来,许多学者多选择局限期患者中诱导化疗达 CR 或接近 CR 的 PR 者,将 APBHSCT 作为强化治疗手段。APBHSCT 支持下的大剂量化疗治疗 SCLC 的理论基础是:SCLC 与化疗剂量具有较强的量效关系,骨髓抑制是化疗剂量受到限制的主要原因,联合大剂量化疗可以克服肿瘤的耐药性,而 APBHSCT 能够为大剂量化疗创造条件。Bragger 报告(1995 年),13 例诱导化疗缓解的局限期患者给予高剂量的 VP－16、卡铂(CBP)、异环磷酰胺(IFO)联合 APBHSCT,移植恢复后所有患者接受胸部放疗,CR 者再进行预防性颅照射,中位随访 14 个月,11 例存活,9 例持续 CR,可见包括常规诱导化疗、APBHSCT 及放疗的综合治疗模式是局限期 SCLC 很有前途的治疗方案。其他研究结果也提示,对于局限性小细胞肺癌尤其是手术后达 CR 患者,大剂量化疗结合 APBHSCT 可以提高有效率和生存率;对于广泛性小细胞肺癌,大剂量化疗结合 APBHSCT 不能提高生存率。

迄今,只有一个随机对照研究比较了大剂量化疗对局限性 SCLC 生存期的影响(Humbler Y,1987)。该研究将三疗程常规化疗后 CR/PR 患者随机分为两组:一组继续用原方案化疗,另一组用 HDC。结果 HDC 组无复发生存期较长($P＝$

0.002),但总的生存期两组无差别。当然这一临床研究存在病例少和未加用放疗的缺点。近年来,不少人将 HDC 作为 SCLC 综合治疗的一部分,取得了一定的进展。Dane Farber 癌症中心将常规化疗后 CR 和接近 CR 的 SCLC 29 例,行局部侵犯野放疗和全颅预防性放射治疗,然后采用超大剂量化疗和 APBHSCT 治疗,随访 36 个月至 10 年,5 年无事件生存率(EFS)为 52%,广泛性患者 2 年无进展生存率 15%～20%,主要的治疗失败原因是局部复发。除强化治疗策略外,尚有人尝试用多疗程高剂量强度化疗,或连续 2～3 疗程超大剂量化疗,在 SCLC 治疗早期即进行高强度化疗,以期进一步提高疗效。目前的研究结果表明,多疗程高剂量强度化疗是可行的,毒性是可以接受的,生存期似比常规化疗好,其临床价值有待进一步证实。

总之,要得出确切的结论尚需大规模的前瞻性的随机对照研究。

5. APBHSCT 与神经母细胞瘤

神经母细胞瘤是最常见的外周神经系统肿瘤,1 岁以上儿童恶性程度高,预后差,早期容易发生转移。Ⅲ、Ⅳ期疗效很差。对于Ⅳ期神经母细胞瘤,研究表明 APBSCT 联合大剂量化疗可改善预后。目前较为一致的看法是:进展期神经母细胞瘤予以多药联合强化治疗能提高缓解率和持续反应性,联合 APBHSCT 可提高无病存活率,特别是在移植回输前行常规化疗,从而较好降低肿瘤负荷者。移植的预处理化疗方案中一般应该含有大剂量 Mel(180～200mg/m²),一般不主张使用含有 TBI 的预处理,因为神经母细胞瘤患者中儿童居多,而 TBI 可导致内分泌失调、生长发育迟缓。

10.1.2 异基因造血干细胞移植在实体瘤治疗中的应用

1. 概述

Allo - HSCT 在恶性血液疾病治疗中取得了很多成果。近些年来,人们愈来愈重视其在实体瘤治疗中的应用。随着研究的不断深入,低剂量、低毒性的非清髓性干细胞移植,因拓宽了移植适应证,且降低了 TRM,具有很好的应用前景。其中免疫系统介导的 GVT 效应在 NST 治疗中起了关键性作用。另外由于供者 HSC 的植入,在受者体内形成一种混合嵌和状态,为后续的 DLI 设置了平台。然而怎样防治 GVHD 仍是我们所面临的挑战。

早在 20 世纪 90 年代,人们就开始将 HSCT 用于乳腺癌和其他实体瘤的治疗,当时 98% 属于 Auto - HSCT,只有 2% 为 Allo - HSCT。近年来,人们发现异基因免疫细胞可对肿瘤细胞产生免疫应答(即 GVT 效应)。与 Auto - HSCT 比较,Allo - HSCT 不存在回输干细胞带有肿瘤细胞而致复发问题,只有较低的复发率。在过去的 10 年里,随着对 NST 研究的深入,人们着手将此方法用于实体瘤的治疗。

2. Allo - HSCT 与乳腺癌

NST 可以降低移植相关死亡率，并保留供者 T 细胞介导的移植物抗肿瘤效应，从而使 Allo - HSCT 治疗转移性乳腺癌的应用范围扩大。目前 Allo - HSCT 用于乳腺癌患者的研究取得了可喜的成果。Bregni 等治疗 6 例转移性乳腺癌患者，用噻替哌、环磷酰胺和氟达拉滨作为预处理方案，移植后其中 2 例患者经 DLI 后达部分缓解，其他患者达稳定，还有 1 例患者在经过 II 度 aGVHD 后骨髓转移性瘤细胞变为阴性。Ueno 等学者报道了已经发生肝或骨转移的晚期高危乳腺癌患者应用 Allo - HSCT 的临床研究结果，共 10 例，预处理方案采用 CTX（6000mg/m²）、卡氮芥（BCNU，450mg/m²）以及噻替哌（720mg/m²），并使用环孢菌素 A 预防 GVHD，结果显示所有病例都获得血液学缓解和移植物的植入，CR 1 例，PR 4 例，病情稳定 4 例。另外，Bishop 等将氟达拉滨和环磷酰胺作预处理应用 HSCT 治疗了 16 例转移性乳腺癌患者（纳入病例均为接受蒽环类、紫杉醇类、内分泌治疗后进展期肿瘤），其中 8 例患者达到缓解，中位生存期及无疾病进展期分别为 11 个月和 3 个月。这些证据均提示 Allo - HSCT 对晚期高危转移性乳腺癌治疗有效。

3. Allo - HSCT 与肾细胞癌

肾细胞癌对放、化疗不敏感，晚期肾癌患者中位生存期不到 1 年。以 IL - 2 和 IFN - α 为基础的细胞因子治疗对转移性肾癌患者有一定的疗效，但总的应答率不到 20％。基于肾细胞癌对免疫治疗的敏感性，Childs 等将 19 位转移性肾癌患者经氟达拉滨（fludarabine）加环磷酰胺预处理后，予 HLA 相匹配或存在一个位点不匹配的同胞之间予以非清髓性外周血干细胞移植，移植后给予环孢菌素 A 预防 GVHD，随访结果显示，9 例患者移植后存活时间为 287～831d（中位存活期为 402d），2 例患者死于移植相关因素，其他 8 例死于疾病进展；10 例患者转移病灶消失（3 例转移灶完全消失，7 例部分消失），反应率（CR＋PR）为 53％。移植后 30d 经影像学评价显示：18 例患者病情稳定或进展；1 例患者在 21d 转移灶消失，并伴随 aGVHD 的发生；大部分患者在停用环孢素 A 或予 DLI 输注后，转移灶消失；还有 1 例患者移植后对 IFN - α 治疗有反应。Rini 等采用与 Childs 等同样的预处理方法治疗的 12 例肾癌患者中，4 例出现部分反应，应答率为 33％，GVT 效应出现在移植后 6 个月且供者完全嵌合状态下。上述资料证实了 GVT 效应的存在以及 NST 治疗肾癌的可行性。由于 GVT 效应出现较慢，此治疗比较适合肿瘤负荷较小、疾病进展慢的患者。

4. Allo - HSCT 与其他实体瘤

也有报道 NST 用于治疗恶性黑素瘤，尽管有少数患者出现 GVT 效应，初步结果还是令人失望。Childs 等治疗了 25 例转移性恶性黑素瘤患者，中位生存时间不到 100d，只有 5 例患者出现短暂的肿瘤消退，考虑为治疗早期化疗反应，而不是

GVT 效应。因此作者认为，NST 应限制于进展慢的少数恶性黑素瘤患者。

近来有少数报道 NST 用于卵巢癌、前列腺癌、肺癌、结直肠癌、胰腺癌以及某些肉瘤的治疗，但大都为单病例报道。因卵巢癌和结直肠癌此类肿瘤对化疗敏感，很难将治疗作用归于 GVT 效应。

尽管目前的临床研究已经显示异基因的 T 细胞在实体瘤的治疗过程中可以诱导肿瘤相关 GVT 效应，但体内恶性实体瘤细胞是否能够被完全清除以及如何最大限度发挥 GVT 效应同时又避免 GVHD 效应，仍是本领域的研究方向。

（吴迪）

10.2 造血干细胞移植治疗自身免疫性疾病

自身免疫性疾病（autoimmune disease，AID）是指由于遗传和环境病原学等因素所导致的机体免疫系统功能紊乱，对自身抗原发生免疫应答，产生自身抗体和（或）自身致敏淋巴细胞，造成组织器官病理损伤和功能障碍的一组疾病。AID 是一组临床常见病，以免疫功能异常为特征，具有"恶性"性质的异质性疾病。据统计，自身免疫性疾病约累计 3%～7%左右的人群，以女性为主，而且还有逐年上升的趋具有势。

AID 主要包括系统性红斑狼疮（SLE）、类风湿性关节炎（RA）、多发性硬化（MS）、幼年特发性关节病（JIA）和系统性硬化症（SSc）等。本组疾病病因未明，可能与遗传、慢病毒感染、环境因素、药物、内分泌影响等有关，但基本上是由自身抗体和免疫复合物介导而致病的。目前临床上对 AID 的治疗，主要是采取非特异性免疫抑制（如糖皮质类固醇、免疫抑制剂、羟氯喹等）控制病情，虽然在一定程度上可减轻症状，但不能根治疾病，而重症 AID 缺乏理想的治疗方法，有部分难治性重症患者对上述治疗不耐受、不敏感或经常病情反复恶化而死亡，预后差。因此人们希望寻求一些更有效或甚至能更治的方法。近年来随着基础和临床医学的发展，发现 AID 可能是一种 HSC 异常导致的疾病，可以用 HSCT 来治疗。

10.2.1 造血干细胞移植治疗自身免疫性疾病的理论基础

1. 自身免疫性疾病的发病机制

AID 是一种异质性很强的疾病，是在多源性易感背景加上多种环境因素的启动下对自身抗原产生病理性免疫反应的过程。免疫系统在 AID 的发生发展过程中起着关键性的作用。

（1）自身免疫耐受稳态的破坏　在机体发育过程中，能和自身抗原发生反应的 T、B 细胞被清除或灭活，则不会引起 AID，形成自身免疫耐受。自身免疫耐受主要是由于 T 细胞在胸腺中的克隆被清除。T 细胞的前身细胞（DP 细胞）从骨髓迁移至胸腺，在抗原提呈细胞（APC）的作用下，它们将自身抗原肽-MHC复合物递呈给相应的T细胞，当APC与DPT细胞发生高亲和力结合后，经TCR-CD3识别自身抗原肽-MHC复合物的第一信号，由CD28-B7及CD40-CD40L及LFA1-ICAM 1、2、3等黏附分子作用下提供协同刺激信号，启动Fas/FasL系统使DPT细胞发生凋亡，使其克隆清除，这一过程称为阴性选择。通过这一过程，能与自身抗原发生反应的T细胞克隆被清除。在这一过程中DC细胞起了关键的作用。外周自身反应性T细胞的清除主要依赖于非专职的抗原提呈细胞（如内皮细胞、上皮细胞、纤维母细胞等）的作用，因为这些APC缺乏相应的协同刺激分子，TCR能识别MHC-自身抗原肽的第一信号，但缺乏第二信号系统的刺激而使其无能，使AID不发生。因此在AID的免疫因素发病环节中，T细胞、自身抗原、APC是三个关键的环节，任一节点上发生异常都有可能导致自身免疫稳态的破坏。如隐蔽抗原的存在、病毒或其他病原微生物与自身抗原有相似的抗原决定簇，可被APC提呈给自身反应性T细胞，产生分子模拟效应，引起AID的发生。同样APC的异常和（或）协同刺激分子的表达异常也会引起AID的发生。Tsokos等研究发现SLE中有APC功能缺陷，其表面的B7表达异常，自身反应性T细胞表面CD28亦表达异常，导致部分DPT细胞不能经胸腺的阴性选择过程而淘汰，从而发生AID，而给予CT-LA-4Ig可明显改善SLE的病症。APC与RA的发病也相关，滑液中的DC对自身反应性T细胞的刺激作用更强。

（2）CD4$^+$辅助性T细胞亚群的异常及细胞因子的作用　Th0细胞在IL-2、IL-12及IFN-γ的作用下分化为Th1细胞，并在IL-4、IL-10的作用下分化为Th2细胞，一般认为Th1细胞负责细胞免疫，而Th2细胞主导体液免疫，IFN-γ、IL-4分别抑制Th0向Th2和Th1细胞的分化，维持着Th1与Th2之间的动态平衡，即维持着细胞免疫与体液免疫之间的平衡。许多学者认为，在AID的发病环节中细胞因子的异常往往偏向于Th2一侧，如在RA及SS中，IL-10、TNF-α升高而IFN-γ则正常，这样体液免疫功能亢进，B细胞产生大量自身抗体发生自身免疫反应而导致AID的发病。

（3）T细胞凋亡的缺陷　T细胞凋亡缺陷主要有以下几个机制：①Fas和FasL及HSC磷酸酶的基因突变，导致死亡结构域（death domain）发生变化，不出现或很小程度上出现T细胞凋亡。②细胞bcl功能失调。bcl-2为重要的抗凋亡基因，在有些AID中bcl-2表达增高，使自身反应性T细胞不能发生凋亡。③在某些AID中巨噬细胞分泌NO减少，而NO作为一种重要的细胞信号分子，通过一系列细胞反应最终导致细胞凋亡。④血清中sFas增多，阻碍了Fas与FasL的结合，使自身反应性T细胞凋亡减少。

（4）HSC的异常　如上所述，自身免疫在AID的发生、发展中起着关键的作用，而免疫细胞均来自于HSC。有人认为，正是由于HSC的异常才导致了由其分化的各种免疫细胞的异常,从而引起各种自身免疫性疾病。AID可能是一种HSC异常导致的疾病,主要的证据来自动物实验和一些临床实践。在动物实验中,AID是HSC疾病的证据主要来自两个方面:①AID小鼠的骨髓移植给健康受体鼠后,受体鼠会发生AID。最早有人发现将NZB鼠的骨髓细胞移植给抗胸腺细胞球蛋白(ATG)处理后的BalbPc小鼠,受者发生AID。后来Akizuki等用去除T细胞的骨髓移植给BalbPc小鼠,结果同样发生了AID。②AID的小鼠接受正常小鼠的骨髓后,AID会好转。Karussis等发现经BMT后MRLPLpr小鼠不但可以长期无病生存,而且AID不再进展或完全纠正。综合以上动物实验结果说明,AID可能是源于HSC异常,异常的HSC产生异常的T、B淋巴细胞及巨噬细胞,最终导致AID的发生。

临床研究中发现在某些恶性血液系统疾病(如再生障碍性贫血、白血病、淋巴瘤等)合并有AID的患者,接受了骨髓去除性预处理并给予同种异基因骨髓移植,恶性血液病及AID均能得到缓解。许多动物实验进一步证实了HSCT治疗AID的疗效。Ikehara等对患SLE或淋巴结病变的MRL/lrp雌性小鼠或BXSB雄性小鼠致死量照射后输入正常的BALB/c小鼠骨髓,BMT后的存活期均在3个月以上,组织病理学表明AID不再进展或完全纠正,淋巴结肿大消失,T细胞功能恢复正常,新生的T细胞对供体型(BALB/c)或宿主型(MRL/lrp或BXSB)的MHC均耐受。对佐剂型关节炎和变应性脑脊髓膜炎大鼠模型,全身放疗后回输同种异基因或自体骨髓,两种疾病均能得到较好的控制。上述结果表明同种异基因或自体BMT可有效治疗AID。

另有报道体外培养活动性AID患者的造血干/祖细胞的增生和分化功能异常。因此提出AID的多基因异常首先表现在多能造血干细胞(P-HSC)基因水平的异常,可能外源或内源的反转录病毒与P-HSC的异变及发展有关,自身反应性免疫细胞是从异常P-HSC中分化而来。因此破坏原来的异常免疫系统,重建健康的免疫系统,可能从根本上治疗AID。

2. 造血干细胞移植治疗自身免疫性疾病的机制

(1)HSC的特点 HSC为多能干细胞的一种,是人类造血组织中兼有淋巴系和髓系分化能力的多能造血细胞,有自我更新及多系分化的能力。HSC经历自我更新、分化、程序性细胞凋亡、迁移四种命运,除了细胞因子的作用外,骨髓微环境对其更新及分化也起了很重要的作用。骨髓基质细胞可通过分泌细胞外基质和细胞表面受体以及HGF的相互作用,从而在HSC的增生、分化、趋化过程发挥重要作用。

(2)HSCT治疗自身免疫性疾病的治疗机制 HSCT治疗AID的可能的机制为:①移植后新建的免疫系统在未暴露于原来疾病启动因子之前不发生自身免疫性疾病;②抑制性T细胞的产生和输入;③Allo-HSCT使异体T细胞和抗原提

呈细胞增多;④对自身抗原决定簇产生耐受从而使自身反应性 T 细胞无反应。

从供体来源上分类,HSCT 可分为 Auto – HSCT 和 Allo – HSCT。它们治疗 AID 的原理不尽相同。

Auto – HSCT 治疗 AID 主要存在两种理论:①免疫清除理论。认为大剂量的预处理可清除几乎所有的自体免疫性细胞。早期 AID 的治疗主要根据这种理论。实际上预处理虽可获得较广泛的免疫抑制,但不可能彻底清除记忆淋巴细胞。②免疫重建或产生新的免疫平衡理论。认为机体免疫平衡是一个动态平衡,在正常人的 T 细胞发育过程中,与自体抗原结合的 T 细胞发生凋亡,维持机体对自身抗原的耐受状态。Auto – HSCT 后,在免疫清除后的免疫重建过程中,T 细胞对自身抗原重新产生耐受,恢复正常的免疫平衡。预处理是成功进行干细胞移植的关键。HSCT 后,在打破原有紊乱免疫状态的前提下,免疫系统逐渐恢复正常,重新产生免疫耐受,有效控制疾病。因此,HSCT 后免疫重建是自身免疫性疾病达到长期缓解或治愈的基础。免疫活性细胞的免疫重建大大迟于造血重建。一般 B 细胞重建需 6～12 个月,T 细胞重建需 1～2 年。在 T 细胞中,CD8$^+$ 细胞较 CD4$^+$ 细胞恢复快,故 CD4/CD8 比例将长时间持续倒置,这种异常甚至在移植后两年仍存在。CD4$^+$ 细胞中,记忆 CD4 细胞又较纯真 CD4 细胞恢复快。正是这种 T 淋巴细胞持续减低、CD4 /CD8 比例持续倒置的免疫功能异常的状态是使患者病情持续缓解的免疫学基础。

Allo – HSCT 是用异体正常的 HSC 来代替异常的自体反应性细胞,植入的供者细胞有与移植物抗白血病效应相似的移植物抗自体免疫作用,所以理论上可以彻底治愈 AID。其缺点为供者来源受限,移植相关死亡率高达 15％～30％,GVHD 发生率高,也有复发的可能性。而 Auto – HSCT 相对安全、方便,因此后者被优先选择。

(3)HSCT 应用于自身免疫性疾病治疗的背景　HSCT 治疗 AID 的观念主要来源于一些 AID 动物实验和临床实践。HSCT 作为治疗 AID 的一种手段,首先是在系统性红斑狼疮(SLE)的大鼠模型中发展起来的。研究发现,给接受了致死剂量照射的 DBA/2 鼠输注遗传性或自发性狼疮病倾向的老鼠骨髓后,DBA/2 鼠体内形成了抗核抗体,并且并发了肾小球肾炎。后来的研究也发现,给有 AID 病倾向的大鼠在免疫摧毁后输注不易患 AID 的大鼠骨髓后能预防 AID 的发生。Knaan-Shanzer 等对大鼠的研究发现,不仅 Allo – HSCT 可以预防幼年型关节炎的发生,使疾病得到缓解,同基因移植(syn – HSCT)和 Auto – HSCT 也有相同的作用。有研究发现,幼年型关节炎 syn – HSCT 后,疾病复发率相对较低,但是在多发性脑脊髓炎中(多发性硬化动物模型)则要高出许多(syn – HSCT 后复发率为 30％,Allo – HSCT后为 5％)。随后的进一步研究发现,脑脊髓炎的复发与大鼠体内残留的活性 T 细胞及移植物中 T 细胞相关。幼年型关节炎大鼠的疾病缓解情况与处理强度相关也支持了这个观点。动物实验研究的结果在临床实践中也看到了相似的情况。8例使用金制剂或D-青霉胺后出现再生障碍性贫血的类风湿性关节炎(RA)患者接受 Allo-HSCT 后,3例死于移植早期并发症;其他患者症状均得到缓解(随访2~8年),其中1例2年后复发。也有文献报道,血液肿瘤患者接受 Auto-HSCT 治疗后,SLE 和 RA 得到长期缓解。但有研究报道2例非霍奇金淋巴瘤患者 Auto-HSCT 后,RA 分别在5周和20个月后复发,这可能与移植物中仍存在自身反应性 T 细胞相关。大量的动物研究和临床实践为 Auto-HSCT 在 AID 中应用和发展奠定了基础。由于重症 AID 患者缺乏其他有效治疗方法,促使了 HSCT 成为其一种治疗方法。由于 Allo-HSCT 的移植相关死亡率较高(15%~30%),相比之下,Auto-HSCT 的移植相关死亡率则要低得多,处于安全考虑,Auto-HSCT 成为了优先选择的治疗方法。而后,于1995年在 EBMT 及 EULAR 的支持下成立了一个国际协作委员会,以及后来北美的一些组织的加入,共同发展并定制了重症风湿性疾病的 Auto-HSCT 的患者入选标准及移植方案,同时对不同治疗方案的有效性、毒性、可行性进行监测和评估。Ⅰ、Ⅱ期临床试验中,约700例重症 AID 接受了 Auto-HSCT。各种 AID 在接受不同的移植方案后,约有1/3患者得到了长期持续缓解,无须再接受免疫抑制药物治疗。即使移植后疾病复发的患者,应用原本移植前无效的药物或只要很小剂量的免疫抑制剂(移植前需要较大剂量)就可控制疾病,证实其利益大于风险。目前,已进入Ⅲ期前瞻性随机对照研究阶段。

(4)HSCT 的临床现状　从 HSC 的来源分类,HSCT 分为 BMT、PBHSCT 和 CBT。目前通常采用的移植方式有:自体细胞移植和同种异体细胞移植。由于 AID 为 HSC 异常引起的一系列疾病表现,故我们设法抑制或摧毁受者原有的异常的免疫系统,并给其输注供者正常的 HSC,使受者获得免疫重建,可望治愈 AID。因此从理论上讲,Allo-HSCT 应优于 Auto-HSCT。但是,Allo-HSCT 易并发严重的 GVHD,受者的死亡率为15%~35%,故目前 HSC 治疗 AID 多采用 Auto-HSCT,其受者的死亡率降低到3%~5%,但它的缺点是易使 AID 复发。又因为 PBSCT 采血方便,供者痛苦小,对患者的损伤小且感染机会又少,移植后造血恢复快,所需支持治疗少,从中获得的淋巴细胞数量远远多于从骨髓中得到的细胞数,并且 PBSCT 能加速受者的免疫重建,患者住院时间短,故目前多倾向于 PBSCT。此外,CBT 因 HSC 的数量有限,一般仅用于小体重儿童的 AID 治疗,目前报道较少。若脐血来源广泛,CBT 也不失为一种良好的可选择的方法。

10.2.2　造血干细胞移植治疗自身免疫性疾病的实施过程

1.造血干细胞移植治疗自身免疫性疾病的适应证和治愈的定义

(1)HSCT 治疗自身免疫性疾病的适应证　①对标准治疗失败(包括大剂量

糖皮质激素和细胞毒性药物)、有危险并发症、病情危重极有可能死亡的早期重症患者。②所有器官有足够功能,可耐受整个移植过程所引起的不良反应。由于动员、预处理方案的毒副作用,与这两者相关的死亡率高于与 AID 相关的死亡率,费用高,且有可能复发,因此入选 HSCT 有严格标准。

对经多疗程免疫抑制剂治疗、脏器损伤发生不可逆的改变的终末期患者不选用 HSCT 治疗。McSweeney 推荐 AID 患者 HSCT 脏器功能障碍下限值如下:①骨髓中性粒细胞> 2×10^9/L,血小板> 120×10^9/L;②肌酐< 2.0mg/dl,肾小球滤过率>40ml/min;③SGOT≤正常 2 倍,胆红素< 2.5mg/dl;④射血分数>50%;⑤一氧化碳弥散量>45%;⑥无过度营养;⑦无活动性感染。

HSCT 治疗 AID 在病种上有逐渐扩展趋势。HSCT 除了治疗难治性类风湿关节炎、系统性红斑狼疮、多发性硬化、系统性硬化症及幼年特发性关节炎,近来还用于韦格纳肉芽肿、抗磷脂抗体综合征。目前已报道的 HSCT 治疗过的 AID 有系统性红斑狼疮、少年性特发性关节炎、类风湿性关节炎、多发性硬化、重症肌无力、系统性硬皮病、特发性血小板减少性紫癜、血管炎、克隆氏病、胰岛素依赖型糖尿病、慢性肾小球肾炎、银屑病、Graves 病、活动性肌炎、自身免疫性溶血性贫血、皮肌炎、冷球蛋白血症、抗磷脂抗体综合征等。欧洲抗风湿联盟(EULAR)和欧洲骨髓/血液移植协作组(EBMT)于 1996 年在瑞士巴塞尔开始多中心研究 HSCT 治疗重症自身免疫病。目前 EBMT 共注册了超过 700 例接受自体 HSCT 治疗的 AID 患者。这些数字还在不断地上升,其中包括自身免疫病和神经系统疾病等多种 AID,前者包括 SSc、RA 和 SLE 等,后者主要是多发性硬化(MS)患者。

(2)HSCT 治疗自身免疫性疾病治愈的定义   随着 HSCT 在 AID 中应用越来越广泛,需要一个较准确的术语来评判治疗效果。有学者从恶性肿瘤用语中,借来治愈的定义。HSCT 治疗 AID 治愈的定义:①长期临床的完全缓解,即完全缺乏活动性 AID 的临床症状;②免于治疗,即在观察期间不用免疫抑制剂,伴正常血细胞计数和正常免疫系统的恢复,如造血参数在正常范围、体液和细胞免疫学的实验室参数无异常。长期缓解或可能治愈:缓解期>5 年。近似治愈:缓解期>10 年。

2. 造血干细胞移植治疗自身免疫性疾病方式的选择

虽然同种异基因 HSCT 有望治愈 AID,但需要异体供体,易并发严重的 GVHD,而且移植相关病死率高。Auto - HSCT 具有不需要异体供体、TRM 低、无 GVHD 病等优点,近年来发展迅速,尤其在 AID 的治疗中常为首选。目前,严重的自身免疫病在给予大剂量免疫抑制治疗(high-dose immuno-suppressive therapy,HDIT)后行 Auto - HSCT 已发展成为一种很有前景的治疗方法,并成为风湿病学和血液学研究的热点。作为非恶性疾病的难治 AID 治疗,Auto - HSCT 已作为首选方案。

3.自体造血干细胞移植治疗自身免疫性疾病的方法

(1)自体外周造血干细胞移的动员、采集和冻存　干细胞动员方案多选用环磷酰胺(CY)2g/m² 化疗外加粒细胞集落刺激因子(G4CSF) 5～10μg/(kg·d)，5d 皮下注射，通常需应用血细胞分离机连续采集 2～4 次，采集率一般要求单个核细胞 > $2×10^8$/kg 或 CD34$^+$ 细胞 > $2×10^6$/kg，从而保证顺利的造血重建及免疫重建。最后将之冻存待用。

(2)预处理　是成功进行 HSCT 的关键，目的在于彻底摧毁机体的造血和免疫功能，为 HSC 的植入提供保证。不同的预处理方案目前尚无严格的临床对照研究。在动物试验中，更强的预处理效果更佳，可能是源于更有效地清除了记忆 T 细胞。但临床上，过强的预处理带来第二种肿瘤的发生率增高、器官功能衰竭等，限制了其应用。例如，大剂量环磷酰胺(Cy)容易引起心脏并发症；全身照射(TBI)影响肺功能，后来采用了肺部屏蔽。近年来的预处理倾向于减少剂量，增强免疫抑制，称为非清髓性预处理方案，这样更为安全。

预处理方案为：

1)CTX 200mg/kg±马抗人抗胸腺细胞球蛋白(ATG)90mg/kg；

2)CTX 120mg/kg±全身照射 1200cGy；

3)CTX 120mg/kg±马利兰 140mg/m² 或 16mg/kg；

4)BEAM(卡氮芥、足叶乙甙、阿糖胞苷、马法兰)+马抗人 ATG；

5)Cy 120mg/kg±TBI8Gy ±马抗人 ATG 90mg/kg；

6)Cy200 mg/kg /TBI ＋ 兔抗人 ATG 7.5mg/kg。

实际上，在不同的 AID 中，预处理方案选择也不同。SLE 和 RA 优选 Cy ± ATG 方案，MS 首选 BEAM(卡氮芥、足叶乙甙、阿糖胞苷、马法兰)＋ ATG 或 CyPTBI＋ATG，SSc 和 JIA 首选 Cy ±TBI ±ATG。ATG 或其他抗体可在体内去除 T 细胞，常和免疫抑制剂联合应用，缺点是免疫抑制过强，可引起移植后淋巴细胞增殖性疾(PTLD)。在 JIA 患者中发生的致命的巨噬细胞激活综合征(MAS)也可能与 T 细胞清除有关。

在预处理过程中，应注意进行水化、碱化尿液、保护心肺等重要器官功能的治疗。预处理应在层流病房内进行。HSCT 后的处理，移植后可给予 G－CSF 、血小板生成素(TPO)和(或)输注血小板悬液，以防止中性粒细胞和血小板太低而引发感染和出血，并建议移植后激素逐渐减量甚至全部停用。

(3)自体造血干细胞回输　冻存的自体造血干细胞在 37℃水浴下快速复温，10～30min 内快速回输入体内。

(4)移植相关死亡率　Auto－HSCT 治疗 AID 的移植相关死亡率(TRM)明显高于治疗恶性疾病。EULARPEBMT 报告移植相关并发症总的死亡率为 9% 左右(随访 1 年)，不同疾病相差很多，在早期报告中 SLE、SSc 和 JIA 较高，分别为

13％、17％、13％,在 MS 中为 8％,而 RA 的移植相关死亡率则甚低,为 1.4％ ,但复发率高达 2/3;北美的结果类似。TRM 主要与器官功能衰竭、疾病突然加重和感染有关,而在 JIA 与巨噬细胞激活综合征(MAS)和植入综合征有关。近年来随着移植技术的进展和病例选择更为严格,TRM 已明显降低。

(5)自体外周造血干细胞移治疗几种主要 AID 的临床结果

1)系统性红斑狼疮(SLE):1996 年首次报道 1 例 SLE 患者行去 T 细胞的自体 BMT,临床缓解超过 3 年。2000 年 Trysberg 等首次报道用去 T 细胞 HSCT 治疗狼疮性脑炎,随访 15 个月未见复发。2002 年,Traynor 等报告了 HSCT 治疗 17 例 SLE 的临床结果,Cy $2g/m^2$ 和 G - CSF $10\mu g/kg$ 动员,Cy 200mg/kg 和马抗人 ATG 90mg/kg 作为预处理方案,结果 2 例死于动员,其余 15 例随访时间 2～66 个月全部存活,在 7 例随访 30 个月以上患者中有 2 例因复发而需要治疗。2003 年 EBMT 报告了 51 例 SLE,27 例患者病情改善,14 例最初改善后来复发,7 例死亡。

2002 年 Burt 等在国际会议上报告了用 HSCT 治疗 Ⅰ 至 Ⅱ 期 SLE 的临床结果,用 Cy + G - CSF 做动员,用 Cy 200mg/kg + 马抗人 ATG 90mg/kg 做预处理,34 例患者存活,大部分患者病情明显改善,因此建议 Ⅲ 期临床应用这一动员和预处理方案。2004 年 Jayne 等报告了最新 EBMT 和 EULAR 用 Auto - HSCT 治疗 SLE 的结果,包括 23 个中心的 53 例患者,用 Cy 和 G2CSF 动员,预处理方案中 84％有 Cy,76％有 ATG,22％有淋巴照射。随访期平均 26 个月(0～78 个月),33/50 例(66％)的可评价患者 6 个月后缓解,10/31 例(32％)6 个月后复发,复发与抗-dsDNA 阴性有关。12 例死亡,其中 7 例(12％)与移植相关,其余死亡与移植前病程有关,提示应严格病例和预处理选择。

2)类风湿性关节炎(RA):RA 的 Auto - HSCT 移植相关并发症较少,对大部分患者有效,但复发率高(50％左右)。自 1996 年以来,已经有＞70 例的 RA 患者接受了 Auto - HSCT 治疗。在澳大利亚的一个研究中,用不同剂量的 Cy 作为预处理,随后用自体造血干细胞解救,证明 Cy 200mg/kg 是安全有效的预处理方案。随后的 31 例患者用 Cy 200mg/kg 做预处理,然后随机分为两组,一部分用 $CD34^+$ 选择,一部分移植物未做处理,两组间无明显区别,大部分患者可获得 ACR 50～70 的反应,中位复发时间为 180d,10％左右可维持 2 年以上,无治疗相关死亡。荷兰的一个研究小组治疗了 14 例活动、进展期的 RA 患者,用 Cy 动员的干细胞进行 CD34 分选,在 12 例可评价的患者中,其中包括 2 例曾用抗 TNF 治疗无效的患者,植入和造血恢复均很好,随访 8～21 个月,4/12 例无反应,其余的患者症状均明显好转。

在比利时,1 例 22 岁的 RA 患者用白消安 16mg/kg + Cy 120mg/kg 做预处理后,给予高度纯化的 $CD34^+$ 细胞,移植后 24 个月无关节症状。另 1 例患者移植后 3 个月病情也获缓解,但移植后 5 个月死于感染和肿瘤。说明更强的预处理方案和更纯化的移植物可能去除自体反应性 T 细胞更彻底,移植后 AID 的缓解期更长,但感染和肿瘤的危险性明显增加。

2004 年 EBMT 和 ABMTR 总结了最新的自体 HSCT 治疗严重 RA 的报告,来自 15 个中心的 63 例患者中,大部分单用 Cy 200mg/kg 做预处理,7 例加 ATG,2 例加白消安,1 例加 TBI,1 例加 TBI 和 ATG,1 例用 Flu 和 ATG。中位随访时间为 16 个月(3～55 个月),67% 的患者获得至少 50% 以上的 ACR 评分改善,但大多数患者在 6 个月内因为持续或复发的风湿活动而再次开始抗风湿药物治疗,其中约一半患者可控制病情。反应与血清学明显相关,而与病程、以前治疗抗风湿药物的数量、HLA-DR4、移植物去 T 细胞无关。没有直接的移植相关死亡,1 例患者因为感染和非小细胞肺癌在移植后 5 个月死亡。

3)多发性硬化症(MS):是一种青壮年起病的中枢神经系统炎性脱髓鞘病,表现为反复发作性或进行性的神经功能丧失,主要包括复发-缓解型(RR-MS)、二次进展型(SP-MS)和原发进展型(PP-MS)。自 1997 年以来,已经有 200 例以上的患者接受了 HSCT 治疗,最初的 HSCT 临床试验是评价安全性的,所以有许多 EDSS 评分很高的患者也入组,但这些患者可能并不能从中受益。Burt 等首先报道了用 HSCT 治疗 3 例 MS 患者,EDSS 评分为 8.0,用 Cy 120mg/kg、甲基强的松龙 4g、TBI 12Gy 做清髓性的预处理,移植物去 T 细胞,造血恢复好,随访 8 个月(6～10 个月),停用所有免疫抑制剂,3 例患者均有功能改善,但 EDSS 评分无明显改善。2003 年 Burt 等又报告了 21 例 HSCT 治疗进展期 MS 的 I、II 期临床报告,1 例移植后 MS 急性发作;在 EDSS 6.0 分以下的 9 例患者中,治疗后 EDSS 评分无增加;在 EDSS 6.0 分以上的 12 例患中,8 例至少增加 EDSS 评分 1 分以上;伴随明显的神经系统病变恶化,2 例评分为 7 分和 8 分的患者在治疗后 13 个月和 18 个月因疾病进展死亡。结果表明对 MS 进展期的 EDSS 高评分患者,以 TBI 为基础的免疫抑制和 HSCT 疗效不佳。

1997 年,Fassas 等报告了 15 例 MS,2000 年更新为 24 例,外周血干细胞用 Cy 4g/m² + G-CSF 或 GM-CSF 动员,用 BEAM + ATG 作为预处理,15 例移植物未做处理,9 例移植物做 CD34 选择,结果感染是主要的并发症,1 例患者移植后 65d 死于曲霉菌感染。10 例(42%)接受 CD34 选择移植的患者伴有轻度和暂时的神经毒性,可能与感染、发热有关。18/23 例(78%)有效,其中 9 例稳定,9 例复发或缓慢进展,但 EDSS 评分无明显增加。Nash 等报告了一组多中心的研究结果,26 例患者中包括 SP-MS 16 例,PP-MS 8 例,RR-MS 1 例,中位年龄 41 岁(27～60 岁),EDSS 评分为 7.0 分(5.0～8.0 分),用 TBI 8Gy + Cy 120mg/kg + 马抗人 ATG 90mg/kg 做预处理,G-CSF 动员,移植物做 CD34 选择处理,部分患者在 G-CSF 动员时有神经系统病变恶化,1 例发生植入综合征,其余的患者加用激素未出现类似并发症。中位随访时间 24 个月(3～36 个月),19/25 例可评价患者

EDSS 评分基本稳定(增长< 1.0 分)。EBMT 总结了 85 例随访 2 个月以上的患者,其中 47 例(55%)为 SP-MS,19 例(22%)为 PP-MS;76/85(89%)近 1 年内有 EDSS 评分 1 分以上恶化,中位 EDSS 评分为 6.5 分(4.5～8.5 分)。大多数患者(86%)用 Cy＋G－CSF 或 GM－CSF 动员,预处理方案包括 BEAM±ATG(63%)、Cy＋ATG(12%)、Cy-TBI＋ATG(6%)、BuCy(18%)和 Flu＋ATG(8%)。61/85(72%)无疾病进展存活 3 年以上,而用干扰素组为 60%左右,18/85(21%)EDSS 评分至少有 1 分以上的改善,以后又有 6 例改善,移植相关死亡率为 5/85(6%),2 例患者死于疾病进展。说明 HSCT 可能优于干扰素治疗。

4)系统性硬化症(SSc):1999 年美国国家协作组报告了 HSCT 治疗重度 SSc 的临床结果,采用 TBI 8Gy、Cy 120mg/kg 和 ATG 90mg/kg 为预处理,在最初的 8 例中,有 2 例出现致命的肺功能不全,随着肺屏蔽 2Gy,以后的 10 例患者无例发生肺功能损害。近年来有报道静脉输注 Cy 对 SSc 有部分疗效,因此最近的预处理中增加了 Cy 的剂量(由 120mg/kg 增至 200mg/kg),而 TBI 因为肺部并发症增多已经很少用。Burt 等用 HSCT 治疗 4 例 SSc,用 Cy 2g/m^2 和 G－CSF 10μg/(kg·d)动员外周血干细胞,预处理方案 Cy 200mg/kg＋兔抗人 ATG 715mg/kg,在 ATG 输注前 30min 应用甲基强的松龙 250mg/kg,结果皮肤主观和客观指标均迅速改善,原因不详,可能与大剂量激素有关。Binks 等报道了 41 例,平均随访 12 个月(3～55 个月),有 69%患者皮肤评分改善> 25%,肺功能相对稳定,1 年生存率为 73%,死于本病进展的患者占 10%,移植相关死亡率为 17%,但随后进行治疗的 24 例死亡率下降到 12.5%。最近欧洲进行的 57 例回顾性研究表明,移植相关死亡率已下降至 8.7%;美国的 19 例和法国的 12 例患者结果类似,皮肤评分和功能均提高,内脏功能稳定。Laar 等报告有 2/3 的严重 SSc 患者在大剂量免疫抑制剂治疗和 Auto－HSCT 后,皮肤增厚和功能明显改善,肺功能稳定(>3 年)。基于这样的Ⅰ、Ⅱ期临床研究,欧洲和美国将进行多中心的前瞻性随机对照研究,并进一步研究强烈的免疫抑制剂治疗是否优于传统治疗以及自我耐受是否能重新建立。

5)幼年特发性关节炎(JIA):2000 年 Tyndall 总结了 15 例系统性、多关节受累 JIA 接受 BMT 的结果,预处理方案为 Cy 200mg/kg＋TBI 4Gy＋ATG,8 例完全缓解,2 例部分缓解,2 例死于 MAS(表现为发热、肝脾肿大、低纤维蛋白血症、血细胞减少及巨噬细胞增多)。2002 年 Wulffraat 等在国际会议上报告了 31 例 JIA 患者接受 T 细胞抗体去 T 细胞或进行 CD34 筛选的 APBHSCT,用 Cy 200mg/kg＋ ATG 20mg/kg 做预处理,其中有 21 例加 4Gy TBI;中位随访时间为 31 个月(8～80 月),2 例患者死于 MAS,7 例患儿轻度复发,可用低剂量强的松和非甾体抗炎药控制,17 例 CHAQ 评分、医师评价、关节肿胀均明显改善,可不用治疗。2004 年 Kleer 等报告 34 例,其中 7 例抗-TNF 治疗失败,随访 12～60 个月,其中

18/34 例(53%)完全缓解,6/34 例(18%)部分缓解,但移植相关死亡率为 3/34 例(9%),感染发生率较高,建议预防性应用抗病毒药物和丙种球蛋白,直到 CD4$^+$ 恢复正常。MAS 是 JIA 的主要并发症,当移植后有 48h 以上不明原因的发热,体温 > 39℃,伴血小板减少,要考虑 MAS,及时用激素治疗,48h 后仍无效,可输注冻存的自体 T 细胞。另外,MAS 可能与 JIA 的活动性病变、过度去 T 细胞等有关。建议以后的临床研究应将活动性病变患者排除在外,移植后的免疫抑制剂减量要慢,移植物中每千克体重应含 T 细胞不少于 $1×10^5 ～5×10^5$,但是目前 T 细胞的含量尚存在争论。

综合国内外文献,HSCT 治疗自身免疫性疾病的疗效与安全性各不相同,移植相关死亡率约为 7%,与病种、病例的选择、预处理方案有关。

10.2.3 造血干细胞移植治疗自身免疫性疾病的问题

1. 对自体外周血干细胞移植是否需要去除 T 细胞存在争议

关于 APBHSCT 是否需要去除 T 细胞存在争议。有研究认为去除 T 细胞也许能更好地预防复发。也有学者认为,对 AID 患者进行移植时去除 T 细胞或 B 细胞是不利的,因为这会使免疫重建延迟或免疫重建不全,从而使病毒和真菌感染的机会增加。过度去除 T 细胞使免疫重建减慢,淋巴细胞亚群倒置,感染和继发第二肿瘤的可能性增加。而在澳大利亚的一个对照研究中,用细胞集落刺激因子动员的外周血干细胞,一部分用 CD34$^+$ 选择去 T 细胞,另一部分移植物未做处理,结果两组间无明显区别。对上述问题,需要进一步探讨。

2. 造血干细胞移植治疗自身免疫性疾病的复发问题

由于 AID 的发病机制尚不明确,即不明确究竟在细胞分化哪一阶段或哪几个环节的异常导致了 AID 的发生,因此 HSCT 不能根治 AID。如果 AID 患者的干细胞水平存在异常,用 Auto-HSCT 治疗有复发的隐患;但移植后环境致病因素未去除,AID 仍可能复发。这是本领域研究的难点。

既然 AID 的多基因异常首先存在于 P-HSC 基因水平,那么输入同一 P-HSC 是否会分化出同样的自身反应性免疫细胞? 疾病复发时,与疾病相关的淋巴细胞是否起源于输入的干细胞部分? 新输入的干细胞是否可以在相对正常的内环境中发育成自身耐受的 T、B 淋巴细胞? 这些问题均需要进一步研究才可能明确。

3. 与 HSCT 治疗相关的毒副作用

例如,大剂量 CTX 可能引起出血性心肌炎;ATG 后可出现发热、寒战、低血压、诱导 AID 的复发及与 EB 病毒淋巴增生综合征有关;G-CSF 引起的巨噬细胞激活综合征;TBI 易引起放射性肺炎,诱导晚期肿瘤;HSCT 相关的感染、血栓形成等问题。

4. 移植物中最佳 CD34$^+$ 细胞数量的确定以及是否保留 T 细胞的 HSCT 治疗的问题

因为 CD34$^+$ 细胞数量太少,可导致 HSCT 后骨髓功能恢复缓慢以及因此而出现的感染率增加、支持治疗时间延长等问题;但 CD34$^+$ 细胞数量并非越多越好。另外,临床上发现,保留 T 细胞的 HSCT 治疗后疾病易于复发,即使是去除 T 细胞的 HSCT 后,也只是大部分得到缓解,而不能说治愈。更何况现行的选择技术只能去除约三个对数 T 细胞,这并不能完全清除重建疾病的自身反应性克隆,故残留在经选择的 CD34$^+$ 细胞中的 T 细胞仍有足够能力产生免疫反应,故提示自体 HSCT 治疗中,即使去除 T 细胞后,实际上仍回输了自体反应细胞。

对于 HSCT 治疗自身免疫性疾病,目前尚未确定可获得长期安全稳定的临床效应的最佳移植方案。在移植过程中,总体认为近期疗效显著,而远期疗效尚需多中心、多病例的临床研究和观察,以进一步探讨其安全性和有效性。随着对 HSCT 治疗自身免疫性疾病的机制和对干细胞生物学认识的加深,以及干细胞分离和基因移植技术的不断提高,人们将实现移植后免疫重建、控制移植后复发并最终达到通过 HSCT 治愈 AID 的目标。

(张海涛)

参考文献

[1]陈运贤. 现代造血干细胞移植[M]. 广州:广东科技出版社,2004:157 – 157.

[2]Stemmler HJ,Salat C,Lindhofer H,et al. Combined treatment of metastatic breast cancer(MBC)by high-dose chemotherapy（HDCT）and bispecific antibodies:a pilot study[J]. Anticancer Res,2005,25(4):3047 – 3054.

[3]Pedrazzoli P,Ferrante P,Kulekci A,et al. Autologous hematopoietic stem cell transplantation for breast cancer in Europe:critital evaluation of date from the European Group for Blood and Marrow Transplantation（EBMT）Registry 1990 – 1999[J]. Bone Marrow Transplant,2003,32(5):489 – 494.

[4]Zander AR,Kroger N,Schmoor C,et al. High-dose chemotherapy with autologous hematopoietic stem cell support compared with standard-dose transplantation chemotherapy in breast cancer patients with 10 or more positive lynph nodes:First results of a randomized trial[J]. Clin Oncol,2004,22：2273 – 2283.

[5]Bishop MR,Fowler DH,Marehigian ID,et al. Allogeneic lymphocytes induce tumor regression of advanced metastatic breast cancer[J]. Clin Oncol,2004,22：3886 – 3889.

［6］Auletta JJ,Lazarus HM. Immune restoration following hematcpoietic stem cell transplantation:an evolving target［J］. Bone Marrow Transplant,2005;35 (9):835 - 838.

［7］冷晓梅,赵岩. 造血干细胞移植在风湿性疾病中的应用［J］. 实用医院临床杂志,2007,4(3):25 - 27.

［8］van Oosterhout M,Verburg RJ,Levarht EW,et al. High dose chemotherapy and syngeneic stem cell transplantation in a patient with refractory rheumatoid arthritis:poor response associated with persistence of host autoantibodies and synovial abnormalities［J］. Ann Rheum Dis,2005,64(12):1783 - 1785.

［9］Adkins DR,Abidi MH,Brown RA, et al. Resolution of psoriasis after allogeneic bone marrow transplantation for chronic myelogenous leukemia:late complications of therapy［J］. Bone Marrow Transplant, 2000, 26 (11): 1239 - 1241.

［10］刘丽辉,艾辉胜. 造血干细胞移植治疗自身免疫性疾病［J］. 基础医学与临床, 2005,25(10):889 - 895.

［11］Moore J, Brooks P, Milliken S, et al. A pilot randomized trial comparing CD34-selected versus unmanipulated hemopoietic stem cell transplantation for severe,refractory rheumatoid arthritis［J］. Arthr- itis Rheum,2002,46 (9):2301 - 2309.

［12］Moore J, Brooks P, Milliken S, et al. A pilot randomized trial comparing CD34+ selected versus unmanipulated hemopoietic stem cell transplantation for severe, refractory rheumatoid arthritis［J］. Arthritis Rheum,2002,46: 2301 - 2309.

［13］Openshaw H,Nash RA,McSweeney PA. High-dose immunosuppression and hematopoietic stem cell transplantation in autoimmune disease: clinical review ［J］. Biol Blood Marrow Transplant,2002,8:233 - 248.

［14］Trysberg E,Lindgren I,Tarkowski A. Autologous stem cell transplantation in a case of treatment resistant central nervous system lupus［J］. Ann Rheum Dis,2000,59(3):236 - 238.

［15］Traynor AE,Barr WG,Rosa RM,et al. Hematopoietic stem cell transplantation for severe and refractory lupus. Analysis after five years and fifteen patients ［J］. Arthritis Rheum,2002,46(11):2917 - 2923.

［16］van Laar JM,Tyndall A. Intense immunosuppression and stem cell transplantation for patients with severe rheumatic autoimmune disease:a review ［J］. Cancer Control,2003,10:57 - 65.

[17]Jayne D,Passweg J,Marmont A,et al. Autologous stem cell transplantation for systemic lupus erythematosus [J]. Lupus,2004,13(3):168 - 176.

[18]Snowden JA,Passweg J,Moore JJ,et al. Autologous hemopoietic stem cell transplantation in severe rheumatoid arthritis:a report from the EBMT and ABMTR[J]. J Rheumatol,2004,31(3):482 - 488.

[19]Burt RK,Cohen BA,Russell E,et al. Hematopoietic stem cell transplantation for progressive multiple sclerosis:failure of a total body irradiation based conditioning regimen to prevent disease progression in patients with high disability scores[J]. Blood,2003,102(7):2373 - 2378.

[20]Fassas A,Anagnostopoulos A,Kazis A,et al. Autologous stem cell transplantation in progressive multiple sclerosis2an interim analysis of efficacy [J]. J Clin Immunol,2000,20:24 - 30.

[21]Nash RA,Bowen JD,McSweeney PA,et al. High dose immunosuppressive therapy and autologous peripheral blood stem cell transplantation for severe multiple sclerosis [J]. Blood,2003,102(7):2364 - 2372.

[22]Fassas A,Passweg JR,Anagnostopoulos A,et al. Hematopoietic stem cell transplantation for multiple sclerosis. A retrospective multicenter study[J]. J Neurol,2002,249(8):1088 - 1097.

[23]Burt RK,Oyama Y,Traynor A,et al. Hematopioetic stem cell transplantation for system sclerosis with rapid improvement in skin scores:is neoangiogenesis occuring[J]. Bone Marrow Transplantat,2003,32:65 - 67.

[24]Laar JM,McSweeney PA. High2dose immunosuppressive therapy and autologous progenitor cell transplantation for systemic sclerosis [J]. Best Pract Res Clin Haematol,2004,17(2):233 - 245.

[25]Wulffraat NM,Brinkman D,Ferster A,et al. Long-term follow-up of autologous stem cell transplantation for refractory juvenile idiopathic arthritis[J]. Bone Marrow Transplant,2003,32(1):61 - 64.

[26]Kleer IM,Brinkman DM,Ferster A,et al. Autologous stem cell transplantation for refractory juvenile idiopathic arthritis:analysis of clinical effects, mortality,and transplant related morbidity[J]. Ann Rheum Dis,2004,63 (10):1318 - 1326.

[27]TyndallA,D aikeler T. Autologous hematopoietic stem cell trans- plantation for autoimmune diseases[J]. Acta Haem atol,2005,114(4):239 - 247.

[28]Tyndall A,Saccardi R. Haematopoietic stem cell transplantation in the treatment of severe autoimmune disease:results from phase I/II studies prospec-

tive randomized trials and fu tu re directions[J] . Clin Exp Immunol,2005,
141:1 - 9.

[29]Au letta JJ,Lazarus HM. Immune restorat ion follow ing hem atopo ietic
stem cell transplantation:an evolving target [J]. Bone Marrow Transplant,
2005,35(9):835 - 857.

[30]Champlin RE,Schmitz N,Horowitz MM,et al. Blood stem cells compared
with bone marrow as a source of hematopoietic cells for allogeneic transplan-
tation[J]. Blood,2000,95:3702 - 3707.

[31]Brodsky RA. High-dose cyclophosphamide for aplastic anemia and autoim-
munity[J]. Curr Opin Oncol,2002,14(2):143 - 148.

[32]Burt RK,Traynor AE,Oyama Y,et al. Plasticity of hematopoietic stem
cells: enough to induce tolerance and repair tissue? [J] Arthritis Rheum,
2002,46(4):855 - 891.

附录一　移植预处理方案参考

HSCT 是治疗血液系统恶性疾病的有效方法,而移植前的预处理化疗是 HSCT 过程中的重要环节。根据预处理方案是否含放疗,可将预处理方案分为两类:含 TBI 的预处理方案及不含 TBI 的预处理方案。

一、国内常用预处理方案

1. 含 TBI 的预处理方案

预处理方案	药物或照射	使用剂量	时间
全身照射＋环磷酰胺(CTX)	环磷酰胺	60mg/(kg·d)	−7d,−6d
	全身照射	2Gy	−5～0d
全身照射＋环磷酰胺＋依托泊苷(VP-16)	环磷酰胺	60mg/(kg·d)	−3d,−2d
	依托泊苷	125mg/m², 每 12h 一次	−6d,−5d,−4d
	全身照射	8～14Gy,多次或一次照射	−1d
全身照射＋环磷酰胺＋阿糖胞苷(Ara-C)	环磷酰胺	45mg/(kg·d)	−7～−6d
	阿糖胞苷	3g/(m²·d)	−8～−6d
	全身照射	2Gy/d	−3～−1d
全身照射＋马法兰(Mel)	马法兰	140mg/m²	−1d
	全身照射	10Gy,马法兰 6h 后 1 次照射	−1d
全身照射＋依托泊苷	依托泊苷	60mg/kg	−3d
	全身照射	每次 1.0Gy,每日 3 次	−7～−6d

2. 不含 TBI 的预处理方案

预处理方案		使用剂量	时间
CBV 方案:环磷酰胺＋卡莫司汀(BCNU)＋依托泊苷	环磷酰胺	60mg/(kg·d)	−6～−3d
	卡莫司汀	300mg/m²	−6d
	依托泊苷	120～150mg/m², 每 12h 一次	−6d,−5d,−4d

预处理方案		使用剂量	时间
BEAM 方案:卡莫司汀＋依托泊苷＋阿糖胞苷＋马法兰	卡莫司汀	300mg/m²	－6d
	依托泊苷	75mg/m²,每 12h 一次	－5～－2d
	阿糖胞苷	100mg/m²,每 12h 一次	－5～－2d
	马法兰	140mg/m²	－1d
BEAC 方案:卡莫司汀＋环磷酰胺＋阿糖胞苷＋依托泊苷	卡莫司汀	300mg/m²	－6d
	环磷酰胺	35mg/kg	－5～－2d
	阿糖胞苷	100mg/m²,每 12h 一次	－5～－2d
	依托泊苷	100mg/m²,每 12h 一次	－5～－2d
BuCy 方案:白舒非(BU)＋环磷酰胺	白舒非	0.8mg/kg,每 6h 一次	－8～－5d
	环磷酰胺	60mg/(kg·d)	－8～－5d
BuCy2 方案:白舒非＋环磷酰胺＋阿糖胞苷＋司莫司汀(Me-CCNU)	白舒非	3.2mg/(kg·d)	－7～－5d
	环磷酰胺	1.8g/(m²·d)	－4～－3d
	阿糖胞苷	2g/m²	－8d
	司莫司汀	250mg/m²	－3d
马法兰方案	马法兰	200mg/m²	－2d
氟达拉滨＋白消安＋抗人胸腺细胞免疫球蛋白(ATG),第一种方案	氟达拉滨	30mg/m²	6d
	白消安	4mg/(kg·d)	2d
	ATG	5～10mg/kg	4d
氟达拉滨＋白消安＋ ATG,第二种方案	氟达拉滨	30mg/m²	5d
	白消安	3.3mg/(kg·d)	2d
	ATG	2.5mg/kg	4d
氟达拉滨＋马法兰	氟达拉滨	30mg/m²	4d
	马法兰	140mg/m²	1d
氟达拉滨＋全身照射	氟达拉滨	30mg/m²	4d
	全身照射	200cGy	1d
白舒非＋环磷酰胺＋ATG	白舒非	4mg/kg	3d
	环磷酰胺	60mg/(kg·d)	2d
	ATG	2mg/kg	3d

二、欧洲移植学会手册建议的预处理方案

预处理方案			总剂量	每日剂量	使用方法	时间(d)
传统方案	Cy+TBI	CTX	120mg/kg	60mg/kg	静脉滴注,1h内	-6,-5
		TBI	12~14Gy	4~4.6Gy		-3,-2,-1
	BuCy	Bu	16mg/kg	4mg/kg *	口服,每6h一次	-9,-8,-7,-6
		CTX	120mg/kg	30mg/kg	静脉滴注,1h内	-5,-4,-3,-2
	BACT	BCNU	200mg/m²	200mg/m²	静脉滴注,2h内	-6
		Ara-C	800mg/m²	200mg/m²	静脉滴注,2h内	-5,-4,-3,-2
		CTX	200mg/kg	50mg/kg	静脉滴注,1h内	-5,-4,-3,-2
		6-Thino-qunatine	800mg/m²	200mg/m²	口服	-5,-4,-3,-2
变更方案	TBI+VP	TBI	12~13.2Gy	2~2.5Gy		-7,-6,-5,-4
		VP-16	60mg/kg	60mg/kg	静脉滴注,2h内	-3
	AC+TBI	Ara-C	36g/m²	3g/m²	静脉滴注,每12h,2h内	-9~-4
		TBI	12Gy	2Gy		-3,-2,-1
	MEL+TBI	Mel	110~140mg/m²	110~140mg/m²	当1h内	-3
		TBI	10~14Gy	2Gy		-2,-1,0
	BuCy	Bu	16mg/kg	4mg/kg *	口服,每6h一次	-7,-6,-5,-4
		CTX	120mg/kg	60mg/kg	静脉滴注,1h内	-3,-2
	Bu+MEL	Bu	16mg/kg	4mg/kg *	静脉滴注,口服,每6h一次	-5,-4,-3,-2
		Mel	140mg/m²	140mg/m²	静脉滴注,1h内	-1
强化方案	Cy+VP+TBI	CTX	120mg/kg	60mg/kg	静脉滴注,1h内	-6,-5
		VP~16	30~60mg/kg	30~60mg/kg	静脉滴注,2h内	-4
		TBI	12~13.8Gy	4~4.46Gy		-3,-2,-1
	TBI+TT+Cy+ATG	TBI	13.75Gy	1.25Gy		-9,-8,-7,-6
		Thiitepa	10mg/kg	5mg/kg	口服,每6h一次	-5,-4
		CTX	120mg/kg	60mg/kg	静脉滴注,1h内	-3,-2
		ATG	120mg/kg	30mg/kg	静脉滴注,5~6h	-5,-4,-3,-2

预处理方案			总剂量	每日剂量	使用方法	时间(d)
强化方案	Bu＋Cy＋MEL	Bu	16mg/kg	4mg/kg *	口服,每6h一次	−7,−6,−5,−4
		CTX	120mg/kg	60mg/kg	静脉滴注,1h内	−3,−2
		MEl	140mg/m²	140mg/m²	静脉滴注,1h内	−1
减低强度的预处理	TBI＋Flu	TBI	2Gy	2Gy		0
		Flu	90mg/m²	30mg/m²	静脉滴注,30分内	−4,−3,−2
	Flu＋Bu＋ATG	Flu	180mg/m²	30mg/m²	静脉滴注,30分内	−10～−5
		Bu	8mg/kg	4mg/kg *	口服,每6h一次	−6,−5
		ATG	40mg/kg	10mg/kg	静脉滴注,8～10h内	−4,−3,−2,−1

备注:＊Bu 如用静脉的,剂量为 3.2mg/kg;表中 ATG 的剂量因种属不同而不同。

不同疾病的预处理方案如下。

疾病	预处理方案		总剂量	每日剂量	使用方法	时间(d)
SAA	CTX		200mg/kg	50mg/kg	静脉滴注,1h内	−5,−4,−3,−2
	Cy＋ATG	CTX	200mg/kg	50mg/kg	静脉滴注,1h内	−5,−4,−3,−2
		ATG	90mg/kg	30mg/kg	静脉滴注,8～10h	−5,−4,−3
淋巴瘤	BEAM	BCNU	300mg/m²	300mg/m²	静脉滴注,2h内	−6
		VP－16	800mg/m²	200mg/m²	静脉滴注,2h内	−5～−2
		Ara－C	800mg/m²	200mg/m²	静脉滴注,2h内	−5～−2
		MEL	140mg/m²	140mg/m²	静脉滴注,1h内	−1
	CBV	BCNU	300mg/m²	100mg/m²	静脉滴注,2h内	−8,−7,−6
		VP－16	800mg/m²	270mg/m²	静脉滴注,2h内	−8,−7,−6
		CTX	4.8～7.2g/m²	1.2～1.8mg/m²	静脉滴注,1h内	−5,−4,−3,−2

附录一 移植预处理方案参考

疾病	预处理方案		总剂量	每日剂量	使用方法	时间(d)
实体瘤	LACE	CCNU	200mg/m²	200mg/m²	口服	−7
		VP−16	1g/m²	1g/m²	静脉滴注,2h 内	−7
		Ara−C	4g/m²	2g/m²	静脉滴注,2h 内	−6,−5
		CTX	5.4g/m²	1.8g/m²	静脉滴注,1h 内	−4,−3,−2
	CCB	CTX	5625mg/m²	1406.3mg/m²	静脉滴注,1h 内	−6,−5−4,−3
		Clsplatin	165mg/m²	41.2 mg/m²	持续静脉滴注	−6,−5,−4,−3
		BCNU	600mg/m²	600mg/m²	静脉滴注,2h 内	−3
	CTCb	Thiotepa	500mg/m²	125 mg/m²	持续静脉滴注	−7,−6,−5,−4
		CTX	6g/m²	1.5g/m²	持续静脉滴注	−7,−6,−5,−4
		Carbo-platin	800mg/m²	200mg/m²	持续静脉滴注	−7,−6,−5,−4
	ICE	IFO	16g/m²	4g/m²	静脉滴注,2h 内	−6,−5,−4,−3
		Carbo-platin	1.8g/m²	600mg/m²	持续静脉滴注	−6,−5,−4
		VP−16	1.5g/m²	500mg/m²	静脉滴注,2h 内	−6,−5,−4
	Cy+Flu+ATG	CTX	120mg/kg	60mg/kg	静脉滴注,1h 内	−7,−6
		Flu	125mg/m²	25mg/m²	静脉滴注,30 分内	−5,−4,−3,−2
		ATG	200mg/kg	40mg/kg	静脉滴注,8～10h	−5,−4,−3,−2
范可尼贫血	Flu+Bu+Cy+ATG	Flu	100mg/m²	25mg/m²	静脉滴注,30 分内	−5,−4,−3,−2
		Bu	6mg/kg	1.5mg/kg *	口服,每 6h 一次	−9,−8,−7,−6
		CTX	40mg/kg	10mg/kg	静脉滴注,1h 内	−5,−4,−3,−2
		ATG	6mg/kg	1.5mg/kg	静脉滴注,8～10h	−4,−3,−2,−1
地中海贫血	BuCy	Bu	14～16mg/kg	3.5～4mg/kg	口服,每 6h 一次	−9,−8,−7,−6
		CTX	200mg/kg	50mg/kg	静脉滴注,1h 内	−5,−4,−3,−2

* Bu 静脉应用时剂量为 0.8mg/kg;表中 ATG 的剂量因种属不同而不同。

附录二　供者资格指南

造血干细胞移植中对于一些有特殊疾病的供者,是否适合提供造血干细胞,可参考下表进行供者选择。

免疫状态	供者资格
霍乱	不需等待
白喉	不需等待
流感	等 24h
丙种球蛋白	不需等待,除非有乙肝
乙肝疫苗	不需等待,除非接触乙肝病毒
麻疹	等 1 个月
风疹	等 2 周
脊髓灰质炎	不需等待
鼠疫	不需等待
狂犬病	咬后给予治疗,等 1 年。给予预防要等 2 周
牛痘	等 2 周
破伤风	不需等待
伤寒	不需等待
斑疹伤寒	不需等待
黄热病	等 2 周

附录三　移植中 ABO 血型不合

移植中供受者之间 ABO 血型不合较为常见,依据 ABO 血型不合类型及移植的不同时期受者输注血制品可参考下表进行。

血型不合	Ⅰ期			Ⅱ期		Ⅲ期	
	受者	供者	所有成分	RBC	PLT	FFP	所有成分
次侧不合	A	O	受者血型	O	A、AB、B、O	A、AB	供者血型
	B	O	受者血型	O	B、AB、A、O	B、AB	供者血型
	AB	O	受者血型	O	AB、A、B、O	AB	供者血型
	AB	A	受者血型	A	AB、A、B、O	AB	供者血型
	AB	B	受者血型	B	AB、B、A、O	AB	供者血型
主侧不合	受者	供者	所有成分	RBC	PLT	FFP	所有成分
	O	A	受者血型	O	A、AB、B、O	A、AB	供者血型
	O	B	受者血型	O	B、AB、A、O	B、AB	供者血型
	O	AB	受者血型	O	AB、A、B、O	AB	供者血型
	A	AB	受者血型	A	AB、A、B、O	AB	供者血型
	B	AB	受者血型	B	AB、B、A、O	AB	供者血型
次侧和主侧不合	受者	供者	所有成分	RBC	PLT	FFP	所有成分
	A	B	受者血型	O	AB、A、B、O	AB	供者血型
	B	A	受者血型	O	AB、B、A、O	AB	供者血型

注:Ⅰ期,从受者准备造血干细胞移植开始;Ⅱ期,从开始预处理到直接抗人球蛋白实验阴性且不能检测到抗供者的同种红细胞凝集素或受者红细胞的时间;Ⅲ期,患者正定型和反定型与供者 ABO 血型一致以后。所有的细胞成分均应经过辐照。

1. 主侧不合:受者血清中含有抗供者红细胞抗原的抗体;

2. 次侧不合:供者血清中含有抗受者红细胞抗原的抗体;

3. 主侧及次侧均不合:供受者之间各自存在抗对方 ABO 血型抗原的抗体。

附录四 HLA 配型

供受者 HLA 配型在异基因造血干细胞移植中具有重要意义,常见的 HLA 配型术语及优选供者顺序参照下表。

附表 4 - 1　HLA 配型的术语和定义

HLA 配型状况	定义和说明
宽特异性抗原匹配	宽特异性相同,如供受者同为 HLA - A5
窄特异性抗原匹配	窄特异性相同,如供受者同为 HLA - A54
交叉反应组抗原匹配	供受者属于同一交叉反应组,如供受者分别为 HLA - A1,HLA - A11
HLA 基因低分辨匹配	供受者低分辨分型结果完全相同
HLA 等位基因匹配	供受者高分辨分型结果完全相同
6/6 配合	供受者 HLA - A、B、DR 座位上 6 个抗原或基因配合
5/6 配合	供受者 HLA - A、B、DR 座位上 5 个抗原或基因配合
4/6 配合	供受者 HLA - A、B、DR 座位上 4 个抗原或基因配合
HLA 结构匹配	供受者带有相同的 HLA 分子
HLA 功能匹配	供者对受者的抗原无免疫反应,反之亦然
可允许错配	该错配不影响移植结果,供者对受者的错配抗原无免疫反应,反之亦然
116 位置氨基酸匹配	116 位置氨基酸匹配供受者 HLA - I 类基因编码的 116 位置氨基酸相同
HLA 单体型板块配型	与 mA 单体型紧密连锁的非 HLA 基因配合

附表 4 - 2 寻找 HLA 配合造血干细胞供者的优先顺序

家庭成员	无关供者骨髓库	脐血库
6/6 抗原匹配成员	6/6 匹配无关供者	6/6 抗原匹配脐血
单体型半相合成员	6/6HLA 基因匹配	5/6 抗原匹配脐血
5/6 抗原配合成员	6/6HLA 抗原匹配	4/6 抗原匹配脐血
	5/6 匹配无关供者	
	5/6HLA 基因匹配	
	5/6HLA 抗原匹配	

附录五　移植物抗宿主病的分级

aGVHD 的严重度分级是以器官受累类型和临床征象确定的。目前采用的标准有两个,一个是西雅图 Glucksberg 分级系统,见附表 5-1 和附表 5-2。另一个是国际骨髓移植登记处(IBMTR)的积分法,见附表 5-3。

附表 5-1　aGVHD 的临床分期标准

分期	皮肤	肝脏胆红素	肠道
＋	斑丘疹＜25％体表面积	2～3mg/dl	腹泻,500～1000ml/d,或持续恶心
＋＋	斑丘疹 25％～50％体表面积	3～6mg/dl	腹泻,1000～1500ml/d
＋＋＋	全身红皮病	6～15mg/dl	腹泻,＞1500ml/d
＋＋＋＋	脱皮和大疱	＞15mg/dl	腹痛和(或)肠梗阻

附表 5-2　aGVHD 的临床分级

分级	皮肤	肝脏	肠道	功能丧失
0(无)	0	0	0	0
Ⅰ(轻度)	＋～＋＋	0	0	0
Ⅱ(中度)	＋～＋＋＋	＋	＋	＋
Ⅲ(重度)	＋＋～＋＋＋	＋＋～＋＋＋	＋＋～＋＋＋	＋＋
Ⅳ(威胁生命)	＋～＋＋＋＋	＋＋～＋＋＋＋	＋＋～＋＋＋＋	＋＋＋

附表 5-3　aGVHD 的积分诊断法

临床表现	评分		
	轻度(2～5 分)	中度(5～12 分)	重度(＞12 分)
腹泻	偶发(1 分)	反复、间断(2 分)	持续(4 分)
皮炎	一过性皮疹(1 分)	皮疹＋结痂(2 分)	严重持续皮炎、结痂、皮肤松解(4 分)
肝功能异常	轻微、一过性(1 分)	迁延、不规则(2 分)	严重、持久(4 分)

临床表现	评 分		
	轻度(2～5分)	中度(5～12分)	重度(>12分)
黄疸		一过性(2分)	持久(2分)
肝大		一过性(1分)	持久(2分)
发热	低热、数天(0.5分)	高热、一周(1分)	周期性或持续性高热(2分)
体重减轻	轻微(0.5分)	逐渐减轻或波动(1分)	进行性消瘦(2分)
淋巴细胞减少	一过性(0.5分)	严重(1分)	严重(1分)
嗜酸细胞增多	一过性(0.5分)	出现(1分)	出现(1分)

　　aGVHD 的病理组织学改变与 aGVHD 的严重程度可以不一致,不应把其病理学分度作为判断 aGVHD 程度的标准。但病理组织学可为诊断 aGVHD 及其严重程度提供重要帮助,aGVHD 的病理组织学分度见附表5-4。

附表5-4　aGVHD 的病理组织学分度

分度	皮肤	肝脏	肠道
＋	基底层细胞空泡变性或坏死	叶间胆小管变性和/或坏死<25%	隐窝腺体扩张,个别上皮细胞坏死
＋＋	同＋,海绵层水肿和上皮细胞坏死	25%～50%	同＋,肠腺坏死或脱落
＋＋＋	同＋＋,灶性上皮与真皮分离	50～75%	同＋＋,灶性黏膜裸露
＋＋＋＋	上皮明显缺失	>75%	弥漫性黏膜裸露

　　在 aGVHD 的分级评估中,由于缺乏精细分类描述,不同的研究单位对于同样病例的评价结果差异甚大,旧的分级标准已不能适应人们对 aGVHD 的认识。国际骨髓移植登记处(IBMTR)对 aGVHD 的分级标准进行了修改,见附表5-5。

附表5-5　aGVHD 的 IBMTR 分度标准

严重度	皮肤		肝脏		胃肠道	
	分期	皮疹范围	分期	总胆红素(nmol/L)	分期	腹泻量(ml/d)
A	1	<25%	0	<34	0	<500
B	2	25-50%	1～2	34～102	1～2	550～1500
C	3	>50%	3	103～225	3	>1500
D	4	表皮松解	4	>225	4	严重腹痛、肠绞痛

除 IBMTR 分级法以外,Martin 等于 1998 年在对 100 例 HLA 相合同胞兄弟姐妹移植并接受 CSA＋MTX 预防的病例进行分析的基础上,提出修改后的 aGVHD 的评估分级标准(附表 5-6),新的标准比旧的标准重复性好,临床使用较易掌握。

附表 5-6　修改后的 aGVHD 分级标准

分级	标准
Ⅰ	移植后 100d 内无 GVHD 证据; 皮肤、肝脏和肠道异常属 GVHD 以外其他原因所致; 除 GVHD 预防方案外未作任何免疫移植治疗。
Ⅱ	皮肤特征性改变的临床表现和发生时间(有或无内脏 GVHD)符合 aGVHD 诊断;或活检/尸检证实内脏 GVHD 而无皮疹。 无须治疗可自行改善,或在开始 GVHD 治疗后 2～3 周内全面或至少一个器官的 GVHD 逐步改善且无进一步恶化。 在适当的一线全身治疗逐步减量过程中勿需二线药物治疗。
Ⅲ	临床征象同以上Ⅱ度,但对初始治疗无任何效果,需要多次药物循坏治疗或延长住院时间; 移植后 100d 内对于适宜的一线治疗无反应,疾病无法控制或在一线药物减量过程中需要反复药物治疗; 但无致死性 GVHD。
Ⅳ	临床征象同Ⅱ度 aGVHD,且伴有 aGVHD 相关的致死性并发症。

目前常用的 cGVHD 临床诊断分型方法是:①西雅图建议的根据病变的广泛程度将 cGVHD 分为局限型和广泛型(附表 5-7)。②根据病史特点将 cGVHD 分为进展型(直接由 aGVHD 转化而来)、静止型(起病时 aGVHD 已缓解)和原发型(无 aGVHD 病史)。这些方法相对简单,可重复性强,已被普遍采用,但缺点也是显而易见的。因为没有考虑到预后因素,这类分型方法并不能很好地指导治疗,而且造成各中心的资料缺乏可比性。

附表 5-7　cGVHD 分型

局限型 cGVHD	皮肤局部病变和(或)cGVHD 引起的肝功能障碍
广泛型 cGVHD	全身皮肤受累或 皮肤局部病变和(或)cGVHD 引起的肝功能障碍合并 ①肝活检有慢性进行性炎症、桥联性坏死、硬化 ②眼部受累(Schirmer 试验阳性) ③小唾液腺或口腔黏膜受累 ④其他器官受累

NIH 的 cGVHD 共识中则取消了 cGVHD 的局限型和广泛型,代以受损器官临床分级系统,评价各个器官和部位的受损程度,划分严重程度。轻度 cGVHD:仅有 1~2 个器官或部位受损(不包括肺),没有明显功能影响(受损程度 1 级);中度 cGVHD:至少 1 个器官或部位受损,但大部分功能还在(受损程度 2 级),或有 3 个或更多器官或部位受损,但功能未完全损失(受损程度 1 级),肺部受损程度 1 级;重度 cGVHD:患者大部分功能受损,肺部受损程度 2 级及以上。西雅图标准简洁易用,但对疾病严重程度无明确分级和预后转归预测。NIH 共识的 cGVHD 分级很细,保证了 cGVHD 研究的标准化和可重复性,但鉴于 cGVHD 临床表现的多样、受累器官众多和病程迁延,不同中心检查水平不一,此标准在临床应用中可能有所不便。

附录六 严重不良反应报告表

移植中发生严重不良反应时需及时向移植单位相关部门进行报告,具体报告表可参照下表。

姓名:_____ 性别:_____ 年龄:_____ 住院号:_____

诊断:_____ 移植种类:_____ 初始报告:_____ 随访报告续号:_____

患者电话:_____ 详细地址:_____

主管医师:_____ 报告日期:_____

严重不良反应发生日期:_____ 结束日期:_____(若未结束,提交随访报告)

不良反应结果:1.死亡 2.残废 3.威胁生命 4.先天异常 5.入院,需要治疗以防永久性伤害

可疑药物　　无关(无关,不可能)

　　　　　　相关(可能,很可能,确定)

不良反应摘要:_____

_____

_____

_____

需要随访报告:_____

_____

_____

最终报告:_____

_____

_____

报告者:_____ 完成日期:_____